中国科学院教材建设专家委员会规划教材
全国高等医药院校规划教材

供药学、药物制剂、临床药学、中药学、制药工程、医药营销、医药人力资源管理、医药公共事业管理、医药贸易、医药经济管理等专业使用

案例版™

人力资源管理学

第2版

主　　编　单国旗　程繁银
副主编　吴海燕　万晓文　徐怀伏
编　　者（按姓氏笔画排序）

万晓文　江西中医药大学
史孝志　齐齐哈尔医学院
李坦英　江西中医药大学
张媛媛　大连医科大学
陈　婷　广东药科大学
徐怀伏　中国药科大学
程　潇　湖北中医药大学
王　慧　湖北中医药大学
孙圣兰　广东药科大学
吴海燕　广东药科大学
陈曼莉　湖北中医药大学
单国旗　广东药科大学
高书杰　锦州医科大学
程繁银　大连医科大学

科学出版社
北　京

郑重声明

为顺应教育部教学改革潮流和改进现有的教学模式，适应目前高等医学院校的教育现状，提高医学教育质量，培养具有创新精神和创新能力的医学人才，科学出版社在充分调研的基础上，引进国外先进的教学模式，独创案例与教学内容相结合的编写形式，组织编写了国内首套引领医学教·育发展趋势的案例版教材。案例教学在医学教育中，是培养高素质、创新型和实用型医学人才的有效途径。

案例版教材版权所有，其内容和引用案例的编写模式受法律保护，一切抄袭、模仿和盗版等侵权行为及不正当竞争行为，将被追究法律责任。

图书在版编目（CIP）数据

人力资源管理学 / 单国旗，程繁银主编. —2 版.—北京：科学出版社，2017.1

中国科学院教材建设专家委员会规划教材·全国高等医药院校规划教材

ISBN 978-7-03-049196-1

Ⅰ. ①人… Ⅱ. ①单… ②程… Ⅲ. ①医药卫生人员–人力资源管理–医学院校–教材 Ⅳ. ①R192

中国版本图书馆 CIP 数据核字（2016）第 146984 号

责任编辑：李国红　周　园 / 责任校对：李　影

责任印制：徐晓晨 / 封面设计：陈　敬

科学出版社 出版

北京东黄城根北街 16 号

邮政编码：100717

http://www.sciencep.com

涿州市般润文化传播有限公司 印刷

科学出版社发行　各地新华书店经销

*

2009 年 8 月第 一 版　开本：787×1092　1/16

2017 年 1 月第 二 版　印张：21 1/4

2020 年 7 月第七次印刷　字数：503 000

定价：78.00 元

（如有印装质量问题，我社负责调换）

前　言

《人力资源管理学》（案例版）2009 年出版以来，被国内医药高等院校管理专业及相近专业作为教材并广受好评，根据学科、行业的发展，该版主编受科学出版社高等医学教育出版社分社以及第 1 版主编的委托，组织编写团队，在保持第 1 版体系逻辑结构、内容呈现和写作风格的基础上，结合上一版教材的教学实践和理论研究，进行了必要的补充、更新和调整，使本书的特点更加突出。

第一，系统完整，使教材结构更加鲜明。结构上，在遵循原有的逻辑结构基础上，增加了“社会保障管理”和“员工关怀”这两个章节，教材由原来的 10 个章节变成 12 个章节，基本涵盖了人力资源管理的所有职能，使整个教材的系统性更加突出。

第二，跟踪热点，把握前沿实践需求。当前许多企业尤其是一些民营医药企业，越来越重视员工在企业的成长，越来越重视对员工的关怀，有些企业甚至在人力资源部设置了专门的职能，专门从事企业的员工关怀工作。目前，国内还没有一部教材对“员工关怀”进行理论总结和实践指导，因此，本教材结合人力资源管理的最新实践动态和学术研究成果，尝试做出理论归纳与总结。

第三，立足行业，聚焦专业领域理论与实践。本教材为了便于医药卫生相关专业的本科生以及从事该领域的人力资源管理工作者学习和应用，在整个体系中，重视基本理论与管理实践的结合，重视基本实务、工具与技术及行业特征的结合。本版教材对全书的引例、文中案例、章节后案例进行了更新。案例的选择体现了新颖性、典型性和现实性。案例内容完全以当前医药卫生组织为背景，通过对医药卫生组织背景的案例剖析，将人力资源管理理论和医药卫生领域有机结合起来，非常便于在医药卫生领域从事人力资源管理工作者的学习、理解和应用。

第四，设置情景，帮助学生触摸社会，感知实践。本教材的案例设计，就是通过案例的导引，把学生带到医药卫生组织的特定环境中，真实了解社会，了解企业。教材每一章前，都有“导入案例”，让学生在理论学习之前，先进入到一个真实的情境之中，对即将学习的理论先有一个感性认识。教材每一章中，都有“实践中的人力资源”，用一个简短的案例来印证和说明这一节中的相关内容，加深学生对理论知识的理解和掌握，教材每一章后，都设置“案例解析”、“案例讨论”、“模拟实践”三个模块“案例解析”首先介绍一个案例，再用该章节的知识来详细分析该案例。“案例讨论”首先介绍一个案例，再根据案例提出问题，要求学生利用所学的知识进行讨论。“模拟实践”这个部分提出一个具体的案例背景，要求学生根据该章节学到的知识，通过自己的思考，提出解决案例中问题的办法。其目的是引领学生在学习中充分参与，将理论与实际紧密的结合，培养学生的团队学习和合作能力，培养学生在实践中解决问题的能力。

本教材分为人力资源管理绪论、工作分析与职务设计、人力资源规划、招聘与选拔录用、培训与开发、绩效管理、薪酬管理、劳动关系管理、职业生涯管理、社会保障管理、员工关怀、人力资源管理的前沿问题十二个部分。

本教材由广东药科大学单国旗教授担任第一主编，大连医科大学程繁银教授担任第二主编，广东药科大学吴海燕副教授、江西中医药大学万晓文副教授、中国药科大学徐怀伏副教授担任副主编。本教材的第一章是由锦州医科大学的高书杰编写，第二章是由湖北中医药大学的陈曼莉和程潇编写，第三章是由江西中医药大学的李坦英编写，第四章是由广东药科大学的陈婷编写，第五章是由湖北中医药大学王慧编写，第六章是由广东药科大学的单国旗和孙圣兰编写，第七章是由齐齐哈尔医学院的史孝志编写，第八章是由中国药科大学的徐怀伏编写，第九章是由广东药科大学的吴海燕编写，第十章是由江西中医药大学的万晓文编写，第十一章是由大连医科大学的程繁银编写，第十二章是由大连医科大学的张媛媛编写。

这本教材的写作是在这七所医药院校长期从事人力资源管理专业教学的教师们共同努力下完成的，形成了医药人力资源管理教学的特色，总结和挖掘了医药行业组织发展的规律，反映了当前医药行业经济发展的主要特征。

本书付梓之际，我们特别感谢科学出版社高等医学教育出版分社的编辑为本书出版付出的心血；感谢我的学生罗瑞、朱莉莉、黄坤芳、谢远文、陈宇灵等为本书所做出的各项工作。此外，在本教材的编写过程中，我们参阅和借鉴了大量的书籍和论文，在此谨向这些书籍和论文的作者表示最诚挚的谢意。

由于我们知识和经验不足，本教材难免存在不足之处，恳切希望使用本教材的师生及各界人士提出批评和建议，使本教材不断充实和完善。

单国旗

广东药科大学医药商学院院长

2016年6月

目　录

第一章　人力资源管理绪论 …… 1
本章要点 …… 1
导入案例 …… 1
第一节　人力资源管理概述 …… 1
第二节　人力资源管理的职能与原理 …… 5
第三节　人力资源管理目标与运行模式 …… 10
第四节　人力资源管理战略 …… 17
第五节　人力资源管理的发展历程 …… 23
思考题 …… 28
案例解析 …… 28
案例讨论 …… 29
模拟实践 …… 30
第二章　工作分析与职务设计 …… 31
本章要点 …… 31
导入案例 …… 31
第一节　工作分析概述 …… 31
第二节　工作分析中的常见术语 …… 35
第三节　工作分析的实施步骤 …… 37
第四节　工作分析的方法 …… 39
第五节　工作说明书 …… 43
第六节　工作设计的理论与方法 …… 47
思考题 …… 49
案例解析 …… 50
案例讨论 …… 51
模拟实践 1 …… 53
模拟实践 2 …… 53
第三章　人力资源规划 …… 55
本章要点 …… 55
导入案例 …… 55
第一节　人力资源规划概述 …… 55
第二节　人力资源预测 …… 60
第三节　组织人力资源需求与供给的平衡分析 …… 68
思考题 …… 70
案例解析 …… 70
案例讨论 …… 71
模拟实践 …… 72
第四章　招聘与选拔录用 …… 73
本章要点 …… 73
导入案例 …… 73
第一节　招聘概述 …… 73
第二节　招聘的基本流程 …… 77
第三节　招聘的渠道与方法 …… 79
第四节　选拔录用 …… 84
思考题 …… 95
案例解析 …… 95
案例讨论 …… 96
案例模拟 …… 98
第五章　培训与开发 …… 99
本章要点 …… 99
导入案例 …… 99
第一节　培训与开发概述 …… 99
第二节　培训需求分析 …… 104

第三节 培训方案设计……107
第四节 培训方案的实施……111
第五节 培训效果评估……113
第六节 员工开发……119
思考题……122
案例解析……122
案例讨论……123
模拟实践……123
第六章 绩效管理……125
本章要点……125
导入案例……125
第一节 绩效管理概述……125
第二节 绩效管理过程……133
第三节 绩效评价体系……145
思考题……159
案例解析……159
案例讨论……161
模拟实践……162
第七章 薪酬管理……164
本章要点……164
导入案例……164
第一节 薪酬管理概述……165
第二节 薪酬管理的流程……169
第三节 岗位评价……173
第四节 基本薪酬制度……176
第五节 员工福利……179
第六节 薪酬管理的发展趋势……185
思考题……187
案例解析……187
案例讨论……189
模拟实践……190
第八章 劳动关系管理……193
本章要点……193
导入案例……193
第一节 劳动关系概述……194
第二节 劳动合同……198
第三节 劳动争议与处理……204
思考题……207
案例解析……207
案例讨论……208
模拟实践……209
第九章 职业生涯管理……210
本章要点……210
导入案例……210
第一节 职业生涯管理概述……210
第二节 职业生涯管理理论……213
第三节 影响职业生涯的因素……219
第四节 职业生涯规划与开发……222
思考题……234
案例解析……234
案例讨论……236
模拟实践……239
第十章 社会保障管理……246
本章要点……246
导入案例……246
第一节 社会保障概述……246
第二节 社会保障制度和社会保障体系……251
第三节 社会保障制度的功能……255
第四节 社会保险及种类……258
第五节 办理各类社会保险的基本流程……266
思考题……272
案例解析……272
案例讨论……272
模拟实践……273

第十一章　员工关怀……274
本章要点……274
导入案例……274
第一节　员工关怀的概念及意义……275
第二节　员工关怀的对象与内容……276
第三节　员工关怀的需求分析……279
第四节　员工关怀的实施原则与措施…282
第五节　员工帮助计划……287
思考题……293
案例解析……293
案例讨论……293
模拟实践……294
第十二章　人力资源管理前沿……296
本章要点……296
导入案例……296
第一节　人力资源管理创新……297
第二节　人力资源管理的发展趋势……300
第三节　人力资源管理与企业文化建设……302
第四节　电子化人力资源（e-HR）管理……309
第五节　人力资源外包……314
第六节　基于胜任力的人力资源管理体系的构建……319
思考题……324
案例解析……325
案例讨论……327

第一章　人力资源管理绪论

本章要点

1. 掌握人力资源管理的概念、职能和原理。
2. 熟悉人力资源管理的目标和运行模式。
3. 了解医药企业人力资源管理的特点和现状。
4. 了解医药企业人力资源管理战略。

导入案例

爱尔眼科医院集团的人力资源管理

爱尔眼科医院集团是中国规模最大的眼科医疗连锁机构，是中国首家IPO上市的医疗机构。截止2015年，该集团已经在全国27个省（直辖市、自治区）建立了100余家专业眼科医院，年门诊量超过300万人。

爱尔眼科致力于引进和吸收国际一流的眼科技术与管理理念，以专业化、规模化、科学化为发展战略，推动中国眼科医疗事业的发展。目前爱尔眼科成功探索出一套适应中国国情和市场环境的眼科医院连锁经营管理模式——“分级连锁”。利用人才、技术和管理等方面的优势，通过全国各连锁医院良好的诊疗质量、优质的医疗服务和深入的市场推广，成为中国最具影响力的眼科品牌。2013年，爱尔眼科医院集团与中南大学联合成立国内第一所专门的眼科医学院——中南大学爱尔眼科学院，开启了社会资本参与医学教育的有益创新和探索；2014年，再度与湖北科技大学联合成立爱尔眼视光学院，旨在培养眼视光学的专门技术人才。至此，爱尔眼科打通了眼科的产、学、研三大领域，学院的成立将使爱尔眼科的科研及临床水平得到显著提高。

在发展过程中爱尔眼科凝聚和培养了经验丰富、开拓创新的管理团队和技术精良、治学严谨的专家和医生团队，是目前国内医师数量最多的眼科医疗机构之一，医疗团队包括硕士生导师、博士生导师、博士、博士后、欧美访问学者以及临床经验丰富的核心专家。

为顺应国家医疗卫生政策和发展趋势，爱尔眼科医院集团于2014年在医疗行业首创推出“合伙人计划”，致力于改变眼科核心医生执业的生态环境，最大限度地激发核心骨干的创造力和能动性，为推动公司规模与效益的同步提高注入持续发展的关键动力。

思考：爱尔眼科医院集团迅速崛起的制胜法宝是什么？

人力资源管理是现代企业管理的核心和发展方向，它是开发和利用物质资源，促进经济发展，推动社会变革的主要力量。因此，必须牢固树立人本的管理思想，努力提高企业员工的素质，充分发挥其潜能，激发其热情，这样才能不断增强企业的吸引力和凝聚力，进而提高企业的经济效益。

第一节　人力资源管理概述

一、人力资源概述

（一）人力资源的概念

1. 人力资源的定义　经济学把为了创造物质财富而投入于生产活动中的一切要素统称为资

源，包括人力资源、物力资源、财力资源、信息资源、时间资源等，其中人力资源是一切资源中最宝贵的资源，是第一资源。

"人力资源"（human resources） 这一名词最早见于1919年约翰·R·康芒斯（J.R. Commons）出版的《产业信誉》中。但是系统地界定现代意义上的"人力资源"概念的是当代管理大师彼得·德鲁克，他在1954年《管理的实践》里指出，人力资源拥有当前其他资源所没有的素质，即"协调能力、融合能力、判断力和想象力"；它是一种特殊的资源，必须经过有效的激励机制才能开发利用，并给企业带来可见的经济价值。

综合不同学者的意见，我们认为：人力资源是指人所具有的能创造价值并且能够被组织所利用的体力和脑力的总和，它包括知识、技能、经验、品行、态度及身体等在内的各种要素的有机结合。

2. 人力资源的内涵 人力资源构成内容主要包括体质、智质、心理素质、品德、能力素养、情商等多个方面。

（1）体质：包括身体的忍耐力、适应力、抗病力和体能等身体素质。

（2）智质：是指学习的速率。智质的好坏主要取决于以下 6 种能力：记忆能力、感知能力、理解能力、思维能力、接受能力和应变能力。

（3）心理素质：包括情绪的稳定性、心理承受力、心情心态、心理应变能力和适应能力。

（4）品德：即道德品质。我国古人把良好的品德概括为五个字：仁、义、礼、智、信。在评估人力资源的质量过程中，人的道德品质占首要地位。

（5）能力素养：是一个人"四历"——学历、经历、阅历、心历的结晶。有学者将其内容概括提炼为18种能力：战略能力、知识总量、规划能力、理解能力、决策能力、研究能力、组织能力、判断能力、创新能力、人际沟通能力、推理能力、感知能力、分析能力、工作条理性、应变能力、文字写作能力、演讲能力、再学习能力。

（6）情商：即情感商数（emotional intelligence，EQ），又称情绪智力，是指人在情绪、情感、意志、耐受挫折等方面的品质。美国心理学家认为，情商包括以下内容：一是认识自身的情绪。因为只有认识自己，才能成为自己生活的主宰；二是能妥善管理自己的情绪，即能调控自己；三是自我激励，它能够使人走出生命中的低潮，重新出发；四是认知他人的情绪。这是与他人正常交往，实现顺利沟通的基础；五是人际关系的管理，即领导和管理能力。如果说智商是被用来预测一个人的学业成就，那么情商就是被用来预测一个人的职业成就。

（二）人力资源相关概念区别

1. 人力资源、人口资源、人才资源的区别 人口资源是指一个国家或地区所拥有的人口的总量，主要表现为人口的数量。人才资源是指一定区域内具有较强管理能力、研究能力、创造能力和专业技术能力的人口总和，在价值创造中起关键或重要作用，是"优质"的人力资源。劳动力资源是指一定区域内有劳动能力并在劳动年龄范围内的人口总和；人口资源、人力资源、劳动力资源和人才资源之间的关系如图 1-1 所示。

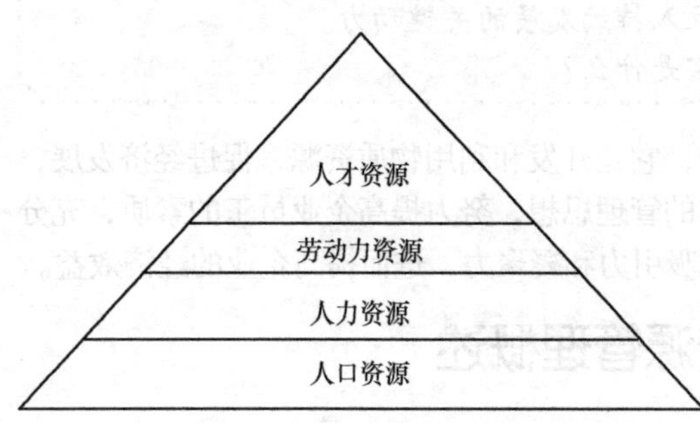

图 1–1 人力资源、人口资源及人才资源关系图

2. 人力资源与人力资本的区别 被誉为"人力资本之父"的诺贝尔奖获得者美国经济学家西奥多·舒尔茨 1959 年在《人力投资：一位经济学家的观点》一文中提出了人力资本理论。该理论认为，人力资本特指凝聚于劳动者身上的知识、技能及其表现出来的能力。劳动者身上具备的两种能力：一种是通过先天获得、由个人基因决

定的能力，另一种能力是后天获得、个人努力形成，其中后一种能力资本是需要通过投资才能获得的。

人力资源与人力资本的联系表现在，两者的研究对象相同，都是人所具有的脑力和体力的总和，而且现代人力资源理论以人力资本理论为基础。

两者的区别表现在三个方面：首先，在社会财富和社会价值的关系上，人力资本由投资形成，在各种资本投资中，对人的投资最有价值。投资的成本可以获得更大的收益，与社会价值的关系是因果关系；例如，1929～1957 年，美国教育投资对经济增长的贡献率是 33%。而人力资源强调自身作为生产要素的重要作用，与社会价值的关系应当说是由果溯因的关系。其次，两者研究问题的角度和关注重点不同。人力资本强调从成本收益的角度，研究人力资本价值增值的速度和幅度，关注的重点是收益问题；而人力资源是将人作为财富的来源看待，从投入产出的角度研究，关注的重点是产出效率问题。最后，两者的计量形式不同。人力资本兼有存量和流量的概念；而人力资源是存量的概念。

（三）人力资源的特点

人力资源是进行社会生产和发展的三大基本资源之一，它具有六大特点：

1. 生物性 人是高等动物，生物性是人力资源的本性，人力资源有许多自然的生理需要，如睡眠、饮食等，人力资源的有些创造活动就源于这些基本需要的驱动。

2. 能动性 作为高等动物，人不同于自然界的其他生物，人具有思维和感情，能够自主学习，能够主动发挥自身的主观能动性，能够认识世界，主动调节自身与社会环境的关系，并且能利用一些规律改造客观世界，推动社会经济的发展。人还具有社会意识，并在社会生产中处于主体地位，因此表现出主观能动作用。

3. 再生性 人力资源是“活”的资源，具有再生性。人口不断更新、人类自身得以延续和发展的过程本身就是人力资源的再生。另外，人力资源在使用过程中也会出现诸如疲劳、衰退等一些自然损耗，但可以进行自我补偿、自我更替，然后得到再生。而且，如果人的知识技能陈旧了、过时了，也可以通过培训和学习等手段得到更新。

4. 时效性 人有生命周期，人一生必然经过探索期、发展期、维持期、衰退期，人力资源的利用和发展程度在每个时期都不一样，其价值取向也有所侧重，对社会做出的贡献大小在不同时期也有所不同。由此可见，人力资源具有一定的时间效应。

5. 社会性 人不仅是自然人，更是社会人。每一个社会和民族都有自身的文化特征和风俗习惯，人的个体行为会受到这些文化的影响，同时人们的行为也会影响社会的发展，表现出明显的社会性。社会性反映出人的立场观点、伦理道德、价值取向、思维方式与行为模式，为人力资源开发提供了基本依据。

6. 可开发性 与其他资源一样，人力资源也具有可开发性。但人力资源的开发具有独特的特点：①教育与培训是人力资源开发的主要手段，也是人力资源管理的重要职能；②人力资源开发有投入少、产出大的特点。美国著名经济学家舒尔茨曾说过，人力资源是效益最高的投资领域。人力资源可得以持续不断地开发与发展。

二、人力资源管理概述

从管理的范围看，人力资源管理有宏观与微观之分。宏观人力资源管理是对一个国家或地区的人力资源实施的管理。它是指在全社会范围内，对人力资源的计划、开发、配置和使用的过程。政府通过各种政策、措施，为人力资源的形成、开发提供条件，对人力资源在全社会范围内的合理配置和有效使用进行协调和控制。它的目的是调整和改善人力资源的整体状况，适应社会发展的要求，促进社会经济良性运行和健康发展。微观人力资源管理是对特定组织的人力资源管理，如各类企业、事业单位及政府部门等。本书所讲的人力资源管理，一般是指微观人力资源管理。

（一）人力资源管理的概念

人力资源管理，英文翻译为 ***Human Resource Management***，简称 HRM。这里主要列举一些具有代表性观点：

（1）美国著名的人力资源管理专家雷蒙德·A·诺伊（Raymond A. Noe）等提出，人力资源管理是指影响雇用的行为、态度及绩效的各种政策、管理实践及制度。

（2）美国学者舒勒等在《管理人力资源》一书中提出，人力资源管理是采用一系列管理活动来保证对人力资源进行有效的管理，其目的是为了实现个人、社会和企业的利益。

（3）美国学者加里·德斯勒（Gary Dessler）在其《人力资源管理》一书中提出，人力资源管理是为了完成管理上工作设计或人事方面的任务所需要掌握的各种概念和技术。

（4）我国著名人力资源管理专家彭剑锋提出，人力资源管理是依据组织和个人发展的需要，对组织中的人力这一特殊资源进行有效开发、合理利用与科学管理的机制、制度、流程、技术和方法的总和。

综合国内外学者的观点，本书对人力资源管理的概念界定如下：人力资源管理是指企业对人力资源的取得、开发、保持和利用等方面进行的计划、组织、指挥和控制，以有效地开发人力资源、实现企业目标的活动。人力资源管理是企业管理的重要组成部分，贯穿于企业生产经营的全过程。

具体可从以下两个方面理解人力资源管理的含义：

（1）对人力资源量的外在管理：根据人力、物力及其变化，对组织内在人力进行适当的培训、组织和协调，使人和物进行有机结合，保持最佳匹配状态，发挥最佳效应。

（2）对人力资源质的内在管理：运用现代科学方法，对人的心理、思想和行为进行有效的管理（包括个体和群体的思想、心理和行为的协调、控制和管理），充分发挥主观能动性来达到组织目标。

（二）人力资源管理的特点

1. 综合性 人力资源管理是一门涉及社会学、经济学、管理学、系统学、心理学及环境工程学等多种学科知识的综合、交叉性学科，因而，人力资源管理的理论和实践具有综合性。

2. 政策性 由于人力资源社会性、能动性等特点，人力资源管理制度的制定不仅要考虑经济利益的因素，而且还应考虑法律、道德甚至政治的因素。一个国家或地区的政治法律制度常常对企业的人力资源管理的实践产生影响。例如，墨西哥政府规定在当地的外国跨国公司，其 90%的员工必须从墨西哥公民中招聘。西欧的一些国家规定，必须由政府负责公民的职业介绍等事务，不允许私人机构插手。

3. 文化性 文化影响着组织沟通、人员管理等方面，企业人力资源管理必须高度重视文化建设，让所有员工形成共同的价值观与团队协作精神，促进企业文化的融合与提升。西安杨森在管理过程中针对不同文化背景下的员工采取统一、严格的标准的做法就符合这一特点。

4. 权变性 人力资源管理的对象因组织性、企业文化、历史背景、市场环境的不同而呈现巨大差异性，因此没有一成不变、到处可“套用”的人力资源管理模式。没有“最好的”，只有“合适”的。成功的人力资源管理模式只能根据基本原理和方法，在实践中不断完善与创新，结果是否有效也只能通过实践得到检验。

三、人力资源管理的功能与作用

人力资源管理的作用通常被概括为“选”、“育”、“用”、“留”四个字，因此，人力资源管理的功能可以被概括为吸纳、维持、开发与激励四个方面。具体如图 1-2 所示：

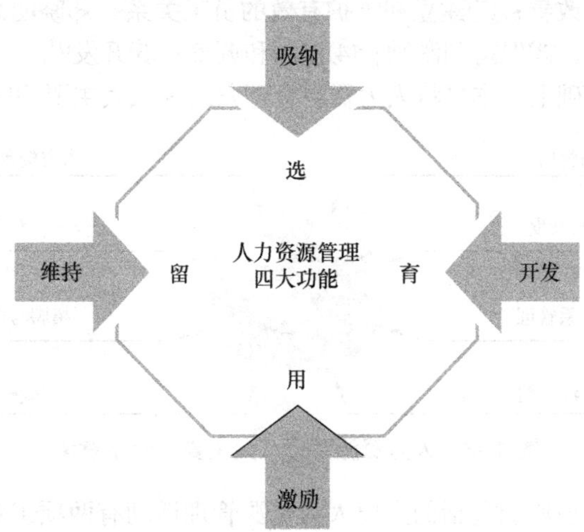

图 1-2 人力资源管理的功能与作用示意图

上图中，“选”，相当于吸纳功能，为企业挑选优秀的人力资源；“育”相当于开发功能，要不断地培育员工，使其能力不断提高；“用”相当于激励功能，要最大限度地使用已有的人力资源，为企业的价值创造作出贡献；“留”，就相当于维持功能，要采用各种办法将优秀的人力资源保留在企业中发挥作用。

实践中的人力资源

西安杨森充满人情味的工作环境

每当逢年过节，西安杨森总裁即使在外出差、休假，也不会忘记邮寄贺卡，捎给员工一份祝福。在员工过生日的时候，总会得到公司领导的问候。员工生病休息，部门负责人甚至总裁都会亲自前去看望，或写信问候。员工结婚或生小孩，公司都会把这视为自己家庭的喜事而给予热烈祝贺，公司还曾举办过集体婚礼。公司的有些活动，还邀请员工家属参加，一起分享大家庭的快乐。主办的内部刊物名字就叫《我们的家》，以此作为沟通信息、联络感情、相互关怀的桥梁。经过公司的中外方高层领导之间几年的磨合，终于形成共识：职工个人待业、就业、退休保险、人身保险由公司承担，员工的医疗费用可以全部报销。在住房上，他们借鉴新加坡的做法，并结合中国房改政策，员工每月按工资支出 25%，公司相应支出 35%，建立职工购房基金。这些做法充分体现了人力资源管理的“留”作用。

第二节 人力资源管理的职能与原理

一、人力资源管理的职能

人力资源管理的作用和功能是通过其所承担的职能和从事的各项活动来实现的。人力资源管理职能是指在企业管理活动中用以提供、配置和协调人力资源的责任和任务，包括对组织各个领域及员工具有影响的各种活动。

对于人力资源管理职能，国内外学者研究存在着不同的观点。例如，美国人力资源管理协会（The Society for Human Resources Management，SHRM）将人力资源管理职能划分为六种：①人力资源规划、招募与选择；②人力资源开发；③报酬和福利；④安全和健康；⑤员工和劳动关系；⑥人力资源研究。国内学者赵曙明教授（2001）将人力资源管理的职能归纳为七个方面：①预测、分析与计划；②人员需求计划的制定；③组织人力资源所需的配置；④评估员工的行为；⑤员工薪酬计划；⑥工作环境的改善；⑦建立和维护有效的员工关系。郑晓明总结人力资源管理的五大职能为：①获取；②整合；③保持和激励；④控制和调整；⑤开发[1]。

在众多专家共识的基础上，本书将人力资源管理归纳为八大主要职能，具体如图 1-3 所示：

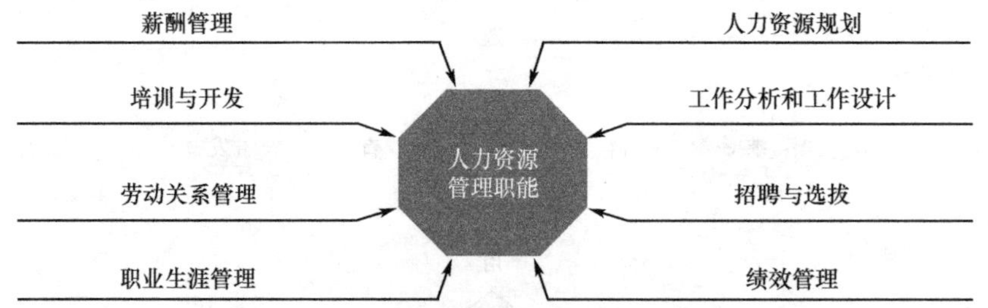

图 1–3　人力资源管理八大主要职能示意图

（1）人力资源规划：该职能包括的主要人力资源管理活动有两项①对组织在一定时期内的人力资源需求和供给作出预测；②根据预测的结果制定出平衡供需的计划等。

（2）工作分析和工作设计：包括两部分活动，一是对组织内各职位所从事的工作内容和工作职责进行清晰的界定；二是确定各职位的任职资格，如学历、专业、年龄、技能、工作经验、工作能力以及工作态度等。

（3）招聘与选拔：包括两部分活动，通过各种途径发布招聘信息，吸引应聘者；从应聘者中挑选合适人选。

（4）绩效管理：根据既定工作目标评价员工的工作，发现存在的问题并加以改进，包括制定绩效计划、进行绩效考核以及实施绩效沟通等。

（5）薪酬管理：包括确定薪酬的结构和水平；实施职位评价；制定福利和其他待遇标准；进行薪酬的测算和发放等。

（6）培训与开发：包括建立培训体系、确定培训需求与计划；组织实施培训过程；对培训效果进行反馈总结等活动。

（7）劳动关系管理：包括合理规划员工的劳动保护、社会保障工作、劳动纪律处分工作、员工的辞职与解雇管理、退养与退休等活动。

（8）职业生涯管理：包括帮助员工建立和发展职业锚；帮助设计和提供职业发展通道；帮助员工进行合理的职业生涯规划；进行必要的职业指导等活动。

这里先简单提及人力资源管理的上述八大职能，在本书后面第二章到第九章分章节深入探讨具体内容。

二、人力资源管理原理

人力资源管理的基本原理包括 9 个方面，分别是：同素异构原理、能位匹配原理、互补优化原理、动态适应原理、激励强化原理、公平竞争原理、信息激励原理、文化凝聚原理和人本原理。

（一）同素异构原理

同素异构原理是指在生产和管理过程中，同样数量和素质的劳动力，因组合方式不同会产生不同的劳动效率。从系统原理角度分析，组织结构的作用是使人力资源形成一个有机整体，可以

[1] 郑晓明.人力资源管理导论.北京：机械工业出版社，2005：12.

有效发挥整体大于部分之和的效应，如果一个组织系统具有合理的组织结构，则可以有效发挥组织系统的放大功能，激发人力资源的内在潜力。就管理系统而言，管理三角形可分为四个层次：最高层是决策层，决定系统的大政方针；第二层次是管理层，是运用管理职能来实现决策目标；第三层次是执行层，具体执行管理指令，直接组织人、财、物等方面的管理活动；最低层次是操作层，直接从事操作和完成各项具体任务。四个层次不仅使命不同，而且反映了四大能级差异。稳定的管理能级结构应当是正三角形或正宝塔形。倒三角形、倒宝塔形或菱形都会形成多头领导，呈现出不稳定的状态[2]，如图 1-4 所示。

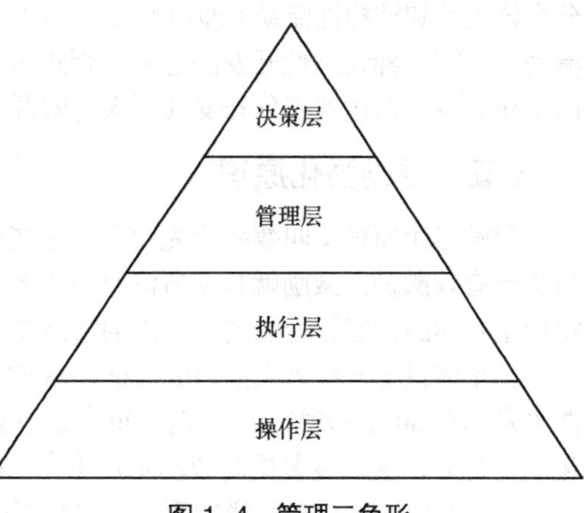

图 1-4 管理三角形

（二）能位匹配原理

能位匹配原理是指根据个体的才能、素质和特长，把合适的人安排到合适的职位上，给予不同的权利和责任，尽量保证工作岗位的要求与个体的实际能力相一致，尽量做到人尽其才，才尽其用。能级与岗位要求完全匹配时，是组织成熟的标志，也是组织进入稳步发展的状态。如果能级大于岗位的要求，则优质人才留不住，人员流动快；如果能级小于岗位的要求，企业生产率下降，企业团队建设受到阻力，人心涣散，企业会产生恶性循环。

能位是否匹配表现在三个方面：一是专长是否匹配。古人云：术业有专攻，闻道有先后。不同的专业和专长，不能进行能级比较，如一个优秀的电脑专家不能和一个优秀的建筑设计师比较他们之间优秀的等级和差别。因此，我们国家有许多不同的职系，同时也有许多不同的职称系列和不同的学位系列，这就是承认人有专长的区别。二是同一系列不同层次的岗位对能力的结构和大小有不同要求。由于层次的不同，其岗位的责任和权利也不同，所要求的能力结构和能力大小也有显著的区别。例如，处于高、中、基层的管理人员对技术能力、管理能力、现场操作能力、人际关系能力等不同能力的要求就有显著的区别。三是不同系列相同层次的岗位对能力也有不同要求。以企业人力资源部经理、财务部经理、市场部经理为例，虽然处于同一层次，由于工作系列不同，其能力的结构和专业要求也有显著的不同。

（三）互补优化原理

互补优化原理是指充分发挥每个员工的特长，采用协调优化的方法，扬长避短，从而形成整体优势，达到组织目标。在实施互补优化原理时，应特别注意协调和优化。所谓协调就是要保证群体结构与工作目标协调，与组织总任务协调，与组织内外部条件协调，与一定时期的工作重点协调。所谓优化，就是经过比较分析选择最优结合的方案，以最少的成本获得最大的效益。

（四）动态适应原理

动态适应原理是指现代社会是动态的社会，物质在动，信息在动，人力资源也在不断地流动。对个人来说，有主动择业的权利；对于组织来说，则可以对人的工作进行适时的纵向或横向调整；对于国家来说，可以通过制定政策，引导人才合理流动。在人力资源管理中，人与事、人与岗位的适应是相对的，不适应是绝对的，从不适应到适应是在运动中实现的，是一个动态的适应过程。人才在流动中寻找适合自己的位置，组织则在流动中寻找适合组织要求和发展的人才。人才流动

---

[2] 湛新民.新人力资源管理.北京：中央编译出版社，2002：12-19.

分个体流动和结构性流动（即由产业结构调整造成的人才流动）。所以人力资源开发要正确地认识流动，保持一种动态性开发的态势，促进人才在流动中得到优化配置。在动态中使人的才能与其岗位相适应，以达到充分开发利用人力资源的潜能，提高组织效能的目标。

（五）激励强化原理

激励强化原理又叫效率优先原理，是指通过奖励和惩罚，使员工明辨是非，对员工的劳动行为实现有效激励。激励就是创造满足员工各种需求的条件，激发员工的积极性，使之产生实现组织期望目标的特定行为的过程。人的潜能是巨大的，按照“2：8黄金定律”和管理学家统计研究结果，个体只要发挥个人潜力的 20%～30%即可保住现有岗位，但通过恰当的激励，这些人的技能可发挥出 80%～90%，正所谓“重赏之下必有勇夫”。可见，激励可以调动人的主观能动性，强化期望行为，从而显著提高劳动生产率[3]。在企业中一切工作都要以提高效率为中心，各级主管应当充分有效地运用各种激励手段，对员工的劳动行为实行有效激励。例如，对员工要有奖有罚，赏罚分明曾能使每个员工自觉遵守劳动纪律，各司其职，各尽气力。如果干与不干一样，干好干坏一样，那么就不利于鼓励先进，鞭策后进，带动中间，把各项工作做好。

此外，通过企业文化的塑造，特别是企业精神的培育，有利于提高组织的凝聚力和员工的向心力；通过及时的信息沟通和传递以及系统的培训，能使员工掌握更丰富的信息和技能，促进员工的观念更新和知识的转变。

实践中的人力资源

海尔集团的激励机制

海尔集团能够从一个名不见经传的濒临倒闭的小企业发展成为世界一流的大企业，其成功的秘诀在于其对激励机制的应用与发展。例如，海尔集团宣传“人人是人才”，并以员工的名字命名其发明成果，并予以重奖。这一举措在职工中掀起的改革创新之风，员工不仅荣誉感得到了极大的满足，而且物质利益也得到回馈，物质激励与精神激励相辅相成，激发了员工的创造性。

另外，该集团每月对干部进行考评，考评档次分为表扬和批评，如果得到表扬，就会得 1 分，得到批评就会扣 1 分，年底将正负分进行统计，如果正负相抵，则保留原来的位置；如果得负 3 分，即将遭到淘汰；通过正负激励的方式，该公司对干部进行轮岗，根据岗位表现决定是否升迁。

（六）公平竞争原理

该原理是指对竞争各方从同样的起点、用同样的规则，公正地进行考核、录用和奖惩。运用公平竞争原理，要遵循三项原则：

1. 公平竞争 公平包括公道和善意两层意思。公道就是严格按协定、规定办事，一视同仁，不偏不倚。善意就是领导者对所有人都采取与人为善、鼓励和帮助的态度。也就是说，“见人有善，如己有善；见人有过，如己有过”。

2. 竞争有度 没有竞争或竞争不足，会死气沉沉，缺乏活力；但过度竞争又会使人际关系紧张，破坏协作，甚至产生内耗，损害组织的凝聚力。

3. 以组织目标为重 竞争必须以组织目标为重，同时使个人目标与组织目标相结合，个人目标包含在组织目标之中。

（七）信息激励原理

随着科学技术的飞速发展，通信技术和传播媒介的高度发达，信息的质和量迅猛增长，信息

[3] 陈天艳，赵佛容.人力资源管理原理在护理管理中的应用.护理管理杂志，2005，(10)：34-37.

的传递速度日新月异，人们能否迅速地捕捉、掌握和运用大量的信息（科学技术信息、管理信息、社会信息、自然信息）决定了人们能否在激烈竞争中站在科学技术和现代管理的前列，能否使人力资源的开发跟上飞速变化的形势。在人力资源管理中应该重视对成员的培训工作，使他们不仅掌握大量的信息，而且掌握应用信息的能力，始终保持人力资源的质量优势，通过对核心信息的掌握和传播达到提高管理效率的目的。

（八）文化凝聚原理

人力资源管理的重要功能之一是提高人们的积极性，增强组织的凝聚力，从而吸引人才、留住人才，组织才会有竞争力。组织的凝聚力不仅与物质条件有关，而且与精神、文化条件有关。组织目标、职业道德、组织形象、社会风气等均可成为激发员工的精神文化因素。当今全球化趋势下，一些跨国企业招聘处于不同文化背景的各国籍员工，由于不同的价值观念、思维方式、习惯作风等差异，对企业经营的一些基本问题常会产生不同的态度，致使企业面临来自不同文化体系的摩擦与碰撞，从而给企业的全面经营带来风险。在此情况下，跨国企业更应该遵循人力资源管理的文化凝聚原理，处理好在不同的文化地域和背景下跨国经营所面临的各种问题，形成一个“多文化的机构”。

（九）人本原理

人本原理是一种理念、指导思想和管理意识。它强调人是企业最重要的资源，也是管理的主体、核心和对象。管理的本质就是依靠、引导、激励员工，发挥其最大的潜能，为实现企业目标而努力。著名管理学家陈怡安教授将“以人为本”的管理提炼为三句话：点亮人性的光辉；回归生命的价值；共创繁荣和幸福。

企业管理中以人为本的原理，是管理活动的出发点。人本管理要求管理活动要坚持以人为核心，充分地尊重人、合理地使用人、有效地开发人的潜能，充分调动员工的积极性和主动性，在实现企业经营目标的过程中使员工的人性得到完美的发展，追求人全面发展的一项管理原理。

实践中的人力资源

东阿阿胶的企业文化

山东东阿阿胶股份有限公司是由国有企业改制而形成的股份制企业，1996 年上市，是国内最大的阿胶及系列产品生产企业。该公司下辖一个核心公司，17 个控股子公司，现有员工 5600 余人，总资产 36 余亿元，总市值 300 多亿元。2015 年，在中国乃至全球经济、全球资本市场都经历巨大波动的情况下东阿阿胶继续保持上升的态势，实现销售收入 54.5 亿元、净利润 16.4 亿元，资本回报率及净利润率等多个指标亦持续领先行业，荣登“2015 最佳中国品牌价值排行榜”，位居滋补养生类第一品牌。作为“国家级非物质文化遗产项目”及“中华老字号”，东阿阿胶以生命科学熔铸，以人文哲学渗透，凭借其广泛的药用滋补价值及深厚的文化底蕴，成为中华医药瑰宝中的一株奇葩。

东阿阿胶企业文化与中国传统文化一脉相承，从儒、道、禅三大文化体系汲取了精华，并使之与现代工业生产和管理体系相融汇，拥有丰厚的底蕴和独特的风格。儒家的“仁道”思想，使东阿阿胶关注人与人、人与社会的和谐发展，将“仁爱之德”作为企业的根本之德，特别关注企业内部和谐与外部和谐的同步同构及驱动升华。道家的“天道”精神，使东阿阿胶更加注重人与天地、人与自然的和谐发展，将“天人合一”作为企业的根本观念，注重企业的内部环境与外部环境的可持续发展。禅宗的“心道”功夫，使东阿阿胶重视自我品质的培养和自我境界的锻炼，拥有和谐稳定的发展理念和核心价值观，确保企业沿着健康的发展轨道不断前进，逐步迈向现代化、国际化。

第三节 人力资源管理目标与运行模式

一、人力资源管理的目标

人力资源管理的目标就是为企业发展提供人力资源保障，为此，企业的人力资源管理部门必须了解企业发展目标和经营对人力资源的需求，通过目标的形式匹配起来。

美国学者提出了人力资源管理有四大目标：第一，保证适时地雇用到组织所需要的员工；第二，最大限度地挖掘每个员工的潜质，既服务于组织目标，也确保员工的发展；第三，留住那些通过自己的工作有效地帮助组织实现目标的员工，同时排除那些无法对组织提供帮助的员工；第四，确保组织遵守政府有关人力资源管理方面的法令和政策。

阿姆斯特朗认为人力资源管理应实现以下 10 个目标：①通过公司最有价值的资源——员工来实现公司的目标；②使人们把促成组织的成功当作自己的义务；③建立具有连贯性的人事方针和制度；④努力寻求人力资源管理方针和企业目标之间的统一；⑤当企业文化合理时，人力资源管理方针应起支持作用，当不合理时，人力资源管理方针应促使其改善；⑥创造理想的组织氛围，鼓励个人的创造，培养积极向上的作风；⑦创造灵活的组织体系，帮助公司实现竞争环境下的具体目标；⑧提高员工个人在决定上班时间和职能分工方面的灵活性；⑨提供工作和组织条件，为员工充分发挥潜力提供支持；⑩维护和完善员工队伍以及产品和服务。

张德认为人力资源管理的目标有三点：①取得最大的使用价值；②发挥最大的主观能动性；③培养全面发展的人。董克用认为，人力资源管理的目标是，通过组建优秀的企业员工队伍，建立健全企业管理机制，形成良好的企业文化氛围，有效地开发和激励员工潜能，最终实现企业的管理目标[4]。

1. 人力资源管理目标的含义 人力资源管理目标是指企业人力资源管理需要完成的职责和需要达到的绩效。人力资源管理既要考虑组织目标的实现，又要考虑员工个人的发展，强调在实现组织目标的同时实现个人的全面发展。

2. 人力资源管理目标的分类 人力资源管理目标有很多种分类方法，构成了企业人力资源管理的目标体系。

（1）按照目标的操作性分类：可以分为广义的目标和狭义的目标。广义的目标是对人力资源的定性描述，目标比较笼统，数量化目标较少，主要是宏观目标；狭义的目标是指组织人力资源管理的具体工作目标，操作性强，是人力资源的企业发展与经营的结合部。这部分目标主要体现形式为人力资源需求及对人力资源管理的绩效考核指标上。

（2）按照期限长短分类：可以将人力资源管理目标分为长期目标和短期目标，如十年目标、五年目标、一年目标等。无论长期目标还是短期目标，其制定的原理是一样的，均应遵循战略人力资源管理的流程。

（3）根据实施范围分类：可以将人力资源管理目标分为全体管理人员在人力资源管理方面的目标任务与专门的人力资源部门的目标与任务。显然两者有所不同，属于专业的人力资源部门的目标与任务不一定是全体管理人员的人力资源管理目标与任务，而属于全体管理人员承担的人力资源管理目标与任务，一般都是专业的人力资源部门应该完成的目标与任务。无论是专门的人力资源管理部门还是其他非人力资源管理部门，完成人力资源管理的目标与任务，主要包括以下三个方面：

1）保证组织对人力资源的需求得到最大限度的满足；

[4] 董克用. 人力资源管理概论.北京：中国人民大学出版社. 2011：23－24.

2）最大限度地开发与管理组织内外的人力资源，促进组织的持续发展；

3）维护与激励组织内部人力资源，使其潜能得到最大限度的发挥，使其人力资本得到应有的提升与扩充。

企业发展的动态性也决定人力资源管理目标具有动态性，管理目标与内容将随企业发展进行动态调整。一般人力资源管理绩效指标作为工作目标出现时就是人力资源管理的目标，绩效考核指标是工作目标中最重要的部分。

3. 企业人力资源管理的具体目标　由于医药企业是一个高投入、高产出、高风险、知识密集、专业性强的产业，因而，医药企业人力资源管理的根本目标就是采用各种有效的措施充分发挥劳动者潜力，提高劳动者质量，改善劳动者结构，合理配置和管理使用，以促进劳动者与生产资料的最佳结合。具体目标包括：

（1）经济目标：使人力与物力经常保持最佳比例和有机结合，使人和物都充分发挥出最佳效应。

（2）社会目标：培养高素质人才，促进经济增长，提高社会生产力，以保证国家、民族、区域、组织的兴旺发达。

（3）个人目标：通过对职业生涯设计、个人潜能开发、技能存量和知识存量的提高，使人力适应社会、融入组织、创造价值、奉献社会。

（4）技术目标：不断完善和充分使用素质测评、工作职务分析等技术手段和方法，并以此作为强化和提高人力资源管理工作的前提和基础。

（5）价值目标：通过合理地开发与管理，实现人力资源的精干和高效。正如马克思所说，真正的财富在于用尽量少的价值创造出尽量多的使用价值，即在尽量少的劳动时间内用尽量低的成本创造出尽量丰富的物质财富。

因此，人力资源开发与管理的重要目标就是取得人力资源的最大使用价值，发挥其最大的主观能动性，培养全面发展的人。

实践中的人力资源

恒瑞医药的人才发展规划

江苏恒瑞医药始建于 1970 年，2000 年在上海证券交易所上市，是国内知名的抗肿瘤药和手术用药的研究和生产基地，是国内最具创新能力的大型制药企业之一。2014 年，公司实现销售收入 88 亿元，税收 15 亿元，从业人员超过 1 万人。《2015 中国上市公司价值排行榜 TOP500》中，恒瑞医药以价值排名 47 名、市值排名 65 名位于医药行业第一。

恒瑞医药致力于抗肿瘤药、手术用药、造影剂、心血管药及抗感染药等领域的创新发展并逐步形成品牌优势，是国内第一家注射剂获准在欧美上市销售的制药企业，在中国制药发展史上具有里程碑的意义。目前公司已有 5 个制剂品种通过美国 FDA 和欧盟 CEP 认证。该公司之所以能够取得如此骄人的业绩，得益于拥有一支庞大的科技创新队伍。恒瑞医药在美国、日本、上海、成都和连云港建有研究中心和临床医学部，拥有各类高层次研究人员 1300 余名，其中 700 多名博士、硕士及海归人士，有 5 人被列入国家“千人计划”，7 人被列入“江苏省高层次创新人才引进计划”。公司建立了国家级企业技术中心和博士后科研工作站。公司拥有 208 项发明专利，其中 100 项 PCT 专利。此外，该公司还建立了遍布全国的销售网络和专业化的营销团队，下辖“江苏科信医药销售有限公司”和“江苏新晨医药有限公司”两家全资销售子公司。该公司一直秉承“科研为本，创造健康生活”的理念，以建设中国人的跨国制药集团为总体目标，拼搏进取、勇于创新，不断实现企业发展的新跨越和新突破。

二、人力资源管理运行模式

根据不同历史时期人力资源管理所扮演的角色不同，可以将人力资源管理模式分为三种，分别是企业管家、战略伙伴和战略参与者模式。

（一）企业管家模式

1954年彼得·德鲁克首先提出了现代意义上的“人力资源”概念，1958年美国社会学家怀特·巴克（E.W. Bakke）第一次提出“人力资源管理”（human resources management，HRM）的概念，并将其视为企业的管理职能之一。后来许多学者分别从人力资源管理的目的、过程、主题等角度进行阐释。传统的人力资源管理理论认为组织是相对独立的系统，是稳定的、简单的，可以预见的，因而，人力资源管理所扮演的角色相当于仆人和监督者（图1-5），人力资源管理运行模式具有四个特点：

（1）人力资源管理与企业发展战略割裂，没有良好的规划和制度的保证。

（2）人力资源管理处于企业较低层的地位，停留在作业性和辅助性的层次上，以短期导向为主，同时将人力视为成本，企业总是设法通过降低人力资源的投资来降低企业成本。

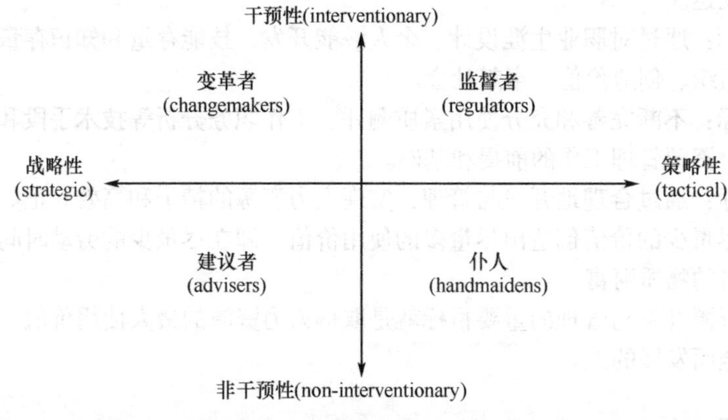

图1–5　人力资源管理角色分类模型

（3）人力资源管理的职能被看作是一种业务管理，从事补充人员，培训职工掌握操作技术，发放工资和管理社保福利、解决当前劳资纠纷等工作，在企业需要的时候发挥作用。

（4）企业人事管理部门通常人员冗余，子公司或分支机构之间政策不统一，流程不一致，导致运作成本也会相应提高。

（二）战略伙伴模式

2000年，IBM公司曾组织专家对人力资源管理的发展过程进行了全面的总结和分析。数据显示大部分企业中的人力资源管理者用60%以上的时间处理一些烦琐的事务，仅用不到20%的时间来提供真正的人力资源相关的服务，没有多少时间从宏观角度来思考企业战略对人力资源管理战略的要求。只有一些发展比较好的企业高度重视人力资源信息系统，实现了人事事务的自动化处理，以减少企业在这方面的时间和精力上的投入。企业若想持续发展并且不断超越，就需要源源不断地引进人才和创新，这些都需要人力资源管理方面给予引导和制度的支持，并制定相应的规划。如果人力资源管理者不能跳脱出繁重的行政事务，把精力更多放在完善人力资源管理的制度和流程上，使整体工作效率提高，企业永远无法实现真正的人力资源管理。因此，企业需要对人力资源管理有清晰的定位和划分的认识。

21世纪初，微软亚太研发集团（ATC）因为业务不断扩大，发现原有的人才资源管理模式无法适应企业中业务部门的迅速发展。为了解决业务部门的特殊化需求，最先尝试将人力资源管理者下放到业务部门开展工作。以这种方式来解决公司面临的问题。在经过几次试点后，效果非常显著，也得到业务部门的员工很好的评价。此后，企业根据需要对各业务部门进行了战略伙伴的配置，人力资源管理正式实现由忙于传统的人事行政事务变为提供具有针对性的价值增值服务的转型。

1. 战略伙伴(HRBP)的定义　战略伙伴又称人力资源业务合作伙伴(Human Resource Business Partner，HRBP)，是指人力资源管理中心派驻到企业业务部门和事业部的人力资源管理人员，主要负责推动公司的人力资源管理制度在业务部门的落实，从而规范整个企业的人力资源管理。

HRBP的概念最早由美国密歇根大学罗斯商学院教授戴维·尤里奇（Dave Ulrich）提出，其在《人力资源教程》一书中提出：人力资源人士应担当组织的战略伙伴角色，将组织战略与人力资源活动结合起来[5]。具体来说，HRBP工作者需要及时处理业务部门的各种事务性工作，保证人事工作高效率高质量地完成。针对业务部门存在的特殊问题为该部门提供适合业务发展的特殊战略，针对业务部门的人力请求，提供相关的培训和特殊的解决方案，协调员工关系，弘扬企业的文化和价值观，为员工创造和谐的工作氛围，提高员工的满意度和文化认同感等。将业务的发展需求和人力资源管理理论两者相结合，有利于真正发挥HRBP的专业性和重要性。

2. HRBP的作用模式　根据Dava Ulrich的理论模型，真正的HRBP应该在工作中扮演多重角色。第一，HRBP首先是一名员工倡言者，拥护员工并负责人力资本开发；第二，作为一名战略伙伴，结合企业愿景设立组织目标，负责对外发言和对内信息传导，并能兼顾相关利益人的权益，从而强化各个部门的运营能力；第三，变革推动者，组织在发展过程中需要不断地创新和变革，HRBP人员需要深入到业务部门促进变革落实；第四，作为一名行政专家，结合业务部门实际情况给予最专业最符合业务需要的支持（图1-6）。HRBP只有很好地胜任这四重角色，才能实现它的终极目标，真正成为企业的战略伙伴，参与企业战略的制定和执行过程。

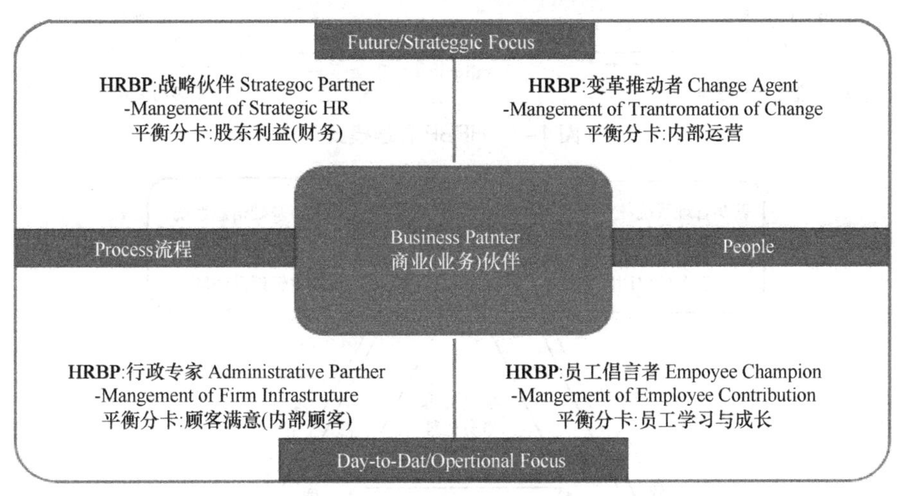

图1–6　HRBP四重角色

HRBP负责在业务前线为业务经理提供咨询服务，推动人力资源政策和流程的落实，如绩效管理、员工发展、薪酬奖金分配等，并发现问题和采集需求反馈给人力资源专家中心；人力资源专家负责设计政策和程序以满足业务和人才管理的需求，并且设计相应的流程指导及提交服务；共享服务中心负责实现事务性管理任务，支持HRBP在业务部门实现有效的人力资源管理。在这种服务模式的支持下，HRBP的工作时间分配提升为：20%事务性工作，30%战略决策，50%专业服务。这种作用模式提高了人力资源组织在企业中的价值和业务部门的满意度。

[5] Dave Ulrich. Delivering Results：A New mandate for human resource professionals.Boston，MA：Harward Business School Press，1998：349 .

3. HRBP 的管理模式 HRBP 管理模式以人力资本管理理念为指导，下设人力资源共享服务中心、HR 合作伙伴和人力资源专家中心三个中心（图 1-7）。由于三个中心的分工明确，可以专注于自己的工作领域，实现专业人做专业事，因而，大大降低了企业的人力资源管理成本投入。其中，人力资源共享服务中心通过对烦琐事务的处理工作，关注于对事务的执行效率；HR 合作伙伴，致力于为业务部门提供针对性的人力资源管理服务支持，落实人力资源政策，关注于对业务部门关系的维护与管理；人力资源专家中心利用自身专业特点致力于政策的制定以及优化政策流程。三个中心共同协助，提高人才管理能力、领导力、组织能力、绩效能力等。该模式由于 HR 合作伙伴的配置，可以根据企业的业务部门的发展，进行同比增加，因此，可以支持企业的规模化发展。

4. HRBP 管理模式运行关系模型（图 1-8） 该系统模型呈三角结构，三个中心分工明确，相

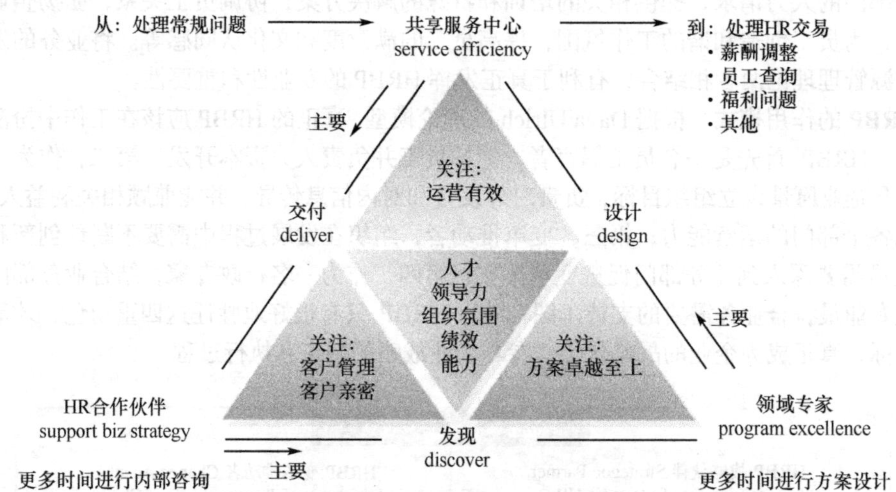

图 1–7 HRBP 管理模式

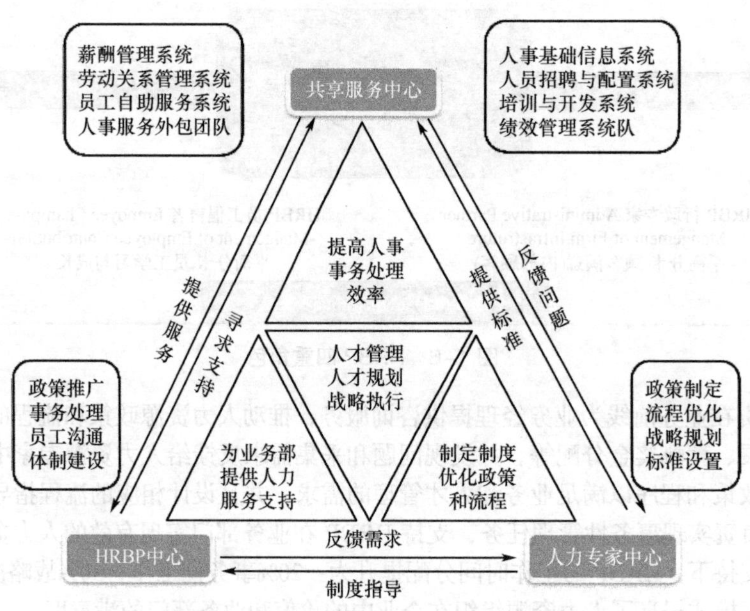

图 1–8 HRBP 管理模式运行关系模型

互作用，相互协作，相互优化。人力专家中心给共享服务中心和 HRBP 中心提供制度和标准，并通过两者在工作中不断地反馈来优化流程调整标准。共享服务中心为 HRBP 中心提供服务平台，将 HRBP 工作者从繁杂事务中解放出来，更专注解决与业务相关的人力资源问题。HRBP 中心则在业务部门推广人力制度和政策，助力企业战略的实现，期间可向共享服务中心寻求支持，也需要向人力专家中心反馈遇到的问题，寻求其制度支持。

5. 人力资源业务合作伙伴的推广应用 目前，诸多跨国集团如 IBM、惠普等都对战略伙伴进行了不断的实践和探索，中国的华为、联想、阿里巴巴等本土企业也纷纷引入，尝试对人力资源进行战略转型。据统计在我国约有 129 家企业实施 HRBP，多集中于互联网行业，其中外商独资企业占 42.7%，员工规模多在 10 000 人以上，私营企业占比 30%，员工规模稍小。但遗憾的是这些企业中有 92%没有明确界定 HRBP 工作职责。很多企业仅仅在业务部门安排了一个 HRBP 职位，与人力资源部对接所有相关工作，而没有为业务部门提供特殊的人力资源政策。由此可看出很多企业已经意识到人力资源战略转型的重要性，也试图引入先进的管理理念，但在实践中多是换汤不换药。

（三）战略参与者模式

1. 战略参与者的含义 20 世纪 80 年代，为了提高竞争能力，欧美企业积极引进新的生产方式和技术，希望藉此提高企业效率。但是由于它们没有重视对企业人力资源管理系统进行升级，结果这些新技术并没有达到预期效果。随着竞争的加剧，企业发现，过去可以成为竞争优势的资金、技术等因素，现在却会被其他竞争企业很快复制学习，于是，企业越来越重视探寻提升组织效能的更有效途径。他们发现蕴涵在本企业员工中的知识能力以及员工之间的关系，即本企业的人力资源，竞争对手很难学习和借鉴，很难模仿。这一发现促使人们反思人力资源管理在企业管理中的地位以及人力资源管理与企业战略管理的关系，由此产生了将两者结合起来的思想。

进入 21 世纪，商业环境变化、科学技术发展、组织结构形式变革使任何组织都无法保持一成不变的状态，对环境变化做出快速反应成为企业生存与发展需要首先面对的问题，也成为促使人力资源管理职能调整的重要原因。因为，管理者深刻意识到要使新的生产方式取得成功，必须采取新的人力资源管理方式，人力资源对企业具有战略性的影响作用，正是在这种背景之下，战略性人力资源管理应运而生。所谓“战略参与者”（strategic player）是指人力资源管理不仅要成为战略管理团队中的一员，而且必须参与到决策过程中，为组织作出贡献[6]。

战略性人力资源管理对于员工的心智能力、技术能力以及员工对组织承诺度的影响，最终也将对组织效能产生影响。Martell and Carroll 2005 年对 89 家财富 500 强公司的 115 家子公司进行研究时，发现 40%～69%的子公司的人力资源部门都在一定程度上参与了企业战略管理过程。因此，企业要想拥有高水平的竞争力和取得良好的组织效能，就必须有效开发及管理自身的人力资源。

2. 战略参与者的运作模式 Lawler（1992）认为让企业员工积极参与企业业务活动的管理实践包含权力、信息、知识和报酬 4 个组织要素。企业有责任让所有员工知晓必要的信息并据此对企业的运营和绩效决策产生影响（权力和信息）。企业也应该让员工接受专业知识以更好地理解企业决策制定过程（知识）。最后，所有企业员工必须以工资和福利形式参与分享他们努力的回报（报酬）。当企业实施新的人力资源战略时，可以通过允许员工参与决策过程，并让他们知晓组织当前业务信息来提高员工对新的人力资源战略的接受度和投入程度。工会参与让雇主和雇员分享有关企业战略决策的详细信息来进行合作以提高企业绩效。职业发展和培训机会可以帮助员工获取实施战略所需的能力。绩效工资通过将个人利益与公司目标结合，激发员工实现人力资源管理的战略目标。

---

[6] Dave Ulrich，Dick Beatty. From partners to players：Extending the HR playing field.Human Resource Management，2001，40（4）：293-307.

企业中有许多临时工作岗位（例如，合同工和临时工），临时工与正规员工之间的合作关系是有效战略实施的关键。因此，只有提供了各种典型的让员工积极参与管理实践活动的机会，如工会参与、职业发展及员工培训计划、绩效工资、临时员工管理等，战略人力资源管理才能发挥效能。

实践中的人力资源

华为公司的人力资源管理转型

随着公司规模的迅速扩大，华为公司在2008年提出了HRBP运作模式方案，2009年开始落地推动三支柱模型，2013年基本完成人力资源转型。

1. 变革前华为公司人力资源管理的问题

（1）高速发展与管理滞后的矛盾：管理效率低下。随着企业的高速发展，公司规模的不断扩大，华为公司的机构日益庞大和复杂，部门间、岗位间的责任和权限经常不明确；各大部门间的横向沟通陷于停滞状态，资源难以共享，工作效率开始下降；项目经理在项目运作时，承担着项目的责任，但是不完全拥有项目运行过程中需要的相应资源如人员、设备，给项目管理主体部门的运作带来诸多不确定性等。由于公司的人力资源部门无法跟上企业发展的速度，也无法给各大部门的人力需求和业务需求给予服务和支持，所以即使工作繁忙、事务纷杂也仍得不到其他部门的理解和认同。

人治和规范管理的矛盾。华为公司从创立至今在管理方面一直致力于规范化，包括1996年开始着手制定到1998年开始颁布的《基本法》，都是为了规范管理。但是由于华为在快速发展中成长起来的干部基本都是技术出身，技术出身的管理者往往会对管理的规范流程不适应，同时由于管理干部的素质参差不齐，造成当时华为公司的管理工作人治色彩仍然较浓。在公司的管理方面，企业家个人的作用仍较明显。具体表现为决策的随意性较大，缺乏科学的评估和周密的计划，造成管理政策的出台连贯性差以及政策多变。另一方面，管理者虽然实战经验丰富，但不具备良好的管理能力和组织能力，没有管理员工关系的概念，也得不到人力资源部门相对的专业意见。

（2）人力资源配套设施不完善：对高技术企业而言，人才的囤积既是一种人才储备的方式，也是一种高成本的资源浪费。在人力资源管理方面，大量高学历的员工被招募进来后，公司却无法为他们提供发挥专长的机会，也没有提供相应的职业发展和员工激励，满足其个人更高层次的需求，对于员工而言，由于缺乏个人的成就感和可预见的发展机会而萌生去意，在客观上造成公司的高流动率，对公司的形象造成负面影响。这些都是因为华为在员工职务发展方面不够重视，没有相关的制度来支撑。

2. 华为公司的人力资源管理转型 2009年华为公司设立了人力资源管理委员会、人力资源管理部和干部部（处）三个职能机构，形成了独特且完善的人力资源管理系统。其中，人力资源管理委员会相当于人力资源专家，其职责是从公司整体层面进行思考，负责管理、监督公司级人力资源决策与活动，为业务发展提供支持；同时对人力资源领域的战略问题向董事会提供建议，以支撑公司的增长和战略。人力资源管理部相当于人力资源共享中心，主要工作是细化传统人力资源管理的六大模块。干部部相当于HRBP，负责将人力资源管理部制定的制度进行细化，在公司的统一框架内，把各项政策、制度转化为与本部门业务特点相结合的、具有可操作性的政策和制度，保证落地实施。

华为公司的人力资源管理部门的这种划分成三个部门的做法具有一定的积极意义。人力资源管理委员会是人力资源管理部与公司上层以及公司战略进行挂钩的桥梁，而干部部（处）则具体执行人力资源管理部制定的各项政策，通过人力资源管理委员会及干部部（处）的作用使得公司的人力资源管理部的工作能够从职能型部门向公司的战略合作伙伴角度转化，这为人力资源职能的扩展提供了一条可行的途径。

第四节 人力资源管理战略

对于医药企业来说，人力资源战略和产品战略、营销战略一样，是支撑企业战略目标实现的重要内容，人力资源管理战略与实践是企业战略落地的有力保障。为了推动医药企业生产质量和技术创新体系的升级，必须对现有人员的能力和素质提出新要求，制定科学、合理的人力资源管理发展战略。

一、战略管理概述

（一）战略和战略管理的概念

1. 战略的概念 战略（strategy）一词最早是军事方面的概念。在西方，“strategy”一词源于希腊语“strategos”，意为军事将领、地方行政长官。后来演变成军事术语，指军事将领指挥军队作战的谋略。在中国，战略一词历史久远，“战”指战争，略指“谋略”“施诈”。春秋时期孙武的《孙子兵法》被认为是中国最早对战略进行全局筹划的著作。20 世纪 60 年代，战略思想开始运用于商业领域。战略的概念可以定义为：是一种从全局考虑、谋划实现全局目标的规划。战略并不是“空的东西”，也不是“虚无”，而是直接左右企业能否持续发展和持续盈利最重要的决策参照系。

2. 战略管理的概念 安索夫最初在其 1976 年出版的《从战略规划到战略管理》一书中提出了“企业战略管理”。他认为：企业的战略管理是指将企业的日常业务决策同长期计划决策相结合而形成的一系列经营管理业务。斯坦纳在他 1982 年出版的《企业政策与战略》一书中则认为：企业战略管理是确定企业使命，根据企业外部环境和内部经营要素确定企业目标，保证目标的正确落实并使企业使命最终得以实现的一个动态过程。综上所述，我们认为战略管理是指企业确定其使命，根据组织外部环境和内部条件设定企业的战略目标，为保证目标的正确落实和实现进行谋划，并依靠企业内部能力将这种谋划和决策付诸实施，以及在实施过程中进行控制的一个动态管理过程。

（二）战略管理的要素

一般说来，战略管理包含四个关键要素：

1. 战略分析 所谓战略分析就是了解组织所处的环境和相对竞争地位。由于战略管理将企业的成长和发展纳入了变化的环境之中，管理工作要以未来的环境变化趋势作为决策的基础，这就使企业管理者们重视对经营环境的研究，正确地确定公司的发展方向，选择公司合适的经营领域或产品-市场领域，从而能更好地把握外部环境所提供的机会，增强企业经营活动对外部环境的适应性，从而使二者达成最佳的结合。

2. 战略选择 就是战略制定、评价和选择。在企业经营战略中有低成本战略、差异化战略和市场细分战略；资本成长发展战略有兼并、重组、集团化、托管等战略。因此，企业需要根据自身的情况，确定发展战略。

3. 战略实施 就是采取措施发挥战略作用。由于战略管理不只是停留在战略分析及战略制定上，而是将战略的实施作为其管理的一部分，这就使企业的战略在日常生产经营活动中，根据环境的变化对战略不断地评价和修改，使企业战略得到不断完善，也使战略管理本身得到不断完善。这种循环往复的过程，更加突出了战略在管理实践中的指导作用。

4. 战略评价和调整 由于战略管理不只是计划“我们正走向何处”，而且也计划如何淘汰陈旧过时的东西，以“计划是否继续有效”为指导重视战略的评价与更新，这就使企业管理者能不断地在新的起点上对外界环境和企业战略进行连续性探索，增强创新意识。

（三）战略管理的特点

1. 战略管理具有全局性 企业的战略管理是以企业的全局为对象，根据企业总体发展的需要而制定的。它所管理的是企业的总体活动，所追求的是企业的总体效果。虽然这种管理也包括企业的局部活动，但是这些局部活动是作为总体活动的有机组成在战略管理中出现的。具体地说，战略管理不是强调企业某一事业部或某一职能部门的重要性，而是通过制定企业的使命、目标和战略来协调企业各部门自身的表现，判断它们对实现企业使命、目标、战略的贡献大小。这样也就使战略管理具有综合性和系统性的特点。

2. 战略管理的主体是企业的高层管理人员 由于战略决策涉及一个企业活动的各个方面，虽然它也需要企业上、下层管理者和全体员工的参与和支持，但企业的最高层管理人员介入战略决策是非常重要的。这不仅是由于他们能够统观企业全局，了解企业的全面情况，而且更重要的是他们具有对战略实施所需资源进行分配的权力。

3. 战略管理涉及企业的资源配置问题 企业的资源，包括人力资源、实体财产和资金，或者在企业内部进行调整，或者从企业外部来筹集。在任何一种情况下，战略决策都需要在相当长的一段时间内致力于一系列的活动，而实施这些活动需要有大量的资源作为保证。因此，这就需要为保证战略目标的实现，对企业的资源进行统筹规划，合理配置。

4. 战略管理从时间上来说具有长远性 战略管理中的战略决策是对企业未来较长时期（5年以上）内，就企业如何生存和发展等进行统筹规划。虽然这种决策以企业外部环境和内部条件的当前情况为出发点，并且对企业当前的生产经营活动有指导、限制作用，但是这一切是为了更长远的发展，是长期发展的起步。从这一点上来说，战略管理也是面向未来的管理，战略决策要以经理人员所期望或预测将要发生的情况为基础。在迅速变化和竞争性的环境中，企业要取得成功必须对未来的变化采取预应性的态势，这就需要企业做出长期性的战略计划。

5. 战略管理需要考虑企业外部环境中的诸多因素 现今的企业都存在于一个开放的系统中，有些外部因素，如法律、政策、外部市场环境等通常不是企业自身能够控制的，但是这些因素对企业的发展会产生很大影响。因此在未来竞争的环境中，企业要使自己占据有利地位并取得竞争优势，就必须考虑这些与其相关的因素，这包括竞争者、顾客、资金供给者、政府等外部因素，以使企业的行为适应不断变化中的外部力量，使企业能够继续生存下去。

实践中的人力资源

我国医药企业发展现状

医药产业是一个特殊的产业，是一个传统与现代相结合，集一、二、三产业为一体的综合性产业，是国民经济的重要组成部分。医药产业，从资金、信息、技术、人力、管理、品牌等方面都有着很强的专业要求，是一个高投入、高产出、高风险、知识密集、专业性强的产业。从世界范围来看，医药产业正处于快速增长阶段，其增长速度远高于世界经济的平均增长速度。在发达国家，医药工业占 GDP 产值已经达到 10%～15%的水平，医药产业的异军突起和高速增长是其现代化进程的重要特征之一。而在我国，医药工业产值占 GDP 产值远低于发达国家水平，到 2014 年年底，我国医药工业产值占 GDP 产值的 3.63%[7]。

对于我国来说，现代化、城市化进程在不断加快，医药卫生开销已成为家庭食物、教育支出

---

[7] 2009-2014 年医药行业总产值及其占 GOP 比重数据. http：//bg.qianzhan.com/report/detail/459/150721-cb1701a2.html.[2015 年 7 月 2 日].

后的第三大消费。随着人民生活水平的提高和人们对生活质量要求的不断提高，人们的健康保健意识也在增强。特别是随着全民医保和新医改政策的深入实施，作为人口大国，我国的医药市场极具发展潜力。据统计，我国医药行业的增速一直保持在 GDP 增速的 2 倍左右。2007～2014 年，我国医药工业总产值持续增长，由 6503.35 亿元上升至 25 798.00 亿元，8 年间年复合增长率达 21.76%[8]。据不完全统计，《2015 中国上市公司价值排行榜 TOP500》中，共有 53 家医药企业上榜，其中排名前十的有恒瑞医药、复星医药、爱尔眼科、上海莱士等。目前，我国已成为仅次于美国的全球第二大医药市场，是全球药品消费增速最快的地区之一，如此高速增长的市场空间给国内的医药行业带来了无限光明的前景。

二、我国医药企业人力资源管理战略

人力资源管理战略是指企业根据对内外部环境的分析，确定企业未来的发展方向和目标，同时从人力资源管理的角度，对企业战略以及为实现企业发展目标所需具备的能力进行分析和比较，并制定相适应的人力资源战略规划，以实现企业战略目标。随着“大众创业，万众创新”时代的到来，生产力的关键要素越来越多地依赖于脑力，具有创新精神和创新能力的人才已成为企业获取竞争优势的关键性资源。因此，企业高层管理者在研究企业目标、战略时，越来越需要同步思考未来五年、十年的人力配置，把人力资源的开发、培养和使用放在战略的高度，使企业的人力资源成为企业真正的核心资源。

（一）“以人为本”的发展战略

医药企业要想在新的时代背景下占得先机，必须从战略的高度来实施现代人力资源管理，创造一种开放式的“能人政策”环境。这就要求企业在确定人力资源战略时，首先必须明晰企业的远景规划和近期发展目标，并将人力资源战略与其紧密结合起来，使人力资源管理自觉地成为各级管理人员的共同职责，而不再只是人力资源管理部门的任务。加强人力资源专业人员与业务管理人员的协调配合，将使企业内部各级人员形成亲密的伙伴关系。结合自身实际，以加强人才素质能力建设为核心，以优化人才队伍结构为主线，以培养选拔高层次人才为重点，以创新人才工作机制为动力，以强化人才激励为突破口，紧紧抓住培养人才、使用人才、留住人才 3 个环节，营造集聚各类优秀人才的环境，发挥人力资本的作用，为企业的持续发展提供强有力的人才保证和智力支持。

“以人为本”的发展理念强调员工是企业的主体，员工参与是有效管理的关键，使人性得到最完美的发展是现代管理的核心，服务于人是管理的根本目的。以人为本的管理要求组织在成员的岗位安排、教育培训、工作环境、文化氛围、资源配置过程等诸多方面均以是否有利于员工个性潜质发挥和长远的发展考虑，而不是仅从组织的功利性目标出发。从某种意义上说，以人为本的管理就是创造一个能让人全面发展的场所，间接地引导他们自由地发展自己的潜能，实现组织与组织成员的共同成长。

实践中的人力资源

为何两所医院的差距如此悬殊？

在 20 世纪 80 年代末期，某市市医院和某医科大学的附属医院同为某市比较知名的两所三级甲等医院，两所医院无论是在规模上还是经济效益方面都是齐头并进，不分伯仲，医护员工的规模在 800 人左右，床位 1000 张，年收入均为 8000 万元左右。由于市医院是市直机构，市政府为了保护该院的利益，规定该院是公费医疗的报销单位，因此，本市居民看病比较倾向于到市医院

[8] 2015 年全球医药行业发展概况分析. http：//www.chyx.com/industry/201512/363694.html [2015 年 12 月 1 日].

就医。而附属医院属于省直机构，在全省的排名比较靠前，因此，一些附近市县的居民看病愿意选择该院，这样，两所医院的门诊量和住院人数持平。这种状态在21世纪初期慢慢被打破，到了2015年已经形成了一边倒的趋势。在人员数量和医院规模相同的情况下，市医院年收入不到3亿元，附属医院年收入则达到10亿元。为什么两所基础比较接近的医院在30年间差距会如此巨大，我们从两所医院的人力资源发展战略上能够找到答案。

20世纪90年代，省卫生厅从省城的著名医院调派了一名干部担任附属医院的院长，该院长大刀阔斧地实行了一系列改革。附属医院的第一项改革是实行“人才强院”战略，一方面该院要求新进职工必须具有硕士以上学位，主要科室要求具有博士学位。同时，大量引进具有高学历、业务精湛的骨干担任各科室的主要领导；另一方面，制定一系列政策鼓励在职职工攻读博士学位，因此，到2010年，该院已经有长江学者2名，省级“百千万人才工程”中“百人层次”人才6名，千人层次人才10名，博士率达到8%，人才优势是该院能够迅速崛起的重要因素。第二项改革是调整激励政策，让优秀人才脱颖而出。该院首先启动了“学科带头人”、“学术带头人”制度，只有具备主任医师的职称，在医疗、教学、科研等领域具有突出贡献的人才有资格担任“学科带头人”，具备副主任医师资格，在医疗、教学、科研等领域具有较大贡献的人才有资格担任“学术带头人”。作为奖励，附属医院大大提高了“学科带头人”、“学术带头人”的薪酬，实现了差别化工资，这样极大地调动了医护员工从事医疗、教学、科研工作的热情。第三项改革是调整职称评聘制度，并以此调动医护员工的积极性。该院规定35岁以下的年轻员工晋升职称必须具备博士学位，晋升副主任医师的前提条件是必须要有独立主持完成的国家自然科学基金项目，要为本科生上课，并需要达到一定的学时，医疗技术水平要得到省内同行的认可。经过20年的发展，该院的医疗、教学、科研水平大大提升，社会知名度越来越高，因而，实现了经济效益和社会效益的双丰收。

而市医院没有站在一定的高度做好人力资源发展战略，采取走一步看一步的态度，按部就班地先前发展。在人才引进方面，该院没有特殊要求，在20世纪90年代之前要求具有本科学历即可，21世纪初，将本科学历提高到硕士研究生水平。到2014年年底，该院具有硕士研究生学历的人数不到60%，博士研究生更是凤毛麟角，全院仅有3名。由于缺乏领军人物，因此，不仅科研实力很弱，就连医疗水平也难以上档次，只能做一些常规手术，稍有难度的手术就做不了，治疗疑难杂症更谈不上了。长此以往，群众对该院的医疗服务水平持怀疑态度，患者逐渐减少。随着医疗保障制度的推广，市医院和附属医院都是医疗保险的定点单位，市医院的患者越来越少，而附属医院的患者则越来越多，两所医院的差距越来越大。

思考：哪些因素导致两所医院的差距越来越大？

（二）集中化战略

采用集中化战略的企业是指将精力集中在某个特定的市场、顾客群体和产品系列上进行经营。它们通常有很规范的职能型组织架构、高度集权的层级指挥系统，各部门和员工分工比较明确，工作技能也比较集中。因此，人力资源管理战略中的员工选拔和培训方面，多注重职位所要求的单一技能上，薪酬体系里更多地考虑如何保留拥有这些技能的员工，绩效考核侧重于对行为的考核。例如，华为公司这样的生产销售电信设备的国内领先企业，主要采用集中化战略吸纳、维持、开发和激励员工。具体表现在：

1. 在人才招聘方面 主要靠待遇、感情和事业三方面来吸引公司中高层干部和技术骨干人员，常采用员工推荐（设立不同级别的员工推荐奖励制度）、非常规手段挖掘和猎头等方式，从同行业里挖掘人才，加强公司骨干人才队伍的建设，迅速占领同行业人才资源领先地位；对于普通员工的招聘，特别是生产普工的选拔，更偏重于员工的稳定性，多以无其他技能的女性和已婚者为招聘对象，招聘对象甚至延伸到内地一些偏远地区。

2. 在人才培训方面 分为骨干人员外部培训、内部转化培训和员工基础培训三个培训重点，其中员工基础培训的重中之重就是员工的入职培训和生产普工的技能培训，让每一位新员工感受到华为是尊重人才、渴望人才的，在华为不仅能够学到一门新的技能，增加自己的经济收入，而且还能深切感受到来自同事，特别是来自上级主管对自己的关心。

3. 在薪酬绩效方面　为了能够更加吸引同行业优秀人才的加盟，对于一些特殊岗位不采用定岗定薪的方式，多用双方洽谈的方式来定薪，而这一部分人往往要高于公司其他人员的工资，故薪资是保密的，这就要求人力资源管理部门加强平时功课的深度，充分了解同行业，特别是行业里那些优秀企业重要岗位的薪资结构和水平。另外，为了稳定生产普工，薪酬所能做的一是增设工龄工资和技能工资，二是设立优秀员工奖励制度，三是设立生产普工晋升制度。

（三）成长战略

成长战略适合于业务增长了、市场份额变大了、规模不断壮大了的企业。这些企业既有通过加强内部市场开发、产品研发和渠道创新等成长起来的，也有通过外部合并或兼并或整合以及多元化发展等方式壮大的。实施成长战略的公司，其人力资源管理需要在以下方面做出调整。

1. 调整公司组织架构　企业在快速成长，业务量在不断上升，企业规模在不断扩大，原有的企业组织架构不能满足企业发展的需要，必须进行变更，由原来的职能型变成了现在的事业部制。这就好比一个人长大了，首先变的就是这个人的骨架，不然他就无法长得更高、更大，只会变成侏儒。

2. 在人员招聘方面调整　企业处于快速成长阶段，不仅会有新的岗位出来，就连原有的岗位也会出现新的工作职能，所以对企业的招聘工作提出了一些新的要求，不仅人员招聘和调动变得更加频繁，企业《岗位技能说明书》和《员工胜任力素质表》更新得更快，还要根据未来新市场的知识技能、综合素质为依据招聘和储备人才。招聘手段要多样化，既有传统的内部招聘、人才中心招聘、报刊招聘，也有现代的校园招聘、网络招聘、猎头招聘等，采用哪种招聘方式依据岗位性质来确定。招聘程序变得更加丰富，增加以《员工胜任力》为基础的评价体系，增加人力资源部、用人部门、高层领导等人才层层选拔机制，团队建设能力、人际关系处理能力等也被纳入人才选拔依据。

3. 在人员培训方面调整　员工培训与发展侧重点是公司企业文化、产品知识、市场开拓、产品研发、管理技能、团队建设、人际关系以及解决冲突等技能培训。

如果是内部成长企业，随着市场的不断开发，它就必须不断地招聘、调动和提升员工，使员工具备未来所必需的技能。所有 HR 战略中的招聘都要以企业现有市场和未来新市场的知识为依据招聘和储备人才，培训则是侧重于企业的产品知识（包括市场开拓和产品研发在内的技术领域）、团队建设、人际关系以及解决冲突的技能。绩效评价的重点就是对某一特定产品市场有效性的掌握和增长目标的达成两个方面的考核，薪酬组合中更强调对增长目标达成的奖励份额。

如果是多元化发展战略，因为企业要经营不同的产业，其组织结构较多会采用事业部制，并各保持相对独立的经营权，而且这种发展的变化会相对频繁些，所以企业员工的选拔会系统化、标准化，员工的培训就是跨事业单位、跨部门、跨职能的系统化技能开发，绩效考核标准是主客观并用，奖酬以对企业的贡献和企业效益为基础。如果是合并或兼并战略的企业，因为各经营单位的企业文化和人力资源管理环境不同，所以实现统一标准的人力资源管理制度和解决冲突的技能与跨文化方面的培训就成为 HR 战略中的重点。

（四）差异化战略

实施差异化战略的企业主要靠技术创新和独特产品在市场上竞争，员工需要具备创新、协作和冒险精神，工作性质的多变性让人力资源管理的岗位说明书不能太具体，要相对含糊些，要实施新的人才分类和管理标准，可以把员工划分为领导人员、管理人员、专业技术人员、技能人员和辅助人员五大类，搭建不同的岗位体系，制定不同而又相应的培养目标、培养计划、绩效薪酬制度和人才评价体系，实施分类、分层的差异化管理。在招聘中，要不断吸纳新鲜血液进来，并为他们提供更为广阔的职业通道；在培训方面不断强化员工彼此协作技能；在薪酬方面则是关注外部的公平性，更多时候是根据招聘需要来决定；并实行以结果为基础的绩效管理系统，设立更多的团队绩效指标的考核来鼓励管理者勇于承担风险。

实践中的人力资源

我国医药企业的短板

与发达国家中实力雄厚的医药巨头相比，我国医药企业仍旧存在数量多、规模小、水平低、集中度不高等致命弱点，其无疑是医药企业未来发展的巨大阻力。

1. 医药企业的结构不合理　我国有4700家医药生产企业，其中80%以上为中小型企业，在这些企业中大多数企业并无自身优势产品，仅靠生产工艺相对成熟简单的仿制药品存活。如此的企业结构无法形成规模经济优势和专业化协作优势，因而致使我国医药产品附加值低，品种重复多，不具备竞争优势。

2. 医药企业创新能力低　至今为止，我国拥有自主知识产权，独立研究开发的“新药”少之又少。20世纪70～90年代，世界各国共开发152种新药，美国占了将近一半，而我国颗粒无收。制约我国新药研发能力发展的关键因素之一是研发资金投入严重不足。我国的医药产业对于研发的投入仅占销售额的2%～3%，而发达国家医药业将销售额的10%～20%用于新药研究与开发，其研制成功一种新的化学合成药耗资2亿～3亿美元，甚至10亿美元以上[9]（表1-1）。

表1-1　2013年世界前10强医药公司的研发投入情况

排名	公司	总部	2013年处方药销售/亿美元	2013年研发投入/亿美元	研发基金占销售额的比例
1	诺华	瑞士	460.17	93.3603	20.29%
2	辉瑞	美国	450.11	62.54	13.89%
3	罗氏	瑞士	391.43	82.935	21.19%
4	赛诺菲	法国	377.01	61.174	16.23%
5	默沙东	美国	375.19	71.23	18.99%
6	葛兰素史克	英国	330.55	50.41	15.25%
7	强生	美国	264.75	58.1	21.95%
8	阿斯利康	英国	245.23	42.69	17.41%
9	礼来	美国	201.19	53.162	26.42%
10	艾伯维	美国	187.9	28.31	15.14%

3. 医药企业的国际竞争能力差　我国医药企业所拥有的国际竞争力差。首先，在国内的药品市场中，跨国制药公司如辉瑞、拜耳、罗氏等不仅在我国站稳了脚跟，还凭着雄厚的资本与技术实力以及相关政策，不断提升对我国医药市场的占有率和控制能力。据统计，药品生产数量仅占20%的外资和中外合资企业，其工业生产总值占全国医药工业生产总值的40%，利润连续五年超过我国医药行业利润的一半[9]。在经济发达地区及大城市，外资药及进口药已占据了超过50%的市场份额。其次，我国进出口的医药产品结构不合理。我国出口的医药产品主要为化学原料药和常规手术器械等，皆为低附加值、重污染的产品，而从国外进口的却是价格昂贵的制剂和大型、高档医疗设备。这些无疑说明了我国在国际医药市场所处的劣势。

（五）国际化发展战略

在国际化经营的背景下，企业面临的人力资源管理与其在国内经营时有所不同，企业面对的环境更加多样、更加激烈。医药企业在国际人力资源管理中必须解决好以下问题，以确保企业国

[9] 陶婷婷，蒋学华.运用“波特五力模型”分析我国医药企业的发展战略现代预防医学，2009，36（1）：69-70.

际化经营目标的成功实现。

1. 组合人力资本　人力资本是指个人的生产能力，即个人具有经济价值的知识、技能以及经验的总和，它影响向国外市场推进的医药企业能否组合利用不同素质的劳动力资本。例如，国际化经营的医药企业大多可将原料生产、包装等劳动密集型分部设在东南亚等人力资本较低的国家，而把产品研发等资本技术密集型的分部设在美国、欧洲等人力资本较高、科研技术比较发达的地区，这样人力资本在全球范围内得到有效配置。进入中国的医药外资企业在中国设立分厂的一个重要原因就是要利用中国廉价的劳动资本，将其可获得的生产要素在全球范围内有效配置。因此，人力资源管理部门可以综合考察、组合利用全球范围内的人力资本，不仅能为企业的决策层提供合理设置分部的依据，还使企业的劳动成本最小化、合理化。

2. 把握人才动向　由于企业面向国际市场，对人才的竞争是在全球范围内进行的，因此人力资源管理部门要安排好企业内外部人员的流动，通过优厚的待遇、良好的发展契机来吸引企业外部的优秀人才，通过“内部跳槽”和“竞争上岗”来留住用好企业内部的骨干。此外企业还需要在国际范围内迁徙调度员工，因此解决好人员国际流动的问题，使员工和企业双方都能从迁移中得到最满意的收效。但人才流动有流向和流速问题，流向必须合理，流速应该适度。要在宏观上研究人才流向，坚持合理流动，在微观上要从实际出发，寻求本企业适度的人员流动率。

3. 调整经营风格　人力资源管理部门要根据各国的不同风格采取不同的管理风格和实践，以免使总部与子公司、各子公司间关系紧张、工作效率低。人力资源部门在管理时既要遵从各国的管理实践又要保持整个企业体系的协调行动，这是国际人力资源管理的一个特色。比如在美国企业管理中企业家信奉“自由企业”原则的传统，强调自由竞争是企业竞争的主要形式，而日本的企业家青睐集团主义精神，企业经营的目的和行为是为了保持整个集团的协作、维持整个集团的利益。而在中国由于长期的儒家思想和计划经济的影响，许多企业的管理主张“和为贵”，企业内部非正式组织有较大的影响力。再如，在以使用化学药品为主的国家的员工往往认为化学药品优于天然药物、中成药，如果在这个分部重点进行中药的生产，即使配备了很好的生产工艺和设备、培训了技术过关的操作员工，但由于员工中民族性的存在，必然会影响到生产的效率的效果。

4. 加强分部管理　国际化经营的医药企业其子公司距离总部遥远且分散，这样就阻碍了总部对各分部的控制，这时总部人力资源部门就更应该对各分部的人力资源管理部门进行有效的管理，通过妥当的人力资源管理来更好地协助总部对各分部的控制，从而为整个行业国际化经营的目标实现服务。可以把具备良好适应力、语言能力及受过管理技能培训的优秀人士外派到海外子公司担任高层管理者。因为他们在企业总部有较长时间的管理经验，对企业的经营策略和方向有较好的把握，因此外派他们可以使总部对子公司的经营管理、生产技术、财务状况等实际工作进行更好地控制。

第五节　人力资源管理的发展历程

“人力资源”这一概念早在 1954 年就由彼得·德鲁克在其著作《管理的实践》中提出并加以明确界定。20 世纪 80 年代以来，人力资源管理理论不断成熟，并在实践中得到进一步发展，为企业所广泛接受，并逐渐取代人事管理。进入 20 世纪 90 年代，人力资源管理理论不断发展，也不断成熟。人们更多地探讨人力资源管理如何为企业的战略服务，人力资源部门的角色如何向企业管理的战略合作伙伴关系转变。战略人力资源管理理论的提出和发展，标志着现代人力资源管理的新阶段。这里分为西方人力资源发展历程回顾以及我国人力资源管理发展阶段的介绍两部分。

一、西方学者对人力资源管理的发展历程的观点

到目前为止，人力资源管理在西方已形成相对完整的理论体系，不同的学者们提出了各自的

观点，其中较有代表性的观点有：六阶段论、五阶段论、四阶段论、三阶段论及二阶段论。这里介绍典型的四阶段论。

根据管理发展的历史，美国学者韦恩·卡肖（Wayne Cascio）为代表的学者 1995 年提出，从功能的角度出发，人力资源管理的发展经历了档案保管阶段、政府职责阶段、组织职责阶段及战略伙伴阶段等四大阶段，如图 1-9 所示。

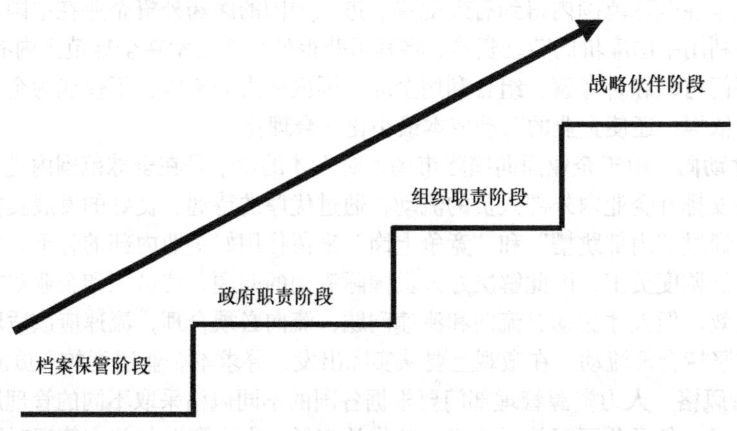

图 1–9 功能角度出发的人力资源管理发展历程四阶段论示意图

第一阶段：档案保管阶段。这一阶段从人事管理出现开始一直到 20 世纪 60 年代。人事管理的主要工作就是招聘录用、培训和人事档案。随着雇主对员工关心程度的增加，新员工的录用、岗前教育、个人资料的管理等工作都由人事部门或专门的人员负责，但在这一阶段缺乏对工作性质、目标的明确认识，也没有清晰的条理和制度。

第二阶段：政府职责阶段。这一阶段大概在 20 世纪 60～70 年代前后。其特点是政府介入和法律规定开始在各个方面影响雇用，但企业的高层领导人仍将人力资源管理的成本视为非生产性消耗。如在美国，继 1964 年通过《民权法》之后，政府相继通过了《反各种族歧视法》《退休法》和《保健安全法》等涉及公民雇用的多种法规，企业如果违反这些法规就会造成巨大的经济损失。政府出台的法规强制性地使企业各层领导对劳动人事管理工作给予了足够的重视，要求日趋严格，不允许任何环节有丝毫的疏忽，力求避免和缓解劳资纠纷，并在出现劳资纠纷时能争取主动，避免高额赔偿金。在上述背景下，企业人事管理工作不得不强调规范化、系统化和科学化。工作内容主要包括吸收、录用维持、开发、评价和调整的工作链，为此所支出的一切费用，仍然被许多企业的高层管理者视为整个组织的非生产性消耗，企业是被政府强制性地如此行为。因此被称为政府职责阶段。

第三阶段：组织职责阶段。该阶段在 20 世纪 70 年代末到 80 年代。进入 20 世纪 80 年代以后，企业领导对人事管理不再认为是“政府的职责”，而把它真正视为企业自己的“组织的职责”，人力资源的管理和开发成为企业人事部门的职责。这种认识的转变有着深刻的历史背景。

首先，心理学、社会学和行为科学日益渗透到企业管理领域，在这种学科交融的基础上形成的理论日益受到企业的重视，并被广泛接受。其次，1972～1982 年间，美国的生产率平均年增长 0.6%，而同期日本、原联邦德国和法国则分别增长了 3.4%、2.1%和 3%，员工的懒散和管理的平庸使企业高层领导日益忧虑。再次，劳资关系日益紧张。最后，政府官员对企业进行了非公正的干预，再加上劳动者的多样化、教育水平的提高，使得对人的管理更加困难。因此，企业高层领导被迫从企业内部寻找出路，最后发现人力资源管理是重要的突破口。许多企业的高层领导人相信，调动人的积极性和掌握处理人际关系的技能非常重要，它既是保证企业排除当前困境的有效方法，也是保证企业未来成功的关键因素。经理迫切需要人事部门的协助，因为人力资源管理工作的复杂性正在日益增加，做好人力资源管理工作远比做好财务管理更加重要。美国人力资源管理专家韦恩·卡肖说，“人力资源管理不仅是个战术问题，而且是个战略问题”。为此，企业开始吸收人事经理进入企业领导高层，共同参与企业的经营决策，认为人力资源是一种最重要的战略资源，是企业成败兴衰的关键。20 世纪 80 年代初期，美国和欧洲一些国家纷纷出现了人力资源开发和管理组织，人事部门改名为人力资源管理部，参与企业整体战略规划，从业人员的专业性强，对企业未来所需员工和市场的员工数量进行预测，企业从强调对物的管理转向强调对人的管理。

第四阶段：战略伙伴阶段。该阶段自 20 世纪 80 年代开始至今。这个阶段，人力资源管理成为整个企业管理的核心，其原因在于人们已经达成共识：在国际范围的市场竞争中，无论是大公司还是小公司，要想获得和维持竞争优势，核心的资源是人力资源。把人力资源战略作为公司重要的竞争战略，或者从战略的角度考虑人力资源管理问题，把人力资源管理与公司的总体经营战略联系在一起，是 20 世纪 90 年代后企业人力资源管理的重要发展趋势。

二、我国学者对人力资源管理历程的观点

同西方学者研究一样，我国学者对人力资源管理发展历程也有不同的看法。例如，国内学者南京大学赵曙明教授在对国外的人力资源管理发展史进行研究的基础上，将人力资源管理的发展划分为人事管理的发展和人力资源管理的发展两个部分，意在体现人事管理和人力资源管理之间的差异。

中山大学吴能全教授在其编著的《胜任能力模型设计与应用》一书中将人力资源管理发展阶段分为人事管理阶段、人力资源管理阶段和人力资本管理阶段。他认为这三个阶段的发展是由低增值往高增值发展的过程，具体如图 1-10 所示。

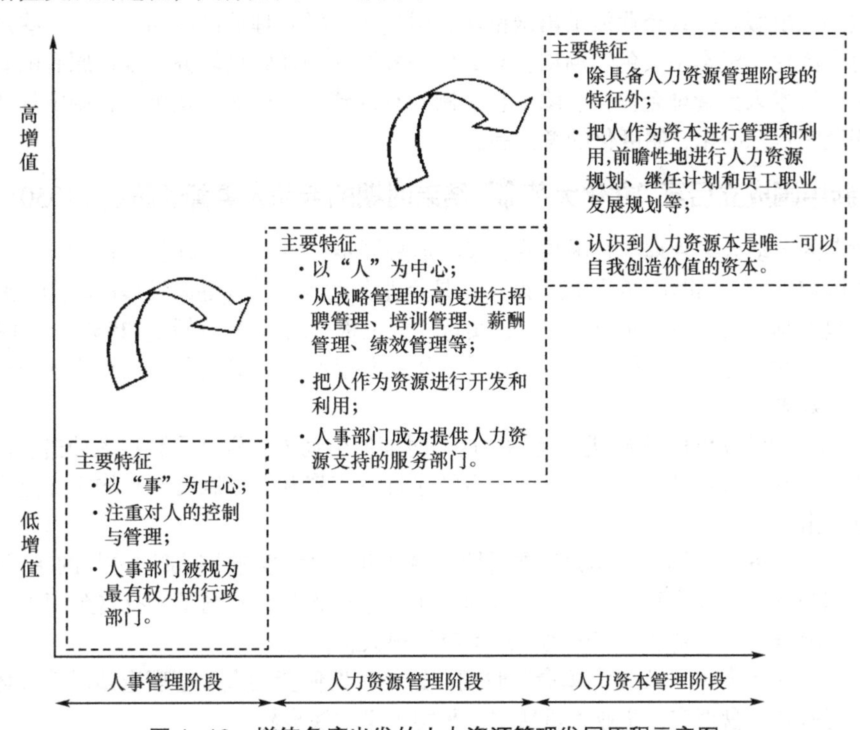

图 1-10 增值角度出发的人力资源管理发展历程示意图

综合起来，无论是哪个国家和哪个学者的不同观点，都凸显了一大共同发展趋势：人力资源管理在企业运营中的地位越来越重要。人力资源管理对企业战略的实现具有重要的支撑作用，因此将人力资源管理纳入战略管理的重要范畴已经成为人力资源管理发展的主要特点和发展趋势。

三、我国人力资源管理的发展历程

中华民族具有五千年的文明史，从古到今积累了丰富的人事管理经验。不仅文化典籍中具有关于人才的重要性、如何选才、如何用才等方面的精辟论述，如唐太宗的名言“为整治要，唯在得人”，而且还有从商鞅变法开始建立的文武职位分类的人事管理制度，以及隋唐时期正式建立的“以三省六部制为核心的，以任用、考核、监察、俸禄为内容的人事制度”，这些都是科举制历史条件下对精英人物的人事管理制度。近代的人力资源管理具有明显的学习西方资本主义国家的管理手段和方法的痕迹，现代的人力资源管理是从 20 世纪 80 年代开始兴起的，在世界经济全球化的背景下，伴随着改革开放的历史进程和社会转型所带来的挑战，人力资源管理取得了长足的进步，具有明显的特色。下面对我国人力资源管理的发展历程进行梳理。

（一）我国近代劳动人事管理阶段（20 世纪初到 1949 年）

鸦片战争后，我国演变为半封建半殖民地社会。近代企业大多是由官僚买办资产阶级和民族资本家兴建的一些工厂，在劳动人事管理方面具有两个特点。

（1）带有浓厚的封建色彩：许多企业实行包工制度，由包工头与企业签订承包合同，领取全部包工费用，并招收工人、组织生产、进行监督、发放工资，直至处分和解雇工人。

（2）学习引进了西方资本主义国家的管理手段和方法：1914 年，泰勒的《科学管理原理》一书在我国被翻译出版。一些企业派员出国留学，引进了科学管理的制度和方法。一些规模较大的企业封建色彩淡化，资本主义色彩渐浓。有的任用外国人担任管理职务，改造原有的管理制度；有的起用工程技术人员管理企业，废除了包工制；有的建立了职能管理机构，制定规章制度，并在员工选用上实行标准化、制度化的考工制。

（二）新中国成立后至“文化大革命”结束时期的劳动人事管理阶段（1950～1976 年）

这段时期的劳动人事管理与我国政治、经济形势同步，经历了“两上两下”的过程。

（1）建国初期到 20 世纪 50 年代中期：这是企业劳动人事管理健康发展的时期。此期间彻底废除了封建包工制，工人在企业当家做主；实行“低工资、高就业”政策；1952 年、1956 年进行两次工资改革；学习苏联经济模式，在企业建立了一整套社会主义的劳动人事管理制度，在当时收到了良好的效果。

（2）从 1958 年开始的“大跃进”运动：这一时期使劳动人事管理受到很大冲击。期间企业增员过多，使劳动计划和定员定额制度失效；取消了计件工资和奖励制度，平均主义泛滥，按劳分配原则受到冲击。

（3）1961～1966 年为第二个健康发展时期：1961 年，“大跃进”时期“左”的错误得到纠正，劳动人事管理制度又得以恢复和发展，企业压缩了非生产人员，精简了大批富余职工，恢复了计件工资制度并健全了奖励制度，使劳动生产率有了很大提高。

（4）1966～1976 年的“文化大革命”时期：这一时期使劳动人事管理遭到严重破坏，各项合理的规章制度遭到全盘否定，企业人员猛增，平均主义愈演愈烈。

（三）改革开放后的劳动人事管理阶段（1977～2000年）

“文化大革命”结束后，我国的工作重点转移到经济建设上，劳动人事管理再次纳入正轨。特别是改革开放以来，劳动人事管理在改革、转轨中迅速发展，主要表现为：

（1）企业扩大了用工自主权，用工形式多样化，实行“企业劳动合同制”。

（2）实行“先培养，后就业”，大力发展职业教育，优先招收各类职业技术学校的毕业生，提高劳动者素质。

（3）实施管理方法标准化，制定了劳动定额管理、定编定员管理、人员培训、技术职称评聘、岗位责任制等劳动人事管理制度。

（4）工资、资金管理逐步合理化，企事业单位普遍实行工资总额随单位总体效益和绩效浮动，工资模式走向结构化，实行岗位技术工资和其他结构性工资相结合，增加了工资的激励作用。

改革开放二十几年来，我国的劳动人事管理经过恢复、调整、改革，取得了长足的发展，但是，我们也应清醒地看到，目前，国有企业的劳动人事管理尚未完全摆脱计划经济的影响，特别是在观念上。有专家指出：我国企业界对人力资源的认识尚属起步阶段，很多企业还是沿袭旧的人事处、劳资科的传统事务型功能，而没有真正实现人力资源的管理功能。

目前，国内企业人力资源开发与管理水平及人力资源素质可分为四个层面：第一层面是人力资源开发与管理水平最高、人才素质也最好的外商独资企业；第二层面是顶尖的民营企业和中外合资企业，它们已经有一套较完善的用人机制，不断吸引重量级人才加盟；第三层面是优秀的国有企业和经营较好的民营企业；第四层面是一般国企，人力资源状况剧烈变化，面临着优秀人才的大量流失。

1992年，中国人民大学劳动人事学院将人事管理专业调整为人力资源管理专业，并在1993年招收了我国首届人力资源管理专业的本科生，标志着我国人力资源管理的发展进入了专业化阶段，这在我国人力资源管理发展过程中具有里程碑的意义。目前，我国已有100多所高校设置了人力资源管理专业，为人力资源管理在我国的发展进行了理论与人才储备。

（四）21世纪战略人力资源管理阶段（2001年到现在）

在全球经济一体化趋势的影响下，中国的人力资源管理发展机遇与挑战并存。在学习和借鉴西方人力资源管理的理论和实践的基础上，中国企业不断探索具有中国特色的人力资源管理方法，加强对人力资源的选拔、培训、考评、激励、监督等管理措施的创新，使得我国的人力资源管理不仅实现了与世界接轨，而且体现出中国特色。具体表现在以下方面：

1. 人力资源管理的政策、法律环境不断优化　中国的人力资源管理现状经历了制度建设逐渐深化、法律体系日益完善、人才环境逐步优化的过程。制度建设方面，2011年6月颁发的《人力资源和社会保障事业发展（十二五）规划纲要》指出，“十二五”时期是深化改革开放，加快转变经济发展方式的攻坚时期，党中央、国务院高度重视保障和改善民生、大力实施人才强国战略和优先就业战略，将人力资源和社会保障事业摆在经济社会发展更加突出的位置。在法律保障方面，保障劳动者权益、促进劳动力市场规范化的各项条例相继出台，有2008年1月1日起施行的《中华人民共和国劳动合同法》，2008年5月1日起施行的《中华人民共和国劳动争议调解仲裁法》，2008年9月18日施行的《中华人民共和国劳动合同法实施条例》，还有2011年7月1日起施行的《中华人民共和国社会保险法》等[10]。

2. 人力资源管理的战略性地位提高　越来越多的中国企业开始重视人力资源的战略地位，比如华为、海尔、美的等公司实行战略性人力资源管理。人力资源在公司的角色从“成本中心”向“利润中心”转变，人力资源与企业战略匹配，这些都是企业人力资源管理角色转变的标志，也说

[10] 赵曙明.中、美、欧企业人力资源管理差异与中国本土企业人力资源管理应用研究.管理学报，2012（3）：380-387.

明人力资源管理在企业中战略地位的逐渐提高。

3. 招聘的多元化 首先，招聘渠道多元化。越来越多的企业采用校园招聘、网络招聘、社会招聘、合作招聘（商学院与企业合作）等多途径吸引优秀人才；其次，招聘方式多元化。常见的有笔试、结构化面试、电话面试、案例面试和专家面试等，从多个角度对面试人员进行选拔；最后，招聘来源多元化，包括高校毕业生、在职工作者、归国留学生和外国来华工作人员等。

4. 职业化经理人的崛起 目前的EMBA、MBA、EDP教育为职业经理人群体的形成奠定了基础，股份制改革也推动职业经理人成为企业管理的主力军。从长期企业经营管理而言，职业经理人是中国企业发展的必然选择，是中国企业可持续发展的关键。中国职业经理人队伍的崛起有利于中国企业更好地应对当前高度不确定性的全球经济环境，这是因为职业化的经理人队伍能够更好地从专业的角度去剖析企业经营的情境，从而为企业的发展找寻到一条与战略相匹配的路径。

5. 基于资历、关系和能力选才 资历选才是指按照员工在企业工作的年限选择人才，特别是管理者，本质上是基于经验的选拔。关系选才是指通过熟人、专家或者企业内部员工推荐人才等。能力选才是指通过员工的专业能力、沟通能力、组织协调能力等选才。

6. 劳动力市场不断完善 《中华人民共和国劳动合同法》的实施使得劳动力市场进一步规范，企业用工方式的多样化，如全日制用工、非全日制用工、劳务派遣等，劳动力市场不断完善。

总之，中国企业的人力资源管理是基于西方人力资源管理理论和实践基础上，在中国情境下的新应用和新探索，相信随着中国改革开放进程的不断深化，在全面建成小康社会的新征程上一定会形成具有中国特色的人力资源管理理论和实践。

思 考 题

1. 人力资源的含义是什么？人力资源有哪些特点？
2. 人力资源与人力资本的关系如何？
3. 人力资源管理的功能包括哪些？
4. 人力资源管理的目标有哪些？
5. 简述人力资源管理的运行模式。
6. 医药企业人力资源管理存在哪些问题？
7. 医药企业人力资源管理战略有哪些？

案例解析

西安杨森的人性化管理助推企业腾飞

西安杨森制药有限公司成立于1985年10月22日，是由陕西省医药总公司、陕西省汉江药业股份有限公司、中国医药工业公司和中国医药对外贸易总公司与美国强生公司所属比利时杨森制药公司合资建立的现代化制药企业，总投资2.9亿元人民币。西安杨森总部位于北京外资企业云集的中心商业区（CBD），工厂位于西安，并在全国设有20多个办事处，拥有1500名优秀员工。2014年该公司的利润总额为2.76亿元，在全国医药企业中排名19位。该公司连续四年被评为“中国十大最佳合资企业”之一，并两度摘取第一名桂冠。1999年和2002年，西安杨森两度被美国著名的《财富》杂志（中文版）评选为“中国十大最受赞赏的外资公司”之一，2002年同时被《财富》杂志（中文版）评为“人力资源经理眼中的最佳雇主”。该公司在人力资源管理过程中积累的经验主要有以下几个方面：

1. 严格管理，注重激励 合资企业的工人和中层管理人员是由4家中方合资单位提供的。起初，他们在管理意识上比较涣散，不适应新的生产要求。鉴于此，该企业在管理上严格遵循杨森公司的标准，制定了严格的劳动纪律，使员工逐步适应新的管理模式。通过调查发现，在中国员工尤其是较高层次的员工中，价值取向表现为对高报酬和工作成功的双重追求。因而，西安杨森不仅用优厚的待遇吸引和招聘人才，而且不断丰富工作意义，增加工作的挑战性和成功的机会。在创建初期，公司从“人员—职位—组织”匹配原则出发，选用那些具有冒险精神、勇于探索、争强好胜、认同企业哲学、对企业负责的人作为企业的销售代表，这些人多为医药大学应届毕业生和已有若干年工作经验的医药代表，依靠他们的个人能力，四处撒网孤军奋战，提高销售业绩，对员工的激励方式是以个人激励为主。

2. 注重企业文化和团队建设　西安杨森大力宣传以“鹰”为代表的企业文化，“鹰是强壮的，鹰是果敢的，鹰是敢于向山巅和天空挑战的，他们总是敢于伸出自己的颈项独立作战。鼓励出头鸟，并且不仅要做出头鸟，还要做搏击长空的雄鹰。作为企业，我们要成为全世界优秀公司中的雄鹰。”

为了加强团队建设，在1996年年底的销售会议中，集中学习并讨论了“雁的启示”：“……当每只雁展翅高飞时，也为后面的队友提供了‘向上之风’。由于组成V字队形，可以增加雁群71%的飞行范围”。“当某只雁离队时它立即感到孤独飞行的困难和阻力。它会立即飞回队伍，善用前面同伴提供的‘向上之风’继续前进”。

3. 加强爱国主义教育　1996年11月22日，西安杨森的90多名高级管理人员和销售骨干，与来自中央和地方新闻单位的记者及中国扶贫基金会的代表一起由江西省宁岗县茅坪镇向井冈山市所在地的茨坪镇挺进，进行30.8公里的“96西安杨森领导健康新长征”活动。他们每走3.08公里，就拿出308元人民币捐献给井冈山地区的人民。公司还向井冈山地区的人民医院赠送了价值10万元的药品。1996年冬天的早晨，北京天安门广场上出现了一支身穿“我爱中国”红蓝色大衣的30多人的队伍，中国人、外国人都有，连续许多天进行长跑，然后观看庄严肃穆的升国旗仪式，高唱国歌。这是西安杨森爱国主义教育的又一部分体现。前任美籍总裁罗健瑞说：“我们重视爱国主义教育，使员工具备吃苦耐劳的精神，使我们企业更有凝聚力。因为很难想象，一个不热爱祖国的人怎能热爱公司？而且我也爱中国!”

思考题：

1. 西安杨森为什么能从一个新组建的合资企业迅速崛起？

2. 该公司在人力资源管理过程中应用了哪些管理方法？

案例解析：

1. 西安杨森为什么能从一个新组建的合资企业迅速崛起？

首先，西安杨森是由4家中方医药企业和1家外资单位合资建立的企业，员工分别来自不同的国度，具有不同的文化背景和价值观念。为了克服文化差异给公司管理带来的负面影响，该公司在管理上严格遵循杨森公司的标准，制定了严格的劳动纪律，这是该公司迅速崛起的前提条件；其次，该公司以有优厚的待遇吸引和招聘人才，并赋予其具有挑战性的工作，并辅以具有诱惑力的激励手段，这是调动员工积极性的重要因素；最后，该公司注重企业文化建设和团队建设，这为企业的腾飞插上了翅膀。

2. 该公司在人力资源管理过程中应用了哪些管理方法？

该公司在人力资源管理过程中，采用人力资源规划、岗位设计和说明、人岗匹配、定期培训、绩效考核、薪酬调整、人文关怀等方法，规范管理，调动员工的积极性，为企业的发展打造了一直强有力的人才队伍。

案例讨论

华为公司人力资源管理体系为企业发展插上翅膀

华为技术有限公司是一家生产销售电信设备的民营科技公司，其总部位于深圳市。目前是全球信息通信解决方案供应商中的翘楚，还是全球电信基站设备的第二大供应商。目前，华为的产品和解决方案已经应用于170多个国家，服务全球运营商50强中的45家及全球1/3的人口，是全球第六大手机厂商。2013年，华为的销售收入超过385亿美元，约2400亿人民币，净利润210亿元；第三次入围世界500强，排名第315位。2014年，Interbrand在纽约发布的“最佳全球品牌”排行榜中，华为以排名94的成绩出现在榜单之中，成为中国大陆首个进入Interbrand top100榜单的企业公司。

该公司初创时是仅有十几个人的小公司，现在已经发展到拥有员工15万名员工的大企业。其中，40%的员工从事产品技术研究与开发，35%的员工从事市场营销和技术支持服务，10%的员工为生产人员，15%的员工为管理和其他人员。公司员工中 85%以上的具有大学本科以上的学历。在7000多名研发人员中，70%以上具有硕士及硕士以上学位。华为公司还设有国家博士后流动工作站。华为公司的人力资源管理体系为该公司的事业腾飞做出了不可磨灭的贡献。早在 20 世纪 90 年代末，华为就已引入多家知名智囊和咨询机构，不断优化人力资源管理制度。为适应公司发展规模不断扩大和公司组织结构变化的需求，华为设立了人力资源管理委员会、人力资源管理部和干部部三个职能机构，形成了独特且完善的人力资源管理系统。

华为公司的基本组织结构是一种扁平式的、分权化的、矩阵式的二级结构。公司按职能划分部门，以获得专业经济化。同时又按产品线实行横向划分，实现了职能部门对各自单位在行政上的管理权，各产品线对各单位有业务上的主导权。行政平台、产品平台各司其职，当公司进行新产品开发、新市场开拓以及一些重大项目的实施，都是以产品线为主线在直线职能制的行政平台跨部门调用公司内部资源组成项目小组的方式来运作。华为公司正是依靠这种项目组的运作方式，充分调动公司各种资源，在某一时间段、在某一产品上、在市场的某一区域获取技术、人员上的优势，取得了一个又一个的技术和市场突破。

思考题：

1. 人力资源管理在华为公司发展中发挥了什么作用？
2. 华为公司组织结构变化对人力资源管理提出了哪些挑战？

模拟实践

（1）情景设计：有5～7名同学组成一个小组，模拟某医药公司领导层召开公司发展战略研讨会。

（2）角色分配：小组中的同学分别扮演该公司的重要领导（如：董事长、总经理、部门经理等）。

（3）讨论议题：在当前处于跟随者地位的条件下，公司应采用哪种人力资源管理战略，抢占机遇，改变现状，尽快使公司步入领跑者的地位。

（锦州医科大学　高书杰）

第二章 工作分析与职务设计

本章要点

1. 掌握工作分析的概念。
2. 了解工作分析系统和工作分析的基本术语。
3. 熟悉工作分析的内容。
4. 了解工作分析的作用。
5. 掌握工作分析的步骤。
6. 掌握工作说明书的编制方法。
7. 熟悉工作说明书的内容。

导入案例

某医药科技股份有限公司前身为某研究所附属实验药厂，后注册成立北京某制药厂。2011年，该制药厂联合五家企业共同发起设立北京某医药科技股份有限公司。公司设有“人力资源部、资金财务部、市场营销部、生产管理部、技术质量部”五个部门。员工队伍500余人，大专以上学历者60%，专业结构以医学、药学为主，兼有市场营销、企业管理、财务管理等专业。中层以上管理人员大学本科以上学历占94.4%。

目前，公司人力资源总监的工作过于繁琐，具体的基层工作无法在基层人事工作人员那里得到落实，不同层次人事管理者的工作权责不明确等。人力资源总监常常困在基础的人事事务中“刚刚从生产部做绩效考核回来，明天还得负责将考核结果汇总报给财务部……”，而处在基层的人事专员却抱怨说“上级布置的绩效指标考核实施起来太困难，我们公司人力资源管理的绩效考核指标应该彻底改革一下……”。该公司的人力资源经理本应该制定公司的人力资源管理战略，为公司的整体发展和业务领域的发展提供人力资源支持，现实却被困在基本的人事绩效考核事务中；反之，人事专员作为一线管理人员，不但不落实上级的工作部署，还一味抱怨工作困难，难以开展。如此一来，人力资源总监被人事专员“反授权”，陷入了基础工作无法落实，基础的工作被基层管理人员反授权给最高层管理者，使其难以脱身去规划公司总体人力资源管理战略。

面对这种情况，公司召开了中层干部会议寻找解决办法，最后落实到人力资源经理负责拿出具体的方案。对此，经理无头绪，非常烦恼。如果你是公司的人力资源经理该怎么办?

通过本章的学习，将有助于理解公司产生问题的原因以及解决办法。

第一节 工作分析概述

一、工作分析的含义

工作分析（job analysis），也叫职位分析，是指完整地确认工作整体，对组织中某一特定工作或职位的目的、任务或职责、权利、隶属关系、工作条件、任职资格等相关信息进行收集和分析，并加以明确规定，来确定完成工作所需的能力和资质的过程或活动。工作分析的结果将形成工作说明书和工作规范书。工作分析是企业人力资源规划和其他一切人力资源管理活动的基础。

工作分析作为人力资源管理的一项基础性活动，它是由活动主体、客体、内容、结果等要素组成的有机系统，如图 2-1 所示。工作分析活动的主体是工作分析者，包括人力资源部门管理者（经理或专员）、工作承担者、工作承担者的上级主管以及其他相关人员等；客体是组织内部的各个职位；内容是与各个职位有关的情况，具体可以用“6W1H”加以概括：Why，岗位存在的理由？Who，岗位责任者是谁？What，岗位的职责与任职资格？When，工作的时间怎么安排？Where，工作在哪里进行（环境和条件）？For Who，为谁服务？How，工作的方法？结果是工作说明书或者是职位说明书等。工作分析确定出了一项工作的任务与职责、与其他工作的关系、所需知识和技能以及完成该项工作所必需的工作条件。总而言之，工作分析就是一个了解任职者应该做什么工作和为什么需要做的过程，一个收集让别人对该职位做出判断的信息的过程。

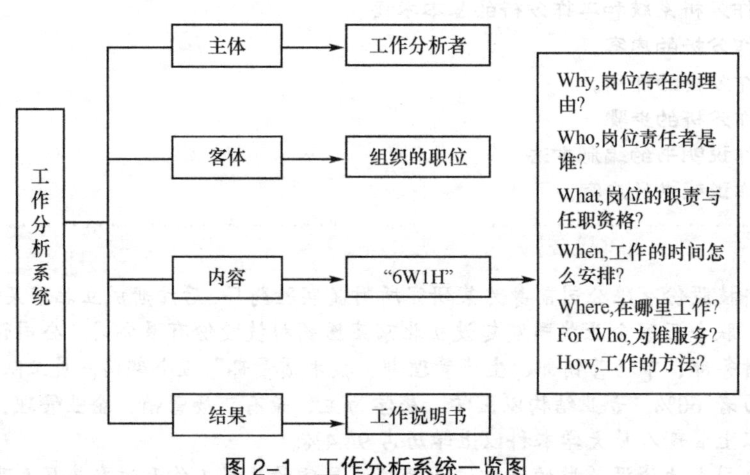

图 2-1　工作分析系统一览图

企业在以下三种情况下需要进行工作分析：第一，当新企业建立，工作分析首次被正式引进时，企业需要对组织的各项工作进行分析与明确的规范，以使新建立的企业能够很好运行；第二，当新的工作产生时，对新工作的内容与要求更加明确化或合理化，以便制定切合实际的绩效评价、工作评价以及奖酬制度，以调动员工的积极性；第三，当工作性质、环境与条件由于新技术、新方法、新工艺或新系统的产生而发生重要变化时，组织必须对工作进行重新分析。在工作性质发生变化时最需要进行工作分析。工作分析是在工作设计完成后，工作完成过程中进行的。

二、工作分析的内容

工作分析的内容取决于组织的目的与用途。一般的，组织进行工作分析有以下目的：①确定岗位工作的名称与含义以及在整个企业中的地位层面，同时明确每个岗位职务的实际权力和责任水平；②确定员工录用或上岗的最低条件；③确定工作岗位之间的相互关系，建立沟通程序和方式，以利于合理的晋升、调动与指派；④获得有关工作与环境的实施和来自各方面的状态信息，以利于分析导致员工不满和工作效率下降的原因及环境因素，同时为工作评价与改进工作方法积累必要的数据和进行正确可行的分类；⑤确定工作要求，以建立适当的指导与培训内容；⑥利用工作分析资料可辨明影响岗位职能有效发挥的主要因素，以及及时采用有效措施在动态过程中解决问题，消除隐患，确保岗位工作人员良好的工作条件和氛围；⑦在企业重组工作单位时，提供有关工作绩效与工作之间的事实资料，帮助企业明确各层次的责任，减少重复从而提高效率；⑧揭示员工工作的各个侧面，反映工作绩效的个别差异，以利于制定考核程序。因此，不同的组织，其工作分析的内容和侧重点、收集的信息也各不相同。

不同的企业和组织都有各自特点和急需解决的问题，进行工作分析的原因可能不尽相同，有的是因为新建企业组织设计、人员招聘的原因；有的是因为组织变革、业务流程再造重组的原因；有的是因为改变企业 HRM 基础工作不健全的原因；有的是因为企业岗位的调整和职能的转变而相应变化的原因；有的是因为新的工作出现的原因；等等。尽管这些企业和组织所要进行的工作分析的原因及其侧重点可能不一样。但一般来说，工作分析主要包括工作描述和工作要求两方面的内容。

（一）工作描述

工作描述就是确定工作的具体特征。它包括以下几个方面的内容：

1. 工作概况　它说明工作名称、工作代码、所属部门、工作时间与地点、工作关系等。工作名称是组织对从事该项工作活动所规定的工作名称。工作名称应简明扼要，力求反映工作的内容与责任。工作代码是组织对各种工作进行的分类并赋予的编号，以便于工作的识别、登记、分类等管理工作。所属部门即对工作的性质的界定及所在部门。工作时间与地点即完成工作活动的时间范围及主要的地点。工作关系即该项工作活动接受的监督、所施与的监督的性质与内容，或者该工作活动结果对组织的影响。通常是描述该工作接受的直接上级、直接下级或直接服务对象。

2. 工作目的　它是用简短而精确的陈述来说明组织为什么要设立这一工作。通常，工作目的用一句话表达清楚就足够了。

3. 工作职责　它是关于一项工作最终要取得的结果的陈述。这是工作描述的主体部分，必须详尽描述。

4. 工作条件和物理环境　包括适当的温度、光照度、通风设备、安全措施、建筑条件、地理位置等。

5. 社会环境　它说明完成工作的任务所需要设计的工作群体的人际关系；完成工作所需的人际交往的数量和程度；与组织内各部门的关系；工作活动设计的社会文化、社会习俗等。

6. 职业条件　由于人们常常根据职业条件来判断和解释职务描述中的其他内容，因而这部分内容特别重要。职业条件说明了工作的各方面特点：工资报酬、奖金制度、工作时间、工作季节性、晋级机会、进修和提高的机会，该工作在本组织中的地位及与其他工作的关系等。

（二）工作要求

工作要求说明了从事某项工作的人所必须具备的知识、技能、能力、兴趣、体格和行为特点等心理及生理要求。制定工作要求的目的是决定重要的个体特征，以此作为人员筛选、任用和调配的基础。

工作要求的主要内容包括：

1. 一般要求　包括年龄、性别、学历、工作经验等。学历可以分为六个等级：研究生以上、大学本科、专科、高中和中专、初中、小学以下。

2. 生理要求　包括健康状况、力量与体力、运动的灵活性、感觉器官灵敏度。力量与体力通常指任职人能承受举、提、推、拉的强度；运动的灵活性即指手、脚、身体是否移动敏捷，能否自由自在地控制身体各个部分；感觉器官灵敏度即指说、听、看能力的要求，包括口头语言表达思想、交流信息的能力，辨别声音的能力，用眼睛来感知物体的形状、大小、距离、动作、色彩或其他物理特征等。

3. 心理要求　包括一般智力、观察能力、集中能力、记忆能力、理解能力、学习能力、解决问题能力、创造力、数学计算能力、语言表达能力、决策能力、交际能力、性格、气质、兴趣、爱好、态度、事业心、合作性、领导能力等。

三、工作分析的作用

工作分析是人力资源管理的一项基础性工作，它在整个人力资源管理系统中占有非常重要的地位，发挥着非常重要的作用。

1. 为人力资源规划提供相关信息 在制定人力资源规划时，不仅要分析组织在动态环境中人力资源的需求，而且要通过执行某些相应的活动来帮助组织适应这种变化。这种规划的过程需要获得关于各种工作对于各种工作技能水平要求的信息，这样才能保证在组织内有足够的人力来满足战略规划的人力资源需要。工作分析就是根据组织的需要，分析影响工作的各种因素，合理地划分部门职责，将相近的工作归类，设置各项工作。通过组织内各部门间各项工作的分析，可以得到各部门的人员编制，这也为人力资源规划提供了需求信息。同时，工作分析提供了每项工作的责任、任务、工作时间、工作条件等信息，确定了组织所需的人力；工作分析所了解的每项工作所需要的不同的知识、技能和能力则为组织确定了人力资源的素质。

2. 工作分析对组织人员的甄选与任用具有指导作用 通过开展工作分析，可明确组织中各项工作的目标与任务，规定各项工作要求、责任等，同时提出各职位任职人的心理、生理、技能、知识和品格等要求。在此基础上，组织可以确定人员的任用标准，通过人员测评可招聘、选拔或任用符合工作需要与要求的合格人员。只有工作要求明确，才能保证人员工作安排的准确，使组织内人尽其才、才尽其用。

3. 为工作评价和薪酬设计提供基础 工作分析就是确定该工作对于企业的相对价值，并通过对不同工作进行比较，确定每个工作的货币价值。工作分析涉及工作的责任大小、工作繁简程度、有无危险性或不确定性以及所需知识程度不同。工作评价活动只有根据工作分析所获得工作资料才能准确地判断各工作的相对价值，从而制定出相应的工资标准，是企业构建激励型薪酬体系的基础。

4. 工作分析有利于职业生涯规划与管理 通过工作分析对组织中的工作要求和各项工作之间的联系进行研究，组织可制定出行之有效的员工职业生涯规划。同时，工作分析也使员工有机会或能力了解工作性质与规范，制定出适合自身发展的职业生涯发展道路。

5. 工作分析为绩效管理提供了客观的标准与依据 工作分析以工作为中心，分析和评定各项工作的功能和要求，明确每项工作的职责、权限，以及工作任职人的资格和条件，以便为事择人。而绩效评价工作是以员工为中心，对员工的德、能、勤、绩等方面的综合评价，以判断员工是否称职。从人力资源管理程序上看，工作分析是绩效考核的前提，工作分析为员工的绩效评价的内容、标准等确定提供了客观依据。如果没有客观标准，员工的绩效评价工作在很大程度上就会有不公正性，也不利于调动员工的工作积极性。

6. 设计积极的人员培训和开发方案 通过工作分析，可以明确从事的工作所应具备的技能、知识和各种心理条件。这些条件和要求，并非人人都能够满足和达到，需要不断培训，不断开发。因此，可以按照工作分析的结果，设计和制定培训方案，根据实际工作要求和聘用人员的不同情况，有区别、有针对性地安排培训内容和方案，以培训促进工作技能的发展，提高工作效率。为某些特定工作的安全与健康政策或措施的计划与实施提供有价值的信息，从而预防危险，减少或消除工伤与职业病的发生，达到有效保护人力资源的目的。

7. 改善工作设计和环境 通过工作分析，可以确定职务的任务特征和要求，建立工作规范，而且可以检查工作中不利于发挥人们积极性和能力的方面，并发现工作环境中有损于工作安全、加重工作负荷、造成工作疲劳与紧张以影响社会心理气氛的各种不合理因素。有利于改善工作设计和整个工作环境，从而最大程度地调动工作积极性和发挥技能水平，使人们在更利于身心健康的舒适环境中工作。

8. 员工关系管理方面　明确上级与下级的隶属关系，明晰工作流程

工作分析在人力资源管理工作中的基础性地位可以用图 2-2 来表示。

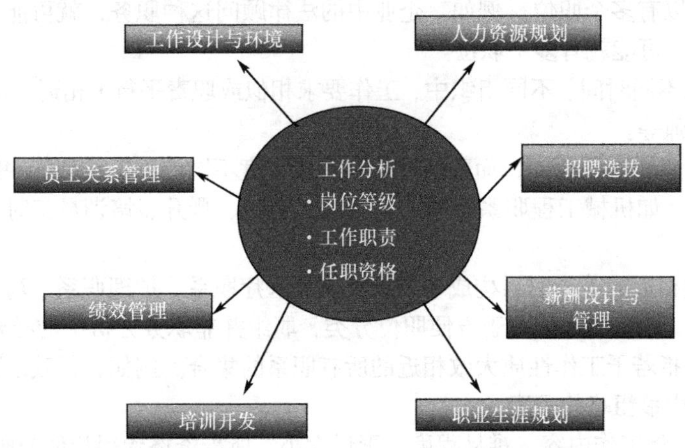

图 2-2　工作分析是现代人力资源开发与管理的基础工作

实践中的人力资源

A 公司是中等规模的制药企业，招聘项目经理 1 人，人力资源部通过网络招聘成功物色到 2 名候选人。其中 1 人已结婚生子，个性内向，专业能力较强。曾在相关大型医药企业工作过。另 1 人单身，个性外向，喜欢与人打交道，有全面的项目管理体系知识，有项目管理实操经验。项目经理工作的主要任务是与政府的药品招标采购机构合作，由于政府的需求会经常变化，需要反复与政府部门进行需求确认。目前，技术部门认为 A 能胜任，因为 A 技术过硬。业务部门觉得 B 比较合适，因为 B 沟通能力好。这种情况，你应该怎么做？

案例解析：本案例中，招聘的过程应做好工作分析，明确招聘岗位的工作职责。项目经理属于管理类岗位，需要任职者有较强的组织、沟通、协调能力。这种岗位的特点是，技术能力要强，综合素质要高。本案例中，两人都具有较好的项目经理工作经验。政府部门的需求经常变更，需要项目经理经常沟通确认。结合其岗位职责，任职资格要求，B 更适合公司的实际需求。

第二节　工作分析中的常见术语

工作分析中常见有下列 11 种基本术语，部分术语之间的关系如表 2-1、图 2-3 所示。

1. 工作要素　是指工作活动中不能够再继续分解的最小动作单位。例如，速记人员速记时，能正确书写各种速记符号；使用计算机、签字、打电话、发传真等。

2. 工作任务　是一系列为了不同的目的所担负完成的不同的工作活动，即工作活动中达到某一工作目的的要素集合。例如，管理一项计算机项目、打印文件、参加会议、从卡车上卸货等，都是不同的任务。

3. 工作职责　是指某人担负的一项或多项相互关联的任务集合。例如，人事管理人员的职责之一是进行工资调查。这一职责由下列任务所组成：设计调查问卷，把问卷发给调查对象，将结果表格化并加以解释，把调查结果反馈给调查对象等四个任务。

4. 工作职位　是指某一时间内某一主体所担负的一项或数项相互联系的职责集合。例如，办公室主任，同时担负单位人事调配、文书管理、日常行政事务处理等三项职责。在同一时间内，职位数量与员工数量相等，有多少位员工就有多少个职位。

5. 工作职务 是指主要职责在重要性与数量上相当的一组职位的集合或统称。例如，开发工程师就是一种职务，秘书也是一种职务。职务实际上与工作是同义的。在企业中，一种职务可以有一个职位，也可以有多个职位。例如，企业中的法律顾问这种职务，就可能只有一个职位；开发工程师这种职务，可能就有多个职位。

6. 职业 是指不同时间、不同组织中，工作要求相似或职责平行（相近、相当）的职位集合。例如，会计、工程师等。

7. 职系 是指工作性质相同，而责任轻重和困难程度不同的职位系列。一般来说，一个职系就是一种专门职业，如机械工程职系。职系是录用、考核、晋升、培训员工时，从专业性质上进行考核的依据。

8. 职组 性质相近的若干职系构成一个职组，如医疗职系、护理职系、药理职系、理疗职系等构成的卫生职组。职组的作用在于方便职位分类，职组并非职务分析中的必要因素。

9. 职门 即是指若干工作性质大致相近的所有职系的集合。例如，行政部门、专业技术部门等，它是职位分类中最粗略的概廓。

10. 职级 是指将工作内容、难易程度、责任大小、所需资格皆很相似的职位划分同一职级，实行同样的管理使用与报酬。职级的职位数量并不相同，少至一个，多至数个。职级是录用、考核、培养、晋级人员时，从专业程度和能力上考虑的依据。

11. 职等 是在不同职系之间，把职责轻重、工作繁简复杂情况以及任职资格条件相同的职位归入同一等。同一职等上职位的劳动报酬相同，所有的职位都可以归入适当的职等。职等是工资、待遇、奖惩调整的依据。

表 2-1 工作分析中部分术语间的关系

职组	职系 \ 职等	Ⅴ	Ⅳ	Ⅲ	Ⅱ	Ⅰ
	职级	员级	助级	中级	副高职	正高职
高等教育	教师		助教	讲师	副教授	教授
	科研人员		助理工程师	工程师	高级工程师	
	实验人员	实验员	助理实验师	实验师	高级实验师	
	图书、资料、档案	管理员	助理馆员	馆员	副研究馆员	研究馆员
科学研究	研究人员		研究实习员	助理研究员	副研究员	研究员
医疗卫生	医疗、保健、预防	医士	医师	主治医师	副主任医师	主任医师
	护理	护士	护师	主管护师	副主任护师	主任护师
	药剂	药士	药师	主管药师	副主任药师	主任药师
	其他	技士	技师	主管技师	副主任技师	主任技师
企业	工程技术	技术员	助理工程师	工程师	高级工程师	正高工
	会计	会计员	助理会计师	会计师	高级工程师	
	统计	统计员	助理统计师	统计师	高级统计师	
	管理	经济员	助理经济师	经济师	高级经济师	
农业	农业技术人员	农业技术员	助理农艺师	农艺师	高级农艺师	
新闻	记者		助理记者	记者	主任记者	高级记者
	广播电视播音	三级播音员	二级播音员	一级播音员	主任播音指导	播音指导
出版	编辑		助理编辑	编辑	副编审	编审
	技术编辑	技术设计员	助理技术编辑	技术编辑		
	校对	三级校对	二级校对	一级校对		

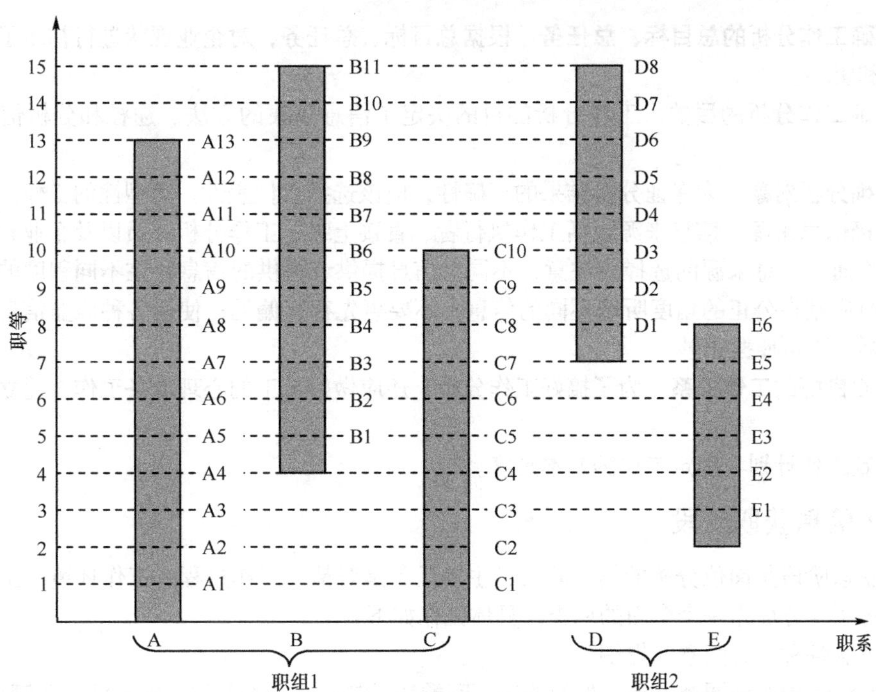

图 2-3　工作分析中部分术语间的关系

第三节　工作分析的实施步骤

一、工作分析的基本程序

工作分析是一项技术性很强的工作。一般来说，工作分析的整个程序可分为准备阶段、信息获取阶段、分析阶段和结果表达阶段四个阶段。这四个阶段是相互联系、相互影响的，如图 2-4 所示。

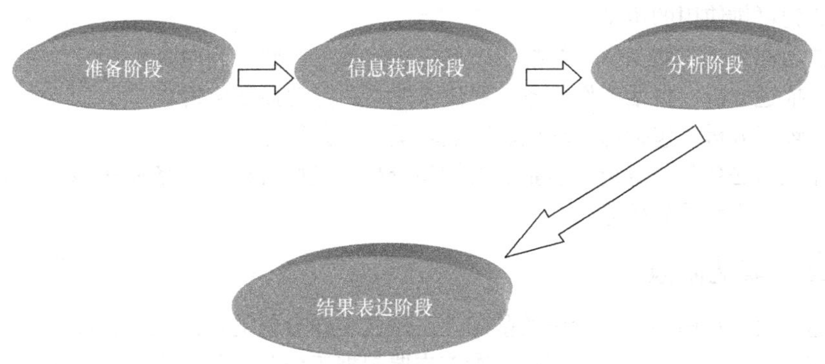

图 2-4　工作分析的程序

（一）准备阶段

1. 组建工作分析小组　小组成员应具有一定的经验和学历，具有一定的分析专长并对组织内各项工作有明确的概念，同时应保持分析人员进行活动的独立性。

2. 明确工作分析的总目标、总任务 根据总目标、总任务，对企业现状进行初步了解，掌握各种数据和资料。

3. 明确工作分析的目的 工作分析的目的决定了信息收集的方法、途径和分析信息适用的系统。

4. 明确分析对象 为保证分析结果的正确性，应该选择有代表性、典型性的工作。

5. 选择信息来源 信息来源包括工作执行者、直接上级、工作分析人员以及企业相关管理制度文件等方面。信息来源的选择应注意，不同的信息提供者提供的信息存在不同程度的差别；工作分析人员应站在公正的角度听取不同的信息，不要事先存有偏见；使用各种职业信息文件时，要结合实际，不可照搬照抄。

6. 建立良好的工作关系 为了搞好工作分析，还应做好员工的心理准备工作，建立起友好的合作关系。

7. 制定工作计划 确定工作的基本难度。

（二）信息获取阶段

信息获取阶段是岗位分析的第二阶段，主要任务是对整个工作过程、工作环境、工作内容和工作人员等主要方面作一个全面的调查，具体工作如下：

（1）编制各种调查问卷和提纲。

（2）灵活运用各种调查方法，如面谈法、问卷法、观察法、参与法、实验法、关键事件法等。

（3）广泛收集有关工作的特征以及需要的各种数据。

（4）重点收集工作人员必需的特征信息。

（5）要求被调查的员工对各种工作特征和工作人员特征的重要性和发生频率等做出等级评定。

（三）分析阶段

分析阶段是工作分析的第三阶段，主要任务是对有关工作特征和工作人员特征的调查结果进入深入全面的分析。具体工作如下：

（1）仔细审核收集到的各种信息。

（2）创造性地分析、发现有关工作和工作人员的关键成分。

（3）归纳、总结出工作分析的必需材料和要素：即把所获得的分类信息，进行解释、转换和组织，使之成为可供使用的条文。

（4）岗位名称分析：使工作名标准化、美化、体现工作性质和内容。

（5）工作描述分析：包括工作任务、责任、关系、劳动强度分析。

（6）工作环境分析：包括物理环境、安全环境、社会环境。

（7）工作人员必备条件分析：包括必备知识分析、经验分析、必备操作能力分析、必备基本能力分析、必备心理素质分析等。

（四）结果表达阶段

结果表达阶段是在前面三个阶段的基础上，形成工作分析的最终结果，即编写工作（岗位、职位）说明书和工作规范书。具体包括：①首先要根据工作分析的结果，拟定一份工作说明书初稿。②将草拟的工作说明书、工作规范书与实际工作进行比对。③修正工作说明书、工作规范书。④经过多次反馈、修订，形成最终的工作说明书、工作规范书。⑤将工作分析的成果运用于实践中，注重实际工作过程中的反馈信息，不断完善工作说明书、工作规范书。⑥对工作分析的工作进行总结评估，将工作说明书、工作规范书进行归档保存，建立工作分析成果的管理制度，为以后的工作分析提供信息。

第四节　工作分析的方法

工作分析的方法是多种多样的，常用的工作分析方法主要有观察法、访谈法和调查问卷法、关键事件法、实践法等。但是没有任何一种方法可以独立完成整个分析。工作分析的内容取决于工作分析的目的与用途，不同组织所进行的调查分析的侧重点会有所不同。因此，在工作分析内容确定后选择适当的分析方法就十分重要。当然每种方法都有各自的优缺点，在实践中，要做好工作分析，常常根据不同的岗位，把不同的方法相结合。

一、观　察　法

观察法就是工作分析人员在不影响被观察人员正常工作的条件下，通过观察将有关工作的内容、方法、程序、设备、工作环境等信息记录下来，最后将取得的信息归纳整理为适合使用的结果的过程。利用观察法进行岗位分析时，应力求观察的结构化，根据岗位分析的目的和组织现有的条件，事先确定观察的内容、观察的时间、观察的位置、观察所需的记录单等，做到省时高效。

观察法又分为直接观察法、阶段观察法、工作表演法。直接观察法是适用于工作周期很短的职位，主要由工作分析人员直接对员工工作的全过程进行观察。阶段观察法适用于具有较长周期性的工作职位，为了能完整地观察到员工的所有工作，必须分阶段进行观察。工作表演法主要适用于工作周期很长和突发性事件较多的工作职位。

应用观察法的注意事项：第一，要注意工作行为样本的代表性。第二，观察人员在观察时尽量不要影响被观察者的注意力，干扰被观察者的工作。第三，观察前要有详细的观察提纲和行为标准。第四，观察者要避免机械记录，应反映工作有关内容，并对工作信息进行比较和提炼。

二、访　谈　法

访谈法又称面谈法，是一种应用最广泛的工作分析方法，指工作分析者就某一个职务或职位面对面地询问任职者、主管、专家等人对工作的意见和看法。访谈法分为个体访谈：结构化、半结构化、无结构；一般访谈、深度访谈；群体访谈：一般座谈、团体焦点访谈。访谈法可对任职者的工作态度与工作动机等深层次内容有详细的了解。面谈的程序可以标准化，亦可以非标准化。一般情况下，应用访谈法时一般以标准化访谈格式记录，目的是便于控制访谈内容及对同一职务不同任职者的回答相互比较。

进行访谈时要坚持的原则有：①明确面谈的意义；②建立融洽的气氛；③准备完整的问题表格；④要求按工作重要性程度排列；⑤面谈结果让任职者及其上司审阅修订。

工作分析人员与任职人进行面对面的交谈，主要围绕以下内容：①工作目标。组织设立该工作的目的，根据什么确定此工作的报酬。②工作内容。任职人在组织中有多大的作用，其行动对组织产生的后果有多大。③工作的性质与范围。这是面谈的核心。主要了解该工作在组织中的关系，其上下属职能关系，所需的一般技术知识、管理知识以及人际关系知识，需要解决的工作问题的性质如何以及解决问题所使用的手段的性质，等等。④所负的责任。主要说明该工作的最终结果以及任职者所要承担的责任，包括组织、战略决策、控制和执行方面的责任。

麦考米克于 1979 年提出了面谈法的一些标准，它们是：①所提问题要和职位分析的目的有关；②职位分析人员语言表达要清楚、含义准确；③所提问题必须清晰、明确，不能太含蓄；④所提问题和谈话内容不能超出被谈话人的知识和信息范围；⑤所提问题和谈话内容不能引起被谈话人的不满，或涉及被谈话人的隐私。

该方法适用于不可能实际去做某项工作，或不可能去现场观察，以及难以观察到某种工作的情况；既适用于短时间的生理特征的分析，也适用于长时间的心理特征的分析；既适用于对文字理解有困难的人，也适合于脑力职位者，如开发人员、设计人员、高层管理人员等。

三、问卷调查法

工作分析所需的大量信息可以通过工作分析问卷来获得。问卷调查要求在岗人员和管理人员分别对各种工作行为、工作特征、工作人员特征的重要性和频率做出描述分级，再对结果进行整理与分析。工作分析问卷包含开放式问卷和封闭式问卷，开放式问卷中的问题要求答卷人提供他们自己对问题的回答；封闭式问卷的问题要求答卷人从问题上所提供的备选答案中选择答案。

问卷调查法具有三个优点：①费用低，但是能在短期内快速高效收集大量信息，被调查者可以在工作之余填写而节约时间，不会影响正常工作；②调查范围广，可以用于多种目的、多种用途的工作分析；③调查资料可以量化，由计算机进行数据处理。问卷调查法同时又存在不足之处：①设计问卷并进行效度检验是一项成本较高而且耗费时间的工作；②在问卷使用前，应进行模拟测试，以了解被调查者理解问题的情况；③填写调查表是由被调查者单独进行的，缺少交流和沟通。

几种典型的问卷方法有：

（一）管理职位描述问卷法

管理职位描述问卷法（management position description questionnaire，MPDQ）是专门为管理职位设计的一种结构化工作分析问卷法。它侧重于对工作本身有关的特征进行分析和研究。管理职位描述问卷具有的特点是：它能区别对待组织内的不同职能的管理工作；它能用于区别处理组织内不同层次的管理工作；它可以为不同组织、不同职能间的管理工作的分析和比较提供依据。管理职位描述问卷对管理人员的工作进行定量化测试，它借助于一种结构固定的问卷表对管理者所担任的各项管理职务的工作内容、工作职责、工作要求、所受限制以及其他特点进行分析。

MPDQ 主要为分析管理职务而设计，管理者的级别不同，所处的部门不同，他们对各个项目的回答也不同。该方法适用于不同组织内管理层次以上职位的分析；有利于发现管理方面的人才；为员工开展管理方面的培训提供了依据；有利于正确评价管理工作，划分管理工作的工资等级；也为制定管理者、员工的招聘和选拔程序以及绩效评估工作提供了依据。

（二）职位分析问卷法

职位分析问卷法（position analysis questionnaire，PAQ）是美国普渡大学麦考密克等人的研究成果。PAQ 是一种结构化的、定量化的工作分析问卷，问卷项目代表了能够从各种不同的工作中概括出来的各种行为、工作条件及工作本身的特点。在对某项工作进行分析的时候，PAQ 运用 5 分法来确定在完成某项特定工作中所涉及的不同任务或者工作评估的深度。

（三）任务清单问卷法

任务清单问卷法（task inventory questionnaire，TIQ）也是用于工作任务描述的方法。该方法是工作分析专家将工作中所有可能要完成的任务清单问卷发给从事特定职位工作的员工和主管，由他们根据分发的任务清单，针对每项任务上所耗的时间、完成任务的频率、任务的相对重要性、任务完成的难度等对工作任务进行评价。任务清单法的优点在于，由于它建立在对任务清单项目的识别上，而不是对工作的回忆上，避免了依靠回忆而可能丢失信息的不足。该方法很节省开支，管理和分析比较方便，但需保证每项有关职位的重要信息都要列在清单上。该方法强调提供一种既定工作中所完成的任务详细信息，这些信息对于员工甄选测试方案及绩效评价标准的制定非常有用，间接指出了承担工作所需具备的知识、技能、能力以及人格特征。

（四）生理素质分析法

生理素质分析法是工作分析的基本方法之一。其特点是侧重对员工自身生理特征的分析，主要目的是对某一个工作的任职者本身具有的完成一项工作所必需的特殊的能力，即身体素质能力进行分析，并经常借助体能分析问卷来完成。这种分析常用于以体力为主的工作。这种方法首先是对任职者完成工作任务所需要的九种生理素质方面的能力按照一定的标准进行测度。测度时采用定量分析的方法，将每种能力从最强到最弱分为七级，用“极度具备、明显具备、具备、略微具备、具备、明显不具备、极度不具备”的标尺度量。

四、关键事件法

关键事件法要求岗位工作人员或其他有关人员描述能反映绩效好坏的“关键事件”，即对岗位工作任务造成显著影响的事件，将其归纳分类，最后就会对岗位工作有一个全面的了解。关键事件的描述包括：导致该事件发生的背景、原因；员工有效的或从余的行为；关键行为的后果；员工控制上述后果的能力。采用关键事件法进行岗位分析时，应注意三个问题：调查期限不宜过短；关键事件的数量应足够说明问题，事件数目不能太少；正反两方面的事件都要兼顾，不得偏颇。

当对关键事件进行收集和描述工作完成后，工作分析者便根据各个关键事件的发生频率、重要程度、对任职者能力的要求等原则对其进行排列，形成对每一工作不同方面的描述，即工作说明。

关键事件法直接描述工作中的具体活动，可提示工作的动态性；所研究的工作可观察、衡量，故所需资料适应于大部分工作。关键事件法所得结果也可以用于编制绩效评价表，并有助于招聘与培训的工作决策。关键事件法的不足是：归纳事例需耗费大量时间；易遗漏一些不显著的工作行为，难以把握整个工作实体，该方法适用于员工太多，或者职位工作内容过于繁杂的工作。

五、实　践　法

实践法是指岗位分析人员直接参与某一岗位的工作，从而细致、全面地体验、了解和分析岗位特征及岗位要求的方法。

与其他方法相比，实践法的优势是可获得岗位要求的第一手真实、可靠的数据资料，获得的信息更加准确。由于分析人员本身的知识与技术的局限性，其运用范围有限，只适用于较为简单的工作岗位分析。该方法只适应于短期内可掌握的工作，专业性不是很强的职位，不适于需进行大量的训练或有危险性工作的分析。各种工作分析方法优缺点比较如表 2-2 所示。

表 2-2　工作分析方法优缺点比较

方法	优点	缺点
观察法	能较多、较深刻地了解工作要求	不适用于高层领导、研究工作、耗时长或技术复杂的工作、不确定性工作
面谈法	效率较高	面谈对象可能持怀疑、保留态度；对提问要求高；易失真
问卷调查法	费用低；速度快，调查面广；可在业余进行；易于量化；可对调查结果进行多方式、多用途的分析	对问卷设计要求高；可能产生理解上的不一致
实践法	短期内可掌握的工作	可揭示工作的动态性，生动具体
关键事件法	可揭示工作的动态性，生动具体	费时；难以形成对一般性工作行为的总的概念

实践中的人力资源

荣华堂医药公司的工作分析计划书

一、计划的目的

为高效地开展公司的工作分析，科学准确地对公司所属部门和所属岗位进行工作分析，特制订本计划。

二、计划的目标

1.对公司所有部门进行科学的部门工作分析，制订各部门工作说明书。

2.对所有岗位进行科学的工作分析，制订各岗位的职务说明书。

3.建立规范的工作分析标准和流程。

三、计划职责

该计划主要由人力资源部经理负责，各部门相关人员予以协助。

四、工作分析的目的说明

根据集团发展战略和人力资源部为集团人力资源开发制定的发展规划，决定实施工作分析。此次进行工作分析的主要目的，是为了配合集团进行岗位说明书和岗位规范的修改和制订，通过工作分析来了解集团分公司各岗位的工作内容和职责、关系及在此岗位所必须具备的知识、技术、能力，掌握各岗位的相关正确数据。

五、工作分析的用途说明

1.人力资源规划

2.人员招聘及甄选

3.人员任用及配置（略）

六、工作分析的内容说明

根据集团分公司内部的实际部门设置与人员配置状况，此次工作分析的主要内容包括确认各分公司内部部门设置、各部门内部岗位的确认、岗位工作范围、工作任务、工作方法及步骤、工作性质、工作时间、工作环境、工作关系、人员种类、工作技能等，最终完成岗位说明书和岗位规范的制定。

七、工作分析的方法选取说明

根据集团分公司的人员配置情况，此次工作分析采取的主要方法是问卷调查法、访谈法和观察法。

八、工作分析的步骤及相关人员、时间安排说明

1.项目小组的建立

工作分析是一项技术性很强的工作，需要做周密的准备。不仅需要人力资源部各人员的团队行动，还需要各分公司行政人事部的协助。

2.工作分析的步骤及人员时间安排（略）

3.工作分析步骤详细说明

第一步：制定各部门工作说明书

（1）明确公司组织结构，对公司各部门工作进行工作分析。分析公司组织结构图；收集现有部门职责说明；明确部门分析要素；制作部门工作说明书模板。明确工作分析的目的、意义和作用；研究工作分析的方法和技术；确定工作进度表。

（2）调查阶段：2016 年 3 月 23 日～4 月 23 日

编制各种调查提纲和问卷；根据具体的部门进行调查，主要与公司领导和各部门经理进行半结构化访谈。普通员工采取面谈法和问卷调查法。

（3）分析阶段：2016 年 4 月 24 日～6 月 24 日

收集有关工作的特征及需要的各种数据，如规章制度、各人员对各部门工作的认识等。仔细审核已收集到的各种信息。创造性地分析、发现有关工作和部门的关键成分。归纳、总结出工作分析的必需材料和要素。对各部门工作进行科学分析；制作标准的工作分析表格。

（4）反馈运用阶段：6 月 25 日～7 月 25 日

对人力资源部制作的部门工作说明书进行讨论和定稿。运用部门工作说明书对各部门岗位进行工作分析指导与运用。

第二步：对各岗位工作进行工作分析

先对分公司部门经理以上岗位进行分析（8 月上中旬），再对普通岗位进行工作分析（8 月下旬）。确认工作分析方法；确定工作进度表；进行宣传，加强员工对本职工作的认识和定位；确定岗位分析要素。制订工作分析规范，包括：工作分析的规范用语；工作分析项目标准书。选择信息来源：信息来源有任职者、管理者、客户、工作分析人员以及有关管理制度。

（1）调查收集阶段：分公司部门经理以上岗位调查 8 月 28 日～9 月 11 日确定工作调查方法，编制各种调查提纲和问卷；根据具体的岗位进行调查，主要与各部门经理和本职工作人员进行半结构化访谈。

收集有关工作的特征，以及所需的各种信息数据。

收集任职人员必需的特征信息数据。

采取观察法、面谈法和问卷调查法。

（2）分析阶段：分公司部门经理以上岗位分析 9 月 27 日～10 月 11 日审核收集到的各种工作信息，分析、发现有关工作和任职者的关键成分，归纳、总结出工作分析的必要材料和要素。

第三步：调整修改完善

对工作分析的所有结果进行跟踪，发现问题及时解决，用 2 个月（12 月、1 月）的时间全面完善工作说明书，规范的制作、修改、操作流程，制订工作分析标准。

九、工作分析项目的费用核算

实施该计划的费用主要包括差旅费，初步匡算，完成该计划预计需要 xxx 元。明细项目列支如下（略）。

第五节　工作说明书

工作说明书是工作分析的最终结果，它包含了工作分析所获得的所有信息，并把它们以标准化的形式编制成文，工作分析与职位说明书的关系如图 2-5 所示。

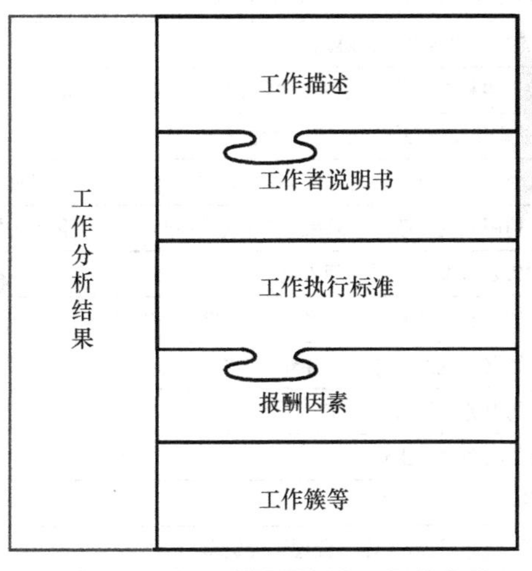

图 2–5　工作分析与工作说明书的关系

工作说明书是工作分析的最终结果，它包含了工作分析所获得的所有信息，并把它们以标准化的形式编制成文。工作说明书的编写并没有一个标准化的模式，根据不同的目的和用途，以及适用的对象不同，工作说明书可以选取不同的内容和形式。一般来说，一份完整的工作说明书的内容由基本资料、工作描述、任职资格说明、工作环境四大部分组成，如表 2-3 所示。

表 2-3 某医院院长的工作说明书

<table>
<tr><td colspan="4">一、基本资料</td></tr>
<tr><td>岗位名称</td><td>院长</td><td>岗位编号</td><td>XYZ-0001</td></tr>
<tr><td>所在部门</td><td>XYZ 医院</td><td>岗位定员</td><td>1</td></tr>
<tr><td>直接上级</td><td></td><td>所辖人数（数量）</td><td>650</td></tr>
<tr><td>直接下级</td><td>业务副院长、后勤副院长、院长助理、采购中心科长、院办主任、财务科科长、人事科科长、新院筹建办主任</td><td>岗位分析日期</td><td>2014 年 12 月</td></tr>
</table>

<table>
<tr><td colspan="4">二、职责与工作任务描述</td></tr>
<tr><td rowspan="4">职责一</td><td colspan="2">职责表述：制订和实施 XYZ 医院的发展战略</td><td>工作时间百分比：5%</td></tr>
<tr><td rowspan="3">工作任务</td><td colspan="2">领导制定 XYZ 医院的发展战略，并根据内外部情况变化进行调整</td></tr>
<tr><td colspan="2">组织实施 XYZ 医院的总体战略，发现市场机会，领导创新与变革</td></tr>
<tr><td colspan="2">主持医院的各项重大改革</td></tr>
<tr><td rowspan="4">职责二</td><td colspan="2">职责表述：制定和实施医院的年度经营计划</td><td>工作时间百分比：5%</td></tr>
<tr><td rowspan="3">工作任务</td><td colspan="2">根据内外部条件，确立医院的年度经营目标，组织制定经营目标计划</td></tr>
<tr><td colspan="2">监督、控制医院经营计划的实施过程，并对结果负全面责任</td></tr>
<tr><td colspan="2">组织医院财务预算方案的实施工作</td></tr>
<tr><td rowspan="3">职责三</td><td colspan="2">职责表述：建立健全 XYZ 医院统一、高效的组织体系和工作体系</td><td>工作时间百分比：10%</td></tr>
<tr><td rowspan="2">工作任务</td><td colspan="2">主持 XYZ 医院关键管理流程的运行和规章制度的执行，及时进行组织结构和流程的优化调整</td></tr>
<tr><td colspan="2">领导营造医院的组织文化氛围，塑造和强化医院价值观</td></tr>
<tr><td rowspan="5">职责四</td><td colspan="2">职责表述：负责 XYZ 医院良好沟通渠道的建立</td><td>工作时间百分比：20%</td></tr>
<tr><td rowspan="4">工作任务</td><td colspan="2">与上级主管部门保持良好沟通，定期汇报 XYZ 医院的经营战略和计划执行情况、资金运用情况和盈亏情况、机构和人员调配情况及其他重大事宜</td></tr>
<tr><td colspan="2">领导建立医院与政府机构、业务关系单位、金融机构、媒体等顺畅的沟通渠道</td></tr>
<tr><td colspan="2">领导开展医院的社会公共关系活动，树立良好的医院形象</td></tr>
<tr><td colspan="2">领导建立医院内部良好的沟通渠道，协调各部门关系</td></tr>
<tr><td rowspan="5">职责五</td><td colspan="2">职责表述：直接领导 XYZ 医院人事科的工作，调整和优化 XYZ 医院的人力资源管理工作</td><td>工作时间百分比：15%</td></tr>
<tr><td rowspan="4">工作任务</td><td colspan="2">组织督导医院人力资源开发管理体系的建设和维护</td></tr>
<tr><td colspan="2">审核 XYZ 医院的人力资源规划，并督导实施，确保员工队伍建设的进展及整体素质的提升</td></tr>
<tr><td colspan="2">领导推动 XYZ 医院的用人制度改革（薪酬、考核、福利等），优化人力资源管理工作</td></tr>
<tr><td colspan="2">调整、聘用、考核 XYZ 医院的中层管理人员</td></tr>
<tr><td rowspan="6">职责六</td><td colspan="2">职责表述：直接领导 XYZ 医院财务科的工作，调整和优化 XYZ 医院的财务管理工作</td><td>工作时间百分比：20%</td></tr>
<tr><td rowspan="5">工作任务</td><td colspan="2">领导 XYZ 医院的总体财务规划工作，指导建立财务管理体系</td></tr>
<tr><td colspan="2">领导开展 XYZ 医院的财务预算管理工作</td></tr>
<tr><td colspan="2">领导开展 XYZ 医院的财务核算工作</td></tr>
<tr><td colspan="2">指导监督医院的整体财务分析工作</td></tr>
<tr><td colspan="2">领导开展医院的投资、融资管理工作，合理调配资金</td></tr>
</table>

续表

职责七	职责表述：直接领导 XYZ 医院采购中心和新院筹建办的工作		工作时间百分比：10%
	工作任务	领导拟定 XYZ 医院的采购管理制度和相关流程，规范 XYZ 医院的采购管理活动	
		主持大型贵重医疗器械、大宗医疗用品的招标活动，确保采购活动高效、保质、经济，保证 XYZ 医院的正常需求	
		组织督导 XYZ 医院新院筹建办的工作，定期检查新院筹建进展情况，确保新院筹建工作按计划有序进行	
职责八	职责表述：其他		工作时间百分比：10%
	工作任务	主持召开医院办公会议，对重大事项进行决策	
		代表医院参加重大业务、外事或其他重要活动	
		负责处理医院重大突发事件，并及时向上级主管部门汇报	
职责九	职责表述：完成上级交办的其他工作		工作时间百分比：5%

三、权力：
决策权，XYZ 医院日常经营管理决策权
审批权，XYZ 医院各项管理制度的审批权
指导监督权，XYZ 医院财务、人事、采购、新院筹建办工作的指导监督权
监控权，XYZ 医院各项工作的监控权
审批权，XYZ 医院重大财务事项审批权
考核权，对直接下属工作的监督、指导和考核评价权
裁决权，下级之间工作争议的裁决权
决策权，医院中层管理人员的人事决策权
决定权，所属下级的考核评价权、奖惩决定权
其他权利，上级授予的其他权利

四、工作协作关系	
内部协调关系	（医院内部有密切的协调关系的部门及岗位：） 医院各科室
外部协调关系	（有经常性协调关系的外部单位及部门：） 政府机构、业务关系单位、金融机构、媒体等

五、任职资格	
教育水平	硕士研究生及以上学历
专业	临床医学、企业管理等相关专业
培训经历	医院管理知识培训、营销知识培训、财务管理知识培训、人力资源管理知识培训、传染病相关知识培训等
经验	15 年以上工作经验，3 年以上医院高层管理经验
知识	精通医院管理知识，掌握临床医学专业知识，具备一定的财务管理知识和人力资源管理知识，熟悉国家的相关法律法规和行业发展趋势
能力	具备很强的宏观分析能力、宏观调控能力、领导能力，良好的人际沟通和协调能力、很强的计划制定和执行能力、很强的书面和口头表达能力、较高的外语听说读写应用能力、较强的公关能力、熟练使用各种办公软件的应用能力
从业资格要求	

六、工作特征	
使用工具/设备	电脑、打印机等办公自动化设备
工作环境	独立办公室
工作时间特征	经常加班、经常出差
备注	

1. 基本资料 工作说明书的基本资料包括：直接上级职位、所属部门、工资等级、职位编码、编写日期等内容。

（1）工作名称：职位名称是对工作名称的进一步明确，规范职位的名称有利于进行职位管理。

（2）直接上级职位：指该职位的“报告关系”。一般会有以下几种情况：①机构（包括子公司、分公司、事业部、分厂）或部门副职的直接上级是正职；各部门或机构正职的直接上级是对应的主管领导。②各部门内人员的直接上级一般来讲都是该部门的正职。③如果部门内还有处，则处长的直接上级是部门正职，各处内的员工直接上级是该处处长。

（3）所属部门：是指该职位所属的机构或部门；所属部门填写的繁简程度要视企业具体情况来定，原则是应该写到该职位所属的最小组织细胞。一般会有以下几种情况：机构或公司的正职和副职填写所在机构或公司的名称；各部门人员的所在部门填写所在机构或公司及对应部门的名称；如果部门内还有处，则一般员工还应该写到属于哪个处。例如，某一般规模子公司人力资源部员工，填“子公司名称+人力资源部”；如果部门很大，还分有各处，则招聘处的员工填“公司名称+人力资源部招聘处”。

（4）工资等级：是指该工作经过工作评估和薪酬设计后的薪资等和级别的位置。

（5）职位编码：是指职位的代码，组织中的每个职位都应当有一个代码，职位编码的目的是为了便于快速查找所有的职位。编码的繁简程度视企业具体需要而定。职位编码的步骤是：①为整个集团所有机构进行编码；②对机构内部各部门进行编码；③对部门内各处进行编码；④对各处职位进行编码。这一栏将在全公司职位说明书编制完成后由人力资源部为全公司所有职位说明书统一编号并填补上。

（6）编写日期：是指工作说明书的具体编写日期是什么时间。这一栏一般先不填，在职位说明书出台时由人力资源部统一填补上。

2. 工作描述 工作说明书的工作描述包括工作概要、工作职责、工作关系、工作结果、工作权限等内容。

（1）工作概要：也就是职位设置的目的，应该用一句话简单地概括工作的主要功能，简短而准确地表示该职位为什么存在；机构整体目的的哪一部分由该职位完成？ 该职位对机构的独特贡献是什么？ 如果该职位不存在，会有什么工作完不成？ 我们究竟为什么需要这一职位？

（2）工作职责：工作的责任与任务是编写说明书最为繁杂的部分。为了了解和描述职位的情况，至关重要的是要明确提供该职位的职责范围和权限。职位的职责来自于组织使命的分解，按照组织的要求，本职位应该做什么。在编写职责时，首先应该将本职位职责的几个大块找出来，即本职位应该做那几方面的事情，然后对每块事情进行具体描述。在具体描述时，每一条职责，都应尽量以流程的形式描述，尽量讲清楚每件事的输入与输出，描述的格式为：“动词+名词宾语+进一步描述任务的词语”。例如：对某办公室主任来说，首先把此职位的职责大块找出来，经分析有文秘管理、档案管理、日常行政管理、部门管理这四大块，对于其他不好归类的内容列入“其他”这一栏。具体描述时，比如对文秘管理中的第一条职责，“动词”是“组织拟定并审核”，“名词宾语”是“本所各种公文、报告和会议文件行文规范、签发程序制度”，“进一步描述任务的词语”是“提出意见，批准后督导实施”。这条职责由于简化没有写输入与输出，但作为调查资料，还是要求能够写清楚。在职位职责的描述中，重要的是清楚地界定每一职责上的权限，应该用精心选择的动词恰当地描述权限范围。

（3）工作关系：是指与本职位有较多工作沟通的组织内、外部沟通对象，包括直属上司、下属、职位晋升转换、横向联系等。例如，某产品物流事业部总经理的内部主要沟通有：主管领导、市场营销中心、方案策划中心、运营控制中心、综合管理室、区域公司、商务部、企划部、财务部、人力资源部、信息技术部；外部主要沟通有：相关客户、相关政府部门、集团总公司相关处室。

（4）工作权限：包括工作人员决策的权限和行政人事权限，对其他人员实施监督权以及审批财务经费和预算的权限等。

（5）工作结果：工作应产生的哪些结果，应可量化。

（6）工作的绩效标准：工作说明书中包括有关绩效标准的内容是指完成某些任务或工作量所要达到的标准。这部分内容说明企业期望员工在执行工作说明书中的每一项任务时所达到的标准或要求。

3. 任职资格说明　任职资格是决定职位价值、招募、培训等的重要依据；任职资格的规定要严格界定为工作所要求的，并与工作绩效有因果关系；任职资格是对应职者的要求，不是针对现有人员的要求；任职资格包括学历、接受的培训、年限和经验、一般能力、兴趣爱好、个性特征、性别、年龄、体能、特殊要求等内容。

4. 工作环境　工作说明书的工作环境一般包括：①工作场所；②工作环境的危险性说明；③职业病；④工作时间要求；⑤工作的均衡性；⑥环境的舒适度等内容。工作环境这项内容并不是所有工作说明书都必需的，是否要在工作说明书中列明工作环境，应视各个企业及其不同岗位的具体情况来决定。

编制工作说明书是一项细致复杂的技术性工作，在具体编写时应注意以下事项：第一，工作说明书的内容可依据工作分析的目标加以调整，内容可简可繁；第二，工作说明书可以用表格形式表示，也可采用叙述型，但一般都应加注工作分析人员的姓名、人数栏目；第三，工作说明书中，需个人填写的部分，应运用规范述语，字迹要清晰，力求简洁明了；第四，使用浅显易懂的文字，用语要明确，不要模棱两可；第五，评分等级的设定也要依实际情况决定；第六，工作说明书用统一的格式，注意整体的协调，做到美观大方。

第六节　工作设计的理论与方法

尽管工作具有一定的静态性和稳定性，但在实际操作中，工作总是随着时间而不断发生变化的。尤其经济社会文化环境高速发展的今天，企业的经营环境发生着日新月异的变化，对就职此岗位的人也提出了新的要求。过时的工作分析信息会阻碍组织的应变能力，所以，管理者应战略性地进行工作设计，不断适应新的环境重新设计工作内容，已达到未来组织的发展目标。另外，组织需要发现这些职位的特殊的胜任特征，而不是强调职责和任务。比如某项职能的胜任力模型，是个体为完成某项工作、达成某一绩效目标所应具备的系列不同素质要素的组合，分为内在动机、知识技能、自我形象与社会角色特征等几个方面。这些行为和技能必须是可衡量、可观察、可指导的，并对员工的个人绩效以及企业的成功产生关键影响。胜任力模型的项目可以作为任职资格的基础，同时可以用来指导绩效考核、薪酬设计和人力资源开发。

一、工作设计的含义

工作设计是指组织为了提高工作效率和员工的工作满意程度，而完善或重新整合修改工作描述和工作资格要求的行为或过程。工作分析与工作设计有直接联系。工作分析的目的是要明确工作的内容方法，明确技术上、组织上的要求，以及工作者的社会和个人要求，工作设计是说明要提高工作效率和劳动生产率工作该怎么做，以及如何激励工作者最大限度地成长。

组织何时需要进行工作设计呢？①工作责、权、利设计不合理，比如有些工作工作量过大，经常要加班或者无法完成，有些工作工作量太小，上班空余时间太多。这些现象长期存在会使人力资源浪费，破坏了员工的公平感，甚至因此出现抵触情绪，影响组织任务进行。②组织变革，组织面对重组、兼并、扩张等，或者组织流程重组，必须改变一些工作的工作流程，重新设计工作。③组织工作效率下降，员工对工作失去兴趣和热情，消极怠工，组织应及时发现并重新进行工作设计，使员工充实热情积极工作。

工作设计的主要内容包括：工作内容、工作职责和工作关系的设计三个方面。工作内容的设计是工作设计的重点，一般包括工作广度、工作深度、工作的自主性、工作的完整性及工作的反馈五个方面；工作职责设计主要包括工作的责任、权力、方法以及工作中的相互沟通和协作等方面；组织中的工作关系，表现为协作关系，监督关系等各个方面。通过以上三个方面的岗位设计，为组织的人力资源管理提供了依据，保证事得其人，人尽其才，才尽其用，为员工创造更加能够发挥自身能力，提高工作效率，提供有效管理的环境保障。

二、工作设计的形式

为有效进行工作设计，工作人员必须通过调查和访谈全面了解工作当前状态，以及通过流程分析该工作在整个组织工作流程中的位置。工作设计的形式常见的有：

（一）工作轮换

工作轮换是一种短期的工作调动，是指在组织的几种不同职能领域中为员工做出一系列的工作任务安排，或者在某个单一的职能领域或部门中为员工提供在各种不同工作岗位之间流动的机会。例如，人力资源部门的“绩效主管”和“薪酬主管”工作，可以进行一年一次的人员流动。工作轮换可以给员工更多发展机会，让员工感受到新工作的新鲜和刺激，使员工掌握更多技能，增进不同工作间员工的理解，提高工作效率。但也不是所有工作都能轮换，大多数工作是无法轮换的，而且轮换工作需要时间适应工作，可能会降低职务效率。

所以，工作轮换中需要注意的问题是：①首先必须对工作进行分析，明确哪些职位之间可以互相轮换。一般来说，职位间的工作轮换首先从同一个职位类别中的职位之间开始，然后再考虑不同职位类别之间的工作轮换。②工作轮换必须有序进行，以免影响正常的工作秩序和工作效率。③应充分考虑员工个人的意愿，不能进行强制性的工作轮换。因为，有些员工不一定喜欢过多地尝试新的职位，而是希望专注于一个领域深入发展。

（二）工作丰富化

所谓的工作丰富化是指在工作中赋予员工更多的责任、自主权和控制权。工作丰富化与工作扩大化、工作轮换不同，它不是水平地增加员工工作的内容，而是垂直地增加工作内容。这样员工会承担更多重的任务、更大的责任，员工有更大的自主权和更高程度的自我管理，还有对工作绩效的反馈。工作丰富化的前提是：①员工绩效低落的原因是激励不足而不是其他；②不存在其他更容易的改进方法；③保健因素（薪酬、工作环境等）必须满足；④工作本身已经不具有激励潜力；⑤在技术上和经济上可行；⑥工作品质非常重要；⑦员工必须愿意接受。

（三）工作扩大化

工作扩大化是指工作范围的扩大或工作多样性，这种新工作通常和员工原先所做的工作非常相似，只是增加了工作种类和工作强度。这种工作设计可以提高组织工作效率，节约了人员间的协作时间。此外，由于完成的是整个一个产品或者项目，而不是在一个大项目上单单从事某一项工作，可使员工得到更多成就感。该方法是通过增加某一工作的工作内容，使员工的工作内容增加，要求员工掌握更多的知识和技能，从而提高员工的工作兴趣。

在工作设计中需要注意的是增加员工在工作设计中的参与权，提高员工的满意度，以员工为中心进行工作设计。

三、工作设计的方法

工作分析的方法主要有激励型、机械型、生物型和知觉运动型等。

（一）激励型工作设计

激励法把态度变量（比如满意度、内在激励、工作参与及出勤、绩效等行为变量）作为工作设计的最重要结果，强调通过工作扩大化、工作丰富化等方式来提高工作的复杂性，同时强调应围绕社会技术系统来进行工作的构建。

激励法最主要应用的是弗雷德里克·赫兹伯格的双因素理论。他指出人更容易受到工作内容是否有意义这类工作内部特征激励，而通过对工作的重新设计使工作变得有意义是工作设计的目的。赫兹伯格提出了充实工作的五条原则：①增加工作要求。通过增加工作责任和提高难度来改变工作。②赋予工作更多责任。在上级保留最终决策权的条件下，让员工拥有对工作更多的支配权。③赋予员工工作自主权。在一定的限制范围内，允许员工自主安排他们的工作进度。④反馈。将有关工作业绩的报告定期、定时地反馈给员工，而不是反馈给他们的上级。⑤培训。创造有利环境来为员工提供学习机会，满足他们个人发展的需要。

激励型工作设计方法倾向于强调提高工作的激励潜力，工作扩大化、工作丰富化及自我管理工作团队等工作设计方法，都可以在激励型的工作设计方法中找到源头。但这一方法并不一定能带来绩效量上的提高。

（二）机械型工作设计

机械型工作设计来源于古典工业工程学。它强调找到一种能够使效率达到最大化的最简单方法来构建工作。该方法是以降低工作的复杂程度来提高人的效率，即使工作尽量简单，使任何人经过快速培训都能很容易完成。泰罗的科学管理就是最早的、最著名的机械工作设计法。

（三）生物型工作设计

生物型工作设计主要源于人类工程学，目标是以人体工作的方式为中心来对物理工作环境进行结构性安排，从而使工人身体的紧张程度降低到最小，防止职业病。

（四）知觉运动型工作设计

与生物型工作设计不同，知觉运动型工作设计法不是关注人的身体能力和身体局限，而是侧重于人类心理能力和心理局限。这种工作设计通过降低工作对信息加工的要求来改善工作的局限性、安全性以及使用者的反应性，确保工作要求不会超过人的心理能力和心理界限。设计时以能力最差者能达到的能力水平为基准。这种工作设计的工作，员工工作满意度较低，出现差错事故概率减小，精神压力较小。

在进行工作设计时，要根据各种方法的优势和不足，可能的成本和效益，选取适合组织的工作设计方法。

思 考 题

1. 如何理解工作分析系统？
2. 工作分析包括哪些主要内容？
3. 工作分析有哪些作用？
4. 工作分析有哪些基本方法？

5. 工作分析包括哪些基本步骤?
6. 工作说明书的主要内容有哪些?
7. 四种工作设计方法的利弊是什么?

案例解析

人力资源经理的尴尬处境

海峰医药公司是一家中等规模的私有企业，员工约有1000余人。该公司主要从事中成药的生产与销售，连续多年出现了高利润、高增长的发展趋势，未来发展潜力看好。在当今激烈的市场竞争中，公司提出以人为动力的“人本原则”，倡导“沟通、合作、团队、奋斗”的企业文化。

萧全今年32岁，获得MBA学位后，进入艾尔公司工作，担任人力资源部经理。在此之前，他曾在一家大型合资医药公司做过3年的人力资源招聘管理工作；现在，他准备到新公司好好干一番事业。

海峰公司人事部有40多名员工，相对于全公司而言，大体是一个人事员工对应20多名普通员工。人力资源部有多名职能主管，分管薪酬设计、人员招聘和培训开发及绩效考核工作。

萧全到任之后不久便发现了问题。比如，公司各部门的工作很少有“规划”，每个员工的工作都没有明确的分工，一份工作可以由甲干，也可以由乙干，全凭各人的技能和兴趣完成。有不少个人能力强于本人职务要求的雇员为此感到不快。当问及公司为何如此时，回答是：“一开始就是这样的。”

另外，人事部仅有一半员工具备人力资源及相关专业的学历，仅有1/4的员工具备人力资源管理经验。除此之外，很多员工都是由普通员工转任或提升上来的。人力资源部的4名主管，一位原先是资料室管理员，一位是办公室秘书，另两名主管虽然有人事工作经验，但又都没有专业学历。至于4名主管手下的员工，更是五花八门。

公司内部其他职能部门的员工，拥有公认的学历与相关的工作经验后，就获得了一种“资历”，这些拥有“资历”的员工可以对新员工进行业务上的指导和帮助。在人事部一般无人具备这种“资历”，所以很少能对新员工进行帮助和指导，大家都是各干各的，彼此很少沟通。尽管人力资源部的工作任务非常繁重，但其他部门似乎并不满意，总认为人力资源部不能及时对它们的要求作出反应。而且，人力资源部对公司的战略规划了解甚少，而且人力资源部的决策也很难对公司的大政方针产生影响。

萧全的前任王刚在担任人力资源部经理的任期内，员工工资涨幅不大，员工不满情绪日益高涨。王刚也曾向公司总裁提出调整雇员工资标准的方案，并建议公司适当修改一下薪资制度。总裁虽然表示可以考虑，但至今没有动静。

萧全认为，公司的实际情况与先前所想象的大不一致。但仔细想想，自己又不能对此提出太多的异议。公司的每项制度与管理方式都有自己的传统，萧全还不敢说这种传统有多么不好，况且，目前公司运转情况还是不错的。

正当他犹豫不决时，他无意中听到财务部经理在训斥一名雇员：“你最近怎么搞的？连连出错！这样下去对你没什么好处！你知道吗？像你这样，即使送你去人事部，恐怕人家也不要你！”萧全听后，心里很不是滋味。但他似乎也没有动力和办法来改变人力资源部尴尬的现状。

请问海峰医药公司的人力资源管理种存在的主要问题是什么?

案例解析:

很明显，海峰医药公司处于成长阶段，案例中体现出来的主要问题包括：①上级对人力资源的概念也没有很好的认识，只是把人力资源部（人事部）当后勤部门，没有认识到人力资源部的作用。与公司提出以人为动力的“人本原则”，倡导“沟通、合作、团队、奋斗”的企业文化相违背！而且可以看出在员工中这种思想根深蒂固；②其次是人力资源管理的从业人员自身的素质也不够，各项专业岗位缺乏任职资格。其他工作岗位也没有工作说明，造成人员对自己的职责了解并不清楚。③其他部门对人力资源部的工作认可度不高，缺乏沟通与交流。

案例讨论

工作分析是否“雾里看花，水中望月”？

康健药业有限公司是一家成立于1995年的民营企业。近年来，公司抓住机遇，通过收购、联营、投资扩张等方式由一家小型制药企业发展成为集药品生产、药品流通服务和门店连锁经营为一体的中型企业。公司现有的组织机构，是基于创业时的公司规划，随着业务扩张的需要逐渐扩充而形成的，随着公司的发展和壮大，员工人数大量增加，众多的组织和人力资源治理问题逐渐凸显出来。部门之间、职位之间的职责与权限缺乏明确的界定，扯皮推诿的现象不断发生；企业的部门经理甚至企业老总都在抱怨员工工作责任心不强，办事不积极，坐等上级布置工作，自己由于要不断地发布命令和指挥大家做事而忙得团团转，可企业中总有很多应该做的事情没有人干；而员工们则抱怨说企业里的分工太不明确，职责界限也不清楚，导致大家只能被动地听指示。工作中，大家也不像以前那样团结协作，对发生的问题，相互扯皮，推卸责任，工作效率比以前大大降低。

公司的人员招聘方面，用人部门给出的招聘标准往往含糊，招聘主管往往无法准确地加以理解，使得招来的人大多差强人意。同时目前的许多岗位不能做到人事匹配，员工的能力不能得以充分发挥，严重挫伤了士气，并影响了工作的效果。公司员工的晋升以前由总经理直接做出。现在公司规模大了，总经理已经几乎没有时间来与基层员工和部门主管打交道，基层员工和部门主管的晋升只能根据部门经理的意见来做出。而在晋升中，上级和下属之间的私人感情成为了决定性的因素，有才干的人往往却并不能获得提升。因此，许多优秀的员工由于看不到自己未来的前途，而另寻高就。在激励机制方面，公司缺乏科学的绩效考核和薪酬制度，考核中的主观性和随意性非常严重，员工的报酬不能体现其价值与能力，人力资源部经常可以听到大家对薪酬的抱怨和不满，这也是人才流失的重要原因。

面对这种情况，企业老总召开了中层干部会议寻找解决办法，最后会议落实到由人力资源部张经理负责拿出具体解决方案。

张经理在接受任务后，马上与人力资源部的同事研究讨论，他们一致认为必须进行公司人力资源治理的变革。变革首先应从进行工作分析，确定工作价值、工作要求和规范开始，希望通过工作分析为公司本次组织变革提供有效的信息支持和基础保证。公司高层经讨论同意了张经理报告的设想，并要求张经理在1个月的时间内完成工作分析任务。

张经理和人力资源部的同事集中了一天的时间，快速阅读了大量国内目前流行的基本工作分析书籍之后，决定采用问卷调查和面对面访谈的方式来收集工作岗位的信息。因此，人力资源部以其他单位的职位调查问卷为基础设计了本次调查的问卷，然后，人力资源部将问卷发放到了各个部门经理手中，同时他们还在公司的内部网上也上发了一份关于开展问卷调查的通知，要求各部门配合人力资源部的问卷调查，并告知五天后回收。

据反映，问卷在下发到各部门之后，很多部门经理并不重视，迟迟没有将调查问卷发下去，直到人力资源部开始催收时才把问卷发放到部门员工手中。同时，由于时间紧，很多人在拿到问卷之后，没仔细思考，草草填写完事。还有很多人在外地出差，或者任务缠身，自己无法填写，而由同事代笔。此外，据一些较为重视这次调查的员工反映，大家都不了解这次问卷调查的意图，也不理解问卷中那些生疏的治理术语，何为职责、何为工作目的，许多人对此并不理解。很多人想就疑难问题向人力资源部进行询问，可是也不知道具体该找谁。因此，在回答问卷时只能凭借自己个人的理解来进行填写，无法把握填写的规范和标准。

五天后，人力资源部按时收回了问卷。但他们发现，问卷填写的效果不太理想，有些问卷填写不全，有些问卷答非所问，甚至还有一部分问卷根本没有收上来。

在进行问卷调查的同时，人力资源部也着手选取一些职位进行访谈。但在试着谈了几个职位之后，发现访谈的效果也不好。因为，在人力资源部，能够对部门经理访谈的人只有人力资源部经理一人，主管和一般员工都无法与其他部门经理进行沟通。同时，由于经理们都很忙，能够把双方凑在一块，实在不轻易。因此，两个星期时间过去之后，只访谈了两个部门经理。

人力资源部的几位主管负责对经理级以下的人员进行坊谈，但在访谈中，出现的情况却出乎意料。大部分时间都是被访谈的人在发牢骚，指责公司的治理问题，抱怨自己的待遇不公等。而在谈到与工作分析相关的内容时，被访谈人往往又言辞闪烁，顾左右而言他，似乎对人力资源部这次访谈不太信任。访谈结束之后，访谈人都反映对被访谈工作岗位的熟悉还是停留在模糊的阶段。这样持续了两个星期，访谈了大概 1/3 的职位。张经理认为时间不能拖延下去了，因此决定开始进入项目的下一个阶段——撰写工作说明书。

可这时，各职位的信息收集却还不完全。怎么办呢？人力资源部在无奈之中，不得不另觅他途。于是，他们通过各种途径从其他公司中收集了许多工作说明书，试图以此作为参照，结合问卷和访谈收集到一些信息来撰写工作说明书。

在撰写阶段，人力资源部还成立了几个小组、每个小组专门负责起草某一部门的工作说明，并且还要求各组在两个星期内完成任务。在起草工作说明书的过程中，人力资源部的员工都颇感为难，一方面不了解别的部门的工作，问卷和访谈提供的信息又不准确；另一方面，大家又缺乏写工作说明书的经验，因此，写起来都感觉很费劲。规定的时间快到了，很多人为了交稿，不得不急急忙忙，东拼西凑了一些材料，再结合自己的判定，最后成稿。

一个月的期限到了，职位说明书也终于出台并提交到总经理的桌面上，总经理批示由人力资源部组织实施。于是，人力资源部将新的工作说明书下发到了各部门，同时，还下发了一份文件，要求各部门按照新的工作说明书来界定工作范围，并按照其中规定的任职条件来进行人员的招聘、选拔和任用。但这却引起了其他部门的强烈反对，很多直线部门的治理人员甚至公开指责人力资源部，说人力资源部的工作说明书是一堆垃圾文件，完全不符合实际情况。

因此，人力资源部专门与相关部门召开了一次会议来推动工作说明书的应用。人力资源部经理本来想通过这次会议来说服各部门支持这次项目。但结果却恰恰相反，在会上，人力资源部遭到了各部门的一致批评。同时，人力资源部由于对其他部门不了解，对于其他部门所提的很多问题，也无法进行解释和反驳，因此，会议的最终结论是，让人力资源部重新编写工作说明书。后来，虽经过多次重写与修改，但工作说明书始终无法令人满足。最后，工作分析项目不了之。

人力资源部的员工在经历了这次失败的项目后，对工作分析彻底丧失了信心。他们开始认为，工作分析只不过是“雾里看花，水中望月”的东西，说起来挺好，实际上却没有什么大用，而且认为工作分析只能针对西方国家那些治理先进的大公司，拿到中国的企业来，根本就行不通。原来充满热情的人力资源部张经理也变得灰心丧气，但他却一直对这次失败耿耿于怀，对项目失败的原因也是百思不得其解。

那么，工作分析真的是他们认为的“雾里看花，水中望月”吗？该公司的工作分析项目为什么会失败呢？

思考题：

1. 该公司为什么决定从工作分析入手来实施变革，这样的决定正确吗？为什么？
2. 在工作分析项目的整个组织与实施过程中，该公司存在着哪些问题？
3. 该公司所采用的工作分析工具和方法主要存在着哪些问题？

模拟实践 1

模拟编制班长岗位的工作说明书

模拟练习：请选取2～4个班的班长，请班长预先准备以下访谈问题，教师根据访谈问题选择部分对班长进行提问，同学也可以根据需要进行提问，并根据班长们的回答和日常观察参考本章工作说明书的格式撰写班长岗位的工作说明书，并分析该过程运用了哪些工作分析方法。

1. 描述你一个典型的工作日。
2. 你直接管理哪些人，和你具体打交道的有哪些人和部门？
3. 你归谁直接管理？
4. 你的主要职责有哪些？
5. 对应这些职责，你有哪些工作任务？
6. 你在每项工作中投入时间的比例？
7. 你的工作对脑力和体力都有哪些要求？
8. 胜任你的工作需要什么知识技能经验？
9. 你的工作主要成果是什么？有哪些具体指标可以衡量。
10. 你的工作需要记载哪些文件？
11. 参加的会议有哪些？
12. 你有哪些权利？

模拟实践 2

编制医药销售代表工作说明书

以下是医药销售代表典型的工作，请根据以下工作描述，制定一份医药销售代表的工作说明书。其他未详尽部分需上网查找相关资料自己设定。

一、目标管理

1. 根据历史数据及医院目前状况，与主管探讨目标客户销售增长机会

（1）医院产品覆盖率及新客户开发；

（2）目标科室选择及发展；

（3）处方医生选择及发展；

（4）开发新的用药点；

（5）学术推广活动带来的效应；

（6）竞争对手情况；

（7）政策和活动情况。

2. 根据所辖区域不同级别的医院建立增长预测

3. 与主管讨论

（1）了解公司销售和市场策略，本地区销售策略；

（2）确定指标。

4. 分解目标量至每家医院直至每一个目标科室和主要目标医生

5. 制定行动计划和相应的工作计划，并定期回顾

二、行程管理

1. 制定月/周拜访行程计划

（1）根据医院级别的拜访频率为基本标准；

（2）按本月工作重点和重点客户拜访需求分配月/周拜访时间；

（3）将大型学术会议、科内会纳入计划。

2. 按计划实施

三、日常拜访

1. 拜访计划　按不同级别的客户设定拜访频率，按照工作计划制定每月工作重点和每月、每周拜访计划。

2. 访前准备

（1）回顾以往拜访情况，对目标客户的性格特征、沟通方式和目前处方状况，与公司合作关系进行初步分析；

（2）制定明确的可实现可衡量的拜访目的；

（3）根据目的准备拜访资料及日常拜访工具（名片、记事本等）；

（4）重要客户拜访前预约。

3. 拜访目标医院和目标医生

（1）按计划拜访目标科室、目标医生，了解本公司产品应用情况，向医生陈述产品特点、利益、说服医生处方产品；

（2）熟练使用产品知识及相关医学背景知识，熟练使用销售技巧；

（3）了解医生对产品的疑义，及时正确解除疑义；

（4）了解竞争产品信息；

（5）按计划拜访药剂科（药库、门诊病房、病区药房），以及医院管理部门（院长、医教科、社保科）相关人员。

（湖北中医药大学　陈曼莉　程　潇）

第三章　人力资源规划

本章要点

1. 人力资源规划的概念。
2. 人力资源规划的内容。
3. 人力资源规划的作用。
4. 人力资源规划的原则。
5. 人力资源规划的程序。
6. 组织人力资源需求预测。
7. 组织人力资源供给预测。
8. 组织人力资源供需平衡。

导入案例

A 制药厂如何为其新战略配备人才？

A 制药厂是一家国有综合性制药企业，国家二级企业，始建于 1990 年。自 2008 年以来，在企业经营理念的指引下，销售收入和利税连续 5 年平均增长 35%，现已逐步发展成为一个现代化的中型制药企业。企业生产范围涵盖片剂、胶囊剂、颗粒剂、散剂、合剂、糖浆剂、酊剂、搽剂、煎膏剂。A 制药厂地理位置优越、交通便利，全厂占地面积 210000m^2，厂区内绿树成荫、草坪成片，亭台楼阁交相辉映，被誉为花园式工厂。企业建有一座现代化的技术大楼，拥有先进的检测设备，有一支实力雄厚的科研技术队伍，分别从事新产品的研制开发和产品的检测。"雄关漫道真如铁，而今迈步从头越。"企业全体员工正以崭新的精神面貌和昂扬的斗志、全力以赴打造"A"品牌形象，创造企业更为巨大的核心竞争力。

但是现在 A 制药厂的人力资源部经理却担心企业的未来前景，因为企业的几个高层主管都将在两三年内退休，这就导致了企业有关关键职位安排的困难，而且，企业想在未来五年内进行更多的医药和试剂类化学品的研究、制造和销售，希望未来五年内将企业销售额突破 20 亿元大关。要在激烈的市场竞争中实现这些目标，A 制药厂显得有些力不从心。A 制药厂必须通过外部引进和内部培养等多种方式，提升人力资源的数量、质量和结构，才能完成这些目标。

你认为，为了实现这些目标，A 制药厂应该在人才引进和培养方面进行哪些规划？并且要制定哪些配套的人力资源政策？

第一节　人力资源规划概述

一、人力资源规划的概念

人力资源规划是组织发展战略规划的重要组成部分，同时也是组织人力资源管理过程的初始环节，是人力资源管理各项活动的起点。具体而言，人力资源规划是指一个组织根据本组织的战略目标，科学地预测自身在未来环境变化中人力资源的供给和需求状况，制定必要的人力资源获取、利用、保持和开发策略，确保组织对人力资源在数量上和质量上的需求，使组织和个人获得长远利益。

人力资源规划的概念包括以下四层含义：

1. 人力资源规划的制定必须依据组织的战略目标 人力资源规划的目的是为了从人的角度满足组织战略目标的实现，组织的战略目标是人力资源规划的基础。

2. 人力资源规划要适应组织内外部环境的变化 人力资源规划是有层次的，组织的内外环境处于不断变化之中，组织的战略目标也要随之进行调整，对人的需求也会产生变化，所以，人力资源规划也要随着组织战略目标和组织内外环境的变化而进行调整，确保组织战略目标的实现。组织不但要有长期的人力资源规划，也要有中期和短期的人力资源规划。

3. 人力资源规划的主要工作是制定必要的人力资源政策和措施 为了确保人力资源规划的实现，组织必须在其他人力资源政策上予以配套，如人员招聘、薪酬制度、绩效管理、人员培训与开发、劳动关系、员工关怀等方面。

4. 人力资源规划的目的是使组织人力资源供需平衡，保证组织长期持续发展和员工个人利益的实现 人力资源规划强调的是确保组织战略目标实现的同时要实现员工的个人价值，因为如果员工的个人价值没有得到实现，其忠诚度和积极性可能会下降，进而阻碍组织战略目标的实现和组织的持续发展。所以，现代人力资源管理理论强调的是实现组织和员工的双赢。

二、人力资源规划的内容

从内容上看，人力资源规划包括两个层次，即总体规划和各项业务规划。总体规划是指在计划期内人力资源开发利用的总体目标、总的配套政策、实施步骤以及总预算安排。

人力资源业务规划是总体规划的展开和具体化，包括人员补充计划，使用计划、晋升计划、教育培训计划、薪酬计划、劳动关系计划等。每一项业务计划都由目标、政策及预算三部分构成。这些业务计划的结果应能保证人力资源总体规划目标的实现。组织人力资源规划的内容如表 3-1 所示。

表 3-1 人力资源规划的内容

规划名称	目标	政策	预算
总体规划	总目标	基本政策	总预算
人员补充计划	人员数量与类型、层次、结构、绩效	人员的任职要求、人员的来源、基本待遇等	招聘选拔费用
人员配备计划	部门编制、人力资源结构优化，绩效改善、轮岗制度目标	任职条件、职务轮换的范围和时间	按使用规模、类别和人员状况决定工资福利
人员接替和提升计划	后备人员数量、质量和结构合理，提高人才结构及绩效目标	选拔标准、资格、试用期、提升比例、未提升人员安置	职务变动引起的工资变化
教育培训计划	提升素质、改善绩效、转变态度及作风	培训计划的安排、培训时间、效果、考核的方法	培训费、脱产培训损失
员工职业发展计划	提高员工的业务水平、降低跳槽率、激励与提高满意度	员工发展的终身教育计划、优秀人才发展项目、骨干人员的使用和培养	产生的各项费用
绩效评估及薪酬激励计划	降低离职率、提升士气、改善绩效	评估考核体系与办法、薪酬政策	工作预算、薪酬增加额
劳动关系计划	减少和预防劳动争议、改善劳动关系、提高员工工作满意感	参与管理、民主管理、加强沟通	法律诉讼费用及可能的赔偿
退休解聘计划	降低劳务成本、提高劳动效率	退休政策、解聘程序等	安置费、人员重置费

三、人力资源规划的作用

人力资源规划总的来说是从人力资源的方面保证组织战略目标的实现，实现组织人力资源的最佳配置，最大限度地开发、利用人力资源潜力，使组织和员工的需要得到充分满足。具体而言，人力资源规划有以下作用：

1. 有助于保障组织对人力资源的需求　任何组织的特性，都是不断地追求生存和发展，而生存和发展的主要因素是人力资源的获得与运用。通过有效的人力资源规划，可以满足组织对人力资源的需求，可以减少组织发展过程中人事安排的困难，避免在用人过程中缺乏计划性。

2. 有助于合理利用人力资源，降低人工成本　人力资源规划的制定，既要了解组织内部人力资源现状，也要了解组织外部环境中的人力资源供求关系，这对于发现组织内部人力资源利用状况，以及了解外部是否有优秀的人才，都非常有好处，从而可以促进组织对人力资源的合理化利用。通过人力资源的合理配置，避免人力资源的浪费，充分发挥人力资源效能，降低人工成本在总成本中的比重，提高组织的经济效益。

3. 有助于激励员工　完善的人力资源规划是以组织和个人两项基础为依据制定的，把人力资源规划纳入组织发展长远规划中，就可以把组织和个人的发展结合起来，员工可以参照人力资源规划，对自身的职业生涯规划进行设计。同时，组织通过有效的人力资源规划，可以制定合理的考核激励措施，满足员工的个人需要（包括物质需要和精神需要），激发员工的工作积极性和创造性，增强组织的凝聚力。

四、人力资源规划的原则

组织在制定人力资源规划时，应该遵循以下原则：

1. 动态性原则　组织在进行人力资源规划时，应充分考虑组织内外部环境的变化，积极主动适应环境的变化。组织内部的变化包括组织发展战略的变化、组织结构的变化、组织员工的流动变化、产品销售的变化、产品开发的变化等；外部变化包括政府有关人力资源政策的变化、行业环境的变化、人才市场的变化、社会消费市场的变化和竞争对手的变化等。为了更好地适应这些变化，在人力资源规划中应该对可能出现的情况做出预测和风险评估，最好能有面对风险的应对策略。

2. 科学性原则　科学地制定人力资源规划对于每个处在竞争如此激烈的知识经济时代的组织显得尤为重要。科学性原则要求人力资源规划须从人力资源现状出发，以人力资源需求和供给预测为基础，利用先进的科学技术和理念知识，进行科学客观的人力资源规划，全面统筹与均衡发展，最终保证组织战略目标完成。

3. 人力资源保障原则　人力资源规划的制定必须依据组织的发展战略、目标，保证战略的实现。人力资源规划工作应能有效保证对组织人力资源的供给，力求人力资源需求和供给的平衡。人力资源保障的内容包括人员的流入流出预测、人员内部流动预测、社会人力资源供给状况分析等。只有有效地保证了人力资源的供给，才能实现人力资源更深层次的开发与管理。

4. 利益共同性原则　组织的发展和员工的发展是互相依托、互相促进的关系，组织和员工共同发展是现代管理的一项理念，也是组织人力资源管理的基本理念。人力资源规划不仅是面向组织的规划，也是面向员工的规划，所以，进行人力资源规划不仅要为组织服务，而且要能促进组织员工的发展。如果只考虑组织的发展需要，而忽视了员工的发展，则会有损组织发展目标的达成。良好的人力资源规划，一定是能够使组织和员工的利益都能得到保证，一定是能够促进组织和员工共同发展。

五、人力资源规划的程序

一个组织必须根据组织的整体发展战略目标和任务来制定其本身的人力资源规划。一般来说，一个组织的人力资源规划的制定要经过六个阶段，见图 3-1。

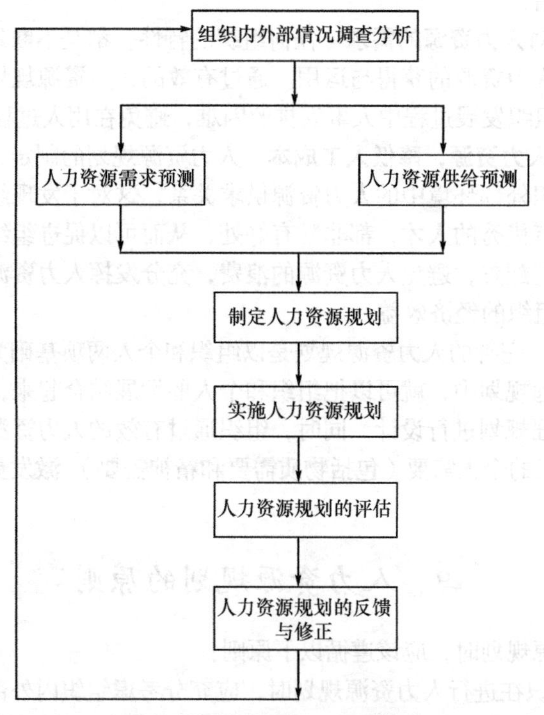

图 3–1 人力资源规划的程序

1. 调查分析阶段 这个阶段要认清组织总体发展战略目标方向和内外部环境的变化趋势，首先要对组织所处外部环境如政治、经济、科技、文化、社会环境等进行调查分析，同时对组织内部情况如组织的战略目标、组织结构、组织内部的人力资源状况等进行调查分析，为人力资源规划的编制打下基础。

（1）组织外部情况调查分析：主要内容是对组织所处地域的社会环境如政治、经济、人口、文化、法律、教育等方面的情况进行调查，尤其是要了解当地的市场竞争状况、劳动力市场供求状况、相关政策、劳动力的择业期望和倾向等。

（2）对组织内部的情况调查分析：主要调查三个方面，一是调查组织的战略目标、任务、要达到的目的；二是要调查组织的结构、管理机制、组织文化等；三是要调查组织内部的人力资源现状，包括组织现有员工的基本状况、人力资源素质结构、人员的损耗与流动、人力资源政策、人力资源成本、人员需求状况等。

2. 人力资源预测阶段 人力资源预测分为需求预测和供给预测，后者又分为组织内部人力资源供给预测和组织外部的人力资源供给预测。组织的人力资源需求预测主要是基于组织的发展战略目标，人力资源部门必须了解组织的战略目标分几步走，每一步需要什么样的人才和人力做支撑，需求数量是多少，何时引进比较合适，人力资源成本分析等内容，然后才能够做出较为准确的需求预测。组织内外的人力资源供给预测是根据组织内部的人力资源政策，现有人力资源状况和结构，以及外部人力资源供给状况进行预测。需求与供给之间如果有差距，就必须用招聘、培训、解雇等方式予以解决，使组织达到人力资源质和量的供求平衡。

3. 制定人力资源规划阶段　组织人力资源规划的制定是在人力资源预测的基础上来开展的，它是与组织的发展战略相匹配的，也是组织人力资源管理体系形成的基础和保证。首先要制定一个人力资源管理的总体规划，在此基础上再制定各项业务规划和相应人力资源政策，从人力资源的角度保证组织目标的实现。人力资源的总体规划是指在规划期内人力资源管理总目标、总政策、实施步骤以及总预算安排，各项业务规划包括人员补充计划、配置计划、晋升计划、教育培训计划、薪酬计划、绩效计划、退休计划等，是总规划的进一步展开和细化，通过具体的业务规划使未来组织对人力资源的需求得到满足。

4. 实施人力资源规划阶段　人力资源规划的实施，是人力资源规划的实际操作过程，要注意协调好各部门、各环节之间的关系。人力资源规划的实施阶段既要注意按照规划要求执行，同时要注意收集相关资料，对总体规划和各项业务规划进行检验，为规划的评估和反馈以及必要时候的调整做好准备。

5. 人力资源规划的评估阶段　人力资源规划评估是通过对组织实施的人力资源规划的考察分析，将人力资源规划的预期结果和实际贯彻的结果进行比较、判断和分析的管理活动。人力资源规划评估包括事前的结果预期评估及实施后的效果评估。为了给组织人力资源规划提供正确决策的可靠依据，有必要事先对预测结果进行初步评估。通常由专家及组织有关部门的主管人员组成评估组来完成评估工作，评估时应对人力资源规划的科学性、有效性、经济性、可行性等方面进行评估。对人力资源规划效果的评估主要包括以下几点：实际的人员招聘数量与预测的人员需求量的比较、劳动生产率的实际水平与预测水平的比较、实际的与预测的人员流动率的比较、实施行动方案后的实际效果与预测效果的比较、人力费用实际成本与人力预算费用的比较等。

6. 人力资源规划的反馈与修正阶段　对人力资源规划实施后的反馈与修正是人力资源规划过程中不可缺少的步骤。评估结果出来后，应进行及时的反馈，进而对原规划的内容进行适时的修正，使其更符合实际，更好地促进组织目标的实现。

实践中的人力资源

深圳翰宇药业的人力资源规划

深圳翰宇药业股份有限公司是一家以生产经营多肽药物为主的高新技术企业，拥有目前国际上最先进的全自动多肽合成系统、全自动纯化系统，以及小容量注射剂、冻干粉针剂、片剂、硬胶囊和颗粒剂等生产线，以多肽药物为主的制剂和原料药品种 40 多个。2012 年和 2013 年都入选“福布斯中国最具潜力企业榜”。翰宇药业以“天下之道、仁心为药”作为企业精神，严格按照《药品管理法》和《药品生产质量管理规范》的要求，采用先进的管理模式进行药品生产和质量控制，被中国药品生物制品检定所指定为标准品原料的提供单位。

深圳翰宇药业认为“一流管理造就一流人才，一流人才造就一流企业”，人力资源是企业发展第一要素，以人为本的选人、用人、育人、留人思想成为企业发展的一项重要方针与政策制定的重要依据。企业的人力资源战略目标是“吸纳与培养优秀人才，管理由高度走向延伸”。企业的人力资源管理规划包括组织体系规划、制度体系规划、计划体系规划、绩效体系规划、招聘体系规划、培训体系规划、薪酬福利规划、员工关系规划、员工发展规划和企业文化规划。企业重新设计人力资源部职责，明确了 HR 经理、HR 主管、招聘专员、培训专员、薪酬专员、绩效专员、员工关系专员、企业文化专员和文控专员的工作职责。通过人力资源战略矩阵分析得出绩效管理最紧迫，人才培养最重要。

公司目标的达成只能通过配置合格的人力资源来实现，而人力资源的配置需要有周密的人力资源规划。对人力资源管理体系及各大模块进行全面优化，要求人力资源规划具有前瞻性、及时性和准确性，确保根据公司发展需求获得足够的人力资源，并分析公司在追求不断发展的环境变化中的人力资源需求状况，制定必要的政策和措施以满足这些要求，实现公司发展战略。

第二节 人力资源预测

要为组织战略目标的实现配备人力资源，首先必须对组织未来的人力资源供需情况进行预测，人力资源预测分为需求预测和供给预测，供给预测又分组织内部供给预测和组织外部供给预测两个部分。

一、人力资源的需求预测

组织人力资源需求预测是根据组织的战略目标和组织的内外条件，选择适当的预测技术，对组织未来人力资源需求的数量、质量和结构进行预测。预测要在内部条件和外部环境的基础上做出，必须符合现实情况。

1. 影响组织人力资源需求预测的因素 影响组织人力资源需求预测的因素包括两个方面，分别是外部环境因素和内部因素。

（1）外部环境因素：包括政治法律环境、经济环境和市场需求的变化。

1）政治法律环境：国家为了宏观调控而颁布的各种法律、法规、方针和政策，会影响组织的经营和发展方向，从而间接影响组织的人力资源需求。还有政府出台的与人力资源相关的政策法规条例，如《劳动法》《劳动合同法》，最低工资标准等也会直接影响组织的人力资源需求。

2）经济环境：一个地区或国家的经济发展趋势会影响组织战略目标的制定，影响组织运行的全过程，从而决定组织人力资源需求的总体规模和结构。一般来说，当宏观经济形势趋好，消费需求旺盛，组织会增加投资，扩大生产规模，人力资源的需求就会增加。当经济低迷不景气时，消费需求减少，组织可能就要缩小生产规模，这时新增人力资源需求就会减少。

3）市场需求的变化：社会对组织所提供的产品和服务的需求量的变化，直接决定了组织的业务量，进而会影响到组织的人力资源需求。还有消费者的消费观念和消费结构的变化，对产品和服务的需求日益多样化，也要求组织必须做出战略上的调整，生产出适销对路的产品或提供更加便捷人性化的服务以适应多样化的消费需求。这些变化必然会影响人力资源需求的变化。

除上述因素以外，行业内竞争对手的人力资源需求状况、人类社会科技进步、社会文化、传统等因素也会对组织的人力资源需求预测产生影响。

（2）内部因素

1）组织的战略目标：是影响人力资源需求的最重要因素，直接决定了组织将来要达到什么目标，以及通过何种方式达到这些目标，同时也从根本上决定了组织的业务，决定了组织发展需要什么人来完成。

2）组织的管理水平：是指组织管理生产经营活动的技术和方法所达到的先进程度。组织的管理水平一方面直接影响到组织的生存和发展能力，另一方面也直接决定了组织的效益。如果组织的战略目标保持不变，组织的管理水平越高，所需的人员数量就会下降，所以组织的管理水平直接影响到组织的人员需求。

3）组织结构：是影响组织人员需求的重要因素，因为组织内部结构直接决定了各种岗位、人员之间的比例关系，如果因为内外部环境的变化，组织要增减部门，组织对人员的需求的变化就直接跟组织结构有关。例如，一所医科大学要增加一个学院，必然会按照学院的组织结构进行人员配置，所以，在进行人力资源规划和配置的时候，必须考虑到组织结构。

4）劳动生产率：组织内部劳动生产率的变化，直接影响到组织的人力资源需求，所以，引起组织内部劳动生产率变化的因素，如技术的改进、设备条件的变化、工作中操作方法的改变、操作程序的变化、生产工艺、劳动工具的改变等，都会对人力资源需求产生重要的影响，也是预测组织人力资源需求时必须考虑的因素。

5）现有人员的素质和流动情况：组织现有人员的素质高低和流动性大小，直接影响到组织的人力资源需求。人员素质越高，人力资源需求量越少；人员素质越低，人力资源需求量越大。人员流动性越大，人力资源需求量越大，组织人力成本也越高，所以要保证组织人员一定的稳定性。

2. 人力资源需求预测程序　人力资源需求预测分为现实人力资源需求预测、未来人力资源需求预测和未来流失人力资源需求预测三部分。具体步骤如下：

（1）根据职务分析的结果，确定职务编制和人员配置。

（2）进行人力资源盘点，统计出人员的缺编、超编及是否符合职务资格要求。

（3）将上述统计结论与部门管理者进行讨论，修正统计结论，该统计结论为现实人力资源需求。

（4）根据企业发展规划，确定各部门的工作量。

（5）根据工作量的增长情况，确定各部门还需增加的职务及人数，并进行汇总统计，该统计结论为未来人力资源需求。

（6）对预测期内退休的人员进行统计。

（7）根据历史数据，对未来可能发生的离职情况进行预测。

（8）将（6）、（7）统计和预测结果进行汇总，得出未来流失人力资源需求。

将现实人力资源需求、未来人力资源需求和未来流失人力资源需求汇总，即得企业整体人力资源需求预测。

3. 人力资源需求预测方法　分为定性预测方法和定量预测方法两大类，下面介绍一些常用的方法。

（1）定性预测法

1）自上而下法：主要是由组织的高层领导者根据组织发展目标和发展战略以及经营环境的变化预测人员需求，这就要求领导者对组织的发展方向、组织发展目标、各方面的情况以及组织运行情况有清晰和明确的认识。

2）自下而上法：顾名思义，就是先由组织的某个层次，一般是从最低层次开始预测其人力资源需求情况，然后上报到上一层管理部门，最终由组织的高层领导者在进行各种平衡后，得出组织人力资源需求总数。

“自上而下法”和“自下而上法”两种方法，具有较强的主观性，受判断依据以及判断者经验的影响较大。这两种方法通常用于组织中短期人力资源预测，并且在预测中将两种方法结合起来运用，以提高预测的准确度。

3）零基预测法：是以组织现有员工数量为基础来预测未来对员工的需求。如果因为员工退休、被解雇或出于某种原因离开了公司，这个位置则不会自动补充人。因此，必须进行人力资源需求分析，以确定是否有必要补充人。但需要设立新职位时，也要进行同样的分析。这种分析法的关键是要对人力资源需求进行详尽的分析。

4）德尔菲法：是人力资源需求定性预测中较为常用的方法，也是被公认为科学有效的预测方法。德尔菲法通常应用在人力资源预测涉及面较广、关系复杂、缺乏数据或影响因素较多且难以量化的情况下。德尔菲法的特征体现在四个方面：专家参与、匿名进行、多次反馈和采用统计方法。德尔菲法实施时比较严格，需要注意：专家人数一般不少于 50 人，问卷的返回率不低于 60%，以保证调查的权威性和广泛性；实施该方法时必须取得高层的支持，同时给专家提供充分的资料和信息，使其能作出正确的判断，确保决策的正确性。

德尔菲法的整个过程如图 3-2 所示。

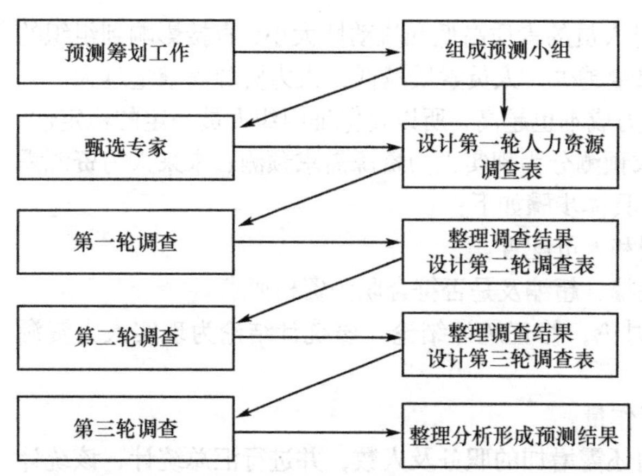

图 3–2 德尔菲法图示

5）工作研究预测法：是组织根据具体岗位的工作内容和职责范围，在假设岗位工作人员完全适岗的前提下，确定其工作量，最后得出需要的人数。此方法的关键是首先进行科学的工作分析，编写出准确的职务说明书，制定出科学的岗位用人标准。当组织的结构比较简单、职责清晰的时候，工作研究分析预测比较容易实施。

（2）定量分析方法

1）工作负荷法：这是一种比较简单的定量分析预测方法。凡是所需时间和所需工时可以计算的部门或工作，都可以采用这种方法来预测人力资源需求。具体办法是，先根据历史数据等资料，算出某一特定工作每单位时间每人的工作负荷，再根据工作计划，计算出需要完成的总工作量，然后根据前一标准，折算出所需的人力资源数量。例如，某中医药大学经管学院的管理教研室，根据新修改的教学计划，每年的教学任务为 650 学时，而根据有关标准，高校教师在教学方面的课时任务为每年不少于 200 学时，如果此学校非常重视科研，教师在教学方面以每人每年平均 200 学时为标准，则可以算出此教研室在实行新的教学计划后所需教师为 3 人。

2）趋势预测法：是根据组织或组织中某个部门员工数量的变动趋势来预测未来的人力资源需求量。当组织中人力资源的历年数据呈较有规律的近似直线的分布时，可以用这种方法。

趋势分析法以时间等单个因素为自变量，人力资源数量为因变量，其基本的计算方式为 $Y=a+bX$。这种方法比较简单，但是必须在组织内外环境保持不变，组织的人力资源增减趋势不变的情况下使用，否则就不准确。

例：某医院过去几年的人员数据如表 3-2 所示，请预测今后第二年和第四年的人力资源需求量。

表 3-2 某医院各年度人员数量

年度 X	1	2	3	4	5	6	7	8
人数 Y	450	455	465	480	485	490	510	525

根据公式：

$$\begin{cases} a=\dfrac{\sum Y_i}{n}-b\dfrac{\sum X_i}{n} \\ b=\dfrac{n\sum X_iY_i-\sum X_i\sum Y_i}{n\sum X_i^2-\left(\sum X_i\right)^2} \end{cases}$$

求得 $a=435.36$

$b=10.48$

由此可得，$Y=435.36+10.48X$

则 $Y_{10}=540.12\approx540$

$Y_{12}=561.07\approx561$

即此医院今后第二年的人力资源需求量为 540 人，第四年为 561 人。

3）多元回归分析法：组织中人力资源需求量的变化总是跟多个因素相关的，我们找出和确定这些因素，并找到它们之间的关系，就可以通过这些因素来确定将来组织的人力资源需求量。这是一种多元回归的方法，不再通过时间或产量等单个因素来确定人力资源的需求，而是将多个相关因素作为自变量。

这个方法有四个步骤：①确定适当的与人力资源需求量相关的组织因素，这些因素不但要跟人力资源需求量有很强的相关关系，而且要跟组织的基本特性直接相关；②找出这些组织因素和人力资源需求量的历史数据；③用回归的方法找出这些因素跟人力资源需求量之间的关系；④根据现有的各种资料，计算出这些跟人力资源需求量相关的组织因素的预测值，再根据这些值以及这些因素跟组织人力资源需求量之间的关系，算出未来组织人力资源需求量。

下面我们用一个医院的护士需求量和医院床位数之间的关系的例子来说明，为了简单起见，我们仅仅探寻护士需求量跟病床数之间的关系，而且采用线性回归的方法。

珠江三角洲某镇医院改革开放后发展很快，这些年病床数增加很多，已经成为一个三甲医院，下面是该医院病床数跟护士数量的历史数据，该医院打算三年后将病床数扩展到 850 张，请预测需要多少护士，如表 3-3 所示。

表 3-3　某医院病床与护士数据

病床数	200	300	400	500	600	700	800
护士数	180	270	345	460	550	620	710

以病床数为自变量 X，以护士数为因变量 Y，利用上述数据，采用一元线性回归方程的计算方法 $Y=a+b\mathrm{X}$，可以得出护士数与病床数之间的关系为：$Y=2.321+0.891X$，可算出当病床数 $X=850$ 的时候，需要护士 759.67，即 760 人。

需要说明的是，多元回归分析法的使用有一个前提，就是组织的内外环境没有太大变化，也就是说跟人力资源需求量相关的因素跟人力资源需求量之间的关系是稳定的，只有这样，利用历史数据算出人力资源需求量跟各种相关因素之间的变量关系才可以用于对未来人力资源需求量的预测。

4）基数叠加预测法：主要是将影响组织人力资源变化的各种因素都挑选出来，然后根据各种因素在人力资源发展中的影响大小，确定其权重大小，再构造一个简单的预测模型。

模型为 $R=R_0（1+T_1+T_2+T_3+\cdots+T_n）$

（其中 R_0 为当前实际值，T_1、T_2、T_3、$\cdots T_n$ 分别为各类影响因素的影响系数）

影响系数可以通过对历史数据的统计分析得到，也可以由专家预测获得。

例如，某医药企业 2014 年底有研发人员 72 人，预计到 2017 年，有以下一些因素对研发人员队伍发展产生影响：①企业自己培养员工，将使研发队伍增加 25%；②招聘外部各类人员，将使研发队伍增加 30%；③退休将使研发队伍减少 10%；④辞职和辞退等因素，将使研发队伍减少 12%；⑤人员调动使队伍减少 6%；⑥提拔为中层以上管理者，将使研发队伍减少 5%。

通过模型计算，2017 年该药企的研发队伍人员数为

$R=72\times（1+0.25+0.3-0.1-0.12-0.06-0.05）=72\times1.22\approx88$（人）

基数叠加预测法简单实用，只要全面合理分析影响因素，准确估计影响因素权重，就可以得出较为满意的预测结果。

二、人力资源供给预测

组织人力资源的供给可以通过两个途径，即组织内部人力资源供给和组织外部的人力资源供给。

人力资源供给预测是指为了满足组织未来对人员的需求，根据组织的外部环境和内部条件，选择适当的预测技术，对组织未来从内部和外部可获得的人力资源的数量、质量和结构进行预测。

1. 人力资源供给预测的步骤 是一个复杂的过程，要结合组织的需求预测综合分析。具体来说，人力资源供给预测可以采取七个步骤：

（1）盘点目前组织人力资源总体供需情况。

（2）分析职务调整政策和近3年的调整情况，统计出需要调整的岗位需求。

（3）与各部门负责人沟通本部门需要的人事调整情况。

（4）将（2）和（3）的情况汇总，得出组织内部人力资源供给预测数据。

（5）分析影响组织外部人力资源供给的各种因素。

（6）得出组织外部人力资源供给预测数据。

（7）将组织内部和外部人力资源供给预测数据汇总，得出组织人力资源总体供给预测数据。

2. 组织内部人力资源供给预测 大多数人都认为组织的人力资源供给应该来自外部，因此一提到招募大家就会想到校园招聘、猎头公司或向社会发布招募广告。事实上，人力资源供给来源应优先是组织内部的现有员工。内部员工的晋升、调用都是一种典型的利用内部人力资源来满足人力需求的现象。组织很多高层管理人员都还是从组织内部选拔出来的。内部人员供给对组织非常重要，因为它具有外部供给所不具备的优点：一是组织对内部员工非常熟悉，招聘过程简便，成本也小，内部员工也能比外部员工更快地适应新的岗位。二是从内部招聘可以激励员工，调动员工的积极性。组织内部的人力资源供给常常比外部的人力资源供给更具优势。

一般只有在下列情况才考虑从外部补充人员：组织为发展业务或开拓新的业务领域，有较大的人力资源需求时；组织内部没有合适人选时；组织所需的工作人员属于最基层的工作人员时；组织希望补充新鲜血液，促进组织的新陈代谢时。

（1）组织内部人力资源现状分析：要预测组织内部的人力资源供给，首先要对组织内部的人力资源数量、质量、结构等进行分析，而且要考虑组织在未来规划期内可能的人员变动情况，尤其是要对人力资源的有形损耗（指员工因退休、离职、自然死亡、工伤等原因离开组织）水平作出合理的估计，否则就无法获取科学的预测结果。

1）现有人员结构分析：现有人员的结构分析有助于对组织的人力资源有更深入的了解，常用的分析方法是针对其专业技能、年龄、学历、工作年限、职称、工作类别等进行分析，通过这些分析，可以了解组织内部员工的年龄结构、学历结构、职称结构等非常有用的资料，也比较容易看出组织内部员工在结构方面的问题，以便进行改进。

2）人力资源损耗的估算：一般是通过离职率来估算。离职分为主动离职和被动离职，主动离职是指员工出于自身的意愿主动离开组织的行为，主要是指员工的辞职或者“跳槽”。被动离职指的是企业对员工的解雇行为。离职是导致组织人力资源损耗的主要原因。

离职率是用来衡量离职的主要指标，在通常的情况下，离职率是以某一单位时间的离职人数除以该单位时间内员工的平均人数来计算的。

$$离职率=\frac{在同一年内离职的人数}{某一年内平均职工人数}\times 100\%$$

（2）人力资源供给预测方法

1）员工技能清单法：是设计调查表对员工进行调查的方法，了解员工的教育水平、培训背景、工作经历、技能特长和主管的能力评价等信息，并将其输入电脑，形成组织内部的人力资源资料库，在组织需要的时候，随时可以进行调用。员工技能清单能真实地反映组织内部人力资源供给的基本情况，可用于工作调动、培训、职业生涯规划、晋升人员的选择和管理人员的接替计划等。表 3-4 是常用的一种员工技能调查表。

表 3-4　员工技能调查表

<table>
<tr><td colspan="2">姓名</td><td colspan="2">部门</td><td colspan="2">职称</td></tr>
<tr><td colspan="2">出生年月</td><td colspan="2">科室</td><td colspan="2">职务</td></tr>
<tr><td rowspan="3">工作经历</td><td>时间</td><td colspan="2">单位</td><td colspan="2">职位</td></tr>
<tr><td></td><td colspan="2"></td><td colspan="2"></td></tr>
<tr><td></td><td colspan="2"></td><td colspan="2"></td></tr>
<tr><td rowspan="3">教育背景</td><td>学历</td><td colspan="2">学校</td><td>专业</td><td>毕业时间</td></tr>
<tr><td></td><td colspan="2"></td><td></td><td></td></tr>
<tr><td></td><td colspan="2"></td><td></td><td></td></tr>
<tr><td rowspan="3">技能</td><td colspan="3">技能种类</td><td colspan="2">所获证书</td></tr>
<tr><td colspan="3"></td><td colspan="2"></td></tr>
<tr><td colspan="3"></td><td colspan="2"></td></tr>
<tr><td rowspan="3">培训背景</td><td colspan="2">培训主题</td><td colspan="2">培训机构</td><td>培训时间</td></tr>
<tr><td colspan="2"></td><td colspan="2"></td><td></td></tr>
<tr><td colspan="2"></td><td colspan="2"></td><td></td></tr>
<tr><td>主管评价</td><td colspan="5"></td></tr>
<tr><td>人事部门主管评语</td><td colspan="5"></td></tr>
</table>

使用技能调查表要注意几个问题：①为了使调查更有针对性，可以设计专门针对管理人员的管理技能调查表和针对普通员工的技术技能调查表两类；②技能调查表必须如实填写；③技能调查表必须 1～2 年填写一次，以保证员工档案资料的及时性与准确性。

2）员工替代法：是通过一张人员替代图来预测组织内的人力资源供给的一种简单而有效的方法。员工替代法将组织中的每个工作岗位均视为潜在的工作空缺，而该职位下的每个员工均是潜在的供给者。这种方法以员工的绩效为依据来显示组织中潜在的职位空缺和可能出现的替换，当某个员工十分优秀时，他可能会被提升，当某个员工的绩效很低时，他可能被解雇，这些情况，都会导致岗位的空缺，空缺的岗位将由其下属来填补。

图 3-3 是一个公司的某个部门的组织结构图，这个部门有七个职位：X、Y、Z、M、N、H、I，分别由甲乙丙丁戊己庚七个人来担任，在每个职位后面有两个方框，上面的方框表示此员工能调动的岗位及适应新岗位的时间，下面的方框中记录了该员工可以晋升的职位以及晋升所需要的时间。如乙可以调到 C 岗位，适应时间为 0.3 年，也可以晋升到 X 岗位，适应时间为 0.5 年，而丁

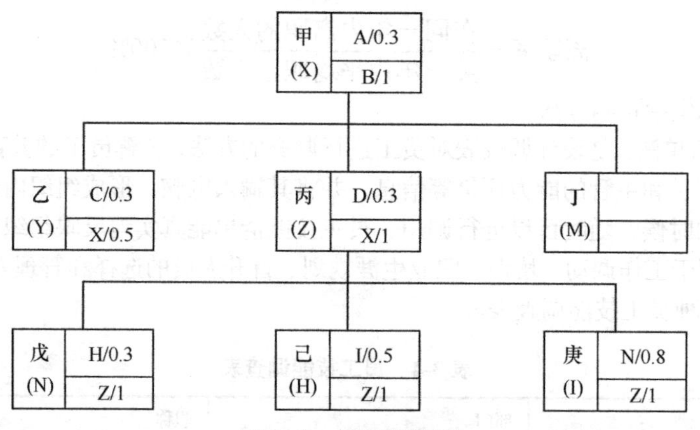

图 3–3 员工替代图

既不能调动，也不能晋升。这种员工替代图要为每个部门的主管位置准备后备人才，要评价其他人调入这个岗位的可能性及所需要的时间，以便某个岗位有空缺，尤其是突然的空缺（如辞职、重病或死亡）时，有继任人选，以保证组织能顺利运转。对于 X 岗位，下面的三个人乙、丙、丁，第一继任者为乙，能够比较快地适应此岗位的工作。

通过员工替代图我们可以清楚地看到组织内人力资源供给与需求的情况，为人力资源规划提供了依据，而且可以保证某个人突然离开组织时，可以马上有人紧急补充，整个组织的运作不受太大的影响。另外，员工替代图如果运用得当，还会成为调动员工积极性的有力手段。

3）马尔可夫矩阵法：马尔可夫矩阵是分析组织人员流动情况的典型矩阵模型，其基本的思路是通过具体的历史数据，找出组织过去人事变动的规律，并以此来推测组织未来的人员供给情况。其基本假定是组织内部人员流动有一定的规律，这个规律在规划期内不会发生变化。下面我们用某企业员工变动为例加以说明。

表 3-5 员工转移矩阵表

	A	B	C	D	离职
A	0.85				0.15
B	0.1	0.8			0.1
C		0.1	0.75	0.05	0.1
D			0.15	0.65	0.2

在表 3-5 中，从 A 到 D，表述工作级别从高到低，其中 A 为最高，D 为最低，表中的每一个元素表示从一个时期到另一个时期（比如从某一年到下一年）某个岗位的员工转移到另一个岗位的比例，如 AA 为 0.85，表示在任何一年中，A 岗位的员工仍然留在 A 岗位的有 85%，从 A 岗位离职的员工有 15%。BA 为 0.1 表示在任何一年 B 岗位有 10%的员工升迁到 A 岗位，BB 为 0.8 表示一年后 80%的 B 岗位员工仍然留在原位，B 岗位的离职率为 0.1 表示 10%的员工会从 B 岗位离职，依次类推。

通过各岗位员工流动的概率，在得知各岗位初期员工数的情况下，将各岗位人员流动的概率乘以初级人数，再纵向相加，就可以得出该组织内部未来的人力资源供给量。如表 3-6 所示，当得知此企业 A、B、C、D 初期人数分别为 60、150、500、800 人时，可以预测 ABCD 岗位未来员工的供给数。

表 3-6 组织员工分布情况预测表

	初期人数	A	B	C	D	离职
A	60	51				9
B	150	15	120			15
C	500		50	375	25	50
D	800			120	520	160
预计的供给量		66	170	495	545	234

需要注意的是，马尔可夫转换矩阵法是以假定组织内部人员流动的规律在规划期内不会发生变化为前提的，如果组织内外部的情况发生较大的变化，这个方法将不能使用。

3. 企业外部人力资源供给预测 组织外部人力资源供给预测是通过对组织外部各种影响因素分析，对未来能从组织外部提供的人力资源供给数量、质量和结构加以预测，以满足组织对人力资源的需求。必须注意的是，组织外部的人力资源供给受社会环境等多种因素的制约，组织本身对此是难以控制的，只能合理地进行利用，所以，对组织外部的人力资源供给情况要尽早和深入地进行了解，并采取有针对性的措施，使组织在需要补充人员的时候，能够顺利地进行。对组织外部人力资源供给情况的预测，主要考虑以下几个方面：

（1）企业所在地的人力资源现状：市场供给情况（企业所在地可供应的人力资源数量、质量与结构）、企业需要人才的类型、竞争对手对该类型人才的需求情况等。

（2）本地区的地理位置：发达地区、交通方便的地区可以吸引外地的人力资源，人力资源供给量相对比较充足。

（3）本地区的教育水平：教育水平是影响人力资源质量最重要的因素之一，当地的基础教育和高等教育的发达程度，以及政府与组织对培训和再教育的投入，都直接影响到当地的人力资源的质量。

（4）整个国家和当地的经济状况：当经济迅速发展时，就业率高，人力资源供给量就相对减少；当经济低迷的时候，失业率高，人力资源供给充足。

（5）行业需求：该组织相同行业对人力资源的需求，以及其他相关组织对某些专业技术人员的需求，都会影响到该组织外部的人力资源供给量。

（6）科学技术的发展进步：科学技术的发展对于人力资源供给结构和数量也有深远的影响，因为科技的进步会使许多蓝领工人失业，白领员工的需求也会大幅度增加。

（7）择业心态及价值观：本地区人们的择业心态和对工作的价值观等因素也会对人力资源供给产生影响。

（8）劳动力市场发育程度：如果劳动力市场发育良好，有利于劳动力的自由流动，组织和劳动力可以自由地双向选择，劳动力价格机制将有机地调节劳动力的合理流动，这有利于组织从外部补充人力资源。

（9）国家政策和有关的法律法规：政府由于各种需要，制定、修改或取消一些政策法规，进而会影响到组织的人力资源供给。如关于离退休年龄的规定、机关事业单位工作人员养老保险制度改革、最低工资保障、员工社会保险等。

实践中的人力资源

急救机构的“用人荒”

2014年2月1日，由国家卫生与计划生育委员会公布的《院前医疗急救管理办法》开始施行。该办法提出，加强院前医疗急救管理，提高院前医疗急救服务水平，将医疗救护员纳入院前医疗急救的专业人员队伍。

经济参考报记者采访发现，国内120急救机构面临医师招聘难、人才流失率高、急救网络建设不健全、医疗救护员培养滞后等问题。一些多年从事急救工作的医生认为，120急救力量是群众在遇到突发生命威胁时的“救命人”，急救力量建设欠缺影响院前急救效果，国内急救系统急需建立不同层次的急救队伍。

尽管各级政府不断加大对120急救机构的建设力度，但我国城乡地区急救医师流失率高、急救设备匮乏和急救站点建设滞后等问题仍较为凸出。如2013年年底，上海一市民突发疾病后因120无车可派错过急救时间去世，再次引发社会对城市急救力量建设短板的讨论和深思。

即使是中心城市，如上海、南京、杭州等地，急救医师岗位缺口率居高不下，个别城市急救医生缺口近四成，且每年仍以较高速度在流失，同样面临“无人可派、无车可出”的窘境。

一些急救机构负责人表示，我国120急救医护队伍面临招聘门槛高、风险高、劳动强度高，收入低、晋升机会低、出路低的“三高三低”矛盾，急救医师流失率高、农村急救力量薄弱和医疗救护员培养严重不足，一些地区的急救机构遭遇“用人荒”。“急救医师工作压力大、职业倦怠感强，职称晋升和普通医生相比有劣势”。海南省一家三甲医院院前急救医疗部一位医生说。急救医师工作量与工作压力较普通医生高出许多，但薪酬待遇却相对较低，比其他医生职业倦怠感产生时间更早，许多急救医生从业不久便跳槽到其他科室。与工作压力相比，急救医师职称晋升难，急救中高级人才断层矛盾突出也让从事急救工作的医生职业荣誉感不强。

在预测外部人力资源供给的时候，既要考虑到组织内部的环境因素，如员工的满意度和薪酬水平、择业心态及价值观等，还有考虑组织外部环境因素，如国家有关的法律法规、政府和行业的培训状况、地理位置等。

为了解决急救机构的“用人荒”，保证急救医师的供给，稳定急救医师队伍，部分医疗界专业人士和急救机构负责人认为，我国现阶段急救医师队伍建设急需顶层设计，建立分层次的职业化急救医师力量；适当放宽急救医护人员考评标准，在职称评定上对急救医师适当倾斜，妥善解决院前急救医师入编问题，让急救医护人员拥有高于一般全科医生的工资薪酬，以合理的薪资待遇吸引专业人才进入急救医师队伍。

第三节 组织人力资源需求与供给的平衡分析

人力资源规划的目的之一就是要实现人力资源供需平衡，在完成了组织人力资源需求和供给预测后，就要根据需求与供给的状况，编制人力资源规划方案，以平衡人力资源供给与需求。只有尽力实现组织人力资源的供需平衡，组织才能提高人力资源使用效率，降低人工成本。

在组织的人力资源供需预测中，供需不平衡的状况主要有三种：①人力资源供给大于需求；②人力资源需求大于供给；③人力资源供需结构失衡。组织必须根据不同的情况，编制相应的人力资源规划，平衡供求关系。

一、人力资源供给大于需求

组织的人力资源供给大于需求，出现人力资源过剩，一般采取以下措施予以解决。

1. 裁员 即削减现行员工的数量规模，它是解决人力资源供过于求的最直接的办法。但要注意的是，裁员是把双刃剑，裁员会挫伤员工的积极性、降低员工对组织的信心、影响留任员工的心理、影响组织公众形象等。所以，不要轻易裁员。同时，裁员要注意不要违背有关法律法规。组织进行裁员时，应制定优厚的裁员政策，一般应裁减那些工作考评业绩低下或主动希望离职的员工。

2. 限制雇佣 是指当组织内部出现空缺岗位时，一般不再对外招聘，而是尽量采用转岗等方式从内部补充员工。

3. 提前退休 组织通过适当放宽退休的年龄和条件限制，或者优化退休政策，可以鼓励或促使更多的员工提前退休，尤其是对年龄较大者，提前退休或实行内退的方法更合适。提前退休可以更容易地减少员工数量，但组织也会因此背上较重的包袱，而且也要符合国家的退休政策。

4. 减少工作时间 在经济萧条或其他原因导致组织运行困难时，组织可以通过减少员工工作时间，同时适当降低其工资水平的方式来解决人员过剩问题，虽然随着工作时间的减少，员工收入降低，但是员工起码可以获得维持生活费用的工资，比失业总要强得多。这是不少组织在经济萧条时经常采用的一种解决组织临时性人力资源过剩的有效方式。

5. 工作轮换 在员工过剩的时候，组织可以实行岗位轮换，在轮换过程中，将始终有一部分员工接受培训。这一方面可以缓解员工过剩的问题，另一方面也为组织扩张业务规模准备合适的人才。

二、人力资源需求大于供给

当组织的人力资源需求大于供给，出现人员短缺时，一般采取以下措施。

1. 向社会招聘 组织人力资源需求大于供给时，可以考虑向社会招聘所需人员，可以采用招聘正式职工的形式，也可以采取招聘临时工的形式。如果是短期的需求大于供给，采取招聘临时工的形式更为方便灵活，一方面可以减少组织的福利开支，另一方面可以随时与之解除劳动关系。

2. 内部晋升 对于一些高级管理岗位空缺，可以考虑采用内部晋升和外部招聘两种手段。一般可优先考虑提拔组织内部员工，这样既节省了外部招聘成本，也对员工有较大的激励作用。

3. 培训 通过培训，提高员工的工作能力，使之不仅能提高工作效率，且能更好适应当前的工作，今后还能适应更高层次的工作，为组织内部晋升提供保障。

4. 延长工作时间 也称加班，如果组织的人力资源短缺的现象不是很严重，可以采取加班的形式来解决。采取这种方式要注意两个问题：一是不能违背《劳动法》等有关法律法规；二是要取得员工的理解和支持，并适当增加报酬。

5. 提高组织的技术水平 通过购买先进的设备或改进工作设备，对人力资源实现替代，以降低组织对人力资源的需求。或者通过员工技术培训来提高员工的技术水平，提高员工的劳动生产率，从而减少组织对人员的需求。

6. 业务外包 组织可以把一部分非核心业务外包给社会上的专业机构，一方面可以解决组织人力资源短缺的问题，另一方面也可以集中力量发展自己的核心业务，增强组织的竞争力。

三、组织人力资源供需结构失衡

组织人力资源需求和供给完全平衡一般是很难发生的，即使在供需总量上达到了平衡，往往也会在层次和结构上出现不平衡。总量平衡、结构性失衡是组织人力资源供需中较为普遍的一种现象。在组织内，可能是低层次人员供过于求，而高层次人员供不应求，因此，组织应根据具体情况，对供过于求和供不应求的员工采取相应的调整方法。平衡的办法一般有技术培训计划、人员接任计划、晋升和外部补充计划。

实践中的人力资源

C公司的人力资源供需平衡

C公司是一家高速发展的中小医药企业，在过去的3年中，通过公开招聘，从全国的10多所大专院校和同类企业中引进一大批专业人才，他们被安排在公司总部的10个职能部门中，分别承担着不同岗位的工作，如战略规划、行政、财务、物流、研发、生产、质量管理、销售、人事等。据统计，这些职能部门总共配置了550名专业人员。由于公司人力资源部刚刚从行政人事部分离出来，各项基础工作都是空白的，亟待完善和加强，如企业各类人事档案的整理、定岗定员标准的制定、各种规章制度的健全完善、劳动合同的签订与认证、绩效管理系统的设计实施等，对新上任的人力资源部经理来说，深感压力很大，问题太多一时不知如何下手开展工作。

面对医药行业竞争日趋激烈，在布置2015年工作任务时，总经理明确提出：公司人力资源部必须改变目前盲目增人、效率低下的问题，在公司总体组织构架不变的情况下，于年底之前将富余的人员压下来，切实保障工作岗位任务满负荷，提升人力资源质量和推动企业持续发展。

经过反复讨论，人力资源部经理提出四个措施来提升人力资源质量和推动企业持续发展：①对公司的组织机构进行整理，将各个部门各个岗位的职责确定下来，在此基础上进行定员；②根据定员人数的多少，再结合考核结果、工作效率、工作年限等项目将各岗位达不到标准的人员确定下来；③确定好需要裁员的人数，按劳动法律的规定和公司规章制度的规定，将富余人员解聘；④对现有员工进行培训，尤其是对其中的优秀者进行进一步的培训以作为企业储备人才。

思考题

1. 何为人力资源规划？包括哪些内容？有何作用？
2. 人力资源规划应遵循哪些原则？其程序是什么？
3. 如何预测及平衡组织的人力资源供给和需求？

案例解析

B医院的人力资源管理问题

B医院是某省卫生厅直管的国家三级综合性医院，是多家大学的教学医院，是农村合作医疗定点医院，是城镇居民医保、商保定点医院，拥有床位600张，职工900人，其中中高级职称300人，医院设有临床医技科室25个。

近年来，B医院的硬件水平得到了较大的改善，但大家普遍的感觉是，管理方面问题很多：一方面，多年以来形成的事业单位的管理方式、思维模式、行为习惯等的影响根深蒂固，改变起来很难；另一方面，医疗改革、医药分离、事业单位工资改革等，如一波大潮，正在推着B医院向改革的深水区前进。而对于B医院来说，当前急需解决的，是组织和人力资源管理方面的问题。第一，是医务流程，全院尚没有统一的、科学的医务流程体系，这就导致部分工作流程不清晰、职责不明确、部门之间工作相互推诿、患者投诉的情况时有发生；第二，是缺乏岗位编制的科学核定以及工作量的合理安排，导致医生的忙闲不均，医务力量的利用效率不高；第三，是辅助部门的工作标准、考核指标不清晰，其对业务科室的支持、服务力度不够，业务科室多有不满；第四，是绩效奖金和津贴的发放，大家普遍感觉不满意，觉得自己部门、岗位的分配不合理。从横向对比来看，该院护士的薪酬水平与本地区其他医院相比明显偏低；第五，是民营、合资医院的进入，对B医院的人才形成了一定程度的争夺，加上医院原有人才储备不足，面临青黄不接的局面，如再不采取有效措施，该院的专业地位将岌岌可危。

上述问题积累已久，由此，B 医院希望借助此次事业单位绩效工资改革的东风，进行一次较为彻底的组织及人力资源管理体系的优化工作。那么，人力资源部该如何进行优化呢？

案例解析：

产生上述问题的主要原因在于缺乏有效的人力资源规划。

人力资源规划是人力资源部门为了执行组织总战略规划而在人力资源管理领域制定的战略规划，它的目标是为了确保无论组织在何时何地需要，组织都有质量和数量符合要求的员工来满足组织的需求。通过人力资源的规划过程，一个组织能够产生未来人力资源需要的清单和满足这些需要的计划。

B 医院可以聘请人力资源管理咨询专家对医院全体中高层管理人员、医务骨干进行一对一的深度访问，并对全体员工下发调查问卷，对医院现有的组织运作及人力资源管理文件进行了系统解读，在此基础上，对 B 医院发展战略、学科建设、组织架构、流程制度、考核薪酬、人才培养等六方面的问题进行系统的评估。在评估的基础上，从以下五个方面进行优化：

（1）制定有效的人力资源规划；

（2）梳理医务流程，优化组织结构；

（3）开展工作分析，科学设定岗位，核定岗位工作量；

（4）建立基于全院工作计划与岗位职责的绩效考核体系，将薪酬与考核结果对接；

（5）根据医院发展计划并结合员工职业发展规划，制定培训开发计划和培训费用的预算。

案例讨论

铭誉医院如何解决医生跳槽问题？

铭誉医院始建于 1970 年，是集医疗、预防、保健、社区卫生服务、健康教育、计划生育、康复于一体的公立二级综合医院，国家级爱婴医院。医院开放床位 320 张，设施先进、环境优美宜人。现有职工 510 人，专业技术人员 358 人，其中中、高级专业技术人员 146 人。医院有 13 个临床一级科室，34 个专业组，是 8 所医学院校定点教学基地，在当地还是非常有影响力的。多年积累下来的声誉，为拥有稳定的患者做出了很大的贡献，可以说，医院在本地区的竞争优势地位是很难撼动的，不仅仅因为雄厚的硬性条件，更为重要的是拥有一批专家队伍。

作为公立二级综合医院、国家级爱婴医院，铭誉医院最近一个月之内却遭遇四位医生辞职。此前，一位外科副主任医师跳槽到同城一家民营医院，胸外科骨干干脆辞职远离医生行业。

对此现象，铭誉医院的院长和人事处处长非常头痛。经过医院领导班子的决定，医院采取了一系列措施，来加强对人力资源的管理。

（1）改变年轻医生“干得多、拿得少”的现象，通过人事处设计好详细的考核指标，把工作量合理地纳入考核量表中，避免年轻大夫出于收入原因而选择跳槽。

（2）科学安排值班周期，避免影响医生身体、婚姻和家庭。

（3）合理安排医生职业规划，拓宽医生发展空间，避免年轻人总坐“冷板凳”。并定下硬性规定，年轻医生每个月必须在主治医生的指导下做 4 台手术。手术时，避免教授、主治医生们全上，没年轻医生的份。

（4）改变个别科室主任以及院领导的家长作风，尊重人才，并提出领导为普通医生和工作人员服务的理念，身体力行。

（5）建立金字塔形人才梯队。

通过以上系列措施，医院整体面貌确实有很大改观，但依然跳槽成风。

思考题：你认为铭誉医院该如何解决医生跳槽问题？应制定哪些配套的人力资源管理制度？

模拟实践

北山医药集团的人力资源规划

北山医药集团是一家民营企业，从1990年建厂以来，在短短的二十几年间里，企业由原来仅有几十名员工的小作坊式工厂发展成为一个拥有4000多名员工，年销售额达二十多亿的现代化制药集团。然而，随着企业发展壮大，特别是近些年制药行业的竞争加剧，企业面临的人力资源管理方面的问题日益突出：企业的业务在迅速地扩展，企业的产品技术层次在不断提升，经营开始走向多元化，现有的人员已经无法满足新增业务对技能方面的要求，特别是有经验技术人员和管理干部缺乏，严重地影响了企业业务的发展。然而，正是在这个时候，却有几位非常重要的核心人才被竞争对手挖去，使企业发展蒙受了巨大的损失。企业高层领导开始意识到，如果这个问题不认真加以解决，企业在今后更为激烈的市场竞争中将会败下阵来。

为此，企业聘请人力资源管理专家进行了大规模的调查研究。调查结果表明，该企业员工对于自己的工资与福利待遇较为满意；企业的高层次人才多采用校园招聘的形式，但招聘人才的条件与专业却是由人力资源部根据情况确定的，员工的工作安排随意性较大，专业不对口的现象较为普遍。此外，企业内部的调动非常频繁，升迁多由高层管理者仓促任命；而企业的培训多根据现有的环境与条件安排，不得影响生产，因此，员工对自己职业发展的满意度不高，不少人有了想离职“跳槽”的想法。

模拟练习：

1. 请根据北山医药集团的情况，为集团拟订一份人力资源规划之总体规划。
2. 在人力资源供给和需求预测基础上，为集团制定人员补充计划。
3. 讨论获取这些人才的途径和方法。
4. 根据集团实际情况，制订一份培训和开发计划。

（江西中医药大学　李坦英）

第四章　招聘与选拔录用

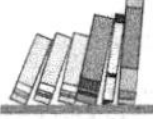

本章要点

1. 了解招聘概念及其在人力资源管理中的地位.
2. 熟悉招聘的基本过程。
3. 熟悉招聘的渠道和方法。
4. 了解人才选拔的技术和方法。
5. 掌握面试的特点与基本过程。

导入案例

招聘这么难吗

位于上海市松江区的某医药企业，是一家中小型企业，员工只有72名。3年前有一位营业人员离职，该企业遂开始应征补进该名营业人员。经过了2个月终于补进一名营业人员。该名营业人员姓周，在经过产品认识、推销技巧、市场分析、认识客户等训练后，终于能够出师作战了。周姓营业员进入公司不到1年，业绩一直停滞在那儿，不能往上突破。该公司李总经理设法从中激励，并派他接受企业外的营业人员训练。不料，训练回来不到2周，周姓营业员遂向企业提出辞职，原因是不堪困顿、不堪负荷、力不从心。在百般挽留无效后，该企业只得重新招募营业人员。

3个月后，招募到江姓营业员，也同样经历产品认识、推销技巧、市场分析、认识客户等训练后，击鼓三道，出师作战。江姓营业员对营业工作有所排斥，仅负责营业人员全部工作的一半；于是在情非得已之下，该企业只好再招募马姓营业员。在经过必要的训练后，马姓营业员也到市场去推销。此时，以前一位营业员能完成的事，现在却要两位营业员来完成，成本倍增，李总经理莫可奈何。

其后又过了7个月，春节即届。新春上班，两位营业人员不约而同，都没来上班，原来是嫌总薪2个月的年终奖金太少。事前没征兆，也没通知，也不办理移交。

其后每年招募1～2次营业人员，大多数新进人员服务3个月试用期满，就请求离职他去，最多只服务5个月。今年5月间，该企业又招募一位新进营业人员，试用了3个月，又提出辞职。公司栽培营业人员3个月刚可以派上用场，却又受到营业人员提出辞职的打击。今年后半年，该企业发现业绩直线下降，不景气来临。为了紧缩费用，只好将营业人员招募、录用、安置等费用约5万元的成本节省下来。待景气的春天来临，再来重新招募营业人员。

从案例可以看出，人才的招聘和选拔对公司至关重要。该医药企业营业人员为何频频离职，人力资源部门如何做好人员招聘。通过本章的学习，你会进一步理解招聘的重要性，并且掌握招聘的方法和技能。

第一节　招聘概述

一、招聘的概念

招聘（recruitment）是寻找空缺职位的合格候选人的可能来源，并采用适当的方式吸引他们到企业来的应聘过程。员工招聘主要是由招募、筛选、录用、评估等一系列活动构成。招聘工作是企业人力资源管理经常性的工作，这是因为一个企业要想永远留住自己所需要的人才是不现实的，也不是人力资源管理手段所能控制的。当工作机会充裕时员工流动比例高，工作机会稀缺时员工流动比例低，再加上企业内部正常的人员退休、辞退以及调动，使得人员的补充成为一种经常性的行为。

从理论上讲，招聘过程要解决两个问题：

1. 确定合适候选人的来源 即决定是从企业内部资源中招聘，还是从外部资源中招聘。填补空缺职位的候选人可以来自企业内部，也可以来自企业外部。内部招聘能为企业员工提供岗位轮换和职务晋升的机会，招聘的成本也比较低，但内部招聘的选择面窄，并且不能增加企业人员总数，填补后的空缺职位仍然需要从外部引进新人补充。因此，企业招聘应该以外部招聘为主要途径。

2. 选择招聘的方法 即用什么样的方法将那些合格的候选人吸引到企业来应聘。由于招聘成本在不断提高，因此企业需要利用最有效率的招聘资源和方法，寻找适当的候选人来源和选择恰当的招聘方法，是提高招聘效率和效果的关键。

招聘是一项巨大的工程，会耗费大量的人力物力。没有充足的理由，企业不可轻举妄动。一般情况下，企业或组织招聘是源于以下几种情况的人员需求：

（1）新的企业或组织成立。

（2）企业或组织发展了，规模扩大。

（3）现有的岗位空缺。

（4）现有岗位上的人员不称职。

（5）突发的雇员离职造成的缺员补充。

（6）岗位原有人员晋升了，形成空缺。

（7）机构调整时的人员流动。

（8）为使企业的管理风格、经营理念更具活力，而必须从外面招聘新的人员。

二、招聘在人力资源管理中的地位

招聘是一项为企业把关的工作，在这个过程中，如果因为制度或执行的问题将不合适的人员引进企业，不仅会增加培训等方面的困难，而且会造成过高的人员流动率，增加企业的负担。因此，招聘工作的成败对于企业来说关系十分重大。图 4-1 则显示了招聘与其他人力资源管理职能的关系。

一般来说，招聘在人力资源管理中的重要性有以下几个方面：

1. 招聘是企业人力资源管理工作的基础 一方面，人员招聘工作直接关系到企业人力资源的形成。另一方面，招聘是人力资源管理中其他工作的基础。企业人力资源管理所包括的各个环节，从招聘、培训、考核、薪酬到人力资源保护、劳动关系、奖惩与激励制度等环节中，人员的招聘是基础。如果招聘的人员不能够胜任，或不能满足企业要求，那么，企业人力资源管理的工作效益就得不到提高。

2. 招聘是企业人力资源形成的关键 无论是新成立的还是已经处于运作阶段的企业，招聘都是关系到企业发展的一项重要工作。对于新成立的企业来说，企业在前期已经投入了大量的物力、人力和时间，如果不能招到所需要的员工，企业会因缺少合适人选而无法按照预期的计划正常运营，从而造成资源的浪费。对于已经处于运作阶段的企业，一方面，由于企业总是在不断地发展壮大，对于人员的需求也随企业的不断发展而发展；另一方面，随着经济的发展，人员流动的渠道也越来越宽泛，企业中的人力资源也面临着经常性的淘汰与更新，企业需要持续不断地获得符合组织需求的合格人才的支持。

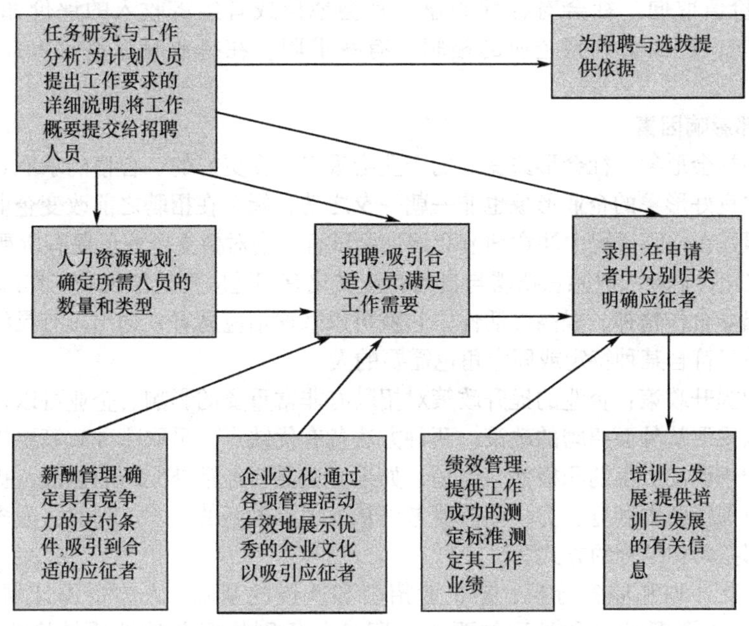

图 4–1　招聘与其他人力资源管理职能的关系

3. 成功的招聘是企业成功管理的基础　如果企业作出成功的招聘决策并留住优秀的员工，则企业的经营活动就有了成功的保证。合格的员工明白自己的工作职责，认同企业的文化和管理风格，"招聘那些符合我们企业的人"是企业进行招聘时潜在的指导思想。双方的认同感使员工的职业生涯发展与企业的发展易于融合，企业的经营压力会减小。较高的士气和低离职率易于企业营造一个稳定的、持续发展的环境。

而且，一次好的招聘策划与活动，一方面，可以吸收众多的求职者，为应征者提供一个充分认识自己的机会；另一方面，既是企业树立良好的公众形象的机会，也是企业一次好的广告宣传。成功的招聘活动，将能够使企业在求职者心中、公众心目中留下美好的印象。

三、招聘过程中的影响因素

招聘过程中会受到很多因素的影响，这些因素包括外部影响因素和内部影响因素。

1. 关键外部影响因素

（1）劳动力市场：包括整体劳动力市场和各类专业人才劳动力市场。当劳动力市场供给大于需求时，企业的招聘过程比较简单和容易，向企业申请工作的人会比较多。相反，当劳动力市场需求大于供给时，企业在招聘时需要付出更多的努力，要开辟新的招聘来源，或者更换新的招聘方法。招聘过程也受劳动力市场范围的影响。地方性的劳动力市场可以满足对一般员工的招聘，包括大多数的工人、专业技术人员、基层管理者和部分中层管理者，但对于中高层管理者和特殊人才的招聘，可能需要全国性，甚至国际性的劳动力市场。

（2）法律法规：国家颁布的有关法律、法规是引导和约束企业雇佣行为的重要因素。我国法律规定了劳动者有平等就业和选择就业的权利。《中华人民共和国宪法》和《中华人民共和国劳动法》规定，凡是具有劳动能力和劳动愿望的劳动者，不分民族、性别、宗教信仰等，享有平等的就业权；劳动者有权根据自己的专业特长和兴趣爱好，自愿参加缺员部门的招聘，并自愿协商劳动合同的期限。需要指出的是，在目前的招聘现实中，平等就业的问题还没有得到完全解决，招聘过程中的性别歧视、年龄歧视、身份歧视等情况还相当普遍。

（3）职业价值取向：社会对各种职业的社会地位或者经济收入的评价如何，会引导求职者的求职取向，进而影响到企业的招聘。有些求职者在择业时注重收入，而有些则注重工作性质。

2. 关键内部影响因素

（1）企业的社会形象：社会形象良好的企业会吸引更多更好的、合格的求职者到企业来求职或应聘。而树立良好形象的企业形象也非一朝一夕之功，指望在招聘之前改变企业的社会形象是不大可能的，但是在招聘过程中注意细节和培训面试官，会对树立企业形象有所帮助。

（2）企业文化：企业一般愿意招聘与自己企业文化有相适应的价值观和工作态度的人。例如，如果企业希望倡导合作精神，提高灵活性，它就可以来评估应聘者，选出具有灵活性和合作精神的人员，而不是只符合某种特定或固定角色需要的人。

（3）企业的提升政策：企业的提升政策对招聘有非常重要的影响。企业可以采取从内部提升的政策，也可以采取从外面招聘的政策。两种方法各有优缺点，采取哪种政策要视情况而定。内部提升政策有利于调动员工的积极性，但是，如果企业需要经常补充新的血液，提供的新的思想和创意，使企业保持活力和竞争力，就需要考虑从外部寻求新的人才。因此，大多数企业都采取内部提升与外部招聘相结合的方式。

（4）人力资源计划和职务分析：是企业招聘和选拔的基础。人力资源计划将企业的战略计划转换成对人力资源数量和类型的要求，职务分析则将职务的性质转换为对人力资源的能力的具体要求。没有人力资源计划和职务分析，招聘过程只能是对职位空缺所做出的简单反应。

实践中的人力资源

测评工具的使用

CR 公司是一家大型跨国企业，是集研发、生产、销售三位一体的实体企业。因企业发展需要，要招聘两名技术主管和一名大区经理。如何识别出适合自己企业个性的销售经理和技术方向的人才呢？知识、经历和技术把关应该不是问题，各项目经理有足够的水平来做好这项工作，但实践证明，发挥不好的人才往往不是由于因为知识背景不行，更多的是个性等综合素质不适合自己企业的工作。而人才素质测评恰好可以解决这样的问题。于是，CR 公司请来某咨询公司进行专业的测评。

在接受委托之后首先考虑了这样一个问题：在目前情况下，该公司最需要什么样的人才？经过深入的调查，我们确立了不同的选人标准。并针对这项标准，选择并开发测评工具：纸笔测验——《能力测验》《MBTI 行为风格测验》《兴趣测验》《企业文化测验》和《动力测验》用来考察应聘者的基本能力素质和发展潜力、所必备的心理素质、行为风格和在日常工作中的偏向等。评价中心技术——无领导小组讨论，用于考察分析处理问题的能力、口头表达能力、人际沟通意识与能力等。结构化面谈——考察经营观念和组织管理意识，并深入考察人际沟通意识与能力。整个测试分为三个单元，用 2 天时间。几项测验共用半天时间，无领导小组讨论用时半天。经过这两轮筛选，从 11 名候选人中确立 8 名进行结构化面谈，历时 1 天。最后我们写出详细的选拔评价报告，评价出 11 个人的差距、优势和不足，并针对大区经理和技术主管两个岗位进行选择性排序，对其中的 3 个人提出推荐意见。

看过评价和推荐报告，CR 公司的领导班子进行了认真的分析和讨论，一致认为评价非常科学并有说服力，欣然采纳了我们的建议。CR 公司还高兴地发现报告不仅对招聘的人员进行了选拔和评价，还为将来如何使用和在岗位上更好地发展提供了良好的建议。

第二节　招聘的基本流程

一、招聘原则

企业在进行人员招聘时，需要掌握一定的原则，以保证招聘工作能在一定的原则指导下进行。这些原则包括：

1. 公开原则　企业需要把需要招聘的职位名称、需要的数量、任职资格等相关信息向潜在的应聘者或者社会公众公开发布，公开进行。

2. 公正原则　要保证招聘过程中的公平性，一视同仁，不人为制造各种不平等的限制或条件和各种不平等的优先优惠政策。企业还应该正视法律中关于人权和平等的各项规定，不得制定歧视政策。

3. 战略导向原则　企业要根据战略发展规划，从长远出发，对于稀缺人才、高科技人才、拥有特殊技能的人才，要从企业的长远考虑，进行储备并提供发展条件和发展空间。

4. 综合性原则　在员工招聘中，企业应当从发展的角度出发，尽量吸引那些知识面广、综合素质高的人才，这样的人才有更好的发展前景，能够为组织的长远发展做出更好的贡献。

5. 能级原则　按照人适其事、事宜其人的原则，根据个体间不同的素质和要求，将其安排在各自最适合的岗位上，做到人尽其才，物尽其用。即要保证公正要求与员工素质相匹配，岗位和岗位之间相匹配。

二、人员招聘与录用的系统过程

人员招聘工作是一项系统工程。完善的招聘工作过程或程序是人力资源管理的经验总结，也是每家企业做好招聘与录用工作的保证，具体而言，该工程由三个相互关联而又各自独立的操作系统组成。人员招聘系统运行的每个组成部分都是为了保证公司人员招聘与录用工作的质量，为企业选拔合格人才。

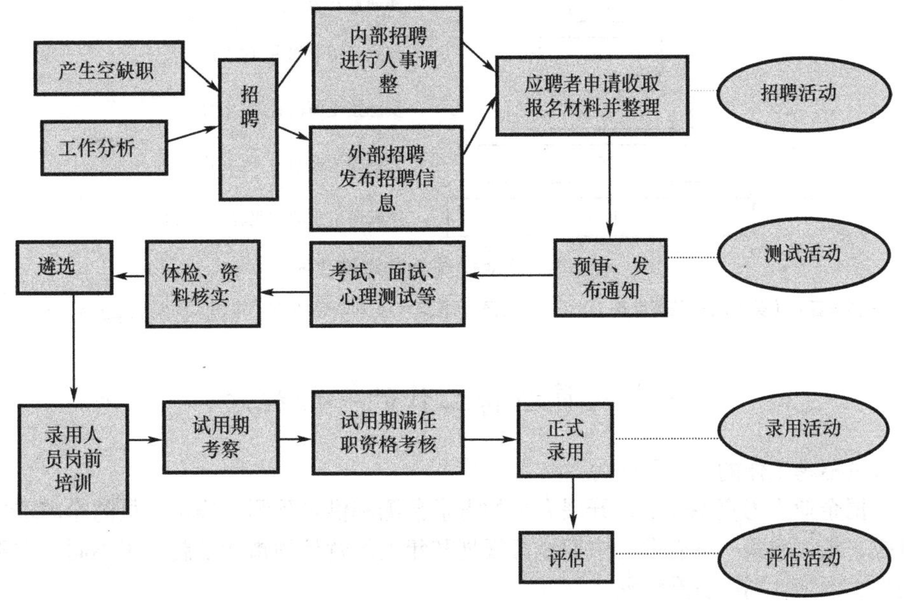

图 4-2　人员招聘的系统过程

这三个系统就是：人员招聘与录用的总过程，招聘面试与测试人员过程和人员录用的过程。人员招聘与录用总过程具体包括招聘、选拔与测试、录用、评估等四大方面，如图 4-2 所示。

在招聘的过程中，企业需要完成以下几个方面的重要工作：

1. 明确招聘需求 企业的招聘一定要根据人力资源规划和当前的工作需要，明确有哪些空缺岗位需要招聘合适的人才来填补。

2. 工作分析 企业招聘需要寻找和吸收合适的候选人，如果对所要填补的工作职位定义模糊，招聘就很难取得令人满意的效果。无论是填补一项已有的工作还是新工作，为了让招聘效果更好，首先都要对工作的要求进行明确，并据此提出详细的职位说明书，并需明确提出该职位所需的主要关键才能或胜任特征，从而明确候选人必需的素质要求。

3. 组建优秀的招聘团队 在招聘前一定要让有招聘经验和招聘能力的人员组成招聘团队，这是保持招聘有效性的前提。一般情况而言，招聘工作是由企业的人力资源管理部门和具体用人部门共同协作完成的，具体招聘的人选因职位的不同而有所不同。这就需要招聘团队的人员构成多元化和多样化。有研究表明，招聘人员对于工作和组织的了解程度、对申请者的尊重和热情接待的程度，对于组织树立良好的形象，提高招聘成功率很有帮助。

4. 确定招聘渠道 企业还需要确定合理的招聘渠道，即哪些职位从外部招聘，哪些职位从内部招聘。虽然内部招聘相对最为普遍，但外部招聘也是必不可少的，也是企业非常重要的任务。外部招聘的职位一般包括：空缺的初级岗位、现有员工所不具备相应技术的职位、需要吸收新思想和不同背景的岗位。

5. 发布招聘信息 根据现有的招聘渠道，企业要有针对性地选择发布招聘信息的媒体，一方面让尽可能多的人了解到组织的用人需求，另一方面也要注意发布信息的成本和传播效果。

6. 招聘效果评估 招聘工作完成后，企业还要对整个招聘过程进行评估，以总结经验和发现不足，以作为未来招聘工作的参考。评估内容包括：招聘的成本和效益评估、招聘的时间评估、招聘的质量与数量评估。

有一种被称作“招聘筛选”金字塔的方式可以帮助确定为了雇佣一定数量的新员工，需要吸引多少人来申请工作。图 4-3 中金字塔形状的图案显示了最终雇佣的新员工与候选人之间的比例关系。

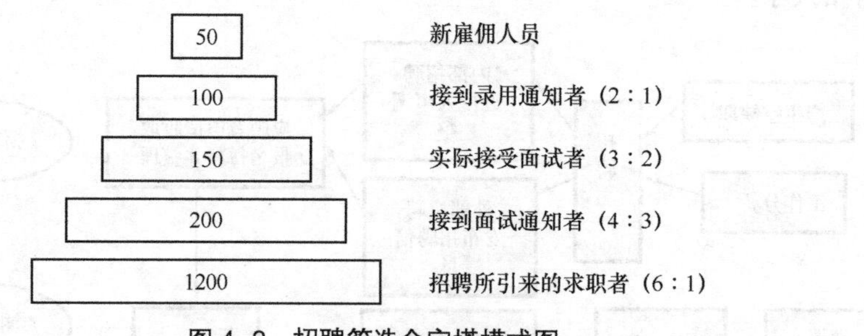

图 4–3 招聘筛选金字塔模式图

资料来源：（美）加里·德斯勒著.2002 人力资源管理.第六版.刘昕译.北京：中国人民大学出版社，125

三、人员招聘工作的一般程序

企业人员招聘工作的一般程序为：

（1）根据企业人力资源规划，开展人员的需求预测和供给预测。确定人员的净需求量，并制定人员选拔、录用政策，在企业的中期经营规划和年度经营计划指导下制定出不同时期不同人员的补充规划、调配计划、晋升计划。

（2）依据工作说明书，确认工作的任职资格及招聘选拔的内容和标准。据此再确定招聘甄选的技术。

（3）拟定具体招聘计划，上报企业领导批准。

（4）人事部开展招聘的宣传广告及其他准备工作。

（5）审查求职申请表进行初次筛选。

（6）面试或笔试。

（7）测验。

（8）录用人员体检及背景调查。

（9）试用。

（10）录用，签订劳动合同。

图 4-4 是某医药外资企业员工招聘录用的程序：

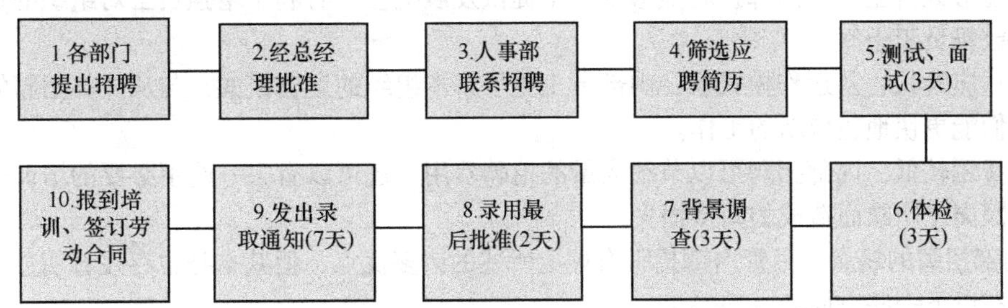

图 4–4　某医药外企的员工招聘录用的程序

实践中的人力资源

孙先生的面试邀约——如何提高招聘面试邀约率

孙先生作为深圳一家医药公司的人力资源部经理，从 2010 年 7 月入职到 2013 年，差不多做了 3 年的招聘工作了，在平常的招聘工作中也经常碰到应聘者答应来面试，但是实际上不来的情况。有时候甚至孙先生还协调了公司高管来协助面试，因为面试人员不到，耽误了领导的时间。为此，孙先生没有少被批评。为解决这个问题，孙先生对部分约而不到人员进行了电话回访，部分人员表示，有的对公司招聘的职位不了解，有的认为公司太远，有的认为自己对面试流程不了解，还有的认为电话邀约不礼貌……那为什么会出现招聘面试邀约低的情况？

案例分析：面试邀约，是企业经过简历筛选后对候选人员发出的正式的面试邀请。用人单位在人才市场中处于主动的地位，但是为了招揽优秀的求职者，依然需要表现出对人才的尊重。从开始邀约其面试一开始，就要力图保持对候选求职者的吸引力。面试邀约不成功，除了公司的知名度，公司的地点、职位外，更多的是用人公司的面试邀约技巧，还有面试安排，沟通技巧也有重要的影响。做好面试邀约，往往能提高面试成功率。

本案例中，孙先生应该分析面试邀约的过程，沟通的技巧，并改进相关做法。第一，建议做好电话沟通，明确岗位职责和工作要求，了解候选人的意愿。第二，确认初试的具体时间和地点，面试人员安排（特别是领导面试）。第三，对应聘者感兴趣的公司的相关信息以邮件形式发送至其邮箱再做答复。第四，预约复试的时间、地点和面试人。第五，在正式面试前，再做一次沟通确认。通过对整个面试邀约过程环节的设计和优化，能够提高面试的邀约成功率。

第三节　招聘的渠道与方法

当企业确定了人员需求后，首先应考虑从哪里获得所需要的人员，即要考虑招募渠道和来源。为了把优秀、合格的人员招聘进企业，招聘的渠道可宽一些，但随之招聘的费用也将增加。如果采用窄的招聘渠道，招聘费用可减少，候选人员也将减少。企业人员补充有内部补充和外部补充两个方面的来源，即通过内部招聘或者外部招聘来完成。

一、内部招聘

内部招聘是通过内部晋升、工作调换、工作轮换、人员重新聘用等方法，从企业内部人力资源储备中选拔出合适的人员补充到空缺或新增的岗位上去的活动。

1. 内部招聘的优点 内部招聘具有以下优点。

（1）准确性高：从招聘的有效性和可信性来看，企业一般对于内部员工的了解比较多，管理者对于内部员工的性格、工作动机、发展潜能等方面的了解往往有比较客观和比较真实的看法，因此招聘的成功率更高。

（2）能够鼓舞士气：内部招聘能够给员工提供发展机会，有利于增强员工对组织的责任感，从而能够鼓舞员工士气。

（3）适应性快：从运作模式看，内部员工更了解本组织的运营模式，与从外部招聘的新员工相比，他们能更快地适应新的工作。

（4）费用较低：内部招聘可以节约大量的招聘费用，还可以省去一些不必要的培训项目，减少了组织因岗位空缺而造成的间接损失。

2. 内部招聘的缺点 尽管内部招聘有如上所述的诸多优点，但其本身也存在着明显的不足，主要表现在以下一些方面。

（1）因处理不公、方法不当或员工个人原因，可能会在组织中造成一些矛盾，产生不利的影响。内部招聘需要竞争，竞争的结果必然会有成功和失败，而失败者会占大多数。如果在招聘过程中，存在着一些按资历不按能力或者其他的一些不正之风的事情，往往会给组织带来矛盾，让员工的士气被挫伤。

（2）被提升的人员可能会面临艰难的角色转换问题，特别是在过去的同事、朋友成为下级的情况下。

（3）容易近亲繁殖，抑制创新。这是内部招聘的最大缺点。同一组织内的员工有相通的文化背景，可能会产生“团体思维”现象，抑制个体创新。还可能会因为缺乏新人和新思维的输入，让企业逐渐产生一种趋于僵化的思维意识，这不利于组织的长期发展。

3. 内部招聘的主要方法 内部人员的招聘方法主要包括：推荐法、档案法及布告法等。

（1）推荐法：是由本企业员工根据单位和职位的需要，推荐其熟悉的合适人员，供用人部门或人力资源部门进行选择和考核。它既可用于内部招聘，也可以用于外部招聘。因推荐人对用人部门与被推荐者双方比较了解，也使组织很容易了解被推荐者，所以它比较有效，成功率也较大。

（2）档案法：企业人力资源部门都有员工的档案，从中可以了解员工的各种信息，帮助用人部门或人力资源部门寻找合适的人员补充空缺的职位。尤其是建立了人力资源管理信息系统（HRMIS）的企业，则更为便捷、迅速，并可以在更大范围内进行挑选。档案法只限于员工的客观或实际信息，如员工所在职位，教育程度、技能、教育培训经历、绩效等信息，而对主观的信息如人际技能、判断能力、正直等难以确认，而对很多工作而言，这些能力是非常重要的。

（3）布告法：也称张榜法，它是内部招聘最常用的方法，尤其是对非管理层的职位而言。企业在确定空缺职位的性质、职责及所要求的条件等情况后，将这些信息以布告的形式公布于组织中，使所有的员工都能获得信息。所有拥有这些资格的员工都可以申请或“投标”该职位，人力资源部门或用人部门筛选这些申请，最合格的申请人被选中进行面试。

二、外部招聘

1. 外部招聘的优点　企业需要经常不断地从外部招聘员工，特别是当需要大量地扩充其劳动力时。相对于内部招聘，外部招聘的成本较大，也存在着较大的风险，但它具有以下优势。

（1）能带来新思想和新方法：通过从外部招聘优秀的技术人才和管理专家，可以在无形中给组织原有员工施加压力，激发斗志，从而产生"鲶鱼效应"。特别是在高层管理人员的引进上，这一优点尤为突出，因为他们有能力重新塑造组织文化。

（2）有利于招聘一流人才：外部招聘的人员来源广，选择余地很大，能招聘到许多优秀人才，尤其是一些稀缺的复合型人才。这样可以节省内部培训费用。

（3）有利于树立企业形象：外部招聘也是一种很有效的交流方式，企业可以借此在员工、客户和其他外界人士中树立良好的形象。

2. 外部招聘的缺点　外部招聘同样也存在一些不足，主要表现在以下几个方面。

（1）筛选难度大，时间长：组织希望能够比较准确地了解应聘者的能力、性格、态度、兴趣等素质，从而预测他们在未来的工作岗位上能否达到组织所期望的要求。虽然企业可以采取多种多样的方法来进行招聘，但这些方法各有各的优势，同时也存在不同程度上的缺陷，这就使得录用决策耗费的时间较长。

（2）进入角色慢：从外部招聘来的员工需要花费较长的时间来进行培训和定位，才能了解组织的工作流程和运作方式，增加了培训成本。

（3）招聘成本高：外部招聘需要在媒体上发布信息或者通过中介机构招聘，一般需要支付一笔费用，而且由于外部应聘人员相对较多，后续的挑选过程也非常的繁琐与复杂，不仅耗费巨大的人力、财力，还占用了很多的时间，所以外部招聘的成本较大。

（4）决策风险大：外部招聘很容易因为一些外部的因素而做出不准确的判断，或者因为存在晕轮效应、感情效应等主客观原因而使得决策并不十分准确。

（5）容易打击内部员工的士气：如果组织中胜任的人未被选用或提拔，即内部员工得不到相应的晋升和发展机会，内部员工的积极性可能会受到影响。所以外部招聘的职位一定要慎重。

3. 外部招聘的方法　主要有广告招聘、校园招聘、借助人才中介招聘、人员推荐、网络招聘等。

（1）广告招聘：这是企业常用的一种招聘方法，其形式有在报纸、杂志、电视、电台或因特网上发布招聘广告。广告招聘的优点是：信息面大、影响广、可吸引较多的应聘者；缺点是广告费昂贵，由于应聘者较多，招聘费用也随之增加。

招聘广告一般可以包括以下内容：企业的基本情况；是否经过有关方面的批准；招聘的职位、数量与基本条件；招聘的范围；薪资与待遇；报名的时间、地点和方式，以及所需的资料；其他有关注意事项。

（2）校园招聘：每年有大批应届生毕业，为企业招聘工作提供了大量的人选。职工招聘对象中有两类人员：一类是经验型，另一类是潜力型，应届生属于后者。一批青年人进入企业，给企业注入了活力，带来了生气，由于他们缺少实际工作经验，故企业必须要对他们进行培训。一些大公司还对新进公司的应届大学生，采用评价中心技术进行评估，选出发展潜力大的优秀者予以重点培养，若干年后不少人成了公司的高级管理人员。

校园招聘的显著好处就是有利于企业找到相当数量的具有较高素质的合格申请者。不足之处则是毕业生缺乏实际工作经历，对工作和职位的期望值高，容易产生较高的流失率。为了保证校园招聘的效果，这就要求企业精心选择学校，对招聘者进行培训，和高等院校建立良好的关系，实施大学生实习计划以及考虑在招聘的时候采用真实工作预览的策略。

（3）借助人才中介招聘：随着人才流动的日益普遍，各类人才交流中心、职业介绍所、劳动力就业服务中心等就业中介机构应运而生。借助这些中介机构，单位与求职者均可获得大量的信息，同时也传播各自的信息。这些机构通过定期或不定期地举行交流会，使得供需双方面对面进行商谈，缩短了应聘与招聘的时间。常见的中介机构包括人才交流中心、招聘洽谈会、职业介绍所。职业介绍所又称猎头公司，为企业选拔中高级管理人员、技术人员提供了服务。人才交流市场则为企业招聘一般人员提供了方便。

（4）人员推荐：一般指本企业员工推荐或关系单位主管推荐。这种招聘方式的优点是：由于是熟人推荐，所以招聘应聘双方在事先已有进一步的了解，可节约不少招聘程序和费用，尤其是对关键岗位的职缺人员，如专业技术人员等，常用此法；缺点是由于是熟人推荐，有时会有碍于情面，而影响招聘水平。如果此类录用人员一多，易在企业内形成裙带关系，给管理带来困难。

（5）网络招聘：是一种新兴的招聘渠道，它是指企业通过网络渠道来获得应聘人员的资料，从而选拔合格员工的方式。企业可用两种方式通过网络来进行招聘。一种方式是在企业网站上建立一个招聘渠道，由企业自己来进行求职者资料的获取和筛选；另一种方式是委托专业的招聘网站进行招聘，最后再进行验证测试即可。

招聘网站其实是一种新型的网上职业中介机构，它通过计算机技术，在求职者和企业之间建立了一种方便沟通的桥梁。

1）它通过数据库技术，实现对庞大的求职者资料和企业职位空缺资料进行管理，可以方便地增加、修改和删除这些资料；

2）它通过网络技术，实现异地用户之间的信息传递；

3）它通过搜索技术，使资料的查询、求职者与职位空缺之间的匹配更加迅速、便捷。

因此，从企业管理的角度来看，互联网招聘不仅给人力资源管理带来了新的理念和新的模式，还让人员招聘方式也产生了深刻的变化。

三、招聘工作的评价

企业应该对招聘工作进行评价，原因很简单，是为了提高以后招聘工作的效率。同时，由于企业用于招聘过程及其相关活动的费用和时间不菲，因此也需要对资源的利用效果做出评价。招聘工作评价的内容有：

1. 申请人数量 制定招聘计划的目的是吸引大量可供选择的申请人，因此申请人的数量应该作为评价招聘工作的首要问题，即申请人的数量是否足以填满全部职位空缺。

可以用应聘率指标来反映申请人的数量。应聘率除了可以反映申请人的数量外，同时也可以反映劳动力市场的供求情况和空缺职位的吸引力。应聘率越高，表明可供挑选的人越多，越容易选到合适的人选。应聘率的计算公式为：

$$应聘率=\frac{应聘人数}{计划招聘人数}\times 100\%$$

2. 申请人质量 除了数量外，另一个需要考虑的问题是申请人中符合资格者是否足以填满全部职位空缺，即这些申请人是否符合工作要求以及是否有能力从事这些工作。

可以用录用率指标来反映申请人的质量。录用率是反映从参加招聘的人中最终录用的人员所占比例情况。如果录用率越小，相对来说，录用者的素质越高；反之，则可能录用者的素质较低。

$$录用率=\frac{录用人数}{应聘人数}\times 100\%$$

3. 平均招聘成本 因空缺职位的数量而异，对该项问题的评价主要是考察用于某项招聘媒介的费用是否过高。如果企业每年花费在某项媒介上的费用过大，以成本效益衡量可能并不合算。

计算招聘成本时，除了要计算直接的招聘费用，如招聘人员的工资、广告刊登费、差旅费、中介机构委托费、通讯费、办公费外，还应该包括临时设施和设备的租赁费、新员工的培训费、不合格员工的辞退费用以及再招聘费用等间接成本。

$$\text{人员招聘成本}=\frac{\text{招聘总成本}}{\text{招聘人数}}\times 100\%$$

4. 招聘完成率　是录用人员和计划招聘人数的比值，是反映招聘完成情况的一个指标。一般来说，该指标越接近于 1，则招聘的效果越好。如果招聘完成比等于或大于 100%，则说明在数量上全面或超额完成招聘计划。

$$\text{招聘完成率}=\frac{\text{录用人数}}{\text{计划招聘人数}}\times 100\%$$

通过招聘工作评价，可以帮助企业发现各种招聘方法、招聘来源之间的差异，找出更省时、省力的招聘方法。因此，企业应该保存完整的招聘记录并经常进行分析研究，不断改进工作，提高招聘的效果和效率。

实践中的人力资源

强生公司微博、微信等新型招聘渠道的最佳实践

瞿娜女士目前担任强生公司中国区招聘副总监职务，她带领一支 15 人的招聘团队全面负责强生在华的人才搜寻工作，以及制药所有业务部门的社会招聘、校园招聘、招聘系统搭建、招聘渠道管理和创新、海外招聘项目以及企业雇主品牌的建设和宣传工作。

2011 年，瞿娜女士从公司的业务伙伴角色转到招聘负责人，接手搭建招聘团队。她管理的招聘团队在一年间从 3 个人发展到 12 个人，负责公司所有类型的招聘和雇主品牌宣传。随着招聘团队的扩大，如何更加有效地高质量地完成公司的招聘工作，加强自主搜寻帮助公司减少招聘成本成为团队工作的目标所在。在此背景下，瞿娜女士带领团队开始尝试新型招聘渠道。3 年多来，团队招聘能力建设不断加强，工作职责也不断扩大，团队不断用新的招聘渠道来降低猎头使用的费用，节约招聘成本，同时扩大公司的人才库。目标：通过新型招聘渠道，以及加大自主搜寻的力度，逐步减少猎头使用比例。争取把猎头的使用率降低 50%。新型招聘渠道个人负责制：与传统的招聘环节不同，公司把招聘团队分为两个小组，担当不同的角色。一个团队是 Recruiter，指招聘员，主要是做客户衔接；另一个是 Sourcer，指搜寻员。所有的渠道管理工作，包括新型渠道都在 Sourcer 团队集中负责，在这个团队中，不分级别，首先鼓励大家主动申请，按照渠道的特点，结合分配，每个员工都有机会去全权负责某一个具体渠道，包括完全负责该渠道的接洽、分析、维护、追踪、有效性的评估，以及渠道的拓展，还包括教整个团队如何更有效地使用这种渠道，并定期组织相关培训和总结会。

（一）微博招聘

①速度快：微博作为影响力最为广泛的网络新媒体，可以将招聘信息从一个点发散给所有人，尤其在学生群体中，其传播速度非常之快。可以直接将招聘信息传递给目标群体。②成本低：除了日常的维护之外，该渠道基本不需要额外成本。③互动多：留言私信等方式可以灵活互动，及时了解候选人的信息和想法。

微博招聘的挑战：潜在的挑战主要是对评论的控制，由于微博是自由言论，所以可能产生一些不恰当的评论，对关注公司的其他人产生误导。解决方案：瞿娜女士认为，不能因为微博有风险就不去做，不断创新应该是招聘人员所坚持的理念。团队会坚持去尝试，同时也会努力把不可控变得可控。曾经就有位校园招聘会中的应聘者因为投递简历后迟迟没得到回复而在微博上发表一些负面的留言，瞿娜女士知道后，与校园招聘的同事沟通，经核查后，马上跟这位应聘者打电话沟通，告知应聘者实际情况，最后应聘者对于答复表示满意并删除了留言，也没有再宣传负面消息。瞿娜女士说，候选人更关注的是有没有机会，公司使用微博以来，恶意留言的情况其实非常少，如果有粉丝提出意见，公司通过积极沟通也是可以解决的。

（二）微信招聘

强生从 2013 年开始使用微信招聘，在这一年中，共有 140 多位候选人申请职位，其中成功录用 5 位。微信招聘的开展目的：①为了与微博的校园招聘良好地结合，微信招聘目前主要的面向人群是初级管理者和中层管理者。②在公司有了新的招聘职位之后，微信渠道负责人会将设计的招聘信息发送到招聘团队的微信群，经过团队修改之后，将招聘信息通过朋友圈的形式转发。公司其他部门的员工也会进行转发。由于现在官方微信的申请仍在公司高层的审批之中，所以目前主要是公司员工以个人身份进行转发。③公司每两个月会根据实际情况在微信上以不同主题宣传招聘信息。例如，模仿前段时间热播的《来自星星的你》，以《来自强生的男神女神》为主题，将公司一些年轻时尚的，并也在招聘下属的业务经理的照片设计成稿，让大家感受到强生的活力，同时会加强大家对强生的认知，从而引起大家对职位的关注。还有一期以怀旧为主题，把招聘的职位写在小黑板上，拍成照片发在微信上，引起大家对学生时代的怀恋，产生共鸣。这些活动可以加强候选人的兴趣，同时通过转发进行了一个宣传，增加了雇主品牌影响力。

微信招聘的优势：①时间投入少，由于使用微信可以利用碎片化时间，Recruiter 可以在休闲的时间转发招聘信息，不用占用太多的整块时间。时间投入小，而且能迅速把招聘信息对外传播；②资金成本低，传统招聘网站公布职位都会收费，广告费至少几万，而微信招聘都是公司员工自己宣传、成本较低；③成功率较高，由于微信好友都是较为熟悉的人，一旦有候选人申请，成功的可能性很大。尤其是在销售和市场，以及后台支持部门的成功率较高。

微信招聘的局限：由于微信只能在加为好友后才能建立联系，所以传播范围有一定的限制。

新型招聘渠道的成果：强生 2013 年的招聘中，通过新型招聘渠道降低了 120%的招聘成本，猎头使用率从 20%降低到 5%。

对新型招聘的建议：招聘团队不可取代的价值是搜寻人才的能力，对人才了解和评估的能力以及对人才布局和策略影响的能力。其中，搜寻人才的能力是根本，也是业务非常需要的。自主搜寻人才的难度不小，无论是在简历库的数量以及激励方案上可能都不如猎头公司。这需要一个过程，而尝试新型招聘渠道是一种创新的态度，即使有很多未知，并没有太多经验可以借鉴，但还是要坚持不懈，不要放过任何可能性。

第四节 选拔录用

一、员工选拔的方法与技术

员工选拔的方法和技术有很多，比较常用的有笔试、心理测试、面试、评价中心。

1. 笔试 主要用于测试求职者的基本知识、专业知识、管理知识以及综合分析能力、文字表达能力等方面的差异。笔试是使用频率非常高的一种人才选拔方法，相对很节省时间，成本也较低，效率较高，对求职者知识、技术、能力的考察信度和效度较高。但是笔试也有其缺点，它不能全面考察求职者的工作态度、品德修养和其他的一些隐性能力，所以笔试往往被作为其他选拔方法的补充或初步筛选的方法。许多企业把面试作为人员选拔的第一道关口。

2. 心理测验 就是在人力资源选拔中使用由心理学家编制的、具有较高信效度的、科学的心理量表，来考察求职者素质和特点的评价方法。心理测验具有信度和效度高、标准化程度高和客观性强等三个优点，它一般包括知识测验、能力测验、人格测验和工作动力等方面内容。

（1）知识测验：所谓知识测验，就是通过测验的方式把申请者的知识水平进行评价的人员测评方法，知识测验往往是通过笔试的方式来实现的。它的特点是灵活、系统、容量大，并且信效度高、经济、快速、高效。知识测验的笔试可以灵活地设置考试科目和考试内容，而一份测试题中的知识点可以根据实际需要不断增多。同时，知识测验如果严格按照心理测验的基本原理进行设计，其标准化考试的信效度都是比较高的。知识测验可以同时进行大规模的测试，也可以很快得出测验结果，效率很高。所以，知识测验伴随着人类社会的进步发展到现在，在社会的教育和选拔体系中起着举足轻重的作用。

（2）能力测验：能力是人完成某种工作所必需的心理特征。能力可分为一般能力和特殊能力。一般能力是指在不同类型活动中表现出来的共同能力，如观察力、注意力、想象力等。智力就属于一般能力范畴。特殊能力是指人们从事特殊职业或者专业需要的能力。其中有一般能力（智力）测验。韦克斯勒智力测验是由美国 David Wechsler 于 1939 年主持编制的，是目前世界上应用最广泛的智力测验量表。瑞文标准推理测验（SPM）是由英国心理学家瑞文 1938 年编制的非言语智力测验。它的主要任务是要求被测试者根据一个大图形中的符号或图案的规律，将适当的图形填入大图形的空缺中。自其问世以来，许多国家对它做了修订，直到现在仍广泛使用，其有着重要的理论意义与实用价值。此外还包括能力倾向测验（主要有一般能力倾向测试、鉴别能力倾向测试、言语理解、数量关系、逻辑推理、综合分析、知识速度等）、特殊能力测试和情绪智力测验等。

（3）人格测验：

1）大五人格测验：大五人格为多数心理学家所认可，认为它是影响行为的五个核心人格特质。这五个因素分别反映了人格的一般心理倾向（内外倾向性）、人际关系倾向（社交性）、对规则认同与遵循倾向（责任感）、情绪反应性（情绪稳定性）和智能倾向。大五人格可以简称为 OCEAN，也被称为人格的海洋，蕴涵着它的通用性。

2）明尼苏达多人格测试：是由美国明尼苏达大学心理学家哈兹威（S.P.Hathaway）与精神科医生麦（J.C.McKinley）于 1940 年编制的自我报告式的个性量表。其包括卡片式、手册式、录音带形式及各种简略式（题目少于 399 个）、计算机施测方式。既可个别施测，也可团体施测。题量：566（其中有 16 道重复，实际题量为 550）个。

3）卡特尔 16 种人格因素测验：16 种人格因素问卷是由美国伊利诺州立大学人格及能力测验研究所卡特尔教授编制地用于人格检测的一种问卷，简称 16PF。卡特尔根据自己的人格特质理论，运用因素分析方法编制了这一测验。卡特尔认为：人的行为之所以具有一致性和规律性就是因为每一个人都具有根源特质。为了测量 4500 个用来描述人类行为的词汇，从中选定 171 项特征名称，让大学生应用这些名称对同学进行行为评定，因素分析后最终得到 16 种人格特质。卡特尔认为这 16 种特质代表着人格组织的基本构成。

（4）工作动力方面的测验

1）成就动机测验：成就动机理论是美国哈佛大学教授戴维·麦克利兰（David·C·McClellan）通过对人的需求和动机进行研究，于 20 世纪 50 年代在一系列文章中提出的。麦克利兰把人的高层次需求归纳为对成就、权力和亲和的需求。他对这三种需求，特别是成就需求做了深入的研究。麦克利兰认为，具有强烈的成就需求的人渴望将事情做得更为完美，渴望提高工作效率，渴望获得更大的成功，他们追求的是在争取成功的过程中克服困难、解决难题、努力奋斗的乐趣，以及成功之后的个人的成就感，他们并不看重成功所带来的物质奖励。麦克利兰发现高成就需求者有三个主要特点：高成就需求者喜欢设立具有适度挑战性的目标，不喜欢凭运气获得的成功，不喜欢接受那些在他们看来特别容易或特别困难的工作任务。高成就需求者在选择目标时会回避过分的难度。高成就需求者喜欢多少能立即给予反馈的任务。

2）职业兴趣测验：霍兰德认为，个人职业兴趣特性与职业之间应有一种内在的对应关系。根据兴趣的不同，人格可分为研究型（I）、艺术型（A）、社会型（S）、企业型（E）、传统型（C）、现实型（R）六个维度，每个人的性格都是这六个维度的不同程度组合。然而，大多数人都并非只有一种性向（例如，一个人的性向中很可能是同时包含着社会性向、实际性向和调研性向这三种）。

霍兰德认为，这些性向越相似，相容性越强，则一个人在选择职业时所面临的内在冲突和犹豫就会越少。

3. 面试 所谓面试，是指经过精心设计，有目的地在特定场景下以面对面的交谈与观察为主要手段，由表及里评价申请者相关素质的一种人员评价方法。面试是人力资源招聘和选拔中经常使用的一种测评方法，它是使用最为广泛的人员评价方法。在人力资源招聘和选拔中，主要有两类面试：一是在招聘阶段吸引申请者的筛选性面试（screening interview）；二是在选拔阶段的选拔性面试（selection interview）。详细内容将在后面单独介绍。

4. 评价中心技术 评价中心是指从多角度对个体行为进行标准化评估的各种方法的总称。它使用多种测评技术，通过多名测评师对个体在特定的测评情景中表现出的行为作出判断，然后将所有测评师的意见进行汇总，从而得出对个体的综合评估。简单地讲，评价中心就是将受评人置于一系列模拟的工作情景中，由专业考评人员对其各项能力进行考察或预测，了解其是否胜任该项工作岗位要求的测量和评定的方法。评价中心技术有很多，包括无领导小组讨论、公文筐测试、角色扮演法、案例分析等。它非常适合于中、高层管理人员的选拔。

（1）无领导小组讨论（leaderless group discussion，LGD）：是评价中心技术的主要组成部分，由一定数量的一组被评人（6～9 人），在规定的时间内（约 1 小时）就给定的问题进行讨论，讨论中每个成员处于平等的位置，并不指定小组的领导者或主持人。它通过松散群体讨论的形式，快速诱发人们的特定行为，并通过对这些行为的定性描述、定量分析及人际比较来判断被评价者的个性特征。无领导小组讨论被认为是企业招聘、选拔中、高层管理人才的最佳方法。

无领导小组讨论的目的主要是考察求职者的组织协调能力、领导能力、人际交往能力与技巧、想象能力、对资料的运用能力、辩论说服能力以及非语言的沟通能力等，同时也可以考察求职者的自信心、进取心、责任感、灵活性以及团队精神等个性方面的特点及风格。有研究表明，无领导小组讨论对于管理者集体领导技能的评价非常有效。

无领导小组成功的要点在于：①评价者要具备较丰富的知识和经验：要对评价者进行培训和选择，同时还要规范评分要素和评分表，尽量减少误差。②被评价者要有机会充分展现自己：无领导小组注重挖掘被评估者的内在素质。因此，被评价者要能根据题目尽量表现自身能力。③在题目设计上，要根据工作内容，难度适中；同时要具有一定的冲突性，如图 4-5 所示。

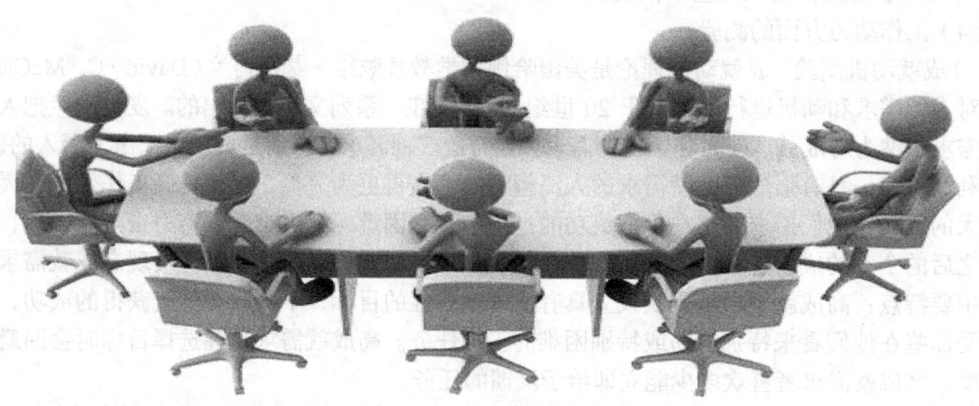

图 4-5 无领导小组讨论

实践中的人力资源

城市拥堵支招

国庆长假期间交通拥堵现象极为严重，相关部门称：高速路上乱并线以及司机不专心驾驶，边走边拍发微信、刷微博导致交通事故频发，是高速路拥堵的主要原因。且不论堵车是何原因，随着生活水平的逐步提高，城市里的车也越来越多，交通拥堵已经成为我国的心病。

假如你是某城市分管交通的领导，你会采取哪些措施解决交通拥堵问题？请同学们选出记录员一名后进行小组自由讨论（30分钟）；在规定时间内得到一致结果，并选派一位代表陈述讨论的结果并说明理由（时间控制在3分钟内）。

注意：讨论时可以进行简要的记录并选择使用房间内可以利用的设备和资源。主持人将通知你何时开始和结束讨论。

（2）公文筐测试：它是评价中心最常用最核心的技术之一。该测试一般让求职者扮演组织中某一重要角色（需要选拔的岗位）。工作人员把事先准备好的资料交给求职者，这些资料是该组织所发生的实际业务和管理环境信息，包括财务、人事、市场信息、政府的法令公文、客户关系等十几份材料，要求在规定时间内对各种材料进行处理，做出决策，形成公文处理报告。通过求职者在规定条件下处理过程的行为表现和书面报告，评估其计划、组织、预测、决策和沟通的能力。

该测试非常适合对管理人员、行政人员进行评价，操作也比较简便，具有灵活性，可以根据需要设计问题。公文筐中的成绩与实际工作表现有很大的相关性，对求职者的未来工作绩效有很好的预测能力，每个受试者在平等的条件和机会下接受测试，还能够多维度评价个体。

公文筐测试的缺点在于：耗费的时间比较长，一般需2～3小时，编制公文筐的成本很高，评分主观性强，求职者需要单独作答，很难看到他们与他人交往的能力。

实践中的人力资源

企业管理研讨会

童总：

收到一份通知，本月30日将在北京饭店召开北京地区大型企业管理研讨会。届时到会的均为各企业总经理或副总经理以及国内外一些管理专家和学者。总裁已经安排了时间，并且希望和你共同参加，您的时间安排如何，是否决定参加？请回复，以便及早做好安排。

开会时间：

12月30日　　上午：8:00～11:30

下午：13:30～16:30

助理　李小军

12月25日

电话通知童总派员参加会议，并提出如下要求：

（1）会议研讨内容与我公司所正在开展的工作密切相关，参会有利于提升工作质量。

（2）这次会议规模大、层次高，有利提升公司形象。

（3）有助于学习其他公司和专家的经验。

（4）可以丰富和提升参会人员的专业知识。

（5）可以发现人才，丰富我公司人才信息库。

（6）需做好参会的有关准备工作：①做好参会的资料准备；②确定食宿及交通事项；③安排好参会人员参会期间的工作，以利参会人员作预安排；④会后要做好会议精神的传达和学习。

确定要参加此次研讨会，做好如下准备。

1. 参加会议的原因如下：

（1）可以学习同行业工作经验，吸取专家经验。

（2）可以扩大公司影响，树立公司良好社会形象。

（3）可以发现专业人才，扩大人才信息库资源。

（4）可以提高人力资源管理专业水平。

2. 了解研讨会内容、议程，准备相关资料。

3. 合理安排好会议期间的日常工作。

4. 请秘书做好相关会议准备。

（3）角色扮演法：是一种比较复杂的测试方法，它模拟一个管理场景，多个求职者分别扮演一定的角色，模拟实际工作中的一系列活动。例如，在某个管理决策活动中，有人扮演总经理，有人扮演销售部经理，有人扮演技术部经理，大家在一起分工合作。通过这种模拟，能够有效考察求职者的实际工作能力、团队合作能力、创造性、组织协调能力等，并且效度较高。

（4）案例分析法：是指让被评价者掌握案例的背景条件，根据指定的社会角色进行一系列的分析和决策，从而对被评价者进行评价的人力资源评价方法。案例分析法具有较好的表面效果，可以对工作实践进行很好的模拟，适合于进行人员选拔。它具有四个特点：一是案例分析法适应的对象为中高层管理者；二是案例分析法施测方式灵活，既可以进行个别测试，也可以进行团体测试；三是案例分析法的操作方便、成本较低；四是案例分析法在功能上与其他评价中心技术一样，也可用于领导力开发。但是，案例分析法有两个难点：一是案例的编写和设计比较困难；二是案例分析法的评价标准比较难于开发。

二、选拔方法的科学性标准

选拔是要从诸多候选人中挑选出最适合空缺职位的人，实现人员和职位的最佳匹配。成功的选拔能够增强组织的生存能力、适应能力和发展能力，因此人力资源选拔决策应该是高质量的。但是，选拔是一种预测行为，它设法预见聘用哪位申请者会确保工作成功，只能根据一定的标准和特征来选拔自认为合适的人才，但这本身是存在着风险的，也不能保证一定是准确的。选拔过程将会产生四种可能结果，如图4-6所示。

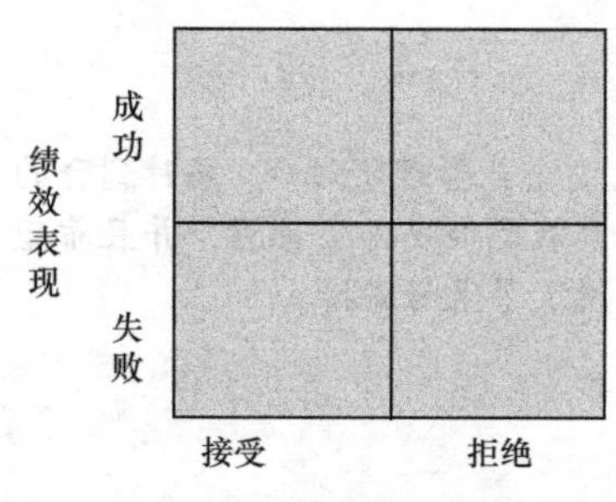

图 4-6 人员选拔过程的四种可能结果

人员选拔的目标是决定哪些人可以加入组织，哪些人不适合在组织中任职。准确地讲，选拔是收集申请者的个人特征信息，并根据这些信息预测申请者未来工作绩效的过程。要做到高质量的人员选拔，必须要做好两方面的工作：一是选拔的科学性标准；二是合理选择和使用选拔技术。判断一个选拔决策是否有效，最主要的指标有两个：信度和效度。

1. 信度（reliability）：是测试的一致性程度，又称可靠性，为了保证选拔标准的可信度，选拔标准必须要保持一致性。信度是用相同的或等值的测试对同一个人重复测试所得到的分数的一致性程度。一个信度高的测试工具，其多次测试的结果应保持一致，否则就不可信。例如，用同一把弹簧秤称某一物体两次，如果两次的结果相同，则可以说测试的可靠性高；如果两次测量的结果大不相同，则其可靠性低。

人员选拔中，估计测验效度的方法有很多，主要有再测信度、复本信度和分半信度。

（1）再测信度：指同样一个工具对同样的群体先进行测试，一段时间后再重复施测，两次结果之间的相关度即为再测信度。这种方法很有效，但两次试题的重复量不能太大。

（2）复本效度：指两个同质性工具（一个为另一个的复本）对同一群体施测，即对同一应聘者先后进行两次内容相当的测试，计算其相关度，以确定测试的信度。

（3）分半信度：是指将测验按一定规则分成相等的两半，对同一应聘者进行测试，计算两部分结果的相关度。

2. 效度（validity）：又称为有效性或正确性。效度通常指正式测试结果与未来工作绩效相关的程度。也就是说，有效的测试结果应该能够准确地预测求职者未来的工作绩效，即选拔结果与以后的工作绩效考评得分是密切相关的。测试结果与求职者未来的工作绩效的相关度越高，则说明测试结果越有效。人员选拔中，证明测试效度的方法主要有内容效度、结构效度、效标关联效度。

（1）内容效度（content validity）：是指测试方法能真正测出想测的内容的程度。其方法是从对工作绩效十分关键的工作行为角度界定工作内容，然后随机挑选一些任务和工作行为作为测试中的行为样本。例如，招聘打字员，测试其打字速度和准确性、手眼协调性和手指灵活度的操作测试的内容效度是较高的。内容效度多应用于知识测试与实际操作测试，而不适用于对能力和潜力的测试。

（2）结构效度（construct validity）：指确定一项测试能否衡量出对完成某项工作十分重要的特点或特征的有效性的测试方法。例如，如果工作要求高度的团队协作，测试可能会被用来衡量求职者在团队中有效工作的能力，诸如团队协作、领导能力、计划或组织能力等特质，首先必须通过工作分析仔细地辨别出来。

（3）效标关联效度（criterion-related validity）：指通过测试分数（预测因子）与工作绩效（效标）的相关性来证明测试有效性的一种效度类型。效标关联效度要证明那些在测试中得分高的求职者，在工作中的绩效考核中得分也高，测试分数低的求职者，实际工作中的绩效考核结果也差。例如，某公司使用某种测试方法进行员工选拔，甲乙同时被录用，甲的测试分数比乙高，但在实际工作中，相同条件下乙的工作绩效明显比甲要好，就证明这种测试方法的效度不高。

三、面　　试

1. 面试的概念与特点　面试是用来评估求职者所拥有的技能、经验、背景、成就和知识是否与某一特定职位相符合的方法，是指在特定的时间和地点，由面试考官与应聘者按照预先设计好的目的和程度，进行面谈，相互观察、相互沟通的过程。面试考官希望通过面谈来了解应聘者的业务知识水平、外貌风度、工作经验、求职动机、表达能力、反应能力、个人修养、逻辑性思维等情况，并对是否录用做出判断与决策。它主要用于员工的终选，也可用于初选和中选。面试既是一门艺术又是一门科学。它很复杂，又包含了丰富的人情世故，也掺入了面试官与应聘者之间的相互影响。

面试的特点主要有以下几个方面：

（1）以谈话和观察为主要工具。

（2）面试是一个双向沟通的过程。

（3）面试具有明确的目的性。

（4）面试是按照预先设计的程序进行的。

（5）面试考官与应聘者在面试过程中的地位是不平等的。

从面试的发展趋势来看，面试形式越来越丰富多样，而结构化面试成为面试的主流。在提问上，面试考官有较大的弹性，思路可以定好，但展开可以自然放开，前后自然衔接。而且，面试测评的内容不仅包括知识和仪表，还包括思维能力、反应能力、心理成熟度、求职动机和进取精神。就面试考官来说，专业化水平和程度也越来越高，面试的理论和方法也在不断地发展。

2. 面试的类型

（1）根据面试的标准化程度分类：可分为结构化面试、非结构化面试、半结构化面试。结构化面试又称为规范化面试，是指按照预先确定的题目、程序和评分标准进行面试，要求做到程度的结构化、题目的结构化和评分标准的结构化。非结构化面试是指在面试中事先没有固定的框架结构，也不使用有确定答案的固定问题的面试。半结构化面试是介于结构化和非结构化之间的一种面试形式。

（2）按照面试实施的方式分类：可分为单独面试与小组面试。单独面试又称序列化面试，是指面试考官与每一位应聘者单独交谈的面试形式。小组面试又称同时化面试，是指面试考官同时对若干个应聘者进行面试的形式。

（3）按照面试的进程分类：可以分为一次性面试和分阶段式面试。一次性面试是指用人单位将应聘者集中在一起一次性完成的面试。分阶段面试是指用人单位分几次对应聘者进行面试。

（4）根据面试题目的内容分类：可分为情景性面试和经验性面试。在情境性面试中，面试题目主要是一些情景性的问题，即给定一个情景，看应聘者在特定的情景中是如何反应的。例如，对一个医药企业区域经理岗位的应聘者，可以问他，“如果医生说贵公司的某药品不如对手的药品好，主要原因是起效慢，你将会怎么来回答他”。在经验性面试问题中，主要提问一些与应聘者过去的工作经验相关的问题。

3. 面试的基本程序 面试的结果受很多因素的影响，如面试环境、面试考官、应聘者等。为了提高面试结果的科学性和可靠性，应对面试的每个部分进行研究，设计结构完整的面试，对整个面试过程提供详细的说明。具有合理、完整结构的面试程序，对于提高面试的有效性有着很大的帮助。面试的基本程序如图 4-7 所示。

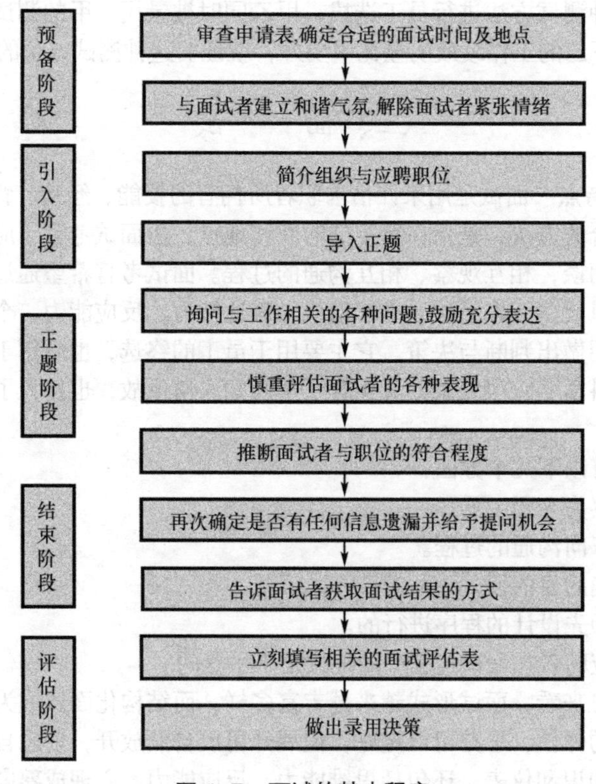

图 4–7 面试的基本程序

（1）面试前的准备：首先要组建面试团队，确定面试的目的，制定面试提纲。同时要认真阅读应聘对象的求聘申请表，面试问话提纲主要围绕要证实的疑点和问题，针对不同的对象应有不同的了解侧重点；确定面试的时间、地点；制定面试评分表，给所有考官以参考答案，避免失去面试打分的公正性，

（2）面试开始阶段：面试之前，面试官需要准备该职位的工作说明书和面试者的个人简历。同时需要准备一些基本问题，包括应聘者的个人介绍、求职动机、价值观理解及人际关系处理等，但这些问题应该结合职位的特点和要求来定。面试提问技巧上，需要运用问、听、观、评等几项基本功。

面试开始后，面试者要努力创造一种和谐的面谈气氛，使面试双方建立一种信任、亲密的关系，解除应聘者的紧张和顾虑。常用的方法是寒暄、问候、微笑、放松的姿势。可先让对方简要介绍一下自己的情况。此时面试者注意力要高度集中，注意倾听和观察。

（3）面试的引入阶段：在这一阶段，面试考官应提问一些应聘者一般有所准备的、比较熟悉的题目，如让应聘者介绍一下自己的经历、自己过去的工作等，以进一步缓解应聘者的紧张情绪，为进一步面试做准备。

在本阶段常用一些开放性问题，使应聘者有较大的自由度，如“请你介绍一下过去在管理上的一些成功经验”“请你介绍一下 OTC 推广时的常用技巧和方法”“在以前的企业中，你主要负责哪些工作？”等。

在面试中，通常有一些常见和通用的问题，例如：

在你的此前的职位上，你所做出的最大成就是什么？它给企业带来了哪些正面影响？

你怎样管理需要优先处理的问题？你在一个小时内有多少是有效的工作时间？为什么？

你能给公司带来哪三项最关键的技能？

你是怎样处理团队中存在的压力和冲突的？

在所有的企业里都存在着个人政治。你是怎样让企业和企业中的人来做正确的事情的？你是怎样判断什么是正确的事情的？

（4）面试的正题阶段：在这一阶段，面试考官要求应聘者讲述一些关于核心胜任力的事例，面试考官将基于这些事实作出基本的判断，对应聘者的各项核心胜任能力作出评价，为最终的录用决策提供重要的依据。

在本阶段主要采用的是一些行为性问题，但通常与其他问题配合使用。例如，可以用一个开放性的问题引出一个话题，然后用行为性的问题将该话题聚焦在一个关键的行为事件上，接下去可以不断使用探索性问题进行追问，也可以使用一些假设性的问题，提问那些在应聘者过去的经历中找不到合适的实例的问题。

（5）面试的结束阶段：在面试结束之前，面试考官完成了所有预计的提问之后，应该给应聘者一个机会，询问应聘者是否还有问题要问，是否还有什么事项需要加以补充说明，无论应聘者是否会被录用，面试均应在友好的气氛中结束。同时，面试者应立即整理面试记录，并填写面试评价表，核对有关材料作出总体评价意见。

（6）面试的评估阶段：面试结束后，应根据每位考官的评价结果对应聘者的面试表现进行综合分析和评价，形成对应聘者的总体看法，以便决定是否录用。面试结果的处理工作通常包括三个方面的内容：综合面试结果、面试结果的反馈及面试结果的存档。图 4-8 是一个求职者评估表的样表。

评估阶段中最关键的程序就是作出录用决策，其他程序主要是用来缩小候选人的范围。录用决策就是从那些没有被淘汰的人中间作出选择。录用决策不一定要选择最好的人，而是要选择最合适的人，也就是条件和空缺职位要求最接近的人。

<table>
<tr><td colspan="3">求职人：　　　　　　　　　　　　面试官：

应聘职位：　　　　　　　　　　　日期：</td></tr>
<tr><td>详细经历
(技能，知识，背景)</td><td></td><td>评价意见</td></tr>
<tr><td></td><td>1 2 3</td><td></td></tr>
<tr><td></td><td>1 2 3</td><td></td></tr>
<tr><td></td><td>1 2 3</td><td></td></tr>
<tr><td></td><td>1 2 3</td><td></td></tr>
<tr><td>个人特点</td><td></td><td>评价意见</td></tr>
<tr><td></td><td>1 2 3</td><td></td></tr>
<tr><td></td><td>1 2 3</td><td></td></tr>
<tr><td></td><td>1 2 3</td><td></td></tr>
<tr><td></td><td>1 2 3</td><td></td></tr>
</table>

1-低于期望值；2-达到期望值；3-超出期望值

<table>
<tr><td>综合评价</td></tr>
<tr><td>招聘决定：是：　　　　　否：</td></tr>
</table>

图 4-8　求职评估表样表

实践中的人力资源

辉瑞的面试

不知道为什么，莫名的喜欢辉瑞，好羡慕那些进入辉瑞的战友，于是鼓起勇气让朋友帮我介绍，温州的小文经理电话面试了我，但是当时在医院，感觉表现不好，后来也没有消息。

沮丧了好一段时间，突然接到温州办心血管组的陈经理的电话面试，好高兴，可是我一直以为他只是个电话员，所以没有太重视，感觉表现得很差，那天去温州面试多美滋，考官是个女的，狠狠地赞了她一下下。沈经理人很好，所以我也发挥得不错，面试结束时，我告诉她我觉得已经完全表现出自己，觉得表现得还不错，她看着我笑着没有说话。我说我辞职了，也没有什么积蓄，如果我有下一轮面试的机会能否告诉我是什么时候，我不想来回折腾浪费钱了。她说要一星期之后才有结果，很郁闷。临走时她送我到门口，在关门的那一刹那，她叫住我，语重心长地说：把车票保管好，可以报销的。哈哈！很高兴，很人性化。郁闷的是刚从温州回到临海，就接到辉瑞陈经理的电话，通知我去温州面试，很是兴奋，又很是难过，我的钱包很受伤。

以下是面试的一些问题，供大家分享：

外企面试题库及个人解答

1. 你先做一下自我介绍

首先非常感谢贵公司给我这次面试的机会，我也非常荣幸能和 T 经理做这次简单的沟通。我叫×××，今年24岁，本科毕业，平时喜欢看书以及球类运动，特别喜欢打篮球，个性比较开朗，富有激情，做事认真负责。大学期间我做了很多兼职工作，也做了很长时间的直销，很有幸于2008年3月份加入我现在的公司：××公司，并接受了系统的培训和学习，负责××的六家医院包括一家三甲和一家三乙的医院，由接手时的200多盒到现在的1200多盒，并仍保持着较高的增长势头。在公司工作的一年中，我学到了很多经验，取得了一些成绩，也得到了公司的认可，最重要的是，培养了我坚忍不拔的意志以及认真负责的态度。这让我在以后的工作中能不断地克服困难，积极进取。现在由于个人的原因，我要离开现在的公司，虽然有些不舍，但我相信以自己的能力，本着认真负责的态度，一定能做好每一份工作，而贵公司给了我这次机会，我一定会努力争取，如果有幸成为公司的一员，我会一如既往地把这份工作当作自己的事业去做，我会用我的业绩为公司的繁荣发展添砖加瓦。谢谢！

2. 你不是销售专业为什么想到做这个行业。

我是制药工程专业的，其实在大二时我就接触了以前毕业的老乡和学长，了解到我们这个专业的毕业后就业情况，他们和我说普遍是考研和做医药代表。所以大学期间我就开始锻炼自己销售方面的能力，做了很多兼职（当然主要是为了谋生），最重要的是我喜欢销售，喜欢和不同的人交流，我也更希望通过销售来实现自己的价值，过自己想要的生活等。

3. 你在学校里的成绩怎样?

一般，大一比较好，大二开始接触医药代表，知道自己以后的发展方向后，就把自己的精力放在社会活动和兼职方面。

4. 你毕业后在前一个公司才做了13个月，为什么就不做了，离职的原因是什么?

我是因为地点的原因所以自己辞职的，而且我现在已经辞职了，属于先辞职后找工作。我的同事都说我傻，告诫我说现在工作难找，最好找到工作了再辞。但是他们不知道我的处境，我们经理对我非常好，走之前她本来是想再把另外一个市场给我，而很不巧，我女朋友在温州找着工作，家里希望我们能在一起，所以我就告诉她我可能七月份要走，所以最好不要把那个市场给我，因为万一我接手了又离职，对市场影响很大，况且我不想辜负她对我的厚望。但是我们经理还是不希望我走，给我分析了现在的就业形式，而且她也知道我没有什么积蓄，最后让我考虑了3天，后来我告诉她，我走的可能性还是比较大，不过我可以等你招好了人再辞职。

5. 你觉得自己在以前的公司做得最成功的一件事是什么，为什么觉得它最成功?

当时的情况是，我刚接手一家二甲的医院，销量很差，前任代表只是交接了科主任就走了。我面临的问题有转正压力，有库存积压，以及客情关系不好，急需改善。我采取的方式是了解医院信息，包括门诊量、处方习惯，以及患者经济能力，还有目标客户的所有信息。首先是公司的支持，5月份天台的泌尿年会的成功开展，持续拜访客户并做了家访。最重要的是把和采购方的关系做好，让她知道我的真诚以及合作的诚意，正式从她手里了解到竞争产品的用药客户以及用药情况，并制定了自己的一套拜访策略。通过近2个月的拜访，销量从之前的56盒增长到近200盒，而且没有花很多的经费，就把关系做得很到位，现在内科以及骨科也正在开展，而且反映还不错。主要觉得自己做得好的地方是：真诚地和客户交流并切身实际地为他们着想，抓住了关键任务：主任和采购。充分利用自己刚毕业是弱势群体的优势，不断地诉苦让客户为我着想以及得到公司的支持。

6. 你为什么选择来辉瑞?

大学期间我就莫名地喜欢辉瑞，但是没有进去，那时是因为四级的原因，辉瑞一直是我的梦想，我想可能是因为喜欢辉瑞的那种文化，那种老大哥式的企业气质，那种力争上游追求品质的执著，当然她的待遇更是没的说的，在行业内的口碑也是非常好的，我一直很羡慕那些辉瑞的员工，也以成为一名辉瑞人而自豪！

7. 你说说自己有什么优缺点?

我最大的优点是有激情，善于激励自己，做事认真负责。真诚地对待别人。缺点是：我是一个比较感性的人，很多时候不够理性，而且经验还有待提高。

8. 你是怎样看待医药代表这个行业的？

个人觉得医药代表是一个正规的行业，虽然由于一些原因，医药代表一直遭到一些人的误解，但我相信随着国家的发展以及企业的不断完善，这个行业会得到更多的认同，我也非常地看好医药代表这个行业，因为经验不是很多，所以也没有太多的认识。经理您能简单地说说您的想法吗？

9. 你觉得医药代表应该做些什么？

医药代表代表的是公司及产品，所以首先要做好自己，让客户对自己公司及产品有一个好的定位，了解并反馈医院及目标客户的所有信息，及时做好与客户的学术交流并指导客户用药，完成公司的任务。

10. 来我们公司面试的有很多本科、博士生，你觉得自己有什么优势与他们竞争？

善于激励自己，认真负责，真诚地对待别人。

11. 你认为为什么你适合做医药销售这个工作？

富有激情，善于激励自己，认真负责，真诚地对待别人。而且我喜欢这份工作，一直认真地工作学习，不断地积累经验，提高自己，我也有自信做好销售这份工作。

12. 和这么多有经验的人相比，你觉得你哪方面比较突出，可以超越这些人的？

还是富有激情，善于激励自己，我的学习能力比较强，我相信经验是靠时间去积累的，不断地学习，随着时间的积累我会超越他们。

13. 你认为医学信息沟通专员和医药代表有什么区别，请详细说明。

这是在中国这种特殊国情下产生的现象。很大的区别是，前者是外企的员工，后者是大部分国内企业的员工，在医药行业潜规则的影响下，多数的外企为了出淤泥而不染，选择了前者，也是明确了员工的职责是：和医生做好学术沟通，指导医生用药，并反馈客户用药情况，以及药品的临床反馈。

14. 如果让你去做，你打算怎么去拜访医生，怎么提高药品销售量？

拜访前的信息了解，客户的分类，根据不同的客户制定安排，了解客户的需求，以及用药的情况和原因。做好自己及客情关系。

15. 公司如果派你去偏僻的地方你会去吗？

听从公司的安排。

16. 辉瑞是你目前投的第几份简历？

（回答最好是第一位。辉瑞喜欢什么事情都以他们为主导），我当时说的是第二位，她问我之前的是哪个？以及怎样了？我告诉她是多美滋，二轮通过了，不过我还是最想进辉瑞，因为这一直是我的梦想。

17. 在以前的工作中学习到什么？

很多经验，更重要的是培养了我坚忍不拔的意志以及认真负责的态度，这让我能在以后的工作中不断地克服困难，积极进取。

18. 如何处理加班问题？

做销售，主要是看业绩，当然业绩越好，自己在工作中的发展及薪水就越好，我愿意为了取得更好的业绩而偶尔加班，但是我也会让自己享受工作闲余的快乐，因为这样会让自己一直保持充沛的精力以及良好的心态。

19. 认为学术重要还是关系重要？

（回答：学术重要）通过关系更好地把学术交流做好，但是学术是第一位，因为只有好的产品，才是企业发展的根本。

20. 以下是医药代表在工作中，最常遇到的问题，请按你认为的先后顺序排序。

a. 你需要经理对你的工作进行帮助和指导，目前经理正好有时间。

b. 你的同事今天生病，但他答应今天要把资料送给医生。请你帮忙去带给医生。

c. 下个月的学术会议已经定好，但专家临时有事情不能去。你的邀请函已发出。

d. 医生帮你开好处方，但患者希望更多了解药品信息，需要你去解答。

e. 今天是月末，是工作汇报上交的最后日期。你的同事都已经交齐了。

不管你怎么排，最重要的是在讲述理由的时候强调，你排序中有考虑到团队合作精神。

21. 医院实战考验。

带你去一个医院跟老医药代表实习（实际上就是考试看你的沟通能力，小组经理回来检查）。一般老医药代表都和医生很熟悉了，你插不上嘴。于是找周围实习生或者其他医生下手。

22. 第一次去见医生被拒绝后应该怎么办?

我说这是一份长期性的工作，不可能一下子就成功，我们要前期做好多项准备，然后每一步都要达成一个小的目标，第一次简单认识，留个电话什么的。第二次再介绍产品什么的。最后一总结，被拒绝了，回去好好总结，好好准备，然后再去第二次就好了。

23. 自己喜欢及不喜欢的工作内容?

（无非是说些无关痛痒的事情）我说我比较喜欢拜访客户，尤其是分析客户，并想办法做家访以及从其他的方面去攻破客户。因为我比较喜欢和经理以及其他优秀的代表做沟通，并学习他们的经验。所以个人不是很喜欢在电脑上写 OA（因为上网很贵哦）。

24. 对未来的设想，3 年及 5 年后的发展规划，比如问 1 年后你希望你的业绩在公司排第几?

建议答题方向：自信地表达如果可以，希望能成为第一，3 年后成为最佳销售，5 年能成为像您（指面试官）一样称职的经理人。

25. 此时，候选人可以问问题，但是一定不要询问有关薪水的问题。可以婉转地询问面试官，自己是否可以进入自己期待的某一特定产品组工作，或不要问问题。

思　考　题

1. 招聘过程中的影响因素有哪些?
2. 在招聘工作中，企业需要完成哪些重要的工作?
3. 招聘的渠道有哪些? 各有哪些优缺点?
4. 人才选拔的方法和技术有哪些? 如何评估人才选拔的效果?
5. 面试的特点和发展趋势是什么?

案例解析

王大华的招聘哲学

ZR 集团是中国规模最大的集医药研发生产与销售一体的集团，董事长王大华白手起家，对人才的引进非常重视，并形成了自己的一套“招聘哲学”。

ZR 集团在刚刚起步时，在报纸上公开发布向社会招聘高级管理人才的广告，一时间，200 余名专业技术人员前来报名，自荐担任 ZR 集团的经理、部门主管、总工程师、总会计师等职位。在应聘人员中，有搞了几十年机床设计的高级工程师，也有化工、物理、药学等专业的技术人员。王大华专门从北京大学聘请来人力资源管理方面的专家组成招聘团，并由自己亲自主持招聘。随后，招聘团对应聘者进行了笔试、口试等选拔测试。

经过几轮激烈竞争的考试，自荐者各自显示出自己的才干。答辩中，原某化工公司的高级工程师黄任忠对 ZR 集团的某型产品得到质量金牌未有赞词，却提出了居安思危、改进产品的质量降低不良反应的建议。他的一番话给招聘团员留下了深刻的印象，王大华高兴地说：“我在这里看到了人才流动将会给集团输送多少优秀的管理人才和技术人才啊!”最后经过多方面的考察和调查，包括该名工程师在内的一批人才被集团高薪聘用。

通过这次公开招聘人才的尝试，确实给 ZR 集团带来了新的生机和活力。新招聘的高级技术管理人员到任不久，便与集团领导、技术人员、工人们密切合作，研发新药，降低药品的不良反应。在亚洲市场的竞争中取得了优势，使 ZR 集团迅速地成长壮大为国际知名的企业集团。

企业的兴衰人才是关键，所以大多数企业都争相到企业外去招揽人才。王大华不完全同意这种做法，他认为人才往往就在你身边，因此求才应首先从企业内部去寻找。他说："寻找人才是非常困难的，最主要的是，自己企业内部管理工作先要做好；管理上了轨道，大家懂得做事，单位主管有了知人之明，有了伯乐，人才自然就被发掘出来了。自己企业内部先行健全起来，是条最好的寻人之道。"

如今大多灵敏企业家求才若渴，大多到外边寻找人才，却大叹求才之难；对此，王大华指出："企业家对自己企业内有无人才浑然不知，对人才不给予适才适用的安置，人才也是枉然。身为企业家，应该知道哪个部门需要此种人才?"基于这个道理，ZR 集团每当人员缺少时，并不对外招聘，而是调任本企业内部的其他部门的人员。

问题：你是否认同王大华的"招聘哲学"？请说明理由？请就外部招聘方法的种类作叙述并比较分析其适用工作类型、招聘速度、适用地理区域及招聘成本？

案例解析：

1. 对于王大华的"招聘哲学"，部分认同。寻求人才应从多方面去考虑，而非仅从单一方面思考从内部或从外部招聘。①企业家首先要在人才结构上具有远期目标，对于自己企业内部的人才，应给予适才适用的安置，在适才适用的情况下，员工在工作岗位上才能尽其所能、发挥所长，对整体组织而言是最有效率的安排；②内部招聘也能挑选到与企业文化相吻合的员工，能缩短企业文化不适应和相应的培训支出；③内部招聘有利于员工职业生涯规划的达成，利于员工归宿感的培养；④但是外部招募是改变人才结构、输入新鲜血液的主渠道。从本案例的描述中也可以证实这点。

2. 外部招聘的方法比较见表 4-1。

表 4-1 外部招聘方法比较

招聘方法	适用工作类	招聘速度	适用地理区域	招聘成本
员工推荐	所有	快	所有	低
人才招聘会	中低层	快	所有	低
传统媒介	中低层面	适度	所有	适度
网络招聘	中间层面较多	适度	全国性	适度
校园招聘	初级专业人员	慢	地区性	中等
职业介绍	文员、蓝领工人、销售员、底层管理者	适度	当地	低
猎头公司	高级管理人员	慢	地区性	高

案例讨论

该录用谁?

MJ 公司是一家化工类的大型跨国公司。其在中国的分公司的主要业务之一就是新型材料的研制与开发。MJ 公司推崇"求稳求实，团结协作，持续创新"的企业精神，要求员工信奉"公司至上，团队至上"的文化理念。这一年来，MJ 公司在技术开发和市场开发两方面都受到了竞争对手的有力挑战，所以他们需要高层次的人才。这也是马克·陈亲自主持这次面试的原因之一。

星期一一大早，在上海 MJ 公司中国总部的一间办公室里，负责人力资源管理的副总经理马克·陈正考虑着一会儿要进行的招聘高级研究人员的一些事项。他的办公桌上放着 3 个人的材料，包括个人简历、相关证书及一些素质测评的结论。这 3 个人是从 107 位应聘者中选拔出来的，每个人都有其独到之处。

A. 男性。29 岁，应届博士生，毕业于名牌大学。其毕业论文中关于“氟化玻璃的硬度与纯度”的研究与公司下一步的技术开发方向十分吻合。去年 A 曾到 MJ 公司在中国的有力对手 BK 公司的一个实验室里实习过 1 个月。马克派人了解过他的情况，那个实验室的人高度评价了 A 在专业方面的悟性和工作能力，但对他的骄傲自大颇有微词。“有才华的人总免不了有些骄傲的。”马克心想。

B. 女性，35 岁，硕士。目前的身份是一家省级科学院的副研究员，在新型材料的市场调研和应用研究方面是专家。想进 MJ 公司就职主要为解决夫妻两地分居的问题。

C. 男性，33 岁，硕士，自由职业者，有着关于氟化玻璃的两项专利。

从目前的情况看来，马克对 3 个人的简历和专业情况很满意，已经做过的几个测评项目对他们的仪表、智力、反应能力、语言和文字表达能力及解决问题的能力等也做出了不错的结论。今天，马克打算着重对他们在组织责任感、团队协作精神以及克服困难的情况方面做一番探究，希望他们能符合公司文化的要求。如果顺利，马克愿意将 3 人都留下。10 分钟后，马克和其他四位专家一起开始了对 3 人的面试交谈。谈话中，除一些话题与个人情况密切相关外，有几项重要的提问对 3 人是相同的，但回答却大相径庭。现在，面试结束了，马克面对着几项相同的问题不同的回答记录，陷入了沉思。

面试主要内容记录如下：

问：为什么要做氟化玻璃这个项目？

答：A.导师帮助定的，定了我就做。其实换个题目我一样能做好，我有这个信心。B.这是当前和今后几年里市场上的热点项目，技术上处在领先地位，获利将很高。C.我做是因为我喜欢，我喜欢研究那些透明的晶体。目前我们国家的技术与国外相比还是不行，你注意了吗？国产的氟化玻璃总是有杂质，肉眼看上去就很明显。

问：能否比较一下本公司与你以前工作过的单位？

答：A.没法比，我实习过的那家公司糟透了，无论人员素质还是技术水平都太落后，我的才能只有在 MJ 这样的大公司里才能发挥出来。B.差不多，贵公司的技术条件与我们研究所差不多，资金实力还要雄厚一些。C.没法比较，我没有属于过哪家公司。但贵公司可以提供给我继续工作的资金和场所仪器，所以我们还应该就待遇问题进一步谈谈。

问：你觉得愿意和什么样的人相处？

答：A.什么样的都行，或者反过来，什么样的都不行。说实话，我不认为与什么人相处能对我的工作有所帮助，因为别人不可能帮得了我。我的工作主要靠我自己的努力。B.我希望与不太自私的人共事，因为这样大家才能协作得好，也有利于组织目标的实现。越是大公司越应注意到这一点。但不必担心，就我个人来说，一般情况下都能和大家合作好的。C.我说实话，与别人共事时不是经常能够融洽的。但我希望与我共事的人能以工作为重，否则我会很气愤。这会影响工作的。

问：能否评价一下你现在（或者前期）的领导，你与领导的关系怎样？

答：A.我的领导就是我的导师，是个糟老头，又小气又刚愎。但是他对我不错。不过我很看不上他所做的那些事。B.我的领导就是我们室主任，我们相处得很好。虽然我们的性格差距很大，他是个原则性极强、严谨得一丝不苟的人，有时显得迂腐。C.当年，我是因为与我们主任闹翻才辞职单干的。现在看来，原因不在那位领导，而是体制的问题。在那种体制下，我只有单干才能不受约束地搞我的研究。但今天我发现，只靠我一个人的力量也很难继续研究下去。我想，我会注意有意识地去搞好人际关系的。

问：如果你的研究项目失败，你会怎样？

答：A.再换一个就是。我说过，不管做什么我都会成功的。B.多找一找原因，从技术上、市场上、材料、仪器等，还需要研究有无做下去的必要。如果有前景、有市场，当然应该继续做下去。C.我研究过了，这个项目的前景非常好。我会不遗余力地做下去，我不怕失败，不怕困难。

思考题：

1. 请你为这次招聘写一份总结报告，在招聘程序、甄选方法方面对有关情况作出客观分析。

2. 如果仅凭以上面试并由你来拍板，你会录用 A、B、C 中的谁？为什么？（要求详细说明理由）

3. 如果 3 人中必须放弃 1 个人，你会放弃哪一个？为什么？（要求详细说明理由）

案例模拟

情景设计：以 7～8 个学生为单位模拟成立医药公司，设计组织架构，组成招聘小组。

角色分配：小组中各学生分别担任公司重要岗位角色。

招聘方案设计（最好使用校园招聘）：根据人力资源规划模拟岗位空缺、进行空缺岗位说明书的设计或修改、空缺岗位胜任素质的提炼、设计空缺岗位的招聘方案。

实施招聘：（包括发布招聘公告、收取简历并筛选、实施心理测验或知识笔试、组织无领导小组讨论、组织面试、发出录用通知）

（广东药科大学　陈　婷）

第五章 培训与开发

本章要点

1. 了解培训与开发的含义。
2. 掌握培训需求分析方法。
3. 掌握培训方案的设计。
4. 熟悉培训方案的实施流程。
5. 掌握培训效果评估方法。
6. 掌握员工职业生涯规划的方法和步骤。
7. 了解员工开发的含义及作用以及员工开发的规划过程。
8. 掌握各种员工开发的方法及其用途。

导入案例

HL 区域医药连锁公司的培训困局

HL 区域性医药连锁公司成立于 2001 年，经过多年的发展，虽然 HL 公司在当地区域市场中处于领先地位，但企业规模和盈利能力等始终无法与老百姓、海王星辰、成大方圆等国内医药连锁巨头相提并论。为了扩大市场份额，公司管理层在 2006～2008 年间进行外部区域的扩张，同时为配合公司拓展，开展了近百场内外部培训。但随着公司的发展，面临的各种问题接踵而至。由于公司在当地市场的深度挖掘，业务趋于饱和，而新兴市场业务量却无法提升，利润也不足以补偿公司拓展而产生的成本。为此，公司陷入深思，为何开展多场培训却不能取得预期的效果。随后，管理咨询公司对 HL 提供了基于集团掌控、组织模式、薪酬及绩效管理等方面的咨询，专家组对公司培训现状进行了调研。人力资源部经理认为培训工作做得相当规范，整个过程包括培训需求调整、培训计划制订、培训实施、培训现场管理与培训效果评估等方面。专家组也参与了多场培训，观察到培训师与员工有大量的互动，现场气氛热烈。于是，专家组百思不得其解，问题究竟出在哪里？就在此时，专家组调阅了公司培训需求调查的相关资料，顿时豁然开朗，发现问题就出乎于此。

公司每年在做年度培训规划之前，人力资源部就会发一个通知，让总公司各部门与各事业部把本年度培训需求上报，由人力资源部门简单汇总后，制订本年度培训计划，上报总经理办公室审议通过后执行。

通过对本章内容的学习，大家可以发现该连锁药店企业在员工培训中存在的问题，并针对存在的问题，请你尝试结合本章所学提出解决对策。

第一节 培训与开发概述

一、培训与开发的含义

培训与开发是人力资源管理活动中一项重要的功能模块，现代企业也越来越重视员工的培训工作。培训与开发（training and development）是指企业通过有计划地、系统地组织员工进行学习和训练等活动，提升员工的知识与技能，改善员工的工作态度和行为，积极开发个人潜能，使员工更好地胜任工作岗位，在实现组织目标的同时，努力使个人价值最大化。培训与开发的重点在于“通过有计划的学习，分析、确保并帮助员工提高个人关键技术和能力，以使其胜任现在和将来的工作。”

提到培训与开发，在管理的实践中经常不做严格的区分，但实际上培训和开发并不完全是一个概念，而具有不同的含义和侧重点。培训主要包括向员工传授完成当前的某项任务或工作所需的知识和技能，而开发则拥有一个更长期的关注焦点，更加强调和关注为保证未来工作的完成而做的准备。培训和开发之间的差别表现，具体见表 5-1。

表 5-1　培训与开发的区别

比较项	培训	开发
关注内容	当前的工作绩效和胜任素质	未来的发展
发生时间	短期性	持续性
阶段性	较明显	较模糊
内涵范围	较小	较大
出发点	更多从企业需要出发	从企业和个人需要的结合点出发

培训与开发虽然有细微的不同，但它们实质上都需要不断的学习与训练。企业为了使员工更能胜任工作，做出更好的工作绩效，需要不断地对员工进行知识、技能、思维方式等方面的提升与训练，员工的技能提高了，思维方式改善了，工作绩效和工作效率也就会随之提高，从而实现企业的目标；同时，员工为了发挥自身特长，使自己的所长为企业所用，从而实现个人价值，也需要不断开发自己的潜能，而只有当企业的需要和个人需要结合起来时，才能达到企业和个人的双赢。

二、培训与开发的分类

（一）按培训与开发的内容分类

按培训与开发的内容主要分为知识培训与开发、技能培训与开发、态度培训与开发、思维培训与开发、心理培训与开发。

知识培训与开发主要是不断补充及更新员工的知识层面，提高知识水平，以适应岗位和企业所需，如员工应掌握的“应知”。技能培训与开发主要是对员工进行实操方面的训练，使其掌握各种工作方法、操作技能、流程等，如员工应掌握的“应会”。态度培训与开发主要是对员工的团队协作精神、归属感以及对企业文化等方面的培训、教育，使其从意识和态度上认同企业的文化和价值观，更好地投入到工作中去，解决员工“勤”的问题。思维培训与开发主要是培养员工突破固有的思维模式，用一种全新的思维模式思考问题、解决问题，培养员工创新意识。心理培训与开发主要是通过调整员工各种心理因素，开发其潜能，提高工作能力，主要是“能”的问题。

（二）按受训者的层次类别分类

按受训者的层次主要分为基层操作人员的培训与开发、专业技术人员培训与开发、基层管理人员的培训与开发、中层管理人员的培训与开发、高层管理人员的培训与开发。不同层次的人员培训内容侧重点也不同，基层操作人员侧重在“应知应会”的培训，如车间操作工重点掌握岗位的操作规程及相关的一些知识即可。专业技术人员培训与开发重点在提升其专业技术水平上；基层和中层管理人员除了要掌握本岗位的专业知识外，重点在管理技能和水平上进行培训与开发；高层管理人员则重点在企业运营、资本运作、战略决策等方面进行培训与开发。

（三）按员工在职阶段分类

按员工在职阶段主要分为新员工培训、员工转岗培训、员工在岗培训、员工退休前培训等。新员工培训又包括导向培训和定岗培训，导向培训主要是使其了解企业的文化和规章制度等情况，尽快融入新的团队，定岗培训是指新员工要掌握新岗位所要求的知识和技能等方面。

（四）按培训与开发的时间分类

按培训与开发的时间主要分为全脱产培训与开发、半脱产培训与开发和业余培训与开发。

（五）按培训对象分类

按培训对象可以分为销售人员培训与开发、财务人员培训与开发、管理人员培训与开发、生产人员培训与开发等。

三、培训与开发的作用

（一）有利于提升企业的竞争力

员工培训与开发，毫无疑问，有助于提升员工的整体素质。人是企业中最活跃的因素，也是最有竞争力的因素。通过培训与开发，一方面，企业可以全面提升员工素质，适应企业长期发展的人才需要；另一方面，培训和开发把人的潜能开发出来，可以优化人才组合，有利于员工的快速成长，有利于企业工作效率的提高。

（二）有利于提高员工的工作效率和工作质量

员工通过培训与开发活动，补充了新的知识，提高了工作技能水平，还可能用创造性的思维方式去工作，这些都对工作效率的提升起到关键作用。另外，员工通过培训与开发，可以熟练掌握岗位操作技能，也可以加强员工的服务意识，改善服务质量等，这都有利于提高工作质量。例如，制药车间员工熟练掌握了岗位操作规程，并了解相关的工艺知识，对产品质量关键点进行了很好地控制，降低了因操作过程的失误引起的产品质量问题，大大提高了产品的一检合格率，这就是生产过程的质量控制。

（三）使员工获得更大的职业竞争力

培训与开发的直接结果就是提高了员工的职业素养，同时培训与开发也是与员工的职业生涯规划结合起来的，员工在获得培训机会的同时，也开发了自身的潜能，使自己在个人的职业生涯晋升路线中获得了更多的资本，与没有经过培训与开发的员工比较，具备更大的职业竞争力。

实践中的人力资源

培训投资少不了

据美国权威机构监测，培训的回报率一般在 33%左右。在对美国大型制造业公司的分析中，公司从培训中得到的回报率可达 20%～30%。摩托罗拉公司向全体雇员提供每年至少 40 小时的培训，调查表明：摩托罗拉公司每人 1 美元培训费可以在 3 年以内实现 40 美元的生产效益。摩托罗拉公司认为，素质良好的公司雇员们已通过技术革新和节约操作为公司创造了 40 亿美元的财富。摩托罗拉公司的巨额培训收益说明了培训投资对企业的重要性。

四、员工培训与开发的原则

（一）战略性原则

企业的培训与开发是为企业的战略目标服务的，因此，在进行员工培训与开发时，一定要考虑企业的战略目标。为实现企业人力资源战略的合理配置目标，应以如何设置培训计划，提高现有人员构成的素质结构等方面来考虑培训方案的设计。

（二）效益性原则

我们在进行每一项活动前，都要考虑投入与产出比，在进行培训与开发前，也要做好投入产出分析，培训与开发的投入成本不仅包括会计成本，还包括机会成本，如员工因参加培训而损失的生产能力。根据企业的发展目标制定培训计划和实施培训方案。

（三）先培训后上岗原则

员工只有在上岗前掌握了该岗位的应知应会知识和技能，才能很好地履行其工作职责，保证工作的效率和质量。否则，靠员工自学与摸索熟悉岗位操作，只能延长员工胜任岗位的时间，加大企业成本。日本“企业之神”、“重建大王”坪内寿夫说过：“培训很贵，不培训更贵”，因此，培训与企业成本的关系可见一斑。在制药行业的一些关键岗位更应遵循这一原则，如制药厂的质量管理员和质量检验员，在上岗前，必须经过权威机构的岗前培训，经考核合格，取得上岗证后，企业才准予其上岗，只有具备了合格资质的质量管理人员对生产过程进行把关，才能保证产品的质量。

（四）主动参与原则

员工培训与开发一定要遵循主动参与的原则，如自下而上了解培训需求，根据员工的需求制定培训机会等，这一原则培训由“要我学”变成“我要学”，主动参与可以调动员工学习的积极性，有利于保证培训效果。

（五）针对性原则

针对员工存在的个体差异及企业各岗位的不同要求，我们的培训与开发也要因材施教。除了少数公共课程外，不同岗位的员工应该使用不同的培训教材，即使同一岗位的不同素质的员工也应设置不同的培训教材或使用不同的培训方式，尽量做到“对症下药”。

（六）严格考核、择优奖励原则

培训作为人力资源管理的模块之一，要与其他人力资源管理的模块衔接起来，培训与考核、激励就是紧密相连的，培训与开发实施后，应对培训效果进行跟踪，严格考核培训效果，并对少数考核优秀的员工进行奖励，以鼓励它们培训学习的积极性，对员工也是一种激励，并能在企业中树立一种良好的学习风气和氛围。

五、培训与开发的误区

（一）企业培训追赶潮流

一些企业的管理者喜欢赶潮流，社会上流行什么就培训什么，对培训内容的选择缺乏计划性和针对性，表面上看，企业培训工作开展得轰轰烈烈，实则无的放矢，效果并不一定理想。

（二）培训时重知识、轻技能，忽视态度

员工对知识的培训往往比较容易掌握，而技能在短时间内则不易掌握，使一些管理者出现了重知识、轻技能的误区，实际上，知识的遗忘较快，而技能一旦掌握了就不易失去。其实，正确的做法应该是：在培训中以建立正确的态度为主，辅以知识的学习，重点在提高技能方面。

（三）新员工自然而然会胜任工作

一些企业忽视对新员工的培训或对其培训并不到位，错误地认为，新员工到了新的岗位上会慢慢适应并胜任岗位要求，实则不然，这样只能使新员工在较长时间内不能提高工作绩效，对企业来讲，也影响了整体的工作效率，增加了人力成本。

（四）高层管理人员不需培训

一些企业的高层领导错误地认为：培训只是针对基层的管理人员和普通员工的，而高层管理人员不需要培训。其理由是：他们都很忙，他们经验丰富，他们本来就是人才。显然这种认识是错误的，应该说，一个企业高层管理人员的素质高低对于企业发展的影响最大，因而高层管理人员更需要更新知识，改变观念。国外许多知名企业就作出这样的规定：越是高层管理者，参加的培训就越多，有的甚至把培训作为一项福利按职级进行分配。

（五）培训是成本，能省就省

一些管理者错误地认为：培训是一种成本。作为成本，当然应该尽量降低，因此，能省则省，在企业培训方面投入的资金甚少。现代人力资源管理理论和实践告诉大家：培训其实是一项回报率极高的投资。任何设备的功能都是有限的，只有人的潜力是无限的，在同等条件下，通过培训，开发人力资源使企业效益成倍增长是可以实现的。

（六）培训急功近利

有的企业对培训急功近利，希望立竿见影，有的还企图通过培训解决企业人力资源的所有问题，把培训当作一剂灵丹妙药，误以为能药到病除，能立刻为企业创造绩效。

实际上，我们应该认识到，培训是一项持续性的长期投资，它的回报是需要一定的时间的；另外，培训也不是万能的，它能提高员工的知识与技能，但还需要企业配套的措施和机制跟上，才能解决企业出现的很多问题。

六、培训与开发的发展趋势

（一）培训与开发更加职业化和专业化

由于全球化进程的加快，企业面临的竞争更加激烈，对于人才的需求进一步加大。培训和开发作为企业发展的重要手段，不仅要关注于新知识、新技术、新思维等教育培训，也要注重人才潜力的开发，因此，培训将变得更加职业化和专业化，针对性更强，培训与开发实践工作中的分工也越细。

（二）培训和开发更加注重成果转化和实效

培训和开发的最终目的是为企业发展和利益服务的。在未来，培训部门将更加关注两个问题：一是要真正能够把所学的知识、技能和态度运用到工作中；二是培训要与个人或团队的工作绩效

相联系。因此，培训工作人员要把培训与特定的业务目标、员工和团队的绩效紧密结合。

（三）培训与开发的方法多样化

传统培训中，通常以课堂讲授和实地观摩为主，培训方法单一，员工被动参与，缺乏积极性。现在的培训与开发的方法则多种多样，既有讲授，又有游戏、角色扮演、小组讨论、案例分析、辩论、视频教学等方法。员工的积极性增强，并更容易带着问题参与其中，而参与式的培训更为科学和有效，大大提高了培训质量。

（四）培训和开发过程中加强同外界合作

企业必须加强同培训机构和外部培训人员的协作。培训机构包括管理咨询与顾问公司、高校、大众传媒公司等，外部培训人员包括顾问、大学教师、研究生等。这些外部供应商可采取单独或与企业一起合作的方式来提供培训服务。培训部门将加强与学校的联系，提供基本技能培训，并制订顾客所需的专门培训计划。

第二节 培训需求分析

一、培训需求分析的概念

培训需求来源于企业希望员工达到的技能或素质、水平或状态与员工现有的技能或素质、水平或状态存在差距。培训需求分析是指在规划与设计培训活动之前，由培训部门、主管人员、工作人员等采用各种方法与技术，对各种组织及其成员的目标、知识、技能等方面进行系统鉴别与分析，以确定是否需要培训及培训内容的一种活动过程。它既是确定培训目标、设计培训规划的前提，也是进行培训评估的基础，因此是培训活动的首要环节。

二、培训需求分析的内容

企业培训首先要分析培训的目的，看看现在或者将来企业是否有培训的必要，避免盲目培训而浪费企业资源。培训的动机应该是来自员工绩效水平的差距，或者是企业发展对新技能的要求。

为了评价培训的效果和将来的培训需要，对培训需求的分析一定要形成一定的制度，定期地进行，并且必须在企业、作业、人员三个层次上全面展开，如图 5-1 所示。

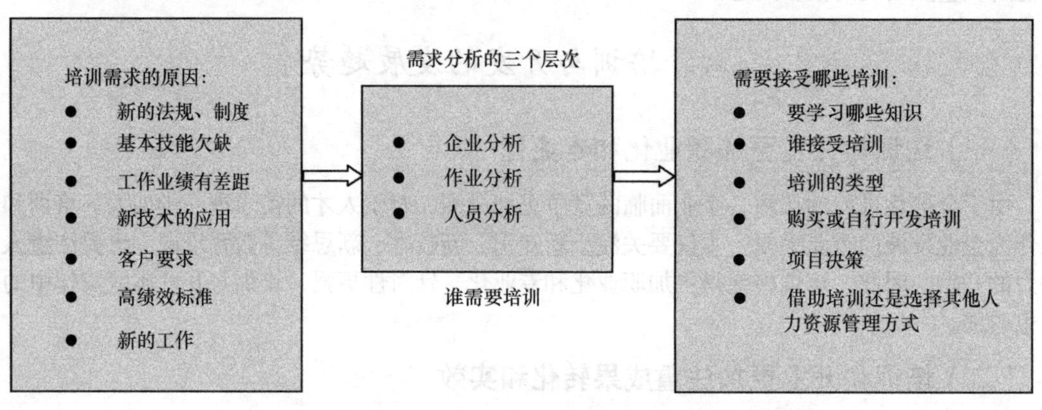

图 5-1 培训需求的分析过程

（一）企业分析

企业分析的重点在于确定企业范围内的培训需求，主要是检查企业的目标和资源。目的是保证培训计划符合企业的整体目标与战略要求。企业层面的分析涉及这些问题：组织的发展目标分析、组织的人力资源需求分析、组织效率分析、组织文化分析。

（二）作业分析

作业分析的重点在于确定培训的内容，即员工达到满意的工作绩效必须掌握哪些知识和技能。分析的内容包括：一项工作所包含的任务；完成每项任务需要掌握的技能；每项工作应达到的绩效标准。作业分析所需要的信息可以通过职务分析、绩效评价和对主管人员的调查获得。

（三）人员分析

人员分析的重点是要回答这样两个问题：谁需要接受培训？需要接受什么培训？人员培训需求分析可以按下述公式来进行：

培训需求＝标准工作绩效－实际工作绩效

如果员工的实际工作绩效达标，就不需要进行培训。但是如果员工的绩效低于标准，则需要接受培训。培训可以缩小或弥补实际绩效与标准绩效之间的差距。

三、培训需求的作用模型

培训需求的作用模型是通过对比当前现状和理想状况，进而找出两者之间的差距，分析哪些差距是可以借助内部劳动力市场操作，尤其是培训和开发现有员工来缩小的。该过程如图 5-2 所示。

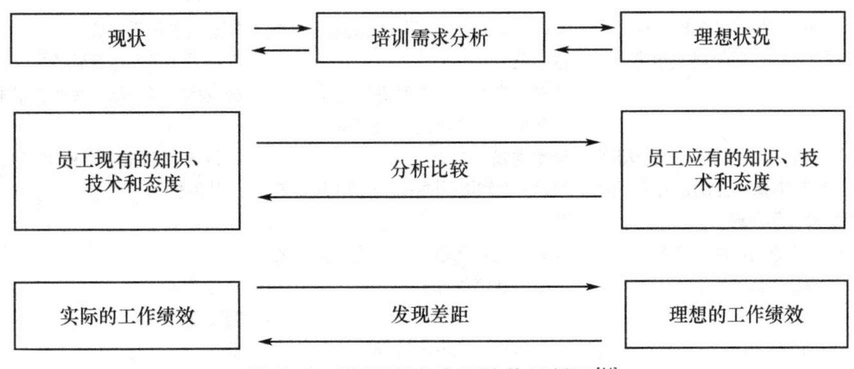

图 5-2 培训需求分析的作用模型[11]

四、培训需求分析的步骤与技术方法

培训需求分析的方法有员工行为观察法、顾问委员会法、评价中心法、态度调查法、访谈法、态度调查法、业绩考察法、关键事件法、问卷调查法等。

例如，观察法是培训者通过对员工工作过程的观察得到有关工作环境的资料，并将需求分析活动对工作的干扰降到最低；它对观察者的水平要求高；员工的工作行为因为被观察而有一定的影响。调查问卷法的费用低廉，培训者可从大量人员那里收集到数据，易于对数据进行归纳总结；但它需要的时间长，有时会出现问卷的回收率低或答案不符合要求以及答案不够具体等。访谈法

[11] 陈晓坤，蔡成喜.企业管理学.北京：清华大学出版社.北京交通大学出版社，2007：200.

利于培训者发现培训需求的具体问题及问题的原因和解决办法；但是也比较费时，而且分析的难度大，也需要访问者的水平高才有效。

培训需求分析的步骤见图 5-3。

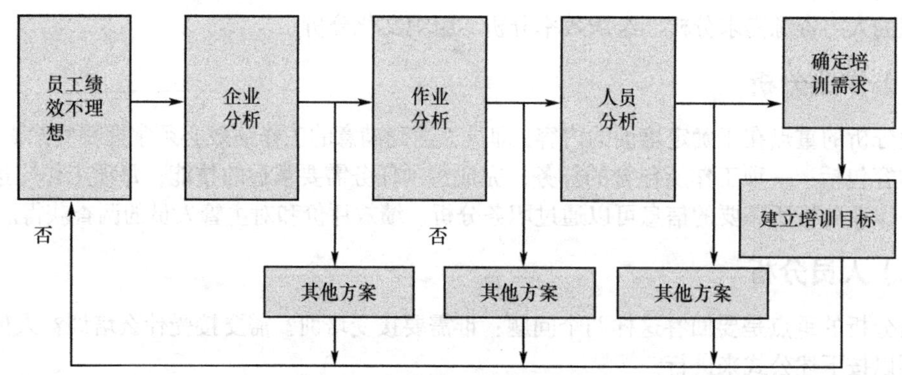

图 5–3　培训需求分析的步骤

因此，培训者应综合运用多种方法进行培训需求分析。关于培训需求的分析方法的特点，见表 5-2[12]：

表 5-2　培训需求分析的主要技术方法及其优缺点

培训需求分析的具体技术	优点	缺点
观察法：以旁观者的角度观察员工在工作中或在会议中表现的行为	得到有关工作环境的资料将评估活动对工作的干扰降至最低	观察员需要具备熟练的观察技巧 只能在观察到的环境中收集资料 被观察者的行为有可能因被观察而受到影响
问卷法：采用不同的抽样方式选择对象回答问题，形式有开放式、等级量表达式	可以在短期内向大量的人员进行调查 成本低 使被访者回答问题时更加自认 易于对数据资料进行归纳总结	问卷编制的周期长 限制受访者表达意见的自由，不够具体 回收率可能会低，有些答案不符合要求
咨询法：通过询问关键人物来了解关于培训需求的信息，咨询对象一经确认可采用问卷、面谈等方法收集资料	简单省钱 可以建立和增强同参与者的沟通渠道	取得的培训需求资料可能会具有一定的片面性
访谈法：是结构性或非结构性、正式地或非正式地对某些特定人群的谈话	有利于观察当事人的感受、问题的症结和解决方式	费时 不易量化分析 需要熟练的访谈技巧
团队讨论法：类似面对面访谈。可以用于人物分析、团队问题分析、团队目标设定或其他关于团队的任务或主题	可以当场汇总不同的意见 讨论后最后决定能够获得支持 建立分享机制	费时 难以量化分析 可能出现讨论不充分
测验法：类似于观察法。可以测验员工的工作熟练程度和认可度，发现员工学习成果的不足之处	结果容易量化分析和比较 特别有助于确认问题的发生原因是因为知识、技能还是态度等因素导致的	结果只能适用于说明测验所测到的知识能力 无法展现现实实际工作行为与态度 效度不高
评价中心法：主要适用于管理潜能开发方面的评价，需要参与者完成一系列活动以确定哪些方面需要发展，让参与者处于模拟的管理情境中工作，从而发现其潜力	可以对人员的发展潜力进行初步确认 直观判断其发展潜力，减少误差，增加甄选的客观性	耗费时间、成本 评价被试者的潜能过程中难以有固定的标准可以运用
书面资料研究法：用分析资料的方式考察相关文献	通过现行的重要信息和问题线索、提供客观证据 资料容易获得	通常无法找到问题的原因和解决之道 信息的时效性差

[12] 徐芳. 培训与开发理论及技术. 上海：复旦大学出版社，2015：112-113

上述的培训需求分析方法都有其优缺点，在进行需求分析时并不是每一种方法都要用上，也不是只用其中的某一种方法即可。在实际工作中，培训人员需要结合组织的内外部环境条件，在可能的范围内，选择合理的方法进行需求分析，以达到需求分析的有效性。

实践中的人力资源

摩托罗拉公司的培训需求分析

摩托罗拉大学是一所摩托罗拉内部专门设置的，为摩托罗拉各事业部、客户、员工及合作伙伴设立的教育培训机构。基于公司的发展要求，摩托罗拉大学提出了为公司发展和员工成长提供的“及时而准确的知识”的学习方案，通过长期的实践和探索，公司建立了一套完整的、先进的员工培训与培养系统。

培训需求分析：在摩托罗拉。培训工作是以客户为导向的。摩托罗拉大学客户代表部的主要职责是与各事业部的人力资源组织发展部门紧密合作，分析组织现状与组织目标之间的差距，判断这些差距中哪些是可以通过培训解决的，并以此确定组织的培训需求，提供组织发展的咨询和培训方案。之后，他们将与各事业部的各级领导合作，制订学院的培训计划。

培训采购与分析：当 MU 客户代表部从各事业部获取了第一手客户培训需求的资料后，会提出一整套培训咨询和方案。在这些培训方案中，有些现有的课程即可满足事业部的要求，但有些现有的课程不能够或不完全能够满足客户培训的要求。在这种情况下，课程设计部就会介入采购、设计、开发、改编以及翻译培训课程，以满足各事业部发展的实际需求。

第三节 培训方案设计

一、培训计划的制订

（一）培训计划的含义和分类

经过培训需求分析，明确了培训需求以后，即可确定培训目标和计划。培训目标的确定为培训提供了方向和框架，培训计划的制订可以使得培训目标变成现实。

培训计划是根据全面、客观的培训需求分析，从企业组织战略发展出发，对培训时间、培训内容、培训方式、培训对象等方面进行系统的制订。培训计划必须满足企业和员工的需要，要根据企业现有的资源条件和员工本身的基础进行，同时还要考虑企业未来发展的需求及相关的不确定因素。

根据不同的划分标准，培训计划也有多种分类：

1. 根据培训层次的不同分类 可以分为长期培训计划、年度培训计划、课程计划。长期培训计划是基于企业的战略目标、企业的组织架构、功能和人员状况等情况而设计的；年度培训计划则要展现企业本年度的培训主题，年度企业的发展计划和目标，同时年度培训计划的总体目标要与企业长期培训计划保持一致；课程计划则是在年度培训计划的基础上，就某一培训课程进行的目标、内容、组织形式、培训方式、讲师、受训对象等细节的规划。

2. 根据受训对象不同分类 培训计划也可分为新员工培训计划、在职员工培训计划、转岗员工培训计划等。在职员工培训计划还可细分为财务人员培训计划、销售人员培训计划、专业技术人员培训计划等。这种培训计划可能是长期的，也可能是短期的培训计划，更多会是一个专项的培训计划，针对某一类员工的，培训目的性较强。

（二）培训计划的内容

培训计划的内容可以根据5W1H来设计，why （为什么要培训，培训目的），who（培训谁和谁来培训），what（培训什么内容），when（选择什么时间培训），where（培训的地点场所），how（运用何种培训方式）。这些构成了培训计划的几大要素，加以引申，还包括培训设施设备的准备，培训负责人等。

1. why——培训目的 通过培训需求，解决培训需求分析得出的差距就是培训要达到目标。培训目标尽量具体化、可衡量，为以后的培训效果评估提供衡量指标。例如，一个培训目的是让新员工通过培训掌握胶囊填充机的操作，那么，培训后我们可以通过上机实操来考核，看其是否能独立操作合格，如果可以，这就达到了较好的培训效果。只有培训目标明确了，我们才可能选择培训的内容及方式等。

2. who——培训对象和培训老师 培训对象就是要确定“谁”需要培训，在培训需求分析时也基本可以确定了，如新上岗员工、绩效差的员工、转岗员工、技术骨干、晋升员工等。不同的培训对象根据岗位及个性的不同，最好设计不同的培训方式，以使培训效果最好。

培训老师就是解决“谁”来培训的问题，培训老师可分为内部老师和外部老师。内部老师包括企业的领导、专业技术人员、具备特殊知识和技能的员工；外部老师有专业培训机构、学校等。内部老师和外部老师各有优缺点，内部老师比较了解企业实际，培训时更能结合企业实际讲课，针对性更强，但理论水平及授课技巧则参差不齐，外部老师理论水平及授课技巧较好，但对企业的了解程度则不如内部老师，针对性难以保证。我们在选择时，最好两者兼用，要根据培训内容和培训对象来进行选择。

3. what——培训内容 培训内容的选择也要根据培训需求分析得出。根据培训需求分析中得出员工在知识、技能、能力或态度等方面的差距设计培训内容，这里的差距并不等于培训内容，还要进行设计和选择。例如，一个员工在知识方面欠缺，就选择相应的知识作为培训内容；在技能操作上的熟练程度不够，就进行技能的操作培训；而一个员工的工作态度不良，如果通过培训可以改善，就要选择好培训内容。

4. when——培训时间 培训时间包括培训期限的选择都要根据培训目的和内容来决定，如新员工培训，目的是掌握新岗位的知识技能，就需要在上岗前一段时间进行，一般是短期培训；如新版药品GMP出台，对生产和质量的控制马上会产生影响，那最好是越快培训越好，培训要使生产和质量管理人员掌握新政策，及时指导工作，对整个生产、经营都有利。但在现实中，很多生产企业由于淡旺季很明显，企业领导就把培训都安排在淡季，旺季的培训少之又少，几乎没有，这样也是不对的，因为可能影响生产、质量的因素早就存在，等到淡季再培训，由于操作技能不够、质量意识不强等因素在旺季时造成的损失早已产生，应该是发现问题，需要培训时就应该安排培训。

5. where——培训地点和场所 培训地点和场所一般是根据培训内容和培训方式进行选择。培训地点有企业内部培训场地和企业外部培训机构和场地两种，还可分为教室、操作现场和户外三种。知识的培训一般在教室举行，技能培训多在工作现场或模拟现场开展。还有近些年兴起的拓展培训多在户外举行。

6. how——培训方式及培训的设施设备 企业培训的方式有多种，如面授法、演示法、案例法、讨论法、视听法、角色扮演法等。各种培训方式都有其自身的优缺点，为了提高培训质量，达到培训目的，往往需要各种方法配合起来，灵活使用。不同的培训内容和培训对象采用不同的培训方式。

随着现代培训方式越来越多样化，使用的设施设备也越来越多，我们在培训前务必要准备好培训中要使用到的各种设施设备，包括教材、笔记本、笔、模型、白板、白板擦，有的还需幻灯机、手提电脑、音响设备、激光笔、录像机、矿泉水等，不同的培训地点及培训方法最终确定了培训所用到的设施设备。如果其中一项在计划时没有准备好，都会影响培训的实施及效果。

（三）培训计划的制定程序

培训计划的制定要按照一定的程序进行，一般来说，制定企业的培训计划通常包括以下五个步骤（图 5-4）。[13]

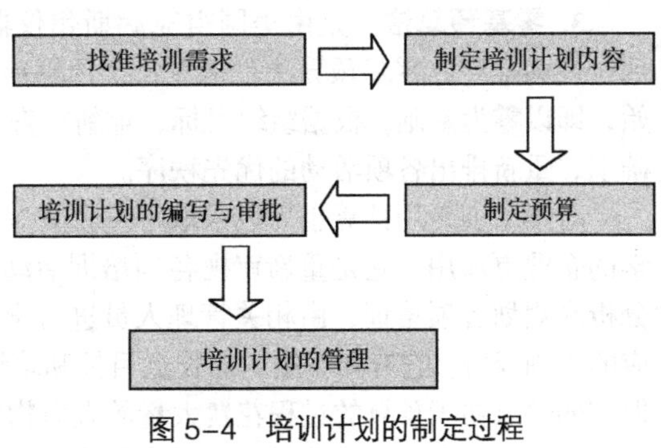

图 5-4 培训计划的制定过程

1. 培训需求分析 是制定培训计划的重要依据，分析培训需求，找出员工差距所在，制定相应的培训计划。

2. 制定培训计划内容 根据培训需求分析结果，确定培训目的、培训内容、培训对象、培训时间和地点、培训方式、培训老师等。在制定这些培训计划项目时，要考虑企业生产实际和培训对象的特点，尽可能保证培训效果。

3. 培训费用预算 培训费用的预算要根据各个企业的实际情况而定，否则超出预算，再好的培训计划也会成为无源之水。

4. 培训计划编制与审批 在做好以上各项工作时，就要按一定的格式编写出培训计划，表格描述较直观，可以采用文字和表格结合的形式编写。同时，编制完成的培训计划需要获得管理层的审批。培训计划的审批包括培训计划内容和培训费用预算的审批，经高层领导批准后的培训计划，需要对各个层级进行传达，以贯彻落实。

5. 培训计划的管理 首先，要组建培训计划项目管理小组，并明确各自成员的工作内容和工作职责；其次，要制定项目小组的工作计划，由项目小组成员全程参加，直到计划完成。

二、培训经费预算

（一）培训费用的构成

培训费用包括直接培训费用和间接培训费用。直接培训费用包括培训项目运作费用和培训项目管理费用。培训项目运作费用是直接培训费用的主体内容，包括培训场地费、培训教材费、培训食宿费、因培训发生的差旅费、老师讲课费、受训人员的工资等。培训项目管理费用是指人力资源部门或其他管理培训活动部门的管理费用。间接培训费用是指因培训而产生的机会成本和生产力浪费。机会成本是指因培训而失去的生产力及找人代替的成本，成本专家统计，一个一线工人的工资是其创造价值的 1/3，因此，机会成本最保守的算法是将学员工资乘以 2 得出。另外，据专家估计，在岗培训时所造成的生产力浪费是正常生产时的四倍。因此，培训的间接费用也是很大的一个数目。

（二）培训费用预算的方法

培训费用预算有多种方法确定，在不同的企业也可能有不同的方法，有时也与企业的性质、高层的观念有关。这里主要介绍以下几种方法：

1. 按照基准值的一定比例确定 按比例确定就是企业按照一个基准值乘以一定的比例来确定培训费用。目前，很多企业的培训费用是按照销售额或工资总额的一定比例确定，平均比例在

---

[13] 赵日磊. 绩效魔方——一个 HR 眼中的绩效管理. 北京：北京工业大学出版社，2008.

1.5%，国际大公司一般在1%~3%，有些甚至高出这个比例，如摩托罗拉是4%，通用电器是4.6%，也有一些规模小的企业的比例要低一些，在0.2%~0.5%，有的甚至更低。

2. 推算法 就是企业根据上一年度或历史数据推算当年的培训费用，在往年的基础上增加一定数额或比例来确定，这一方法要求往年的历史数据具有科学性，推算起来才有意义。

3. 零基预算法 是由美国得克萨斯州仪器公司的彼得菲尔提出的，经采用取得很好的成效后，广为推广。零基预算法是指在每个预算年度开始时，将所有还在进行的管理活动都看作新开始，即以零为基础，根据组织目标，重新审查每项活动的意义和必要性，并在费用-效益分析的基础上，重新排出各项活动的优先秩序。

对于培训费用预算也可以采取零基预算法，尤其对没有培训费用的历史数据或历史数据不科学的企业更适用。它是重新审视各项培训活动的意义，这就需要从企业战略出发，根据培训需求分析来规划各项培训，由相关管理人员进行全面审核，排出培训活动的优先顺序，给予分配相对应的培训经费。它有利于组织的长远目标和培训目标的紧密结合，增强了培训的目的性和必要性，但它的缺点在于预算的过程花费大量的人力物力和时间，预算成本较高。

当然，还有一些企业是财务或高层直接划定一定的培训费用。采用哪种培训费用预算方法要根据企业情况而定，采用尽量科学、合理的预算方法，才能得到高层和企业的支持，培训活动才能更好地开展。

三、培训方案的评估及完善

培训方案设计出来，要经过评估，然后发现问题再修改，不断完善，最后才确定最终的培训方案。培训方案的评估从三个维度来考察。

从培训方案本身角度考察，将其细化为三个指标来进行：①内容效度，看培训方案的各组成部分是否合理、系统化，是从培训方案的本身来说的，分析其是否符合培训需求分析，各要素前后是否协调一致，是最优选择；②反应效度：看受训者反应，受训者是否对此培训感兴趣，是否能满足受训者的需要，如果否，找出原因；③学习效度：以此方案来培训，看传授的信息是否能被受训者吸收，如果否，则要考虑到传授的方法及受训者学习的特点等各个方面的因素来加以改进。

从受训者的角度来考察，看受训者培训前后行为的改变是否与期望的一致，如果不一致，则应考虑是培训效果不理想还是缺乏应用培训所学内容的机会，还是由于习惯影响，使培训效果还未表现出来，需延长考察时间。

最后，从培训实际效果来考察，即培训的成本收益比来分析。培训的成本应包括培训需求分析费用，培训方案的设计费用，培训方案实施费用，受训者在培训期间的工资及福利。培训方案的收益则包括显性收益和隐性收益两部分。显性收益是指产量的提高，废品、次品的减少，采用更省原材料的生产方式的节约，生产事故的减少等可测量的收益；隐性收益则是指企业团队精神的生成、企业形象的提高等不可量化测量的收益。成本低于收益才证明此方案具有可行性，成本高于收益则证明此方案破产，应找出失败原因所在，设计更优的方案。

实践中的人力资源

九州通医药集团的培训课程

九州通医药集团企业是近几年发展非常迅速的医药物流企业，他们的人才培养做得非常出色，其中特别值得称道的是公司的培训课程的设计与开发。

九州通设立了培训专项部门——人力资源管理总部培训开发中心，负责全集团培训工作的推动。同时，九州通每年制定详细的培训计划、编制专业的培训教材与课件，并积极推进各公司（事业部）、集团各总部培训工作的同步开展。

公司将培训课程分为五大类型：新员工培训、任职资格认证培训、外部培训、项目培训、岗位深化培训。培训对象覆盖集团全体员工，重点针对公司高层、新进员工与专业岗位员工。培训形式除常规课堂讲授外，还包括户外拓展、一线实习、内刊培训专栏、网络培训专栏等多种形式与渠道。

为了给员工创造一个更好的培训环境，九州通在集团总部即湖北省各大城市均建立了专业的培训基地，配备了多媒体教学室、户外拓展场、大礼堂等各类专业培训场所。培训基地作为九州通企业大学的雏形，是所有新员工接受岗前培训的专业场所，基地配备的专业讲师具有丰富的实践经验，以“传、帮、带”的培训形式为新员工树立信心，迎接新岗位的挑战。

第四节 培训方案的实施

一、培训的组织

企业在进行培训时，需要对培训的整个过程进行组织和管理，明确和落实培训方案，以保证培训的顺利进行。具体来说，主要包括以下几个方面。

1. 明确实施责任 培训计划的制定和实施，关键是落实负责人或负责单位。要建立责任制，明确分工。培训工作的负责人要有一定工作经验和工作热情，要有能力让公司领导批准培训计划和培训预算，要善于协调与业务部门和其他职能部门的关系，以确保培训计划的实施。

2. 确定培训的目标和内容 在培训需求调查的基础上，结合组织分析、工作分析、个体分析等以决定培训重点、目标和内容。总之，应整合企业和员工的培训目的，以使培训目标准确，培训的内容符合实际需要。

3. 选择培训方法 关于培训方法，前面已经有所介绍。每种方法都有不同的侧重点，因此必须根据培训对象的不同，选择适当的培训方法。方法的选择除了要考虑员工特点外，还要靠企业客观条件的可能性。

4. 决定被培训对象 除了普遍性的观念性培训外，参加培训的学员必须经过适当的挑选；因为培训要花钱，这笔钱应当用在有一定潜力的员工身上，也就是说学员的可塑性。这样就可以做到投资省、见效快。如果学员的可塑性较差，跟不上教学进度，不仅达不到培训的目的，而且对他的投资将大大增加企业的经济负担。以目前大多数企业的经济实力，还不可能在这些人身上投入更多的培训费用。

5. 选择培训讲师 员工培训的成功与否与任课教师有着很大关系。特别是 21 世纪的员工培训，教师已不仅仅是传授知识、态度和技能，而且是受训者职业探索的帮助者。企业应选择那些有教学愿望、表达能力强、有广博的理论知识、丰富的实践经验、扎实的培训技能、热情且受人尊敬的人作为培训讲师。培训讲师的选择可以从企业内部进行培养和开发，也可以从外面聘请优秀的培训讲师。

6. 制定培训计划表 计划的目的是明确培训的内容、时间、地点、方式、要求等，使人一目了然。同时也便于安排企业其他工作。

7. 对培训进行评估以不断改善培训体系 每次进行培训后，应从培训影响因素的几个方面进行培训评估，以利于有针对性地改进企业培训体系。

二、培训的实施

培训实施是员工培训系统关键的环节。在实施员工培训时，培训者要完成许多具体的工作任务。要保证培训的效果与质量，必须把握以下几个方面。

1. 选择和准备培训场所 选择什么样的培训场地是确保培训成功的关键。首先，培训场地应具备交通便利、舒适、安静、独立而不受干扰，为受训者提供足够的自由活动空间等特点。其次，培训场地的布置应注意一些细节：检查空调系统及临近房间、走廊和建筑物之外的噪声；场地的采光、灯光与培训的气氛协调；培训教室结构选择方形，以便于受训者看、听和参与讨论；教室的灯光照明适当；墙壁及地面的颜色要协调，天花板的高度要适当；桌椅高度适当，椅子最好有轮子，可旋转便于移动等；教室电源插座设置的数量及距离也要适当，便于受训者使用；墙面、天花板、地面及桌椅反射或引音能保持合适的音响清晰度和音量。最后，注意座位的安排，即应根据学员之间及培训教师与学员之间的预期交流的特点来布置座位。一般地，扇形座位安排对培训十分有效，便于受训者相互交流。当然，也可根据培训目的与方法来布置教室，如培训主要是获取知识，讲座和视听演示为主要培训方法，那么传统教室的座位安排就比较合适。总之，选择和准备培训场所应以培训效果为目的。

2. 课程描述 是有关培训项目的总体信息，包括培训课程名称、目标学员、课程目标、地点、时间、培训的方法、预先准备的培训设备、培训教师名单及教材等。它是从培训需求分析中得到的。

3. 课程计划 详细的课程计划非常重要，包括培训期间的各种活动及其先后顺序和管理环节。它有助于保持培训活动的连贯性而不论培训教师是否发生变化；有助于确保培训教师和受训者了解课程和项目目标。课程计划包括课程名称、学习目的、报告的专题、目标听众、培训时间、培训教师的活动、学员活动和其他必要的活动。

4. 选择培训教材 培训的教材一般由培训讲师确定。教材有公开出版的、企业内部的、培训公司的及讲师自编的四种。培训的教材应该是对教学内容的概括与总结，包括教学目标、练习、图表、数据及参考书等。

5. 明确培训时间 适应员工培训的特点，应确定合适的培训时间，何时开始、何时结束、每个培训的周期、培训的时间等。

三、企业在不同发展时期的培训内容

（一）创业时期

创业初期，公司人数有限，主要精力放在市场营销上，主要业务活动由创业者独立支撑。此时，企业的当务之急是发现客户，推动企业快速成长，企业应集中力量提高创业者的营销公关能力、客户沟通能力。

（二）发展期

在企业发展期，企业有了稳定的销售量，组织开始快速扩张，企业需要培养一部分中层干部，组建管理团队，分担业务量。此时，企业应集中力量提高中层管理人员的管理能力，如培养并影响他们的管理风格和思维习惯，使之适应企业的要求；提高他们的管理知识，加深他们对行业发展的认识，以建立适应企业未来发展的管理体制。培养他们的管理观念和管理技能，促进企业长远发展。

（三）成熟期

企业的成熟期是指企业完成规模扩张，成为行业内主要竞争者的时期。企业需要提升自己的核心竞争力，推动企业中的每一个员工把自己的工作同企业的目标紧密结合起来，从根本上提高企业的素质。企业应该集中力量建设企业文化，将企业长期发展所必需的观念、规则和态度传播到每一个员工中去，并提升员工对企业目标的认同、对企业的归属感。

企业的创业初期到企业的成熟期的培训，是从核心管理人员向整个企业的员工扩展的过程，是一个企业人力资源不断增值的过程，也是企业核心价值从货币资本逐步转向人力资本，核心能力从简单生产逐步转向创新的提升过程。

实践中的人力资源

康美药业完善的职业培训和管理体系

康美药业股份有限公司成立于 1997 年，于 2001 年在上海证券交易所上市，是国内第一家把互联网布局中医药全产业链，以中药饮片生产为核心，全面打造“大健康+大平台+大数据+大服务”体系的中医药全产业链精准服务型“互联网+”大型上市企业，国家高新技术企业。康美药业根植于中医药产业，以中医药全产业服务体系建设为中心，推进产业创新发展，增强各个业务环节的竞争力，创新集团管理模式，力争成为核心竞争力优势突显的世界级中医药企业。

公司建立了完善的培训管理体系，设有专职培训部，为新员工提供系统的岗前培训、在职培训（岗位技能培训、专业技术培训等）。每位新员工须参与公司组织的岗前培训，培训内容包括公司简介、企业文化、基础礼仪及行为规范、职责道德素质等；所在部门还对新员工进行岗位工作技能培训，同时公司根据员工自我提升需要、工作需要，结合员工实际情况开展各类培训。针对中层以上管理人员，公司与华南理工大学工商管理学院合作，全额出资开展 MBA 培训；针对销售人员，公司每季度不惜重金邀请销售方面著名专家、专业人士开展专业培训，为公司销售额的增长提供了有力的保障；公司为其他部门专业人才积极提供学习机会，如职业培训不定期派遣技术人员、质量管理人员及其他专业人员参加在全国各地开展的各种类型的专业培训，为公司跨越式发展储备了大量专业性人才。

第五节　培训效果评估

一、培训评估概述

（一）培训评估的含义

管理上的 PDCA 原则同样适用于培训活动，即培训计划的制定（plan）、培训方案的实施（do）、培训活动的评估（check）及对培训活动的改进（action）。本节所讲的就是其中“C”这一环节：培训评估。培训评估也称培训有效性评估，是指通过各种方法，系统地收集必要的描述性和判断性的信息，以帮助作出选择、使用和修改培训项目的决策。

培训评估不只是培训活动结束后的事情，它是贯穿整个培训活动的，包括培训前的对培训计划的评估，培训实施过程的评估及培训结束后的效果评估。对培训进行评估的目的是了解个人和组织通过培训获得了多少收益及什么样的收益，并为培训决策提供依据。

（二）培训评估的必要性

培训工作总是被人们误认为是一项只花钱不赚钱的活动，那是因为他们只看到了培训的投入，而没有看到培训活动的产出，通过评估，可以将培训活动的效果通过定性的或量化的数据反映出来，以及计算出培训的投入产出比，让组织的领导认识到培训也可以是一项产出比很高的投资。同时，对培训的评估也为培训决策者提供依据，不断调整培训项目，以使培训效果最大化。因此，培训评估是一项很有意义的工作，它的必要性具体反映在以下几个方面。

1. 通过培训有效性评估，使组织认识到培训的价值 培训管理者通过对培训活动进行成本-收益分析，特别是用量化的数据说明培训的投资回报率，使组织认识到培训的价值及对组织发展的重要性，使组织高层领导更加支持培训工作，这对培训工作的长远发展是有利的。

2. 通过培训评估，为培训组织者修正培训方案、选择培训项目及决定是否继续某项培训项目提供依据 培训实施前和实施过程中的评估，及时发现问题，有利于培训组织者及时调整培训方式、内容等，以尽可能保证培训效果。同时，对培训效果的评估，往往也能发现许多新的问题和需求，这为下一次的培训活动的策划提供了依据。

（三）培训效果评估的层次

根据美国人力资源管理专家唐纳德·柯克帕特里克在1959年提出的评估模型，即“柯氏评估模型”，将培训评估分为由浅入深的四个层次：反应层、学习层、行为层、结果层。这四个层次是递进的，即低层次的信息是更高层次评估的基础，各个层次评估内容及方法等的比较见表5-3[14]。

表5-3 培训评估层次比较

层次	评估内容	评估方法	评估时间	评估主体
反应层评估	学员对培训课程、培训师和培训组织的满意度	问卷调查、访谈、座谈	课程结束	培训机构
学习层评估	学员对培训内容、技能的掌握程度	提问、笔试、口试、模拟练习与评估、角色扮演、演讲、心得体会、发表文章	课程结束、课程进行中	培训机构
行为层评估	学员培训后的行为改变	问卷调查、访谈、观察、绩效评估、管理能力评估、任务项目、360°评估	3个月或半年后	直接主管
结果层评估	培训后对组织绩效的影响	个人与组织的绩效考核相关指标、生产率、缺勤率、离职率、成本-效益分析、市场调查、360°满意度调查	半年或1年后	组织

以上四个层次的评估难度是由低到高的，反应层和学习层的评估比较容易，很多企业都进行了这两个层次的评估，而行为层和结果层的评估则较复杂，尤其是结果层的评估，需要大量的数据和采用科学的评估方法，才能得到评估的结果，因此，在评估前，先对评估方案做一个成本-效益分析，有时候评估本身所耗费的人力物力成本甚至大于评估结果的收益，这样的评估是不值得的，如果评估的负面效益太大，那么就不要轻易评估。当然，行为层和结果层的评估也更接近企业实际，它是将培训的成果真正转化到了实际工作中，如果评估得好，是很有价值的。

二、培训评估方案的设计

根据是否对培训前后都进行评估及是否针对培训组设立对照组，培训评估方案可分为以下几种。

1. 仅有后测—无对照组的设计 这种方法是仅对受训人员培训后进行效果评估，不设对照组。这种评估可以了解受训人员的培训学习效果，但因为没有前测评估，不能与培训前的知识技能情况进行对比，很难说明学员的所学是培训引起的。

2. 前测—后测的设计 这种方法是在培训前对受训人员某方面的素质进行测量，在培训后再

[14] 曲孝民，郗亚坤. 员工培训与开发. 大连：东北财经大学出版社，2009.

对其进行测量，通过前后的对比变化，来说明培训的效果。它比第一种先进之处在于多了前测，可以通过前后变化对比进行说明，但不足之处在于有些变化不一定是培训导致的，可能是其他因素造成的，如工作态度的变化可能是因为企业的制度变化所致，而不是培训的影响。

3. 后测—对照组的设计 这种方法增加了对照组的设计，假设对照组和培训组在培训前没有差异，培训后对两组在某一相同方面的素质进行测量，培训组和对照组的差异被认为是培训的效果，这与第一种存在相同的问题，因为培训前没有测量，很难评估有多少差异是培训导致的。

4. 前测后测—对照组的设计 这种方法是采用对照组和培训组进行比较，并对两组在培训前后都进行测量。这样可以很大程度上排除其他因素对培训效果的影响，更准确地说明培训的效果，因此在研究设计中也是用得较多的设计。

5. 所罗门四组设计 这种方法综合了前面几种设计，是采用了四组设计，分别对一个对照组和只一个培训组进行前测和后测评估，再对另一个对照组和另一个培训组只进行后测评估，这样可以将干扰培训效果的其他因素减少到最低程度。这种方法也可以用于评估不同培训方式的效果。

6. 时间序列设计 这种方法是在培训前和培训后一段时间里对学员的某一方面的素质进行多次测量，以观测培训效果。它的假设是学员在培训后持续地表现出某种变化，则认为这种变化是培训引起的。如果采用对照组的时间序列设计，也称为多重时间序列设计，它与前测后测—对照组的设计不同之处在于，它不强调随机分配的做法，而是根据自然发生情况，对两组人员进行观察和测定，这种评估方式常用于评价那些较容易观察到变化的培训结果，如事故率、生产率和缺勤率等。

三、培训评估的实施

在设计好培训评估方案后，就要进行培训评估信息收集、整理和分析，进行培训效果评估。

（一）培训评估信息收集

培训评估信息收集主要有四种方法，即资料法、观察法、面谈法和调查问卷法。

1. 资料法 是通过收集培训的有关资料为培训效果评估提供依据，如培训方案领导批示、有关培训的调查问卷、培训的考核资料、培训实施过程的资料记载、编写的培训教程等。在收集前先列出资料清单，避免盲目收集。

2. 观察法 通过观察法收集培训效果评估信息，贯穿培训整个过程，包括培训前、培训中和培训后观察，如培训组织准备工作的观察、培训实施现场观察、培训学员在培训中的反映情况观察、培训结束后一段时间受训者的变化等，为培训效果评估收集必要的信息。

3. 面谈法 是通过与相关人员面对面进行交流，获得培训评估信息的方法。一般在培训前和培训后进行，面谈的对象范围较广泛，如访问培训对象、培训的实施者、培训管理者、培训对象的领导和下属等。这种方法可以和访问对象充分交流，获得比较准确的信息，但花费时间长，对面谈者的谈话技巧要求较高，否则很难获得访问对象的真实想法。面谈法分个人面谈法和集体面谈法两种。

4. 调查问卷法 通过调查问卷收集培训效果培训信息可以在培训前、培训中和培训后进行。培训前的评估调查可以包含在培训需求调查中同时进行，获取信息；在培训中的调查问卷法应内容简短，不宜占用太多时间，以免影响培训项目的进行，因此培训中的调查问卷也应重点突出。

（二）培训评估信息分析

对培训评估信息收集后，要进行归类整理，并要进行必要的统计分析，常用的统计分析方法有三种：平均数差异检验、方差分析和相关趋势分析。

1. 平均数差异检验 这种方法是用平均数来检验两组数据之间的差异，如学员在培训前后测验的分数的差异、培训组和对照组的测量分数的差异。根据两个组的关系，可以分为相关样本和独立样本。相关样本是指两个样本内个体存在对应关系。其中又有两种情形：一是两组样本根据一定的原则进行一一匹配，再进行比较；二是同一组样本前后进行两次测量，用两组测量结果进行比较分析。独立样本是指两组样本内个体是随机抽取的，没有对应关系，如随机抽出一些员工进行培训，再随机抽出一组没有经过培训的员工作为对照，进行测量对比。

通常通过 t 检验来进行测量检验，其公式为：

$$t=\frac{\underline{x_d}}{\frac{s_d}{n-1}}$$

式中：x_d代表两组差异的平均数；S_d代表差异的标准差；n 代表样本数。在进行检验时，还需要设定置信区间，即设定在多少概率范围内可以接受或拒绝两组数据有无差异的结论，通常称为水平，一般设定为 0.95 或 0.99，即结论的可信度，参照 t 分布表，就可以作出统计推论。

2. 方差分析 用于对多个变量组数据的差异进行检验。与 t 检验法相比，它可以分析两个以上的变量，进行多组比较时能较准确地做出判断，具有更高的统计功效。采用方差分析要计算出组内变异和组间变异。组内变异是指在同一组织内部，由个别差异或误差导致的变异；组间差异是指不同小组之间的差异，如培训组和没有培训组、接受了互动式教学的小组和接受传统教学的小组之间的差异。方差分析的目的在于，看看发生的变化是由于实施了不同的处理产生的，还是仅仅是误差所导致的。

3. 相关趋势分析 这种方法是利用相关性来分析培训项目和学员行为业绩变化的相关关系。例如，将受训者培训后的业绩考核和培训测试分数进行比较，如排出其他因素后，两者存在显著相关，则认为培训是有效的。具体计算应用最多的是皮尔逊相关系数，可参考统计学相关教材。

（三）培训效果评估方法

培训效果评估的方法有很多，但很多人力资源专家认为，最合适的评价方法应该是以合理的成本就能够采集到数据，同时这些数据对关键决策的制定者给以最大的帮助。因此，我们在选择培训评估方法时应该本着这样的原则进行选择。这里主要介绍一些常用的培训评估方法。

1. 面谈法 是通过与受训者面对面交谈，了解其在培训中学到的技能及对工作业绩的帮助，这需要面谈技巧较好的人员担任，使面谈对象愿意讲出真实的情况，也可以让其直接主管或外部第三方进行面谈。

2. 观察法 适用于以行动为基础的学习，评估者在培训结束后到受训者工作岗位上观察受训者的工作表现，与培训前进行比较，来衡量培训效果。

3. 关键事件法 是将员工在完成某项任务时表现的特别有效和特别无效的行为记录下来。这种方法很难在不同员工之间进行比较，但可以作为评价员工的有效依据。

4. 比较法 是一种相对评估法，包括纵向评估和横向评估两种。纵向评估是针对同一个培训对象，将其过去与现在的绩效进行比较，看其是进步还是退步了，以此判断培训是否有效。横向评估是选择一个培训组和一个对照组，这两组应该具备相似性，然后对两组人员进行同一方面的评估，发现两组的差异，以此衡量培训的效果。

5. 笔试 有两种方式，一是在培训结束后进行测试；二是在培训前后进行两次测试，将分数进行对比，看是否有所提高。笔试只能评估知识层面的培训效果。

6. 问卷调查法 是针对某方面的评估内容设计一份问卷，由受训者进行填写，对答案进行统计分析，从而得出培训效果的方法。问卷设计是否得当，往往是该方法能否成功应用的关键所在。

7. 成本-收益分析法 通过成本-收益分析法，计算出培训的投资回报率（IR）是培训效果评估的一种最常见的定量分析方法。其公式为：

$$IR = \frac{TE - C}{C} \times 100\%$$（其中：IR——投资回报率，TE——培训收益，C——培训成本）

其中，培训收益（TE）是企业因培训而获得的经营成果的增加量。其公式为：

$$TE = (E_1 - E_2) \times TS \times T - C$$

其中：E_1——培训前每个受训者一年产出的效益，E_2——培训后每个受训者一年产出的效益，TS——培训的人数，效益可持续的年限，C——培训成本。

对投资回报率进行评估，用量化的指标来说明培训的效果，使人更加信服，也更容易让组织决策者看到培训的收益，从而更加支持培训工作。

8. 等级加权分析法 当培训效果的评估指标由多个指标组成时，就需要建立一个指标体系，对各指标赋予权重，并给予相应的分值，可以计算出各指标的得分，也可以加总计算出综合评价分数。然后再与培训前的得分进行比较，衡量培训效果，如表 5-4 所示[15]。

表 5-4 对某机构人力资源部门员工培训后的评估表

	5 分	4 分	3 分	2 分	1 分	单项指标得分
敬业精神 0.4	10%	60%	20%	8%	2%	1.472
工作能力 0.2	55%	20%	10%	8%	7%	0.816
专业知识 0.2	30%	20%	25%	15%	10%	0.69
职业道德 0.2	40%	25%	20%	10%	5%	0.77

表中评价结果用百分数表示，如 10%表示有 10%的评估人员认为该员工的敬业精神得分为 5 分。那么，敬业精神的单项指标得分：

$$5 \times 10\% + 4 \times 60\% + 3 \times 20\% + 2 \times 8\% + 1 \times 2\% = 1.472 \text{ 分}$$

……

最终评价得分：

$$1.472 + 0.816 + 0.69 + 0.77 = 3.748 \text{ 分}$$

对不同层次的评估可以采取不同的方法。对第一层评估可采用问卷、评估调查表的方法；对第二层的评估可采用关键人物法、笔试、技能操作等；对第三层的评估可采用绩效考核法，即测量受训前后行为上的变化，也可采用比较评价法，即测量参加培训与未参加培训员工间的差别。对第四层的评估可采用收益评价法，计算出培训为企业带来的经济收益，还可以通过考察事故率、生产率、士气等来衡量。

四、培训成果的转化

学员接受培训后，将所学真正转化应用到实际工作中，这样才能对组织的绩效有直接的作用，也是组织最关注的。

（一）培训成果转化理论

这里介绍三种培训成果转化理论，即同因素理论、激励推广理论和认知转换理论。

1. 同因素理论 同因素理论认为，培训转化只有在受训者的工作环境和培训环境完全相同时才有可能。能否达到最大限度的转化，取决于培训环境的特点和工作环境的相似性。例如，设备

[15] 曲孝民，郗亚坤. 员工培训与开发. 第二版. 大连：东北财经大学出版社，2009.

的操作培训，培训时是在模拟现场或是工作现场培训操作技能，则培训后所学到的技能可以马上应用到实际设备操作工作中，转化程度较高。

2. 激励推广理论 激励推广理论指出，培训转化的关键是对最重要的一些特征和一般性原则的培训，同时要明确这些一般原则的适用范围。当工作环境和培训环境有差异时，受训者在培训中学到的一般性原则，在实际工作环境中加以变通使用，来解决不同的实际问题。例如，人际关系处理技巧的培训，在实际工作中，可能有多中情境出现，这就要求受训者将所学的一般处理原则在不同情境下灵活使用。

3. 认知转换理论 认知转换理论是建立在人体对外界的刺激进行信息加工并产生认知结果的基础上的。认知转换理论认为，转换与否取决于受训者恢复所学技能的能力，因此，可通过向受训者提供有意义的材料来增加受训者将工作中所遇到的情况与所学能力相结合的机会，从而提供转换的可能性；同时向受训者提供对所学技能进行编码记忆的能力，这样学员就会很容易恢复所学技能了；最后还要不断对受训者学习状况进行监控和反馈。

（二）成果转化机制

受训者将所学知识技能运用到实际工作中的这一转化过程会受很多因素的影响，如工作环境没有可使用先进技术的先进设备提供，组织没有鼓励转化的氛围、直接主管和上级管理者不重视，还有受训者本身的态度等都会使转化程度大打折扣。为了使培训成果得到最大程度的转化，我们应在组织内部建立成果转化相关机制，促进培训成果的转化。

1. 培训前的准备 在培训前，我们就应该为成果转化做好准备。因受训者参加培训的态度和本身的文化水平都会影响到培训后的成果转化，因此，我们在培训开始前应做好一系列的准备工作，如要求受训者端正学习态度；明确告知受训者培训后将进行结果转化的考核，并与待遇挂钩；对不具备基本技能的受训者进行必要的技能培训等。

2. 工作氛围的营造 员工培训成果的转化是在实际工作中完成的，因此良好的工作氛围对转化起着重要的作用。首先，根据同因素理论，在设计培训项目时，要尽量使培训环境和实际工作环境接近，这样有利于成果的转化。其次，在组织内要提倡培训成果的转化，包括同事的认同和协作、直接主管的支持等，如果员工将所学知识技能成功运用到了工作中并促进了工作的改善，那么其直接主管乃至组织应对这一表现加以表扬宣传，形成一种培训文化，鼓励组织内其他成员也进行有利的培训成功转化。

3. 激励机制 包括物质激励和精神激励的机制。精神激励主要是对受训员工成功转化给予精神上的表扬和鼓励。物质激励机制主要是将员工的成果转化与其薪酬挂钩，形成一种长效机制。物质激励更能激励员工参加培训和进行成果转化的积极性，因此要形成以物质激励为主，精神激励为辅的激励机制。

4. 自我管理机制 自我管理是指受训者能积极主动地应用所学知识、技能等解决实际工作中遇到的问题，并能自我激励去思考培训内容在实际工作中可能的应用。自我管理是培训成果转化的最高层次，在组织中也要注重促进员工的自我管理。例如，组织向受训者进行自我管理技术的培训和指导，帮助其克服在转化过程中可能会遇到的障碍，如缺乏时间、资金、设备不合适、使用新技能的机会少等，使其顺利进行培训成果的转化。

实践中的人力资源

沃尔格林公司对药剂员的培训评估

药店里的药剂员经常要接待顾客，给医生打电话询问药品的重新配方，然后向顾客提供治疗该病的同类药而不一定是品牌药。如果两者药效相同的话，便可以为顾客节省花销。沃尔格林公司为新的药剂员专门开发了一项培训课程，以取代以往他们在药剂师那里接受培训的做法。这项新培训包括 20 个小时的课堂培训和 20 个小时的岗位实习。由于该公司拥有几千家药店，因此在培训上投入了大量时间和资金，为此，公司决定要对培训项目进行一次评估。

评估对象由参加该培训项目和没有参加过该培训的药剂员组成。有关新雇员绩效状况的调查被送到每一个负责主管药剂员的药剂师手中。其中有些问题是关于药剂员向店内计算机输入患者和药品数据的速度，以及他们多长时间能向顾客提供一种可替代性的同种药。在对两组药剂员进行比较后，结果表明经过正规培训的人比那些只受过传统在职培训的人工作效率要高，可为药剂师节约更多的时间。那些拥有正规培训的药剂员的商店，它们的年销售额要比那些只受过在职培训的药剂员所在的药店高出 9500 美元。

第六节 员工开发

一、员工开发概述

（一）员工开发的含义

员工开发是指为管理者未来发展而开展的正规教育、在职体验、人际互助等活动，以及在学习型组织中为员工未来发展而开展的各种开发活动。员工培训和开发这两个词经常混用，但是两者还是有区别的。员工培训是以当前为导向，注重改善员工目前的工作绩效；而员工开发则是以将来为导向，着重提高其未来工作胜任力或长期绩效。

因此，员工开发的内容和活动形式与培训有所不同。目前，员工开发活动的对象已从管理人员推广至企业全体成员，而对管理人员的开发仍是每个企业员工开发规划中的重点内容。

（二）员工开发的分类

1. 按开发的对象分类 一般来说员工开发可以分为员工能力开发与有效管理者开发。员工能力开发包括在学习型组织里的自我超越、心智模式、共同愿望、团队学习和系统思考五项内容。有效的管理者开发包括正规教育、在职体验和人际互助等几个方面的开发。

2. 按开发的内容分类 员工开发又可以分为心智开发和潜能开发。心智开发是指改变人们根据既定的设想来思考和行动的开发活动，这种开发适用于普通员工。而潜能开发，则是通过科学、专业和系统的指导和训练，消除潜意识中有碍于集中目标注意力的负面情节，建立潜意识中有利于强化目标注意力的正面情节，这种开发一般适用于管理者开发。

（三）员工开发的意义

（1）对企业而言，员工开发提高了企业员工未来工作胜任能力，树立和巩固了企业生存发展所必需的正确价值观、态度和行为，强化了全体员工的组织性，提高了其忠诚度和凝聚力，保证了企业经营管理活动的连续性。

（2）对员工个人而言，员工开发帮助员工了解个人能力、优势、需求及目标，帮助员工应对困难和挑战，获得对自己工作努力及绩效的认同，拓展知识面等。同时员工开发能够发掘员工的未来潜能，通过针对性的开发活动，使员工具备承担新工作或未来可能职位的能力。这样既有利于员工自身的发展，也有利于企业内部优秀人才的选拔。

由此可见。员工开发带来的益处是多层次、多样化的，同时可以促进企业和员工的共同发展。

二、员工开发的过程

人员开发的过程就是依据企业人员开发对象——全体员工目前的实际工作情况，以及其职业发展规划中的未来工作要求，企业长足发展战略的需要，来确定不同员工的开发计划。人员开发的一般过程如图 5-5 所示[16]。

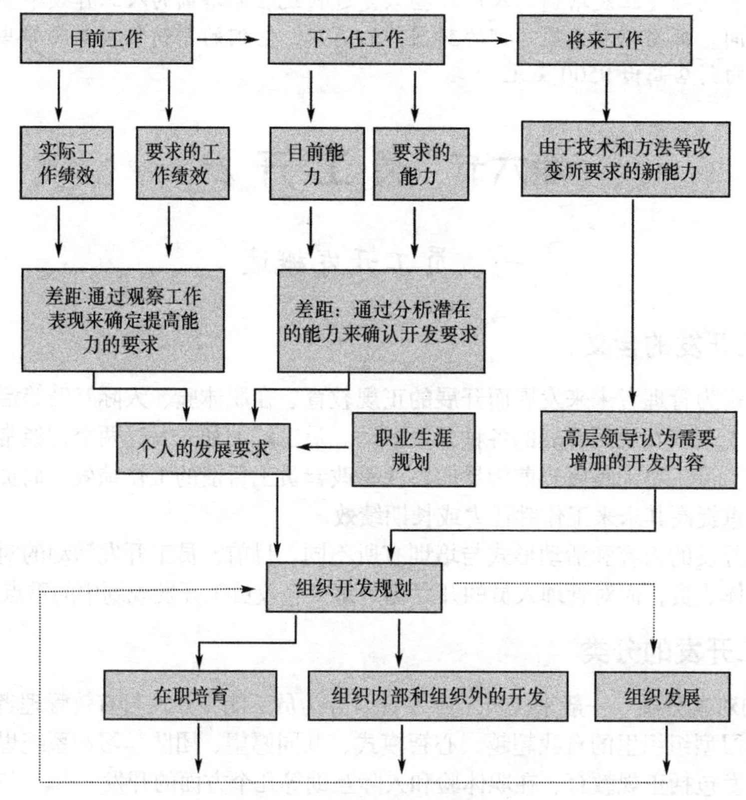

图 5–5 员工开发过程模型

一般的人员开发过程主要包括三项基本任务：①评估企业的战略需要，对企业人员进行规划，如分析出企业空缺的岗位、岗位上冗余的人员等。②结合企业的发展需求和人员现状，评价特定人员的实际工作绩效和需求等。③有针对性地选取合适的方法来开发这些人员，使其顺利进行培训成果的转化。

实践中的人力资源

卡迪纳健康公司的开发实例

总部位于俄亥俄州都柏林市的卡迪纳将康公司是全球领先的医疗产品和服务供应商。公司拥有 50 000 名员工，遍布 22 个国家。卡迪纳健康公司确定了 10 种核心领导素质：顾客导向、领导魅力、商业敏锐度、团队合作、创新及风险意识、结果导向、正直、战略远见、人际技能、成熟稳重。员工开发活动是为了根据这 10 项核心素质来评价管理者（或具有潜力成为管理者的员工）的优缺点。培训项目、工作体验及辅导计划都是为了提升员工个人技能和领导者素质而开发的。

[16] 马新建，时巨涛，孙虹，等. 人力资源管理与开发. 第二版. 北京：北京师范大学出版社，2008：269-270.

三、员工开发的方式

员工开发在人力资源管理实践中常用的方式有五种：正规教育、人员测评、工作实践、建立开发性人际关系及组织发展等。

（一）正规教育

正规教育开发方式包括员工脱产和在职培训的专项计划、由顾问提供的短期课程及在校学习的大学课程计划，如在职工商管理硕士（MBA）。这些开发计划一般通过企业专家讲座、商业游戏、仿真模拟、冒险学习与客户会谈等培训方法来实施。例如，摩托罗拉、IBM、通用电气等许多跨国公司都设有自己的培训与开发中心，可以为其学员提供1～2天的研讨会及长达1周的培训计划。根据开发对象的不同，企业可以为基层管理者、中层管理者、高层管理者和普通员工分别制定不同的开发计划，并为工程技术人员（如工程师）设置专门的计划。

（二）人员测评

人员测评是在收集关于员工的行为、沟通方式及技能等方面的信息的基础上，为其提供反馈的过程。在这一过程中，员工本人、其同事与上级及顾客都可以提供反馈信息。人员测评通常用来衡量员工管理潜能及评价现任管理人员的优缺点；也可用于确认向高级管理者晋升的管理者潜质；还可与团队方式结合使用来衡量团队成员的优势与不足、团队效率与交流方式。

企业员工开发测评方式与信息来源多种多样。目前比较流行的人员测评工具主要有梅耶斯-布里格斯人格类测试，评级中心、基准评价法、绩效评价与360° 反馈系统等。

（三）工作实践

在实际工作中，许多员工开发是通过工作实践来实现的。该方法的前提假设是：当员工过去的经验和技能与目前工作所需不相匹配时，就需要进行人员开发活动。为了有效地开展工作，员工必须拓展自己的技能，以新的方式来使用其技能和知识，并积累新的经验。利用工作实践进行员工开发有多种方式，包括工作扩大化、工作轮换、工作调动、晋升和降级及其他的临时性工作安排。

（四）建立开发性人际关系

员工通过与企业中更富有经验的其他员工之间的互动来开发自身的技能，增强与企业和客户的有关知识。

1. 导师指导　导师是指企业中富有经验的、生产效率高的资深员工，他们负有开发经验不足的员工（被指导者）的责任。大多数导师关系是基于导师和受助者的共同兴趣或共同价值观而形成的。企业可将成功的高级员工和缺乏工作经验的员工安排在一起工作，形成导师关系。目前，有些公司实施团体指导计划，即1名资深的高层管理人员与4～6名经验不足的被指导对象组成小组。

2. 教练辅导　教练就是同员工一起工作的同事或经理。教练可鼓励员工，帮助其开发技能，并能提供激励和工作反馈。在这个过程中，教练扮演多种角色，既为员工提供一对一训练，又帮助员工自我学习，同时还向员工提供通过导师指导、培训课程或工作实践等途径无法获得的其他资源。企业要善于开发或者培养管理者的教练辅导技能。

（五）组织发展

组织发展是一种以改变员工态度、价值观和信念为目的，促使员工自己确定和实施各种必需的技术变化（组织重组、重新设计设施等）的一种人员开发方法，它常常借助于企业外部的咨询机构。组织发展具体有以下步骤：第一，从解决某些特定问题出发，收集有关该组织及其运行状态的数据；第二，将这些数据反馈给各方员工；第三，让各方制定这个问题的小组计划。

组织发展包括调查反馈、敏感训练及团队精神建设。调查反馈是通过调查员工态度，而给部门管理人员提供反馈，以确定问题，并让这些管理人员和员工去解决的方法。敏感性训练是由培训教师指导的改善关系小组在“实验室”中公开表达情感，提高参加者对自己行为及他人行为的洞察力的方法。团队精神建设是利用咨询顾问、反馈及团队建设会议改进工作群体，并运用一系列组织发展技术去改进工作小组的效益等[17]。

思 考 题

1. 员工培训的内涵是什么？
2. 员工培训与开发的作用是什么？
3. 培训需求分析的常见方法有哪些？
4. 培训方案设计有哪些环节？
5. 培训效果的评估主要有哪些方法？

案例解析

某公司是华中地区的一家药品经营股份制公司，按计划，公司市场部 3 月份要派人去深圳某培训中心参加培训。当时部门员工都想参加，因为据说此次培训内容很精彩，培训师大都是来自国际知名企业，具有丰富的管理实践经验。但当时工作特别忙，所以主管权衡再三，最后决定由手头工作比较少的小杨和小胡去参加，并把培训时间、费用等事项跟小杨和小胡做了简单的交代。

培训期间，小杨和小胡听课很认真，对老师所讲内容做了认真的记录和整理。但在课间和课后小杨和小胡总在一起，很少跟其他学员交流，也没有跟讲师交流。培训回来后，主管只是简单询问了一些有关培训的情况，小杨、小胡也没有就此与同事进行详细讨论。过了一段时间，同事都觉得小杨和小胡培训后并没有什么明显变化，虽然他们本人也觉得听课时很精彩，但是对实际工作并没有什么帮助。

解析：

主要是由于该培训存在如下问题：首先，缺乏对受训者培训前的需求分析，没有制订规范的人员培训计划。其次，缺乏对受训者学习目标和效果的界定与要求。案例中，在培训前，人力资源部主管对培训时间、费用等事项跟小杨和小胡只是做了简单交代，而对培训目标、任务、应注意的事项等没有作出详细的计划，从而影响了培训效果。最后，培训过程缺乏交流。无论是在培训过程中，还是培训结束后，小胡和小杨都缺乏必要的沟通交流，既没有同学员一起互动，也没有在返回单位之后，同部门主管及同事之间进行积极的传播知识和心得交流，加强培训知识的运用，最终使得这次培训没有取得相应的效果。

为了提高培训的有效性，我们可以从如下方面入手：第一，加强培训前的沟通，让受训人员对其在本次培训中的任务、目标等有比较清楚、全面的了解，有助于提高培训效果；第二，培训期间，受训人员应当和其他学员及培训师保持良好的沟通。通过交流可以弄清培训中的疑难问题，还可以咨询本企业存在的问题，目的是为了更好地掌握培训内容及将培训内容与公司实际情况联系起来；第三，加强培训后的沟通和拓展。同事与受训人员进行沟通，一方面可以让受训人员受到鼓舞和激励，另一方面也有利于同事在培训后及时获得培训信息。培训后应当由受训员工就培训的内容给公司内部其他员工做培训，并且最好使用培训期间接触到的培训方法。这样可以强化受训人员接受的培训知识，另外，可以使公司中其他对培训

[17] 马新建，时巨涛，孙虹，等. 人力资源管理与开发. 第二版.北京：北京师范大学出版社，2008，273-274.

的内容感兴趣的员工的愿望得到满足，使公司以较小的培训成本获得较大的培训收益。培训后的沟通最好在培训回来一段时间后进行，可以通过培训会、培训资料的汇集，编制培训档案等方式进行。

综上所述，通过培训后的沟通就可以达到强化、转化、消化、扩大培训效果的目的。

案例讨论

辉瑞的专业化培训体系

辉瑞中国公司非常注重员工的培训，销售培训部于 1997 年正式成立，目标是：从 2000 年起在辉瑞中国建立“专业化的销售培训体系。”公司每年投入大约 150 万元人民币用于员工的在职培训。

1. 在战略目标基础上构建培训需求分析体系 培训需求是为战略服务的，培训需求分析既要考虑到战术的需求，更需要高瞻远瞩地为战略发展提供必要的保障。辉瑞的培训体系是建立在战略目标的基础之上的。

2. 从培训需求分析流程、分析内容、分析方法上保障整个需求分析的科学性、系统性 培训部每年年底会按照亚太地区统一的培训表格，对全体销售人员作出系统的培训需求分析。培训需求分析师基于员工岗位职责需要的技能“应该如何”与目前岗位员工“实际如何”之间的差距进行统计学分析出来的，通过评出目标岗位员工各项技能的得分，并根据得分排列出需要进行培训的优先次序，制定出相应的培训发展计划，在征得领导同意后即可实施。

3. 实施的阶段培训系统将员工的职业生涯规划设计全程贯穿在培训活动中 在培训的课程设计方面，辉瑞中国公司引入并实施了阶梯培训系统的概念，根据员工工作经验的长短及个人发展的需要，安排阶梯式的培训，给予上岗培训，培训内容逐步加深，并与员工的个人发展同步。

4. 及时、动态评估培训效果以保证其灵活性和有效性 培训结束后，培训师会针对每位学员制定区域随访计划，以跟进课堂培训效果，员工的直接主管也会针对每位学员制定现场随访计划，并会把 70%的工作时间用以观察、指导及评估员工的实际工作效率和问题处理能力等。

思考题：辉瑞中国为什么要进行员工培训？该公司进行员工培训的方法是否适当？有哪些值得我们借鉴的地方？

模拟实践

培训方案设计

M 医药公司是一家大型医药生物生产企业，在国内目前的医药生产领域占有不错的市场份额。2014 年公司进行了体制改革，建立了新的公司领导班子，给公司带来了全新的现代化生产经营理念，为公司的二次创业提供了强大的动力。为了满足生物制品领域不断增加的需求，公司规划投资建设一个生物制品生产基地，计划投资 8 亿元的新厂房正在建设之中。预计 2 年后新的产品生产线可建成投产。由于新的生产线采用了当今先进的生产设备和技术，相比公司已有的几条生产线，新生产线的技术含量和自动化程度都有很大的提高，为了保证新线上马后能够良好运转，目前相关人员的培训准备工作正在有条不紊地进行着。

但是由于 M 公司是老厂，员工学历较低，60%的生产人员只有初中学历，有高中学历的占 30%，有大专学历和大学学历的只占 10%。一些员工正在完成其继续教育的学业，一些已经获得和正在考取公司的相关技术职称。公司的管理人员刚刚进行了相关计算机知识和操作的培训。目前为参加新线脱产培训的员工开设的课程有相关高中知识、新线操作的相关英语知识、新线的生产流水线技术、设备操作等。

公司遇到的问题是一些老线上的职工惧怕被抽调去培训，原因是怕新线上岗不通过，原先的工作又被别人取代而遭遇下岗。人力资源部门的担心是对抽调的员工经过培训后是否能够满足未来新线的要求没有把握。

请设计一个合理的培训方案来解决公司面临的问题，实现公司新生产线的顺利投产。

1. 明确培训的意义　如通过培训使大家掌握新知识和技能，接受新的观念和理念，开阔知识面和视野，增强大家的职业竞争能力，使大家能获得更高的收入，得到更符合自己兴趣的工作。

2. 分析培训需求　通过面谈法、问卷调查法、观察法和工作任务分析法进行调查研究；了解公司员工的年龄构成、文化结构、专业技能、价值取向等与新生产线的岗位任职要求有很大差距。

3. 确定培训目标　进一步明确公司的发展战略目标；掌握与新生产线有关的知识；了解或掌握新生产线的管理知识和技能。

4. 列出培训计划　本次培训利用业余时间，地点在公司培训中心。

5. 培训预算　场地、设备使用费、教材和资料费、讲课费、交通、通信费、其他备用金。

6. 授课方法　采用案例分析、讨论交流、影视、讲授结合的方式。

7. 培训的考核方式　采用笔试、案例分析、实际操作相结合的方式。

8. 培训结果的反馈　根据本次培训的考核结果择优选拔员工配置到新生产线的岗位上；本次培训的考核全部记入员工培训档案。

9. 培训计划的实施　帮助大家确立合适的培训目标；规范员工的学习行为和学习动机；树立榜样、评比表扬、奖励等多种激励措施相结合，调动员工学习的积极性和主动性。

10. 培训效果评估　本次培训是否达到预期的目标？参训员工的知识和技能是否得到提高？员工的工作态度是否有改变？培训的内容、方法和安排是否合适？培训中出现了哪些需要改进的问题？

（湖北中医药大学　王　慧）

第六章 绩效管理

本章要点

1. 明确绩效、绩效管理的概念和在人力资源管理中的地位。
2. 了解绩效管理和绩效评价的区别。
3. 熟悉绩效管理的流程和各阶段的任务。
4. 掌握绩效考核的实施过程、反馈及评价方法。
5. 熟悉绩效管理体系设计的相关内容。

导入案例

A 医药企业的绩效管理

A 企业是某医药集团下属的一家年产值 4 个多亿的全资子公司，是一家生产型医药企业，由总经理室、财务部、人力资源部、行政部、质量管理部、生产部、物控部（采购、仓储）、工程部共 8 个部室组成，拥有员工近 500 人。销量每年增长 30%以上，产销两旺。2012 年，A 企业将申请 cGMP 认证，这是公司的头等大事。以往的绩效考核过多地强调任务业绩，忽视了对员工的能力和相关绩效的考核，考核指标不够全面，考核标准不够明确，考核周期不够合理，考核沟通和反馈欠缺，考核结果没有被充分地应用。公司建立的绩效管理体系没有能够发挥其应有的作用，更多的是流于形式，没有起到实际作用，市场质量投诉案件还时有发生，员工技能水平没有明显进步，考核过程与结果往往与公司战略脱钩。在目前全球化的竞争环境下，公司面临迅速变化的环境，外资药企快速抢占市场，国家医改政策频出。在这样的环境下，A 企业如何能够基于长远的战略目标，全面而平衡地审视自身实际情况，分析影响企业经营成果的各方面因素，寻求更为科学有效的管理理念和管理方式，则显得尤为重要。随着公司的迅速发展及市场竞争的激烈，同时考虑到公司的经营现状及未来的发展前景，公司决定完善绩效管理体系，以便促进公司的“战略落地”与经营目标的有效实施及实现，并且加大力度推行绩效管理工作，建立健全员工的绩效考核方案，使之科学、合理、有效。因此，公司高管提出结合实际情况，从企业外部聘请人力资源专家，对公司现行的绩效考核进行研究和再设计，以促进员工绩效提升和自我发展，最终实现企业的可持续发展。

在上述案例中，介绍了某医药企业的绩效管理的建设与应用情况。大家可能会问到底什么是绩效管理？什么样的绩效管理体系才是企业发展最为合适的？怎样保障绩效管理体系建立与实施？下面，本章将学习绩效管理的有关问题。

第一节 绩效管理概述

一、绩　　效

（一）绩效的含义

绩效指的是完成、执行的行为，完成某项任务或者达到某个目标，常常是有功能性或者有效能的，但在管理学上，绩效的概念却有其特殊的意义。绩效是一种多维建构，测量的因素不同，其结果也会不同。一般来说，可以从组织、团体和个体三个层面给绩效下定义。在这里，我们主要考察的是个体层面的绩效。对于绩效的理解，最主要的观点表现在以下三个方面：一是认为绩效是工作的结果，是一个人的工作成绩的记录；二是认为绩效不是行为的结果，而是行为本身；三是绩效是能力的观点。我们不难理解，能力和绩效之间存在着紧密的联系。能力是绩效实现的必要条件，通常具有较高能力的人比较容易被预期产生较高的绩效，而预期产生高绩效的人们总是在努力提高自身的能力水平。

实际上，结果是通过行为来取得的。衡量一个人的绩效不仅要看他做了什么，而且也要看他是如何做的。一般来说，优秀的绩效不仅取决于做事的结果，还取决于做这件事所拥有的行为或者素质。因此，对绩效含义的理解应综合前述的三种观点，将绩效看作是包括行为、结果及能力的广泛的概念。所谓绩效，就是指员工在工作过程中，表现出来的与组织目标相关的且能够被评价的工作业绩、工作能力及工作态度。

（二）绩效的特征

1. 多因性　是指员工的绩效是受多种因素共同影响的，并不是单一的因素就可以决定的。通常影响工作绩效的有四种主要因素：技能、激励、环境和机会。

技能指的是员工的工作技巧和能力水平。一般来说，影响员工技能的因素有天赋、智力、教育、经历及培训等。

激励作为影响员工工作绩效的因素，常常是通过改变员工的工作积极性来发挥作用的。为了使激励手段能够真正发挥作用，组织应根据员工个人的需要、个性等因素，选择适当的激励手段。

影响工作绩效的环境因素可以分为组织内部的环境因素和组织外部的环境因素两类。内部环境通常包括：组织结构和政策、组织文化与氛围、工作设计和工作任务的性质、工作场所的布局和物理条件、领导的作风和监督方式、工资福利水平等。外部环境通常包括：社会政治、经济状况、人口结构及市场的竞争强度等。

机会，俗称“运气”。与前三种因素比较，指的是一种偶然性的因素。一位好的管理者应该善于为员工创造机会。

2. 多维性　是指员工的绩效体现在多个方面。例如，工作结果、行为或者能力等都属于绩效的范畴。一名大学教师的绩效，除了教学工作量和教学质量外，还包括科研情况、学院会议出勤情况、指导学生参赛情况及工作态度等。因此，对员工的绩效必须从多方面进行考察。当然，不同的维度在整个绩效中的权重是不同的。

3. 动态性　是指员工的绩效并不是固定不变的。在环境发生变化的情况下，绩效是会发生变动的。员工绩效是多因素共同作用的结果，而员工所拥有的外部环境与内心世界是随着时间的推移而不断地发生变化的。因此，员工的绩效是一个动态的变化过程。

二、绩效考核

（一）绩效考核的概念

绩效考核又称为绩效评估，它是对员工的工作行为与工作结果进行全面、系统、科学的考察、分析、评估与传递的过程。对组织而言，绩效就是任务在数量、质量及效率等方面的完成情况；对员工个人来说，绩效是上级和同事对自己工作状况的评价。通过绩效考核判别不同员工的劳动支出、努力程度和贡献份额，有针对性地支付薪酬、给予奖励，并及时向员工反馈信息促使其努力方向和行为选择组合，使他们最大限度地利用其人力资源来实现组织目标。绩效考核本身不是目的，而是一种管理手段，其实质就是从组织经营目标出发，对人的素质、工作状况及组织的贡献程度进行评价，以促进提高员工的绩效。

（二）绩效考核的原则

1. 公开与开放原则 绩效考核系统必须建立在公开性和开放性的基础上。首先，开放式的绩效考核应该体现在评价上的公开、公正、公平，因此才能取得上下级的认同，使绩效管理得以推行；其次，通过工作岗位分析确定对员工的期望和要求，制定出客观和明确的绩效评价标准；再次，实现绩效考核工作的公开化，破除神秘感，进行上下级之间的直接沟通对话，将技能开发与员工发展的要求引入到考核体系中；最后，引入自我主体及自我申报机制，对公开的工作绩效考核作出补充。通过自我评价，可增进组织目标的实现。

2. 反馈与修改的原则 反馈与修改绩效考核之后，进行面谈讨论，把结果反馈给被考核者，同时听取被考核者的意见及自我评价。在现代人力资源管理中，没有反馈的绩效考核制度将失去其存在的意义，不能发挥员工潜能，无法调动员工的积极性。

3. 定期化与制度化原则 绩效考核是对员工工作能力、工作绩效、工作态度的评价，也是对员工未来行为表现的预测，因此只有程序化、制度化地进行绩效考核，才能真正了解员工潜能，发现组织中的问题，从而有利于组织的有效管理。

4. 可靠性与正确性原则 可靠性又称为信度，是指某项测量的一致性和稳定性。绩效考核的信度是用指绩效管理方法保证收集到的人员能力、工作绩效、工作态度等信息的稳定性和一致性，它强调不同的考核者之间对同一个人或同一组人考核的结果应该大体一致。

正确性又称为效度，是指某项测量有效地反映其测量内容的程度。绩效考核的效度是指绩效考核方法测量员工的能力与绩效内容的准确程度，强调的是绩效考核内容的效度，即绩效考核事项是否真实反映特定工作行为、结果和责任的程度。

5. 可行性与实用性原则 可行性是指任何一个绩效考核方案所需的时间、人力、物力、财力等要能够被使用者及其实施的客观环境和条件所允许。因此，在进行绩效考核方案时，应根据绩效管理的目标和要求，合理地进行方案设计，对绩效考核方案进行可行性分析，分析绩效考核方案所拥有的资源、技术及其他限制条件，全面评价绩效考核方案对人力资源管理所能带来的直接和间接效益，预测绩效考核方案可能发生的问题、困难、障碍，以及问题发生的可能性及可能产生的不良后果，并找出原因，提出应变措施。

所谓实用性包括两个方面的含义：一是指绩效考核的方式方法，应适合不同的绩效管理目的和要求，要根据绩效管理的目的采用简便可行的方式、方法；二是指所设计的绩效管理考核方案，应适合企业的不同部门和不同岗位的人员素质。

三、绩 效 管 理

（一）绩效管理的概念

许多人认为绩效评价就是绩效管理，而绩效管理就是填表和交表。那么，什么是绩效管理呢？绩效管理是对绩效实现过程各要素的管理，是基于企业战略之上的一种管理活动。绩效管理通过对企业战略的建立、目标的分解、绩效的评价，并将绩效用于企业管理活动之中，从而激励员工业绩持续改进并最终实现组织战略及个人目标，是为了实现一系列中长期的组织目标而对员工的绩效进行的管理。

20 世纪 80 年代后半期和 90 年代早期，随着人们对人力资源管理理论和实践研究的逐步重视，绩效管理逐渐成为一个被广泛认可的人力资源管理过程。由于绩效本身丰富的含义和人们认识理解事物的角度不同，在绩效管理思想发展的过程中，对绩效管理的认识也存在分歧，主要有以下三种观点。

1. 绩效管理是管理组织绩效的系统 这种观点将20世纪80年代和90年代出现的许多管理思想、观念和实践结合在一起，其核心是决定组织战略和通过组织结构、技术事业系统和程序等来加以实施。它看起来更像战略或计划，而个体因素即员工虽然受到组织结构、技术和作业系统等变革的影响，但在这种观点看来，员工并不是绩效管理所要考虑的主要对象。英国学者罗杰斯（Rogers，1990）和布瑞得鲁普（Bredrup，1995）是这种观点的代表人物。

2. 绩效管理是管理员工绩效的系统 这种观点将绩效管理看成是组织对一个人关于其工作成绩及发展潜力的评价和奖惩。其代表人物艾恩斯沃斯（Ainsworth，1993）、奎恩（Queen，1987）等通常将绩效管理视为一个周期。

3. 绩效管理系统是管理组织和员工绩效的综合系统 这种观点将绩效管理看成是管理组织和员工绩效的综合体系。代表人物是考斯泰勒（Kostele，1994）等。

本章主要讨论如何运用绩效管理来保证员工绩效的持续提升，因此倾向于第二种观点，即将绩效管理主要看成是对员工绩效的管理。绩效管理不应该仅仅被简单地看成是一个测量和评价的过程，而应该是管理者和员工之间创造互相理解的途径。在绩效管理过程中，员工和管理者应该明确：组织要求的任务是什么？这项任务应该由谁完成？到什么程度才算完成……而且，绩效管理系统还应该鼓励员工提高自身绩效，促进员工自我激励，并通过管理者和员工之间开放式的沟通来加强彼此的关系，这也是绩效管理非常重要的特点。

（二）绩效管理的特点

具体来说，企业员工的绩效管理具有以下几个特点。

（1）绩效管理的目标是不断改进组织氛围，优化作业环境，持续激励员工，提高组织效率。它既可以按公司、部门或小组来进行目标定位，也可以按员工的个人目标来定位。

（2）绩效管理的范围，覆盖组织中所有的人员和所有的活动，它是企事业单位全员、全面和全过程的立体性动态管理。

（3）绩效管理是企业人力资源管理制度的重要组成部分，也是企业生产经营活动正常运行的重要支持系统，它是由一系列具体工作环节所组成的。

（4）绩效管理是指一套正式的、结构化的制度，它通过一系列的考核指标和标准，衡量、分析和评价与员工工作有关的特质、行为及结果，考察员工的实际绩效，了解员工可能的发展潜力，以期获得员工与组织的共同发展。

（5）绩效管理是以绩效评估制度为基础的人力资源管理的子系统，它表现为有序的和复杂的管理活动过程，它首先要明确组织与员工个人的工作目标，并在达成共识的基础上采用行之有效的管理方法，不但保障按期、按质、按量地达成目标，还要考虑如何构建并完善一个更为有效地激励员工和不断提升员工综合素质的运行机制。

总之，绩效管理是一个将公司与部门、员工个人目标紧密联系在一起的科学考核方法，是包括从目标、程序到意愿、行为、效果和导向，从事前的策划到实施过程的监测，从事后的考核到绩效改进的动态过程。

（三）绩效管理的功能

通过绩效管理，管理者可以引导员工朝着组织的目标努力。具体地说，绩效管理具有以下这些功能。

1. 激励功能 绩效管理可以充分肯定员工的工作业绩，能使员工体验到成功的满足与成就的自豪，有利于鼓励先进、鞭策落后、带动中间，从而对每个员工的工作行为进行有效的激励。

2. 规范功能 绩效管理为各项人力资源管理工作提供了一个客观而有效的标准和行为规范，

并依据这个考核的结果对员工进行晋升、奖惩、调配等。通过不断的考核，按照标准进行奖惩与晋升，会使企业形成按标准办事的风气，促进企业的人力资源管理标准化。

3. 发展功能 绩效管理的发展功能主要表现在两个方面：一方面是组织根据考核结果可以制定正确的培训计划，达到提高全体员工素质的目标；另一方面又可以发现员工的特点，根据员工特点来决定培养方向和使用方法，充分发挥个人长处，将个人与组织的发展目标有效地结合起来。

4. 控制功能 通过绩效管理，不仅可以把员工工作的数量和质量控制在一个合理的范围内，还可以控制工作进度和协作关系，从而使员工明确自己的工作职责，按照既有制度和规定做事，提高员工的自觉性和纪律性。

5. 沟通功能 绩效考核结果出来以后，管理者将与员工进行谈话，说明考核的结果，听取员工的看法与申诉。这样就为上下级提供了一个良好的沟通机会，使上下级之间相互了解，并增进相互间的理解。

四、绩效考核与绩效管理

绩效考核与绩效管理是两个不相同的概念，绩效考核是绩效管理的核心部分，而两者在基本概念、目的、性质、过程和实际操作等方面都各有不同，绩效考核仅仅是绩效管理的关键环节。但是企业在实际运用时往往只重视绩效考核而忽视绩效管理的系统过程。绩效管理是一个完整的管理过程，绩效考核则是管理过程的局部环节和手段，两者存在很大的区别。

（1）绩效管理是人力资源管理体系的核心内容，而绩效考核只是绩效管理中的关键环节。

（2）绩效管理是一个完整的管理过程，它侧重于信息沟通与绩效提高，强调事先沟通与承诺，它伴随着管理活动的全过程；而绩效考核则是管理过程中的局部环节和手段，侧重于判断和评估，强调事后的评价，而且仅在特定的时期内出现。

（3）绩效管理具有前瞻性，能帮助企业和经理前瞻性地看待问题，有效规划企业和员工的未来发展，而绩效考核则是回顾过去的一个阶段的成果，不具备前瞻性。

（4）绩效管理有着完善的计划、监督和控制的手段和方法，而绩效考核只是提取绩效信息的一个手段。

（5）绩效管理注重能力的大小，而绩效考核则注重成绩的大小，如表 6-1 所示。

表 6-1 绩效管理与绩效考核的区别

绩效管理	绩效考核
人力资源管理体系的核心内容	绩效管理的关键环节
完整的管理过程	管理过程的一个环节和手段
事先的信息沟通和承诺	判断和评估，强调事后评价
伴随绩效活动的全过程	特定时期
具有规划性、前瞻性	回顾过去
注重能力的培养	注重绩效的大小

总之，绩效管理和绩效评价存在较大的差异，绩效管理是人力资源管理系统中的核心内容，而绩效评价是绩效管理中的关键环节。但两者又是密切相关的，通过绩效评价可以为组织绩效管理的改善提供参考依据，帮助组织不断提高绩效管理水平和有效性，使得绩效管理真正帮助员工提高绩效水平，帮助管理者改善组织管理水平，帮助组织获得满意的绩效水平。

五、绩效管理在人力资源管理体系中的作用

前面我们介绍了绩效管理的概念，界定了绩效考核和绩效管理的区别。那么，绩效管理又在整个人力资源管理系统中起到一个什么样的作用呢？

从系统论看，人力资源管理系统是企业经营管理系统中的一个子系统，一个较为完整的人力资源管理系统通常是由组织架构设计、工作分析及工作设计、工作与技能评价、招募与甄选、培训与开发、绩效管理及薪酬福利等构件组成。他们受到企业文化的影响，并且相互影响、相互作用，共同为企业的人力资源管理战略与规划提供支持。绩效管理在人力资源管理系统中处于核心地位（图 6-1），它与企业人力资源管理系统中的其他构件之间存在着非常密切的联系，其中，有一些是单向关系，但更多的是双向关系。只有全面、系统地了解并把握它们之间的相互关系，我们才能更好地发挥绩效管理的作用，以推动企业战略目标的实现。

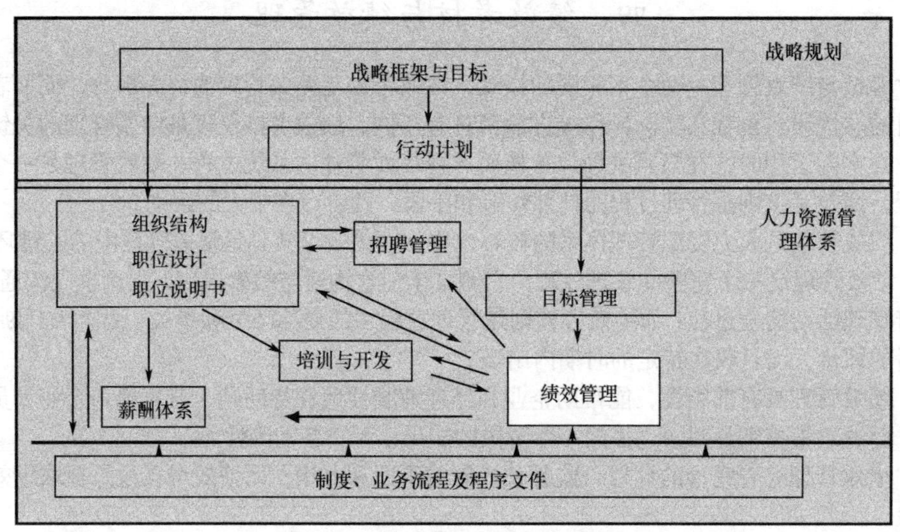

图 6-1 人力资源管理系统模型

（一）绩效管理与工作设计及工作分析的关系

工作设计和工作分析的结果会影响绩效管理系统的设计方式，同时，绩效管理的结果反过来也会对工作设计和工作分析产生影响。

首先，工作设计和工作分析的结果是设计绩效管理系统的重要依据。工作设计和工作分析对绩效管理系统的作用表现在评价的内容必须与工作的内容密切相关，简单说来就是一定要做到“干什么考什么”。为了确保绩效管理系统具有较高的效度，就必须尽力减少评价指标中缺失的部分和受污染的部分。

在设计绩效评价指标时，首先应根据工作设计和工作分析的结果，按照职能和职务等区别对各个评价涉及的职位进行分类，设计出一个大的指标体系框架；然后根据每个职位所具有的与组织的战略成功密切相关的核心职能或工作职责，对已有的指标体系框架进行具体化，从而设计出个性化的绩效评价指标。

同时，绩效管理也会对工作设计和工作分析产生影响。绩效管理的结果可能反映出工作设计中存在的种种问题。例如，在较长一段时间内某位公认的优秀员工在绩效管理中得到的评价结果都较差，在分析原因时，就应该考虑到可能是工作设计出现了问题。也就是说，绩效管理的结果也是对工作设计合理与否的一种验证手段。由于在绩效管理中发现了有关问题，可能需要重新进

行工作设计和工作分析，重新界定有关岗位的工作职责，从而达到提高绩效水平的目的。

（二）绩效管理与招募和甄选的关系

绩效评价的结果可能会促使企业做出进行招募活动的决定。企业通过分析员工绩效评价的结果，可能发现存在的诸多问题。当问题体现在现有员工的能力和态度有所欠缺时，如果考虑到培训成本的问题，或者培训时效无法满足需要，企业就要制定相应的招募计划；如果通过分析绩效评价的结果发现问题不在于现有员工的能力和态度，而是工作量过于饱和，即现有的人力资源数量无法满足完成工作任务的需要，企业也会作出招募新员工的决策。

从录用的角度来看，在企业人员甄选过程中经常会发生两类错误：一是选拔录用了本该淘汰的人（我们称之为“错误的选拔”）；二是淘汰了本该选拔录用的人（我们称之为“错误的淘汰”）。其原因是企业的甄选系统缺乏预测效度。所谓员工甄选的预测效度（predictive validity），就是根据求职者在进入企业之前的特征，对其进入企业之后的工作表现进行成功预测的程度。效度研究可以帮助一个企业选择正确的方法来对求职者进行甄选，一个好的甄选过程必须具有较高的效度。如果在甄选测试中成绩最好的人也是最可能在工作中取得成功的人，同时在甄选测试中成绩最差的人也是最不可能胜任工作的人。这就说明这一甄选过程具有较高的预测效度；相反，如果甄选测试成绩较好的人，日后的工作表现（即员工的绩效）却不好，而甄选成绩较差的人，日后的工作表现（即员工的绩效）却较好，则说明企业目前的这一甄选系统缺乏预测效度。检验一个企业的甄选系统是否具有较高的预测效度，其依据就是员工绩效评价的结果。运用员工绩效评价的结果检验企业现有甄选系统的预测效度，并不断探索和开发更加适合本企业特点的甄选方法，是企业人力资源专业人员的一项非常重要的工作。

（三）绩效管理同培训与开发的关系

绩效管理同培训与开发之间的关系是双向的。不论是培训与开发还是绩效管理，都是一种对员工的行为进行引导的机制，只是这两种机制发生作用的方式和时机不同。组织要通过引导员工的行为，使员工的行为能够满足组织实现其发展目标的需要。

绩效管理的目的中包括开发的目的。人员开发并不是盲目地开发，而是有目标地开发。这种目标在一定程度上是依据绩效管理的结果确定的。通过绩效管理能够发现员工中存在种种与能力和态度相关的问题。管理者通过与员工就绩效管理的结果进行绩效面谈，帮助员工了解自身存在的问题，从而对员工的自我开发形成一种外部的激励和引导。与此同时，人力资源管理人员在设计培训与开发计划时，也能够有的放矢，从而提高培训与开发的有效性。另外，人力资源管理人员往往通过对比受训者在培训前后的绩效表现，对培训与开发手段的效果进行评价，不断对培训方案进行调整，从而提高培训的有效性。

培训与开发也会对绩效管理产生影响。正是由于在绩效管理中发现了员工存在的能力不足，才需要进行相应的培训与开发。因此，如果员工某一方面的技能得到了充分的提高，绩效管理中相应的评价指标就可能不再有存在的必要，或应当通过调整评价的权重引导员工努力提高其他关键技能。绩效管理与培训及开发作为整个人力资源管理系统中的两个重要的行为引导机制，应该向员工发出相同的“信号”，从而强化行为引导的效果。

（四）绩效管理与薪酬福利的关系

一项好的薪酬制度应该由相对稳定（静止）的部分（基本工资）和相对动态的部分（绩效工资、奖金、绩效加薪）组成。绩效管理理论认为，绩效管理的结果应该与薪酬体系中的动态工资部分相联系。我们一般将这种与绩效管理结果相联系的薪酬方案称为绩效薪酬方案。只有将绩效管理的结果与人们所获得的回报相挂钩，才能够使绩效管理真正发挥其应有的作用。

对于绩效薪酬方案能否起到期望的作用，实践中情况各异，人们也有着不同的看法。现实中有许多组织单纯地使用以职位为基础的薪酬制度和以个人为基础的薪酬制度（包括以能力为基础的薪酬制度和以技术为基础的薪酬制度），有意将绩效管理与薪酬福利制度脱钩。这是因为在将绩效与薪酬相联系的实践中，人们遇到了困难，在绩效与薪酬相联系的情况下，人们往往会忽视绩效管理的开发目的，绩效管理变成简单的管理手段，仅用于作出有关薪酬支付等方面的管理决策。如何更好地解决这一问题，尚没有公认的最好做法。目前主流观点认为，绩效管理系统的设计应该与薪酬系统的设计保持逻辑上的一致。但绩效管理制度与薪酬制度是否挂钩，在很大程度上会影响员工对于组织文化和价值观的看法。因此，我们必须慎重地作出有关这两个制度的关系的决策。

人力资源管理最直接的目标就是提高员工的工作绩效，而绩效管理的结果正是对这一核心目标的最直接体现。绩效管理的结果在很大程度上决定了各个人力资源管理职能是否取得预期的效果，因而成为指导各项人力资源管理职能的“风向标”。相应地，一些人力资源管理职能也对绩效管理系统提出了新的要求。另外，前面我们谈到，绩效管理的结果往往被视为衡量招聘选拔手段的效度和培训计划的效果的重要变量。因此，绩效管理方法能否准确地衡量员工的真实绩效水平，在很大程度上决定了其人力资源管理职能能否充分发挥应有的作用。

实践中的人力资源管理

这就是绩效管理吗?

在广州多维医药公司，邓宇豪是公认的销售状元，从广东药学院毕业进入公司仅五年，除前两年打基础外，后几年一直荣获“三连冠”，可谓“攻无不克、战无不胜”，也正因为如此，邓宇豪从一般的销售工程师，发展到客户经理，三级客户经理，办事处副主任，最后晋升到了办事处最高长官——办事处主任这个宝座，邓宇豪的发展同他的销售绩效一样，成了该公司不灭的神话。

邓宇豪担任东莞办事处主任后，深感责任的重大，上任伊始，身先士卒，亲率 20 名弟兄摸爬滚打，决心再创佳绩。他把最困难的片区留给自己，经常给下属传授经验。但事与愿违，一年下来，绩效令自己非常失望！全公司 23 个办事处，除自己负责的东莞办事处外，其他办事处的销售绩效全面看涨，唯独自己办事处的作犬牙状，不但没升，反而有所下降。

烦心的事还真没完。临近年末，除了要做好销售总冲刺外，公司年终才开始推行的“绩效管理”还要做。

邓宇豪叹了一口气，自言自语道：“天天讲管理，天天谈管理，市场还做不做。管理是为市场服务，不以市场为主，这管理还有什么意义。又是规范化，又是考核，办事处哪有精力去抓市场。公司大了，花招也多了，人力资源部的人员多了，总得找点事来做。考来考去，考的主管精疲力竭，考的员工垂头丧气，销售怎么可能不下滑。不过，还得要应付，否则，公司一个大帽子扣过来，自己吃不了还得兜着走。”

好在绩效管理也是轻车熟路了，通过内部电子流系统，邓宇豪给每位员工发送了一份考核表，要求他们尽快完成自评工作。同时自己根据员工一年来的总体表现，利用排队法将所有员工进行了排序。排序是件非常伤脑筋的工作，时间过去那么久了，下属又那么多，自己不可能一一都那么了解，谁好谁坏确实有些难以区分。不过，好在公司没有什么特别的比例控制，特别好与特别差的，自己还是可以把握的。

排完队，员工的自评差不多也结束了，邓宇豪随机选取 6 名下属进行了 5～10 分钟考核沟通，乌拉！OK！问题总算解决了，考核又是遥远的下个年度的事情了，每个人又回到“现实工作”中去。

……

在上面的案例中，邓宇豪错误地认为绩效评价就是绩效管理，而绩效管理就是填表和交表。因此，要想使绩效管理成功，必须对一些常见的错误概念有清醒的认识，因为这些错误概念能使最好的经理晕头。

第二节 绩效管理过程

一、绩效管理流程概述

绩效管理的一般流程可以用图 6-2 来表示，图中清晰地显示了该流程中不同环节之间的关联。绩效管理过程通常被看成是一个循环，这个循环周期一般分为绩效计划、绩效辅导与实施、绩效评价和绩效反馈 4 个阶段。

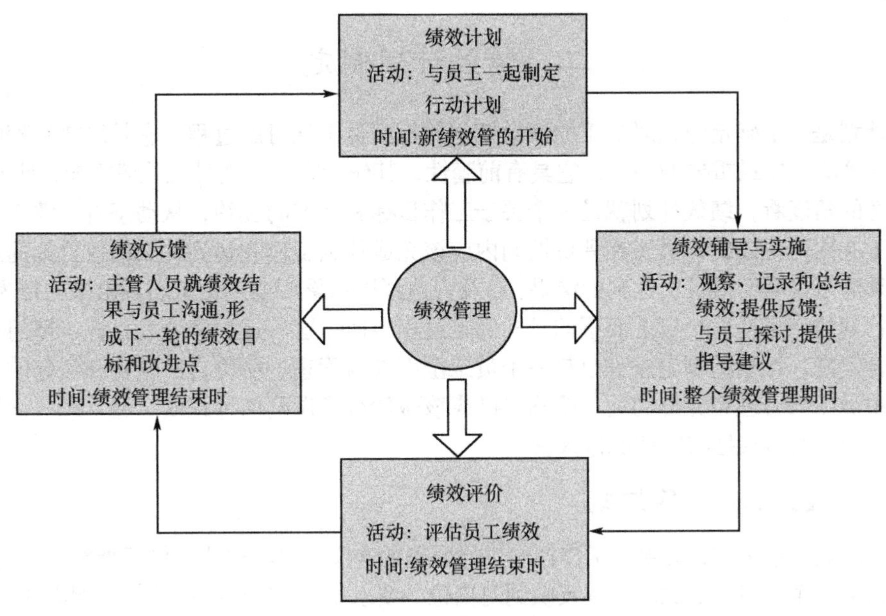

图 6-2 绩效管理流程

（一）绩效计划阶段

绩效计划是绩效管理的第一个环节，也是绩效管理过程的起点。该阶段的主要任务是：首先，制订绩效计划，其主要依据是工作目标和工作职责；然后，管理者和员工通过共同讨论以明确员工将做什么、需要做到什么程度、为什么要做这项工作、何时应该做完及员工所拥有的权力和决策权限等问题。在这个阶段，管理者和员工的共同投入和参与是绩效管理的基础。一般绩效计划都是做一年期的，可在年终修订。

（二）绩效辅导与实施阶段

制定绩效计划以后，员工就开始按照计划开展工作。在工作过程中，管理者要对员工的工作进行指导和监督，及时解决所发现的问题，并根据实际情况及时对绩效计划进行调整。在整个绩效管理期间，管理者都要不断地对员工进行指导和反馈，即进行持续的绩效沟通。这种沟通是一个双方追踪计划进展情况、找到影响绩效的障碍及得到双方成功所需信息的过程。

（三）绩效评价阶段

在绩效期结束的时候，根据事先制订的绩效计划，对员工的绩效目标实际完成情况进行评价。绩效评价的依据是在绩效计划阶段由管理者和员工共同制订的关键绩效指标。同时，在绩效辅导期间所收集地能够说明被评价者绩效表现的事实和数据，可作为判断员工是否达到关键绩效指标要求的事实依据。绩效评价可根据具体情况和实际需要进行月考核、季考核、半年考核和年度考核。

（四）绩效反馈阶段

仅仅做完绩效考评还不能达到让考评者改善绩效的目的。必须要通过绩效反馈与面谈来进行沟通。也就是说，上级要就绩效考评的结果和员工进行面对面的沟通，指出员工在绩效考评期间存在的问题，并一起制订出绩效改进的计划。为了保证绩效的改进，还要对绩效改进计划的执行效果进行跟踪。

二、绩效计划制定

绩效计划是一个确定组织对员工的绩效期望并得到员工认可的过程。它是绩效管理的起点，也是绩效管理流程中最重要的一环，它具有前瞻性，其作用在于帮助员工认清方向，明确目标。

从静态的角度看，绩效计划就是一个关于工作目标和标准的契约；从动态看，绩效计划是管理者与员工共同讨论以确保员工在评价期间内应该完成什么工作和达到什么绩效目标的过程。绩效计划必须清楚说明期望员工达到的结果，以及为达到该结果所期望员工表现出来的行为和技能。

绩效计划的制定是一个自上而下的目标确定过程，通过这一过程将个人目标、部门目标与组织目标结合起来。计划的制定过程也是一个员工全面参与管理、明确自己职责和任务的过程，在这一过程中员工与管理者充分沟通，明确自己应该做什么及做到何种程度。通常绩效计划都以一年为期，制定之后再根据实际情况修改。

（一）绩效计划的制定原则

在进行绩效管理之前，必须对工作标准进行明确的定义，并就这些工作标准与员工进行沟通。这些标准会帮助企业将它的战略目标反映到对岗位的要求上，然后再传递给员工相应的工作水平、完成时间等相关信息。具体来说，制定绩效计划的原则有以下几方面：

1. 参与原则 这就是说计划的制定不仅要人力资源部门和其他高层管理部门参与，更要让员工参与。因为，只有员工知道组织的目标和组织或部门对自己的期望是什么，他们才有可能通过自己的努力达到期望的结果。也只有这样，绩效管理计划才能切实可行，员工也更容易接受绩效管理计划并产生满意感。

2. 系统原则 是指员工个人计划必须服从团队或部门计划，团队或部门计划必须服从组织计划。

3. 实事求是原则 这是指在制定绩效计划时，各层次的员工要充分考虑自己的知识、能力、精力、可支配的资源、可获得的支持等各种因素，量力而行，不可脱离实际。

4. 灵活原则 一方面体现在制定计划时要有较大的弹性，有应对各种紧急情况的处理方案；另一方面，绩效目标的制定不能一直不变，应随组织目标和环境的变化而变化。

（二）绩效计划的内容

绩效计划的内容应该包括以下内容：员工在本次绩效周期内所要达到的工作目标；员工完成这些职责的时间期限；员工在达到目标的过程中遇到的困难和障碍；管理者会为员工提供的支持和帮助；评价员工成功与否的标准；员工工作结果的信息来源；员工各项工作目标的权重情况；员工在完成工作时可以拥有的权力和可以得到的资源；在绩效周期内，管理者与员工进行沟通的方式；员工工作的好坏对公司的影响程度等。绩效计划并不是管理者简单地分配任务或者员工被动地接受，而是管理者与员工相互沟通的过程，管理者与员工对此都有责任。

（三）绩效计划制定的程序

绩效计划制定分为绩效计划的准备、绩效计划的沟通与绩效计划的审核和确认三个阶段。

1. 准备阶段

（1）必要信息的准备：在绩效计划的准备阶段需要收集包括企业、部门或团队、员工三个方面的信息。

制定绩效计划的目的是为了提升员工和组织的整体绩效，最终实现组织的战略。因此在制定绩效计划前，管理者与员工都需要重新回顾企业目标，保证在进行沟通之前双方都熟悉企业的目标。对于管理者来说，熟悉了企业目标才能对企业目标进行有效的分解落实；对于员工来说，只有熟悉了企业目标，才能在制定工作目标时保持正确的方向。

企业总目标分解成部门和团队目标后，管理者与员工对部门和团队目标的理解程度也直接影响到企业目标的实现。组织的经营指标可以分解到生产、销售部门，也可分解到业务支持性部门。例如，公司的总体经营目标是：将本地区市场占有率提高 20%以上；提高销售额 1 亿元；返修率控制在 4%；提高产品性能，降低产品成本。人力资源部作为一个业务支持部门，在公司整体经营目标下，可以将自己部门的目标定为：在人员招聘方面，注重招聘那些具有认真仔细、开拓创新等素质的员工；在培训方面，要提供员工开发新客户、客户关系管理、质量管理和成本管理方面的培训；在考核制度方面，鼓励员工开发新客户，创新，提高产品质量和降低成本的行为。

员工个人信息主要包括员工所在岗位的工作描述、员工上一个绩效周期的评价结果两个方面。工作描述规定了该岗位任职者的主要工作职责，它是进行工作目标分解的主要依据。绩效计划将个人的工作目标与组织的要求联系起来，最终使两者的目标都能实现。员工在每个绩效周期期间的工作目标通常是连续的或有关联的，在制定工作目标时也要参考员工以前的绩效。如果员工在上一个绩效周期内，所有绩效计划表上所列的目标都达到标准的话，这一期的绩效计划就需要提出新目标；如果上一期的目标没有完成或没有全部完成，就应该将它们转入到当期的绩效计划里来，作为继续考核的目标。

（2）沟通方式和环境的准备：在沟通过程中，管理者要将自己与员工放在一个平等的地位来讨论问题，多听取员工的意见。同时管理者有责任在沟通过程中确定目标所设定的方向和企业战略保持一致，调动员工的积极性，鼓励他们朝着共同的目标奋斗。

在进行绩效计划沟通时，采取何种方式取得对绩效计划的共识，需要考虑不同的环境因素，如企业文化、企业性质、员工特点及所要达到的工作目标的特点等。如果想激发员工的士气，使员工了解企业的战略目标，可以召开动员大会。如果一项工作需要一个部门或团队密切合作才能完成，可以召开部门会议集中讨论，并进行合理的分工协作。

沟通时间的确定尽量保证双方都有空闲，并且保证充分的沟通时间，避免无关人员的干扰，还要尽量防止意外事件打断沟通过程。沟通环境要尽可能舒适，气氛要尽可能轻松，不要使员工感到太大的心理压力，尽量使沟通在一个轻松愉快的环境中进行。

2. 绩效计划的沟通阶段　绩效计划的沟通是管理者与员工对每项工作目标进行讨论并达成一致的过程。这一过程包括 5 个环节。

（1）回顾目标和员工的基本职责：企业的目标和员工的基本职责是绩效目标的来源，沟通时要回顾企业的目标和员工的基本职责。

（2）明确考核对象和任务：这一确认过程对实现企业目标有促进作用，其中主要包括：考核对象有哪些日常及专项工作任务？这些任务应完成到何种程度？员工应表现出什么样的工作行为？

（3）确定关键绩效指标和指标标准：由于部门和岗位不同，工作的具体要求也不一样，绩效的关键指标也不一样。沟通时管理者要与员工一起明确工作的目标，确定关键指标，使绩效评价重点突出。对关键指标也要确定标准，明确各个绩效指标分别应达到什么水平。

（4）确定关键绩效指标的权重：由于各项工作在实现绩效目标时发挥的作用不一样，其在总体绩效中所占的权重也不同，应根据重要性不同进行分配，对重要程度高的给予较大的权重，重要程度低的给予较小的权重。

（5）确定绩效的跟踪方式：在上述过程确定以后，管理者与员工还要在每项任务完成的进度、期限、检查监督时间上达成共识，以便对员工进行督导。

3. 绩效计划的审核和确认 通过绩效沟通过程，管理者与员工共同确定员工工作计划的要点，填写绩效计划书，以此作为员工未来绩效周期内的工作指南。绩效计划书也是管理者对员工工作进行监督、检查与评定的重要依据。

三、绩效实施与辅导

绩效实施与辅导阶段在整个绩效管理过程中处于中间环节，也是绩效管理循环中耗时最长但最关键的一个环节，是体现管理者和员工共同完成绩效目标的环节，这个过程的好坏直接影响绩效管理的成败。绩效管理强调员工与主管的共同参与，强调员工与主管之间形成绩效伙伴关系，共同完成绩效过程。这种员工的参与和绩效伙伴关系在绩效实施阶段主要表现为持续不断的双向沟通。具体来讲，绩效实施与辅导阶段的主要工作是持续不断的绩效沟通和对有关数据的收集，最终形成绩效评价的依据。

（一）持续的绩效沟通

持续的绩效沟通就是管理者和员工共同工作，分享有关信息的过程。这些信息包括工作进展情况、潜在的障碍和问题、可能的解决措施及管理者如何才能给予员工帮助。绩效沟通是连接计划和评价的中间环节。

1. 绩效沟通贯穿绩效管理整个过程，各阶段重点有所区别 在绩效计划阶段，沟通的主要目的是使管理者和员工对工作目标和标准达成一致契约。契约达成后，这些工作和标准就成为绩效管理评价员工绩效的依据和标准。在绩效实施阶段，沟通的目的主要有两个：员工汇报工作进展或就工作中遇到的障碍向管理者求助，寻求帮助和解决办法；管理者对员工的工作与目标计划之间出现的偏差及时进行纠正。

在绩效评价和反馈阶段，管理者与员工进行沟通，主要是为了对员工在绩效管理周期内的工作进行合理、公正和全面的评价；最后，根据员工出现问题的原因与员工进行沟通、分析并共同确定下一期改进和提高的重点。

此外，在绩效实施阶段，员工与管理者达成的一致计划和评价标准并不是一成不变的。员工在完成计划的过程中可能遇到外部障碍、能力缺陷或其他意想不到的情况，这些情况都会影响计划的顺利完成。员工在遇到这些情况时应及时与管理者沟通，管理者则要与员工共同分析问题所产生的原因。如不属于外部障碍而是员工本身技能缺陷的问题，管理者应该提供技能上的帮助或辅导，辅导员工达成绩效目标。

最后，在绩效实施阶段，员工有责任向管理者汇报工作进展情况。通过这种沟通，能够使管理者及时了解员工工作进展，对员工出现的偏差进行及时纠偏，尽早找到潜在问题以便在它们变得更复杂之前能够将其很好地解决。管理者有责任帮助下属完成绩效目标。

管理专家们常常将管理者所扮演的角色定义为“教练”（coach）。管理者应该像教练一样进行辅导，帮助员工实现绩效目标，而不能听之任之。如果管理者一味地只重结果而不管过程，员工可能会由于得不到必要的帮助与支持而无法实现目标，也最终导致部门和组织目标无法实现。如果员工因此而受到惩罚，那么对员工也是不公平的。管理者在绩效实施阶段的缺位或失职，正是造成许多企业绩效计划落空的重要原因。在实施过程中，管理者应该保持与员工的持续沟通，主动了解员工的工作进展情况、存在的问题、遇到的障碍和需要上级提供什么帮助，还要分析外部环境的变化是否会影响工作目标的实现，判断原定目标是否需要作出调整。在员工遇到他们自己不能解决的困难时，管理者应积极帮助他们寻求解决办法，提供必要的资源支持，并鼓励他们完成工作任务。

2. 持续绩效沟通的方法 持续绩效沟通的方式有很多种，每种方法都有其优缺点，关键在于如何根据不同的情境选择适当的沟通方式。我们将沟通方式分为正式沟通和非正式沟通两大类，主要沟通方式如图 6-3 所示。

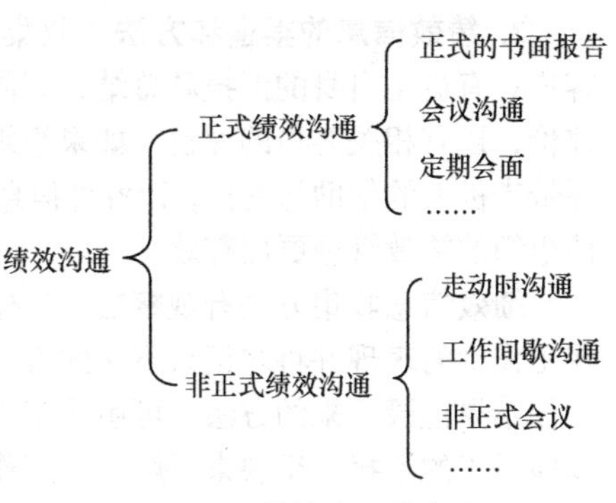

图 6–3 绩效沟通的方法

（二）绩效信息的收集和分析

绩效实施与辅导阶段除了持续不断的绩效沟通外，还有一项重要的工作就是进行绩效信息的收集和记录，为下一阶段公正地评价员工的绩效水平提供依据。绩效信息的数据收集和分析是一种有组织地、系统地收集有关员工工作活动和绩效的方法。对绩效信息的记录与收集可以积累与绩效结果相关的关键事件和信息，通过对知识、技能、态度和外部障碍 4 个方面的因素分析，来诊断员工绩效，找出潜在问题。

绩效管理是一项长期、复杂的工作，对作为评估基础的数据收集工作要求很高。为了保证评价的正确性，管理者必须注重数据的收集工作，随时收集员工绩效的相关数据，使数据收集工作形成一种制度。

1. 绩效信息收集和分析的目的

（1）提供以事实为依据的员工工作记录，为绩效评价及相关决策提供事实基础。

（2）及时发现问题，提供解决方案。

（3）掌握员工有关工作行为和技能的信息，发现其优劣势，为有针对性地提供培训和再教育提供参考依据。

（4）通过有关争议仲裁保护组织利益。

2. 收集信息的内容 信息是无穷无尽的，我们强调的是收集与员工绩效有关的信息，一般要收集的绩效信息主要有：工作目标或任务完成情况的信息、来自客户的积极的和消极的反馈信息、工作绩效突出的行为表现信息、绩效有问题的行为表现信息和面谈记录等。为了全面、准确、迅速地收集绩效信息，应该遵循如图 6-4 所示的信息收集流程。

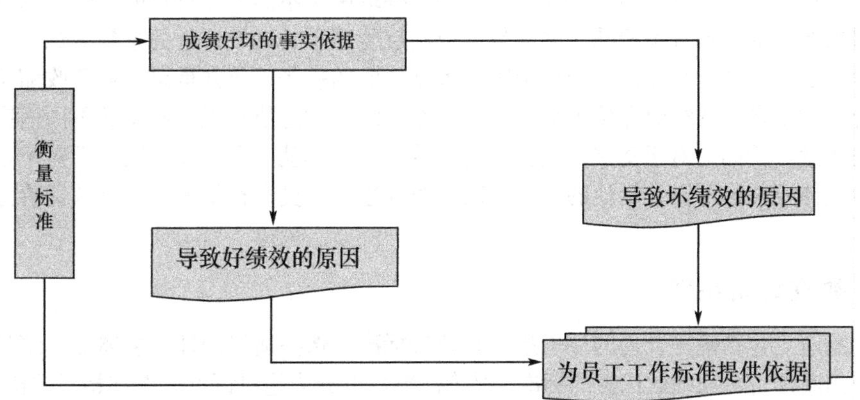

图 6–4 搜集绩效信息的程序

3. 绩效信息的渠道和方法 收集绩效信息的渠道可以通过组织中的全体员工和与之相关的客户：有员工自身的汇报和总结，有同事的共事与观察，有上级的检查和记录，有下级的反映和评价，还有相关客户的评价。如果组织中所有的员工都具备了绩效信息反馈的意识，能给绩效管理带来极大的帮助与支持，让各种信息渠道畅通并且来源全面，便于作出更真实客观的绩效评价，使组织的绩效管理更加有效。

绩效信息收集方法有观察法、工作记录法和他人反馈法等。观察法是指管理者直接观察员工在工作中的表现并将之记录下来的方法；工作记录法是指通过工作记录的方法将员工工作表现和工作结果记录下来的方法，可由员工本人、同事或者主管上级记录；他人反馈法是指管理者通过其他员工的汇报、反映来了解员工工作绩效的方法。我们提倡多种方法的综合应用，以避免信息收集不全面、不准确。值得指出的是在整个绩效实施过程中管理者必须注意收集信息的目的要明确，要让员工参与信息收集，要把事实和推测区分开来。

四、绩效分析与评价

绩效评价（per-formance appraisal，PA）是人力资源管理中技术性最强的环节之一，也是众多人力资源管理者最关心的内容。任何评价活动都包括以下环节：

（1）确立评价的目的，选择评价对象。

（2）建立评价的参照系统，确定评价主体、评价指标、评价标准和评价方法。

（3）收集相关信息。

（4）形成价值判断。

（5）输出结果。

通过上面的几个环节可以看出，绩效评价过程就是一个收集信息、整合信息、作出判断的过程。

（一）确立目标

我们知道，评价除了可以作出基本的价值判断之外，还可以用于进行选择和预测，并发挥导向作用。而绩效评价作为绩效管理系统中的关键子系统，其最核心的目标就是通过它的选择、预测和导向作用实现组织的战略目标。不论组织绩效评价还是员工绩效评价，都基于这个共同的目标，所以我们必须将组织绩效评价与员工绩效评价联系起来考虑如何进行绩效评价系统的设计。

绩效评价的对象不同，绩效评价的工作也不同。一般来说，绩效评价包括两个评价对象：一是组织绩效，二是员工绩效。而组织绩效评价又可以划分为对于企业本身绩效的评价和对于企业高层管理者工作绩效的评价。不同的评价对象的选择取决于不同的评价目的，评价的结果对于不同的评价对象产生的影响各不相同。对于员工或高层管理者的绩效评价关系到奖惩、升降等人事管理的决策问题，而对于企业绩效的评价则关系到企业的扩张、兼并重组、业务收缩等经营决策问题。另外，对于员工的绩效评价也会由于员工在组织中的地位及工作性质的不同而影响评价系统中的其他要素。例如，对于基层普通员工的绩效评价主体就不会涉及下级，而对于基层管理者的绩效评价主体则往往可以包括他的直接下级，车间生产人员和科研人员的绩效评价标准也有很大的不同。

（二）建立评价系统

评价系统应当包括确立合理的评价指标和评价标准，选择适当的评价主体等。绩效评价标准指的是用于判断评价对象绩效优劣的标准，评价标准可以分为绝对评价标准和相对评价标准两类。绝对评价标准指的是客观存在的评价标准，而相对评价标准指的是通过对比和排序进行评价的标准。另外，根据客观的评价标准是如何产生的，绝对评价标准一般又可分为外部导向的评价标准和内部导向的评价标准两类。其中，外部导向的评价标准指的是以其他企业的绩效为评价标准，而内部导向的评价标准则指的是评价标准来源于组织内部，通常是根据相关部门或人员过去的绩效情况来确定的。我们所熟悉的标杆法（benchmarking）就是典型的外部导向的绩效标准。

绩效评价指标决定了对评价对象的哪些方面进行评价。不论组织绩效评价还是员工绩效评价，绩效评价系统关心的是评价对象对企业战略目标是否有明显相关的行为因素，这些行为因素如何通过绩效评价指标去体现。

所谓评价主体，指的是那些直接从事评价活动的人。一般说来，组织绩效评价的主体是企业的外部出资者，而在进行员工绩效评价时，评价主体则要根据评价指标的相关特征进行选择。

（三）整理数据

准确的数据是绩效评价公正性的重要保障，绩效评价的一个主要目的是把管理从依靠直觉和预感转变为以准确的数据和事实为依据。在绩效监控阶段收集的数据一般是零散的，因此有必要把这些零散的数据整理成系统的体系。在绩效监控阶段，我们往往记录了一些关键事件，此时要在不带任何主观色彩的条件下对这些关键事件进行分析、界定、归类，并判断所记录的关键事件、绩效结果和文档究竟应当归入哪个评价标准及该标准中的哪个级别。可以说不带任何主观色彩是很难做到的，但是主观判断必须是科学的、反映客观事实的，这就需要评价者具有较高的职业素养和丰富的经验。

（四）分析判断

分析判断就是具体应用评价方法确定评价对象评价结果的过程。评价要根据企业的特点和被评价对象的职位特点、评价内容和评价目的，选择合适的方法和形式。高层管理人员主要的评价指标是围绕战略的实施而展开的相关指标和管理状况，述职的形式恰好能够达到这样的目的。中层管理者、业务和操作人员的评价相对就比较简单，也就是说，评价的关键在于指标的设计和评价体系的建立，有了好的评价体系，评价过程就会相对容易得多。

（五）输出结果

通过使用适当的评价方法对评价对象进行评价后，就要得出一个具体的评价结果。评价结果不仅是好坏的评价或者简单的绩效得分及绩效排名，而且应当指出绩效优秀或绩效低下的具体原因。需要再次强调的是，绩效管理不是仅仅为了简单的评价，更重要的是为了运用绩效评价的结果。只有详尽的绩效评价输出结果，才能为进一步的绩效反馈和绩效结果应用提供完整的依据。

五、绩效反馈与应用

大多数组织的绩效管理仅仅进行到绩效评价就结束了，各种各样的表格在花费了大量时间和精力填写完后被束之高阁，管理者觉得很累，员工们也觉得很累，评价结果没有反馈给员工，所以问题依然存在，绩效仍然不高，沟通仍然不顺畅。这还导致了从基层到高层对绩效管理有效性的怀疑，造成了继续推广绩效管理的障碍。

怎样才能实施真正的绩效管理？怎样才能让被评价者了解自己的绩效状况？怎样才能将管理者的反馈传递给员工？这需要通过绩效反馈与应用来完成。绩效反馈与应用虽然是绩效管理的最后一个阶段，但是它有承上启下的作用，一方面通过绩效评价结果的合理运用，完美地结束现有的绩效评价周期；另一方面通过绩效改进计划来导入新的绩效评价，使绩效管理不断循环、不断上升。

（一）绩效反馈面谈

1. 绩效反馈面谈的目的

（1）了解绩效目标的实现情况：让员工了解自己在本绩效周期内的业绩是否达到预定目标，

能力和态度是否符合要求，双方达成对评价结果一致的看法等。对同样的行为、结果及其解释，不同的人有不同的看法。通过面谈，消除双方对同一行为和结果的认识差异，也使员工更加了解组织和上司对自己的期望，也更加清楚自己的绩效状况和需要改进的地方。

（2）探讨绩效目标未能实现的原因并制定绩效改进计划：管理者要帮助员工分析绩效目标未能实现的原因。员工也可以说明自己在工作中遇到的困难，解释没有完成目标的原因，并请求上司给予指导和帮助。在对造成绩效问题的原因的认识上达成一致后，双方进一步探讨解决问题的办法，制定绩效改进计划，并作为下一轮绩效计划的一部分。

（3）向员工传递组织的期望：绩效反馈面谈是一个传递组织目标的好时机。企业的整体目标需要层层分解到每一个工作岗位，并最终通过每个人工作目标的实现来保障组织目标的实现。在与员工讨论工作目标的过程中，管理者可以将组织的目标和对员工的期望明确传递给员工。而员工对组织目标的准确理解有利于引导其产生正确的工作行为和结果。

（4）协商下一个绩效周期的目标：在分析总结本绩效周期的绩效状况基础上，管理者和员工就下一个绩效周期的目标达成共识，这又构成了新的绩效计划。

2. 绩效反馈面谈前的准备 要进行有效的绩效反馈面谈，事先做好充足的准备工作是必要的。如果不做准备，面谈很难顺利进行，要么出现长时间的沉默而“冷场”，要么发生激烈的争执而导致不欢而散。因此在绩效反馈面谈前，管理者应做好相关准备。首先，管理者要充分了解员工的情况，包括员工的教育背景、家庭状况、工作经历、个性特点、职务及过去和现在的绩效状况等。回顾一下过去面谈的谈话记录也有助于掌握面谈的重点。其次，管理者要事先计划好面谈的程序。包括：即将进行的面谈要达到什么目的？面谈中要和员工讨论什么内容？先谈什么后谈什么？各部分内容要安排多少时间？准备运用哪些技巧来促进沟通的顺畅？管理者事先必须做好这些计划，才能保障面谈的顺利进行。最后，管理者要选择合适的面谈时间和地点。管理者可以跟员工商定一个双方都比较方便的面谈时间，以利于双方集中精力于绩效的反馈。而且要计划好面谈将持续的时间，以便员工预先安排好其他工作。至于面谈的地点，最好是选择在一个不会被电话和来访者打扰的场所进行面谈。很多管理者习惯在自己的办公室与下属进行面谈，但是在办公室内，面谈可能会被频繁的造访、电话所打断。而且在上司的办公室讨论自己的绩效状况，很容易给员工造成压力。

在面谈前，员工也应该做好相应准备。员工要回顾自己在本绩效周期内的所作所为，对自己的绩效进行评价，并准备好能证明自己绩效的证据。同时，员工要审视自己的职业发展目标和职业规划，客观地评估自己的优点、缺点及需要改进的方面。另外，员工还要准备好要向管理者提出的问题，以解决自己在工作过程中的疑惑和困难。

3. 进行绩效面谈 这是进行绩效面谈是最核心的环节之一，为了确保绩效面谈的效果，必须注意以下几个方面的问题。

（1）营造良好的面谈氛围：为了使面谈能够达到预期的效果，在面谈开始时，应首先对下属的辛勤工作予以肯定，使下属放松心情，建立彼此相互信任的关系和和谐的气氛。

（2）说明面谈的目的：管理者向员工讲清楚面谈的主要目的是使双方形成对考核结果的一致看法，从而帮助员工改进绩效。

（3）告知考核的结果：面谈时要做到简明、扼要、准确、直接、清晰，不模棱两可，利用事先设定的目标和绩效评价标准进行对比说明。可以采取先扬后抑的做法：首先，肯定其优点，希望其继续保持和发扬；其次，指出其存在的缺点和不足之处；最后，表示对其今后表现充满信心。在谈话的过程中，注意不要泛泛而谈，而是要拿出具体的证据来支持你的结论。

（4）请下属自述原因：要共同解决问题，必须是个双方交流的过程，应该给下属充分的表达机会，这样才能有效地了解下属的问题和想法，让他们阐述自己的观点，鼓励下属自己分析造成问题的原因，诊断出原因后，才可以对症下药。

（5）制订绩效改进计划：经过双方讨论，对下一个阶段的工作目标达成一致的意见，并与下属一起制订详细的、操作性强的绩效改进计划，并对每一项计划，要求标注具体的时间，给下属一定的压力。

（6）结束面谈：一般来说，在双方对绩效评估中的各项内容基本达成一致意见之后，就可以结束面谈了。结束面谈时，管理人员要表达出对下属的信心及信任等，避免对立和冲突。如果双方就某些问题争执不下，管理人员可以建议将其作为双方回去继续思考的问题，留做下一次面谈时需要沟通的内容。

（7）整理面谈记录并及时向上级主管报告：向主管报告之后，管理者应该随时追踪下属绩效改进计划的落实情况等。

4. 改进绩效反馈的建议 对别人进行绩效评价本就不是一件令人愉快的事情，而面对面地跟对方讨论其绩效状况更让人不安，尤其是当对方的绩效评价结果不理想时。很多管理者都害怕进行绩效面谈，他们尽可能地避免直接向员工反馈绩效。而这样一来，员工就不能及时知道自己的工作绩效没有达到预期目标，也就不可能去改善绩效了。因此，管理者应该以一种能够激发积极行动的方式来向员工提供明确的绩效反馈。以下建议可以帮助管理者提高绩效反馈的有效性。

（1）反馈应该是经常性的：有的管理者错误地以为只有在绩效评价后才进行绩效反馈，使得绩效反馈成了“一年一次的游戏”。其实，在员工实施绩效计划的过程中，管理者应当保持与员工的沟通，持续地关注其绩效目标的实现情况，及时地发现问题并提供指导和帮助。当员工表现出色时，管理者应该及时肯定；而当员工的工作出现错误和偏差时，管理者也应该及时指出并予以纠正，让员工在第一时间就能改正错误。这种在工作过程中频繁的、持续的绩效沟通在帮助员工提升绩效水平的同时，也让员工更清楚地了解自己的绩效情况，从而对绩效评价的结果更容易接受。

（2）在绩效反馈面谈之前鼓励员工先进行自我评价：进行绩效的自我评价，是管理者给员工一个回顾自己在绩效周期内的表现的机会，促使他们去重新审视组织的期望和自己的表现，也可以帮助他们去分析自己的长处和存在的不足，为即将进行的面谈做好准备。自我评价还可以让管理者把面谈重点放在双方对绩效评价存在分歧的方面，从而提高绩效反馈的效率。

（3）鼓励员工积极参与：管理者害怕进行绩效反馈，主要是担心会陷入到分歧的争执当中。如果在制定绩效计划和进行绩效反馈的过程中都有员工的积极参与；那么即使存在对评价结果的分歧，绩效反馈也能朝着解决问题的方向发展。另外，当员工积极参与到绩效反馈的过程中时，他们也更容易感觉到公平和满意。

（4）多肯定：许多管理者认为绩效评价就是找出员工的缺点和不足，有的甚至把绩效反馈当成一个惩罚绩效不良者的机会，因而总是告诉员工其绩效如何糟糕。在绩效反馈中员工听到的都是批评指责，他们的自尊心受到了伤害，从而造成情绪低落或产生抵触情绪，因此很难客观地看待并认同评价结果。事实上，绩效反馈的目的应该是让员工了解自己的绩效状况并不断改进。因此，管理者既要指出员工绩效不良的方面，又要肯定其绩效优良的方面。赞扬和肯定将强化员工的相应行为，也能化解员工的抵触情绪。

（5）把重点放在解决问题上：管理者在绩效反馈中要重点关注问题的解决。管理者应该和员工一起分析绩效不良的原因并寻求解决问题的办法。同时，在反馈绩效时，注意力应集中在员工的行为或结果上，而不是员工的个人特征。在进行负面反馈时要避免对员工本身的价值进行贬低或表示怀疑，更不能进行人身攻击。只有这样，才能引导员工正确地认识自我和改善绩效。

（6）制定具体的绩效改善目标：绩效改善目标制定后，将成为新的绩效周期的绩效目标的一部分，管理者也将在新的绩效周期中考核员工绩效改善的情况。

（二）评价结果的应用

绩效评价结束后，评价结果除了用于管理者和员工共同探讨绩效改进以外，还可作为绩效薪酬的分配、有针对性地培训和职位调整等决策的依据。

1. 绩效薪酬的分配 作为绩效薪酬发放的前提条件，这是评价结果的一种非常普遍的用途。员工薪酬的一部分跟绩效挂钩，可以激励员工更努力地去实现绩效目标。当然，员工在组织中所处的层级不同，工作性质不同，薪酬构成中与绩效挂钩的部分所占比重也有所不同。此外，员工的薪资等级的调整也常常跟绩效评价的结果有关。

根据强化理论，员工因为某种行为而获得薪酬（包括奖金）奖励，这反过来又具有强化作用，会促使员工继续表现该种行为。不过，如果选择了不合适的评价指标，又没有相应的监督约束机制，绩效薪酬的强烈刺激也可能引发员工的短期化行为。例如，如果以行政拘留人数来考核基层警察的工作绩效，并规定警察个人的奖金和他拘留的人数直接挂钩。那么那些把辖区管理得好的民警会得不到奖励——因为管理得好的辖区内违法事件少，警察当然抓不到多少嫌疑人。因此，这种以拘留人数论功行赏的做法，实质上并不是鼓励警察去改善和维护辖区的治安环境。更糟糕的是，这种评价奖励机制有可能诱发“错抓人”的行为。

2. 职务的调整 绩效评价可以反映出员工的优点和缺点，也为职务的调整提供了依据。理想的做法是，通过职务调整，让每个员工都从事最适合他的工作，扬长避短，取得最大绩效。当然，如果某个员工经过多次职务调整都无法达到绩效目标，那么企业就不得不考虑将其解聘。

3. 培训与开发 如果绩效评价中发现员工在技能方面有欠缺，那么企业就应该给他提供有针对性的培训。员工在制定和修改自己的职业发展计划时，可以参考绩效评价的结果，更进一步地了解自己的长处和短处，从而校准自己的职业目标和发展方向。绩效评价也给员工提供了机会来定期检查自己的能力和了解开发目标的实现情况。

管理者在绩效管理中是当然的主角，发挥着不可或缺也是不可替代的作用。许多管理者并没有真正扮演好这个关键角色，在绩效管理中存在种种问题，妨碍了组织绩效的持续改进。管理者需要牢记，持续的绩效沟通应贯穿于绩效管理的全过程，在绩效计划、绩效实施、绩效评价和绩效反馈的各个环节，必须保持上下级之间充分的沟通，这样才能保障绩效目标的顺利实现。

六、绩效管理效果评估

我们用了大量的篇幅来介绍绩效管理的整个过程，绩效管理作为一个系统，无论是设计还是使用都要耗费大量的人力和财力，而且本身处于一个不断完善的过程之中。因此，有必要就整个管理系统的有效性进行评估。虽然，不同的人对于用何标准来评价一个绩效管理系统的有效性存在不同的看法，但通常来说，可以考虑下面四个标准。

（一）信度

信度，指的是绩效考核系统的一致性程度，即考核结果反映绩效状况的准确性程度。信度要求主要体现在再测信度及评估者信度上。再测信度是指以相同的考核工具、考核方式和评估对象再次评估时，考核结果之间所产生的差异程度。如果再次评估结果的差异不大，则说明评估结果比较准确；反之，如果在不同的时间对同一对象采用相同的考核方式却得出了截然不同的评价结果，这说明该考核系统是缺乏再测信度的。评估者信度反映的是绩效考核结果与考核者之间的关联度，即评估者的主观误差在绩效评估中的影响。不同的人对同一个员工的绩效做出的评估结果越相近，评估工具的评估者信度就越高。在企业绩效考核的实际操作过程中，如果管理者、上级、下级和同事都参与到考核中来，由于他们处于不同角色，对同一个被考核者的考核结果可能就有很大差异。如果说这种考核结果的差异主要是由于处于不同角色地位的员工的视角不同造成的，那么事实证明即便是采用上级评价的考核方法，不同的上级对下属的要求也有严格和松懈之分，那么这种差异就需要通过选择高评估者信度的工具来避免。

建立高信度的考核系统对于企业有效实施绩效考核是十分必要的，可靠的考核系统应该是科学而又符合法律规定的，考核指标应该是依据实际工作情况筛选设计的。不同的人在不同的时间使用同一考核工具所得出的考核结果应该是没有明显差异的。

（二）效度

效度是指绩效衡量系统对于与绩效有关的所有方面进行评价的程度，即是否能测量出自己所要测量的工作绩效的所有方面。这一效度常常被称为内容效度。绩效标准要想做到有效，就必须是没有缺失或被污染的。没有缺失是指标准应该涵盖工作所有相关的方面，不能忽略或偏废任何一个必要的方面，否则就有可能诱导员工的不恰当行为。例如，工作仅注重“客户投诉数目”和“解决投诉效率”两个方面但忽视“销售数量”这个指标，员工就有可能通过减少销售的数量来减少客户的投诉，以获得相同于甚至高于其他员工的绩效，这样的绩效评估系统显然是存在着标准缺失的。例如，单用实际销售额来衡量不同地区范围内的销售业务员的工作业绩就没有将地区差异（当地市场需求状况、地区政策、区域经济发展状况、潜在客户和竞争对手数量等）考虑在内，为排除这种因素的影响，组织应该从总销售额、销售额提高比例和对组织的贡献程度等多个方面进行综合衡量，既表现绝对的差异，又避免外部因素对绩效污染，还能体现各个地区在组织整体战略框架中的作用和地位。当然，由于人的经历和处理信息能力的局限，不大可能做到完全的公平和满意，绩效标准难免会缺失或污染，所以组织在制订绩效标准时要从多个角度获取相关信息，最大努力地满足绩效准的效度要求。

（三）可接受性

可接受性是指员工（包括考核者和被考核者）对绩效考核系统的认可程度和接受程度。许多组织投入大量人力物力，精心设计出的绩效考核工具却过于复杂。这样考核者需要耗费许多精力和时间去了解考核过程和方法，有的时候甚至费力不讨好，时间和精力花费之后，仍然不得要领；而被考核者则容易弄不清楚工作和绩效之间的联系及评价结果的依据。如此等等的情况都会导致考核过程中阻力大、困难多还有员工根本不配合考核等情况的发生，更有甚者会导致员工与管理者之间的相互猜忌和误解。因此，绩效考核不是越复杂越严谨就越好，关键是能够被员工认可接受并适合本企业的具体状况。

可接受性在很大程度上取决于员工的心理感受。很多企业的绩效考核流于形式，主要是由于其给考核者的感觉是一定周期内的例行差使，上面叫怎么做就怎么做，充充门面，应付了事；而给被考核者的感觉就是组织的强权控制在员工具体绩效上的一种反映而已，上面说是怎样就怎样，无力去辩驳或是申述了也无济于事。这样员工无法参与到绩效考核系统中去，积极性和主动性都受到打击，自然会排斥这样的考核系统和基于这种系统结果上的各种决策。所以组织要想绩效考核系统为员工所接受，得到很好的贯彻和实施，就必须突出员工的主体地位，不仅是让员工了解这个系统，更要让员工参与到绩效考核中来，开发、使用绩效考核系统，了解并有权质疑考核评估的结果。

另外，有效的绩效考核系统还应该是在一种团结奋进的人际氛围基础之上建立起来的。事实证明，如果企业不考虑组织中的人际关系的因素，再好的考核方法也是无济于事的。虽然绩效考核致力于在企业内部建立公平竞争的机制，但是任何人力资源管理措施的实施，并不是为了挑起人与人之间力量的较量，如果采取这种态度，只能降低管理措施的可接受性。

（四）完备性

完备性是指绩效管理系统用于不同考核目的的能力。研究表明，考核者对一些完全相同的工作评价信息会做出完全不同的处理，处理的方式取决于考核的目的。这一研究揭示了员工考核结果用于管理目的和用于员工个人发展目的之间的矛盾：用于管理目的时，考核系统需要收集有关员工之间绩效差别的信息；而用于促进员工个人发展的目的时，考核系统需要收集的是每位员工在不同阶段自身工作情况差别的信息。很显然，一个是不同员工之间的横向比较，一个是员工自身的纵向比较，两者需要的信息有很大差异，因此要求考核方法的选取能收集到合适的绩效信息。这就要求绩效管理系统能够尽可能多地收集多方信息，以满足管理者的不同需求。

实践中的人力资源管理

深圳某医药公司的绩效管理

深圳某医药公司是一家具有独立生产能力、规模较大的核心企业。自成立以来，通过对外部市场的分析研究及对自身实力的综合评估，确立了致力于高科技含量和高服务水平的中药现代化、中医产业化、健康服务全球化的发展方向，明确提出了建设世界一流植物药企业的战略目标。经过十几年的快速发展，该医药企业已经成为我国制药行业的佼佼者。

该医药公司在科技是第一生产力的思想指导下，不断进行制度创新、技术创新、管理创新，实行高科技、高质量、高效益的方针，以生命健康产业为核心，以实业报国为己任，向着建设世界一流植物药企业的目标不断迈进。

但是，企业表现出的实际状况却是：很多人认为严格的管理会导致部门和员工间的不团结、不合作，管理工作的开展会影响企业正常的生产经营活动或干脆认为绩效管理就是管部下、管眼前而不是管自己、管长远；业绩表现突出的员工应当奖励时，担心其他部门和员工的所谓“看法”或被认为是理所当然就不去奖励，业绩表现不佳的员工应当处罚时，又顾及情面和关系而不去处理；缺乏培训和监督的管理人员在工作中的非理性行为进一步加剧了管理的不公正……

结果是管理工作的许多领域处于实际的杂乱无序和无依据的状态，业绩表现天壤之别的员工几乎获得了相同的“待遇”！

针对该公司管理中存在的问题，咨询公司为该公司制定了全新的绩效管理流程：在帮助其梳理企业发展战略的基础上导入“集中管理、全员参与”全新的绩效管理系统；同时伴随着全新的绩效管理系统的导入对该公司的全体员工进行一次观念再造；更强调员工的参与、主管人员与员工间的交流与互动，让绩效管理不只停留在案头与书面，而是在企业运作的各个时刻，所有人员都在执行与努力完成企业的绩效目标。

观念再造的目的是帮助企业从传统、落后的主观绩效管理模式逐步向先进、科学的客观绩效管理模式过渡，方法是将咨询服务与全过程的理念培训及专业培训相结合。

根据该公司的经营发展新战略和企业文化开拓创新的要求，对各部门的职能及管理人员的职务说明书进行了重新编写，同时指导基层管理人员按科学方法自己动手编写本岗位职务说明书。

指导基层人员学习提取本岗位关键业绩指标的要诀。绩效管理新系统包括绩效计划、绩效实施、绩效考核和绩效反馈四个部分，而不再像过去那样仅有绩效考核这一个孤立的部分。

强调全过程的、完备的日常绩效管理记录而不再像过去那样到绩效考核时再让大家拼凑、编造、联想、杜撰子虚乌有的所谓业绩和表现，而是在企业运作的各个时刻，所有人员都在执行与努力完成企业的绩效目标。

同时新系统要求绩效管理者必须成为经过良好培训的、有职业道德的、公正的、客观的管理者而不是训练不足的、缺乏职业道德的、随心所欲的、不理智的管理者。

绩效指标体系中完全适应了同样的人员对于同样的指标描述会采用不同的评分标准，达到了指标的复用与个性化兼备。

新系统的绩效评估过程的参与者不再是一个人，而是有越来越多的人参与到其中，他们从不同的角度对于被评估者进行评测。因此，设计了适应此情况的多方位多角度评估体系。不同的人员可以参与到对于同样一个对象的评估过程中，他们有不同的权重，他们会评估不同的绩效目标与绩效领域。员工最终的考核结果将是对于上述信息总体的评价结果，充分体现了科学、高效、合理与公正。

对于每个要完成的绩效目标加入了对于该目标的行动方案进行规划的功能，可以让员工或是部门负责人在制订自己的绩效目标时，也能对于实现该目标所要进行的步骤与方法明确。从而实现了目标的计划性，也以有步骤、有计划的节奏完成了目标。

负责人与员工可以通过定期的交流来得到员工目前的工作情况、绩效目标的完成情况及目前存在的问题。同时，针对员工存在的问题，可以进一步修订员工的绩效目标与目标的行动计划，以达到及时灵活地调整员工或是部门的计划与步骤，为更好地完成企业的绩效目标服务。

针对不同的岗位特性对于员工的岗位能力进行评估与评测，得到一定的岗位能力评估数据，从而为员工的职位升迁与薪资调整服务。

良好的系统导入和不间断的员工培训使企业收到了丰硕的成果：关键业绩指标和职业化管理规范的观念在该公司得到运用，各级员工的管理意识和标准化管理水平都取得了长足的进步，各部门绩效均获得了不同程度的提升且进步势头良好。最重要的是：各级员工的价值取向和行为习惯在潜移默化中发生了可喜的变化……而这对于该公司实现战略目标恰恰是最关键的。

用数据和事实说话的、规范的、得到认真执行的绩效管理是消除企业管理中不公正、不道德状况的“灵丹妙药”，也是指导、激励员工提升自身绩效并最终提升企业绩效的真正法宝……该公司的管理咨询实践充分证明了这一点。

第三节 绩效评价体系

企业绩效评价体系是指由一系列与绩效评价相关的评价制度、评价指标体系、评价方法、评价标准及评价周期等形成的有机整体，许多人力资源管理的决策都需要以绩效评价提供的信息作为依据。而在进行考核评价之前，组织需要预先确定将要考核员工的绩效指标和标准，选择合适的评价主体和评价方法，并约定评价绩效的时间。

一、绩效评价指标

（一）绩效评价指标类型

绩效受多方面因素的影响，如员工工作的能力、态度及环境因素等。因此，对员工的绩效也要从多个方面进行评价，按评价的内容来分，有工作业绩评价指标、工作能力评价指标和工作态度评价指标等。

1. 业绩指标 所谓业绩，就是员工职务行为的结果，业绩考核就是对员工职务行为的结果进行绩效评价。其主要包括员工完成工作的数量、质量、成本费用及为组织作出的其他贡献，包括岗位上取得的绩效和岗位以外取得的绩效。岗位绩效与岗位职责相关，是员工绩效的主体。在人力资源管理中，岗位职责体现为一系列任务和操作标准，如完成工作的质量、数量、经济效益和社会效益等。

2. 能力指标 一般说来，能力通常是指个体从事一定社会实践的本领。具体包括体能、知识、智能和专业技能等内容。在企业的绩效管理中，与一般的能力测量不同，员工能力考核是考核员工在岗位工作过程中显示和发挥出来的能力。例如，他在工作中判断理解指令时，是否正确、迅速；协调上下关系时，是否得体、有效；依据员工在工作中的行为表现，参照标准或要求，评价他的能力发挥得如何，判断其能力是大是小，是强是弱等。总之，能力考核是根据岗位说明书人员规范要求；对员工所应具备的能力素质进行评定的过程。

3. 态度指标 通常说来，能力越强，业绩就越好，但在企业中常常有这样一种现象：一个人能力很强，但出工不出力，业绩很差，而另一个人能力不强，但工作兢兢业业，业绩却不错。两种不同的工作态度就产生了截然不同的工作结果。工作态度是工作能力向工作业绩转换的“中介”。所以，需要对员工的工作态度进行考核。

工作态度的考核要剔除本人以外的因素和条件。例如，由于工作条件好而做出好的业绩，或因为工作条件恶化使业绩受挫，这样的工作结果与工作态度无关，在进行绩效考核时必须充分考虑。另外，态度考核并不考虑员工的职务高低和能力大小，考核的重点是员工工作的认真程度、责任的大小、工作的努力程度，是否有干劲、有热情，是否忠于职守，是否服从命令等方面。

（二）绩效考核指标体系构建的原则

建立绩效考核指标体系，应该遵守如下基本原则。

1. 针对性原则 即针对考核目的、对象和侧重点的不同，从实际情况出发选择体系内的绩效考核要素和具体指标，使其具有较强的针对性，充分体现出考核对象的性质和特点。

2. 科学性原则 充分运用生理学、心理学、管理学、行为科学等科学原理，采用科学的统计调查方法，借用先进的数据采集、整理、分析工具，保证绩效考核指标体系能够系统、全面、正确地反映和体现考核对象的特性。

3. 明确性原则 在所确认的绩效考核体系中，每个考核要素指标都要有明确的内容、定义或解释说明，必要时还要列出计算公式，使考核要素和指标的内涵明确、外延清晰。同时考核要素指标的文字表述应力求精练、直观、易懂，选择的要素指标要少而精，考核体系设计要达到规范化和标准化的要求。

4. 其他 上述三个原则是构建指标体系最重要的原则，除此之外，还有一些原则在构建指标体系时也要注意遵循，如定性指标与定量指标相结合的原则，过程指标与状态指标相结合的原则，普遍性与特殊性相结合的原则，实效性与经济性相结合的原则等。

（三）绩效考核指标体系构建的步骤

绩效考核指标体系构建步骤要点为：

1. 必须明确绩效考核指标体系的设计目标 即包括：我们为什么要设计绩效考核指标体系？希望设计出什么样的绩效考核指标体系？在设计的过程中我们应该遵守什么样的原则？

2. 建立适合组织特点和发展战略需要的绩效考核指标库 指标库应该包括组织绩效考核指标、部门绩效考核指标与个人绩效考核指标，也包括每个层级上不同维度的所有指标，如业绩指标、能力指标等；指标库中的每个指标都要有自己的名称、定义和评价标准。需要说明的是，所建立的指标库不一定能完全涵盖最终确定的每个职位的绩效考核指标，许多指标可以在以下步骤中通过不同的操作方法逐一产生，并补充到指标库中。

3. 选择与职位相适应的指标 指标选择的标准有两个：一是按照职务种类不同而形成的横向分类；二是按照职能等级形成的纵向层次。

4. 确定指标权重 确定权重时要考虑的因素主要包括绩效考核的目的、被考核对象的特征和企业文化的要求。考核目的和考核对象的差别，影响着某个考核指标对于每个考核对象整体工作绩效的影响程度，所以指标权重必须根据考评目的和考评对象而有所不同。绩效考核指标的权重也反映了企业文化倡导的行为或特征。

（四）设计绩效指标的方法

1. 关键绩效指标（key performance indicators，KPI）**法** 是目标管理法与帕累托定律（Pareto Principle，也称 80/20 法则）的有机结合。KPI 法在分析和归纳出支撑企业战略目标的关键成功因素（critical success factors，CSF）的基础上，对企业的战略目标进行全面的层层分解，从中提炼出企业、部门和岗位的关键绩效指标。其核心思想是，企业 80%的绩效可通过 20%的关键指标来把握和引领，企业应当抓住主要矛盾，重点考评与实现战略目标关系最密切的那些关键绩效指标。与其他方法相比，KPI 法从繁多的绩效指标中提炼出少数关键指标来进行考评，在减少了对员工的束缚的同时，还大大降低了绩效管理的成本。不仅有利于提高绩效管理的效率，还有利于增强企业的核心竞争力。

建立关键绩效考核指标要遵循 SMART 原则，SMART 是五个英文单词第一个字母的缩写。S 代表的是“specific”，意思是指“明确具体的”；M 代表的是“measurable”，意思是指“可度量的”；A 代表的是“achievable”，意思是指“可实现的”；R 代表的是“realistic”，意思是指“现实的”；T 代表的是“time-bound”，意思是指“有时限的”。

关键绩效指标体系作为一种系统化的指标体系，包括三个层面的指标：一是企业级关键绩效指标，是通过对企业的关键成功领域和关键绩效要素分析得来的；二是部门级关键绩效指标，是根据企业级关键绩效指标进行承接或分解而得出的；三是个人关键绩效指标，是根据部门级关键绩效指标确定的。这三个层面的指标共同构成企业的关键绩效指标体系。关键绩效指标是通过以下步骤设计的。

（1）企业级关键绩效指标的确定：下面我们就以某制造业企业为例，介绍确定企业级关键绩效指标的步骤。

第一步，确定关键成功领域。首先需要根据企业的战略，寻找使企业实现组织目标或保持市场竞争力所必需的关键成功领域。确定企业的关键成功领域，必须明确三个方面的问题：一是这个企业为什么会取得成功，成功靠的是什么；二是在过去那些成功因素中，哪些能够使企业在未来持续获得成功，哪些会成为企业成功的障碍；三是企业未来追求的目标是什么，未来成功的关键因素是什么。在实践中，某制造业企业通过访谈和头脑风暴法，寻找并确定了该企业能够有效驱动战略目标的关键成功领域：优秀制造、市场领先、技术支持、客户服务、利润增长和人力资源，如图 6-5 所示。

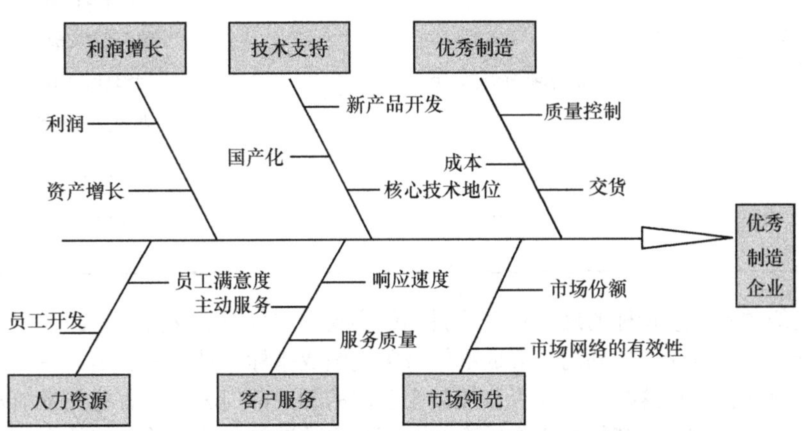

图 6-5 某制造企业的关键成功领域及关键绩效要素

第二步，确定关键绩效要素。关键绩效要素提供了一种“描述性”的工作要求，它是对关键成功领域进行的解析和细化。它主要解决以下几个问题：①每个关键成功领域包含的内容是什么；

②如何保证在该领域获得成功；③达成该领域成功的关键措施和手段是什么；④达成该领域成功的标准是什么。上述制造企业的关键绩效要素如图 6-5 所示。

第三步，确定关键绩效指标。对关键绩效要素进行进一步细化，并经过甄选，关键绩效指标便得以确定。选择关键绩效指标应遵循三个原则：①指标的有效性，即所设计的指标能够客观地、最为集中地反映要素的要求；②指标的重要性，通过对企业整体价值创造业务流程的分析，找出对其影响较大的指标，以反映其对企业价值的影响程度；③指标的可操作性，即指标必须有明确的定义和计算方法，容易取得可靠和公正的初始数据，尽量避免凭感觉主观判断的影响。以优秀制造为例，该企业确定的关键绩效指标如图 6-6 所示。

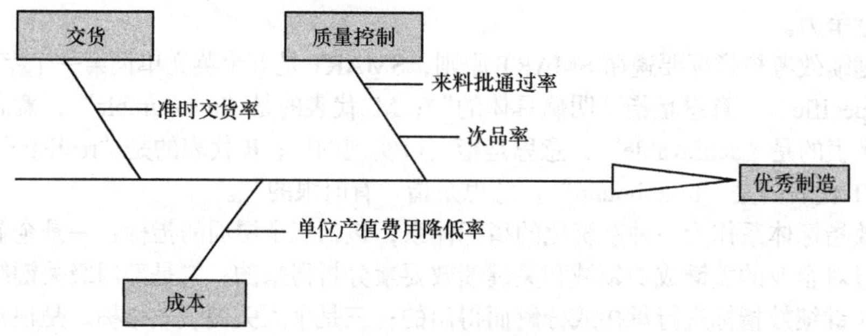

图 6-6　某制造企业的关键绩效指标

第四步，得出企业级关键绩效指标汇总表如表 6-2 所示。

表 6-2　企业级关键绩效指标汇总表

关键绩效领域	关键绩效要素	关键绩效指标
优秀制造	质量控制	来料批通过率
		次品率
	成本	单位产值费用降低率
	交货	准时交货率
市场领先	市场份额	目标市场占有率
		销售增长率
	销售网络的有效性	销售计划完成率
		货款回收率
		业务拓展效率
	……	……
……	……	……
	……	……

（2）部门级关键绩效指标的确定：企业目标的实现需要部门的支持。因此，企业级关键绩效指标应该分配或分解到相应的部门，形成部门级关键绩效指标。具体做法是：在获得企业级关键绩效指标后，首先要确认这些指标能否直接被企业内的相关部门承担。有些关键绩效指标是可以直接被部门承接的，如单位产值费用降低率、新产品立项数等，这些关键绩效指标就可以直接承接到部门成为该部门级关键绩效指标；另一些指标不能被直接承担或由一个部门单独承担，这时就必须对这些指标进行进一步的分解。对关键绩效指标进行分解通常有两条主线：一是按照组织结构分解；二是按主要流程分解。例如，对“次品废品率降低率”这一关键绩效指标进行分解，

需要由采购部门的“采购有效性”、品质保证部的“不合格品再发生率”和生产部的“生产技术问题处理的有效性”几个指标来共同支撑才能实现。

（3）个人关键绩效指标的确定：企业级关键绩效指标和部门级关键绩效指标确定后，将部门级关键绩效指标进行分解或承接，形成个人关键绩效指标。其基本思路与部门级关键绩效指标的确定相类似。

2. 平衡计分卡（Balanced score card，BSC）**法** 平衡计分卡是美国哈佛商学院教授卡普兰和咨询公司总裁诺顿与 1992 年发表并推广的。平衡计分卡法的核心思想是通过财务、客户、内部经营过程、学习与成长四个方面指标之间相互驱动的因果关系，实现从绩效评估到绩效改进及从战略实施到战略修正的目标。一方面，通过财务指标保持对组织短期绩效的关注；另一方面，通过员工学习、信息技术的运用与产品、服务创新来提高客户的满意度，共同驱动组织未来的财务绩效，展示组织的战略轨迹。

平衡计分卡通过在组织的财务结果和战略目标之间建立联系来支持业务目标的实现，它将组织战略置于被关注的中心。通过建立平衡计分卡，上层管理的远景目标被分解成一些考核指标。员工通过对照这些考核指标来规范自身行为，这样就使得首席执行官的远景目标与员工的具体工作结合了起来，实现个体与集体目标的统一。

平衡计分卡包含的四个角度：平衡计分卡在传统的财务考核指标的基础上，兼顾了其他 3 个重要方面的绩效反映，即客户角度、内部流程角度、学习与发展角度。具体如图 6-7 所示。

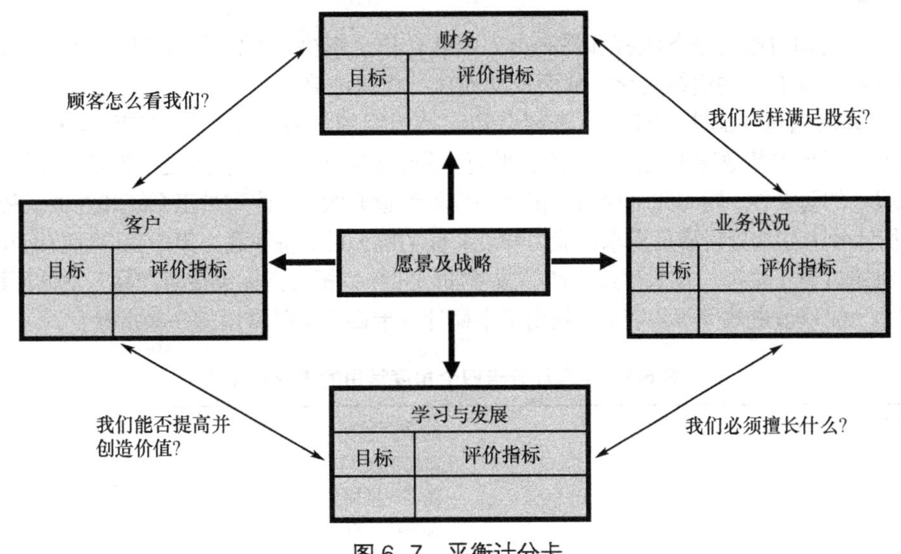

图 6–7 平衡计分卡

应用平衡计分卡法，使组织中的各层经理们能从 4 个重要方面来观察组织，并为图 6-6 中 4 个基本问题提供方案。具体如下：

（1）财务角度。应考虑以下问题：

- 对股东来说哪些财务目标是最重要的？
- 哪些财务目标最符合组织的战略并取得成功？

作为市场主体，企业必须以盈利作为生存和发展的基础。企业在各个方面的改善只是实现目标的手段，而不是目标本身。企业所有的改善都应该最终归于财务目标的达成。平衡计分法将财务角度作为所有目标考核的焦点。

（2）客户角度。应考虑以下问题：

- 我们对目标市场提供的价值定位是什么？

· 哪些目标最清楚地反映了我们对客户的承诺?

如果我们成功兑现了这些承诺，我们在客户获取率、客户保留率、客户满意度和赢利率这几个方面会取得什么样的绩效?

企业为了获得长远的财务业绩，就必须创造出让客户满意的产品和服务。平衡计分法给出了两个层次的绩效考核指标：一是企业在客户服务方面为了达到期望绩效而必须完成的各项目标，主要包括市场份额、客户保有率、客户获得率、客户满意度等；二是针对第一层次各项目标进行逐层细分，选定具体的考核指标，形成具体的绩效考核量表。

（3）内部流程角度。应考虑以下问题：

· 我们要在哪些流程上表现优异才能成功实施组织战略?

· 我们要在哪些流程上表现优异才能实现关键的财务和客户目标?

这是平衡计分卡突破传统绩效考核的显著特征之一。传统的绩效考核虽然加入了生产提前期、产品质量回报率等，但是往往停留在单一部门的绩效上，仅靠改革这些指标，只能有助于组织生存，而不能形成组织独特的竞争优势。平衡计分卡从满足投资者和客户需要的角度出发，从价值链上针对内部的业务流程进行分析，提出了四种绩效属性：质量导向的考核、基于时间的考核、柔性导向考核和成本指标考核。

（4）学习角度。应考虑以下问题：

· 我们的经理和员工要提高哪些关键能力才能改进核心流程，达到客户和财务目标从而成功执行组织战略?

· 我们如何通过改善业务流程和提高员工团队合作、解决问题能力和工作主动性，来提高员工的积极性和建立有效的组织文化，从而成功地执行组织战略?

我们应如何通过实施平衡计分卡来创造和支持组织的学习文化并加以持续运用? 这个方面的观点为其他领域的绩效突破提供了手段。平衡计分卡实施的目的和特点之一就是避免短期行为，强调未来投资的重要性，同时并不局限于传统的设备改造升级，更注重员工系统和业务流程的投资。同时，平衡计分卡注重分析满足需求的能力和现有能力的差距，将注意力集中在内部技能和能力上，这些差距将通过员工培训、技术改造、产品服务加以弥补。相关指标包括新产品开发循环期、新产品销售比率、流程改进效率等。表 6-3 列出了平衡计分卡四个角度常用的一些指标。

表 6-3 平衡计分卡四个角度常用的绩效指标

1. 财务角度	2. 客户角度
利润率	市场份额
现金流量	新客户增加
收入增长	客户的保有率
毛利率	客户满意度
回款率	服务差错率
税后净利率	
净现值	
3. 内部流程角度	4. 学习与发展角度
生产率	员工满意度
生产周期	提供新服务（产品）收入比例
成本	关键技能的发展
产品（服务）质量	领导能力的发展
产品合格率	员工建议数
新产品开发速度	新产品上市时间
出勤率	
关键员工流失率	

平衡计分卡是一个有效的绩效管理工具，但它更适合于那些追求核心竞争力的培育和持续增长的企业，而不是那些追求短期利润和削减成本的企业。要运用平衡计分卡，一般还应具备以下前提条件：一是企业的战略目标必须明确，而且能够被层层分解，还要能与组织内的部门、团队和个人目标达成一致，其中个人利益能够服从组织的整体利益；二是组织内部具备与实施平衡记分卡相配套的健全的制度；三是充分而有效的沟通。

二、绩效评价常用的方法

（一）排序法

排序法（ranking method）是绩效考核中比较简单易行的一种综合比较的方法。它是评价者按照一个特定的绩效评价维度，如产量、销售额、客户投诉等通过将被评价者的工作与其他员工工作相比较，从而排序出所有被评价者业绩的优劣顺序。该方法也可利用多个绩效评价维度对员工的整体工作状况进行综合比较。为了提高其精度，也可以将工作内容做出适当分解，分项按照优良的顺序排列，再求总平均的次序数，作为绩效考核的最后结果。

该种方法的优点是简单易行，省时省力。考核者可以在一个较小的范围内实施考核，从而减轻考核者的工作量。但是，由于分级法是相对对比性的方法，考核是员工间进行主观的比较，不是按照客观的标准比较，因此，具有一定的局限性。

（二）强制分布法

强制分布法（forced distribution method）是假设员工的工作行为和工作绩效整体呈正态分布，那么按照正态分布的规律，首先将工作业绩分为优秀、良好、一般、较差、不合格五个等级，每个等级有一定的比例限制，然后将员工进行工作比较，排出绩效顺序后，再按照员工业绩的相对优劣程度强制将其硬性分配到某一业绩等级中。具体的百分比可根据情况而定。既可以是 5%、20%、50%、20%、5%，也可以是 10%、20%、40%、20%、10%等，如表 6-4 所示。

表 6-4 绩效等级状态与被考核者绩效比例分布举例

等级	分布
优秀	10%
良好	20%
合格	40%
较差	20%
不合格	10%

强制分布法可以克服不分优劣的平均主义，也可避免业绩评价过程中评价过严或过松的现象。但是，有时却会造成经理人员为了满足分布规则的要求而不按照员工的实际业绩状况进行归类，导致员工的不满。强制分布法只能把员工分为有限的几种类别，难以具体比较员工差别，也不能在诊断工作问题时提供准确可靠的信息。

为了避免强制分布法的这种缺陷，有的组织采用将部门业绩与员工个人业绩相结合的办法，当部门业绩优异时，该部门就会有更多的员工获得高业绩等级的评价，反之，当部门业绩不佳时，该部门员工获得高业绩等级评价的比例就相应降低。通过这种方法来改进强制分布法的不足。

（三）关键事件法

关键事件法（critical incident approach）是客观评价方法中最为简单的一种，是指在某些工作领域内，员工在完成工作过程中有效或无效的工作行为导致了不同结果——成功或失败。这些有效或无效的工作行为被称为“关键事件”。采用这种方法评价员工业绩时，要求管理者将被评价者在工作中所表现出来的最具代表性的有效行为和无效行为都记录下来，形成“考核日记”形式的书面报告，这样在评定一个员工的工作行为时，就可以利用关键事件作为衡量的尺度。关键事件对事不对人，让事实说话，考核者不仅要注意对行为本身的评价，还要考虑行为的情境。

需要说明的是，“考核日记”所记录的应该是与工作业绩直接相关的，而且是较突出的事件或行为。它关注的是事件或行为本身，所以，所记录的内容不应带有任何评价性或主观判断的色彩。

关键事件法的优点是：对员工的评价是以具体的事实为根据，避免了评价者个人的主观片面性，较为客观公正，容易被考核者接受；使被考核者清楚地看到自己的长处与不足，有利于今后工作的改进。其缺点是：关键事件的记录和观察费时费力，只能做定性分析，不能做定量分析；不能区分工作行为的重要程度；很难使用该方法比较员工。

（四）行为锚定等级评价法

行为锚定等级评价法（behaviorally anchored rating scale）实际上是将量表评价法和关键事件法结合起来的一种业绩评价方法，它通过建立与不同业绩水平相联系的行为锚定来对绩效维度加以具体界定。

行为锚定等级评价法的步骤为以下几个方面。

（1）选定构成某职务工作绩效的重要维度，列出维度表，明确写出每个维度的定义。

（2）为每个维度设计一系列关键事件，分别表示该维度上的不同绩效水平。

（3）为每一个评价维度选择关键事件，并确定每一个维度等级与关键事件的对应关系。

（4）将每个评价维度所包含的关键事件从好到坏进行排列，建立起行为锚定法评价体系。

表 6-5 列举了用行为锚定等级评价法评定销售营业部经理的一个实例，从中我们可以看到每一个绩效维度都存在着一系列的行为事例，每一种行为事例分别代表这一维度中的一种特定业绩水平。

表 6-5　销售营业部经理管理绩效考评表

	等级	
	9	能全权领导一个全天办公的电器销售营业部并能把其中两名员工培养成优秀人员
充分信任销售人员，并把很多重要工作交给他们，使之具有很强的责任心	8	能够胜任培训销售人员的工作任务，满足每期的培训计划和培训大纲的要求
	7	
能听取销售人员的意见与合理化建议	6	
	5	能够及时提醒销售人员热情接待客户，认真遵守劳动纪律，在店面不交头接耳
根据销售部的实际情况，能够制定并修改本部门严格的规章制度（在可能引起不满的情况下）	4	
	3	不论个人情况如何，都能够要求下属坚守岗位，甚至是在其身体不适或有私事时
能收回对某人的承诺。如下属事先曾被告知如果他对现工作岗位不满意，可以调回原岗位的承诺	2	
	1	能够在可能违背公司薪酬制度的情况下根据本部门销售情况确定员工的薪资水平

在设计行为锚定等级评价法时，首先必须收集大量的代表工作中的优秀和无效业绩的关键事件，然后再将这些关键事件划分为不同的业绩维度和等级。在这一过程中会涉及许多人，尤其是该职位的任职者是重要的参与者，这使得行为锚定等级评价法的信度和效度都大为提高。而且由于接受评价的员工参与了行为锚定等级评价法的整个过程，他们会更明确地知道在其岗位上如何工作才是最优秀的，这将最有效地发挥绩效管理的作用。

但是，行为锚定等级评价法的开发过程和开发成本相对较高，这在很大程度上影响了该方法的实用性。另外，该方法容易受到评价者主观的影响，考核者往往容易回忆起那些与行为锚定最为近似的行为，这也影响了评价的客观性。

（五）目标管理法

目标管理法（management by objectives，MBO）是指组织制定出一定时期内组织经营活动所要达到的总目标，然后层层落实，要求下属各部门主管人员乃至每个员工根据上级制订的目标和保证措施，形成一个目标体系，并把目标完成情况作为考核的依据。目标管理法由员工与主管共同协商制定个人目标，个人目标依据组织的战略目标及相应的部门目标而确定，并与他们尽可能一致。该方法采用工作结果作为衡量员工工作绩效的标准，以制定的目标作为员工考核的依据，从而使员工的工作目标与组织发展的目标相一致。目标管理法包括四个过程。

1. 评价目标的设定 在目标管理过程中，其核心是目标的设定。在组织目标确定的基础上，要将组织目标层层分解，形成部门目标、员工个人目标。各级目标都不是组织单方面确定的，而是组织与员工共同参与、相互沟通、一致认可的结果。

2. 目标的展开 目标制定完成后就进入目标展开环节。目标展开是将目标从上到下层层分解、落实的过程。

目标分解就是将总体目标从纵向、横向或时序上分解到层次、各部门以至具体的个人，形成目标体系的过程。目标分解是明确目标责任的前提，是总目标得到实现的基础。

3. 目标的实施 目标管理可以采用目标管理卡的方式来进行。目标管理卡是实施目标管理的一种重要工具，它通过各级员工与直接上级的平等协商的方式签订，以全面量化的形式明确各级员工及其直接上级在员工年度绩效目标执行过程中的权利和义务，其作用是贯穿于目标管理的全过程。

在实施目标管理过程中，上级管理者要充分放权，给员工以发挥主动性和创造性的余地。同时，管理者还要适时进行监督，为员工实现目标提供帮助、支持和咨询，保证目标最终得以实现。

4. 结果的评价 目标任务完成后，实施者要根据目标要求，对工作结果进行评估，以此作为员工业绩评价的依据。还要通过分析目标要求和实际业绩之间的差距，进行业绩分析，制定改进措施，并为下一阶段工作目标的制定提供信息的准备。

目标管理对于提高业绩水平具有积极效果。从公平的角度来看，目标管理的业绩标准是按照相对客观的条件来设定的，因而评价结果较为公平。但是，目标管理也存在一些不容忽视的问题，首先是目标管理过分关注目标的实现，而忽略工作行为，容易导致员工为追求结果而采用不当的行为。例如，有的销售人员为了完成销售任务而对顾客采用欺诈的行为；其次，有时目标管理者更关注短期目标的实现，导致组织产生短期行为，忽视了组织的可持续发展；最后，目标的实现有时受员工不可控因素的影响。所以，在目标设定和目标实现的评价时必须考虑这些影响因素。

（六）图尺度评价法

图尺度评价法（graphic rating scale）也称为图解式考评法，是最简单和运用最普遍的工作绩效评价技术之一。如表 6-6 所示，它列举出一些组织所期望的绩效构成要素（质量、数量，或个人特征等），还列举出跨越范围很宽的工作绩效登记（从“差”到“优异”）。在进行工作绩效评价时，首先针对每一位下属员工从每一项评价要素中找出最能符合其绩效状况的分数。然后将每一位员工所得到的所有分值进行汇总，即得到其最终的工作绩效评价结果。

表 6-6 图尺度评价

姓名 职位 所属部门 评价者 评价者职位 评价时间	评价尺度说明： 5----超过了工作要求 4----很好地达到了工作要求 3----全部地达到了工作要求 2----基本达到工作要求 1----未能达到工作要求				
工作绩效评价要素	优异	很好	好	尚可	差
	5	4	3	2	1
质量：所完成工作的精确度、彻底性和可接受性					
数量：在特定的时间内所生产产品的数量					
能力：实践经验和技术能力					
勤奋：上下班的准时程度，出勤率					
独立：完成工作时不需要监督或只需很少监督					
小计					
总计					

当然，许多组织并不仅仅停留在一般性的工作绩效因素上，他们还将这些作为评价标准的工作职责进行进一步的分解，形成更详细和有针对性的工作绩效评价表。

这一测评方法有很多种变形，如通过对指标项的细化，可以用来测评具体某一职位人员的表现。指标的维度来源于被测对象所在职位的职位说明书（job description），测评者从中选取与该职位最为密切相关的关键职能领域（key functional area，KFA），再进行总结分析出关键绩效指标（key performance indicator，KPI），然后为各指标项标明重要程度，即权重。

1. 图尺度评价法具体使用方法 首先在一张图表中列举出一系列绩效评价要素并为每一要素列出几个备选的工作绩效等级。

然后，主管人员从每一要素的备选等级中分别选出最能够反映下属雇员实际工作绩效状况的工作绩效等级，并按照相应的等级确定其各个要素所得的分数。

2. 图尺度评价法的优缺点 优点：使用起来较为方便，能为每一位雇员提供一种定量化的绩效评价结果。缺点：它不能够有效地指导行为，它只能给出考评的结果而无法提供解决问题的方法；它不能提供一个良好的机制以提供具体的、非威胁性的反馈。

这种方法的准确性不高。由于评定量表上的分数未给出明确的评分标准，所以很可能得不到准确的评定，常常凭主观来考评。

三、绩效评价体系其他相关内容（标准、权重、主体、周期）

（一）绩效评价标准

绩效标准（achievements standard）包括员工工作的有评估价值的方面，它是员工被期待达到的绩效水平。从合理的角度来看，绩效标准应使员工有机会得以超过标准并实现组织的目标，未达到该标准的绩效则是无法让组织满意的。例如，“产品的合格率达到 95%”“接到投诉后两天内给客户以明确的答复”等。绩效标准的确定，有助于保证绩效考核的公正性，否则就无法确定员工的绩效到底是好还是不好。

1. 绩效评价标准分类 包括绝对标准、相对标准和客观标准三种。

（1）绝对标准（the absolute standard）：就是建立员工工作的行为特质标准，然后将该项标准列入评估范围内，而不在员工相互间作比较。绝对标准的评估重点在于以固定标准衡量员工，而不是与其他员工的表现相比较。

（2）相对标准（the relatively standard）：就是将员工间的绩效表现相互比较，也就是以相互比较来评定个人工作的好坏，将被评估者按某种维度作顺序排名，或将被评估者归入先前决定的等级内，再加以排名。

（3）客观标准（the objective standard）：就是评估者在判断员工所具有的特质及其执行工作的绩效时，对每项特质或绩效表现，在评定量表上每一点的相对基准上予以定位，以帮助评估者作评价。

2. 绩效评价标准注意事项 确定绩效标准时，应当注意以下几个问题：

（1）绩效标准应当明确：按照目标激励理论的解释，目标越明确，对员工的激励效果就越好，因此在确定绩效标准时应当具体清楚，不能含糊不清，这就要求尽可能使用量化的绩效标准。

量化的绩效标准，主要有三种类型：一是数值型的标准，如“销售额为 50 万”“成本平均每个 20 元”“投诉的人数不超过 5 人次”等；二是百分比型的标准，如“产品合格率为 95%”“每次培训的满意率为 90%”等；三是时间型的标准，如“接到任务后 3 天内按要求完成”“在 1 个工作日内回复应聘者的求职申请”等。

此外，有些绩效指标不可能量化或者量化的成本比较高，如能力和态度这些工作行为的指标。对于这些指标，明确绩效标准的方式就是给出行为的具体描述，从而使这一指标的绩效标准相对比较明确。

（2）绩效标准应当适度：就是说制定的标准要具有一定的难度但是员工经过努力又是可以实现的，通俗地说就是“跳一跳可以摘到桃子”。这同样是源自于目标激励理论的解释，目标太容易或者太难，对员工的激励效果都会大大降低，因此绩效标准的制定应当在员工可以实现的范围内确定。

（3）绩效标准应当可变：包括两个层次的含义：一是指对于同一个员工来说，在不同的绩效周期，随着外部环境的变化，绩效标准有可能也要变化。例如，对空调销售员来说，由于销售有淡季和旺季之分，因此淡季的绩效标准就应当低于旺季。二是指对于不同的员工来说，即使在同样的绩效周期，由于工作环境不同，绩效标准也有可能不同。仍以空调销售员为例，有两个销售员，一个在昆明工作，一个在上海工作，由于昆明的气候原因，人们对空调基本上没有需求，而上海的需求则比较大，因此这两个销售员的绩效标准就应当不同，在上海工作的销售员，绩效标准就应当高于在昆明工作的销售员。

（二）绩效考核指标的权重

决定各个评价指标权重的因素主要包括三个：一是评价的目的；二是评价对象的特征；三是企业文化的要求。

影响指标权重的最重要的因素是绩效评价的目的。前面曾谈到，以绩效评价为核心环节的绩效管理是人力资源管理职能系统的核心模块。因此，绩效评价的结果往往运用于不同的人力资源管理目的。显然，对于不同的评价目的，应该对绩效评价中各个评价指标赋予不同的权重。但是，关于权重的这种规定并不需要明确到每个绩效评价指标上。通常的做法是，将评价指标分为业绩评价指标、能力评价指标和态度评价指标这三个大类（也就是通常所说的三个评价维度），然后根据不同的评价目的，规定这三个评价维度分别占多大的比重。

评价对象的特征决定了某个评价指标对于该对象整体工作绩效的影响程度。例如，责任感是评价员工工作态度时常用的一个指标。但是对于不同种类的员工来说，责任感这一评价指标的重要程度则各不相同。对于一个保安人员来说，责任感可能是工作态度指标中权重最大的指标，而对于其他类型的员工，责任感的权重可能就不那么大。

最后，企业文化倡导的行为或特征也会反映在绩效评价指标的选择和权重上。需要强调的是，这种权重的不同并不一定直接表现在每个指标的权重上，而可能仅仅表现在三个常见的评价维度（工作能力、工作态度、工作业绩）的权重上。表 6-7 是一个例子。

表 6-7　不同绩效评价目的下评价指标的权重

	奖金发放	绩效调薪
工作业绩	60%	60%
工作能力	—	20%
工作态度	40%	20%

（三）绩效评价的主体

绩效评价的主体即评价者的选择对员工的行为具有引导作用。在进行绩效评价时，选择谁作为评价者，被评价员工就会关注相应人员对自己的工作期望，并努力使自己的工作表现令他们满意。评价者的任何主观失误或认识误差，都会在很大程度上影响绩效评价的准确性和有效性。实际上，企业的绩效评价常常受到评价者误差的困扰。所以，需要对评价者进行相关培训，尽可能地减小误差，保证绩效评价的客观性和公正性。

1. 绩效评价的主体　一般来说，按照绩效考核的对象不同，将绩效考核主体分为由上级、同级、下级、外部人员及本人五个方面，对员工在考核周期内可观察到的具体行为进行评定。

（1）直接上级：由被考核者的上级作为考核主体有许多优点。上级对被考核者承担着直接领导、管理与监督责任，对下属是否完成工作任务、是否达到预定的目标等工作情况比较了解。而且上级作为考核主体，有助于实现管理目标，保证管理的权威，所以在绩效考核中往往由上级作为考核的主体，其考核的分数对被考核者的考核结果影响很大，占 60%～70%。上级考核的缺点在于考核的信息来源比较单一，容易产生个人偏见。

（2）同级同事：被考核者的同事与被考核者共商处事，密切联系，相互协作，相互配合，被考核者的同事往往比上级能更清楚地了解被考核者，他们的参与避免了个人的偏见，还有助于促使员工在工作中与同事相互配合。同事考核也有一定的缺点：人际关系的因素会影响考核的公正性，和自己关系好的就给高分，不好的就给低分；也有可能协商一致，相互给高分；还有可能造成相互的猜疑而影响同事的关系。所以在绩效考核中，同级的考核占有一定的份额，但不会过大，在 10%左右。

（3）直接下级：对于管理者的工作作风和领导能力，下属应该有一定的发言权。所以他们作为考核主体的优点是：可以促使上级关心下级的工作，建立融洽的工作关系；容易发现上级在工作方面存在的问题。缺点是：由于顾及上级的反应，往往心存疑虑，不敢真实反映情况；有可能削弱上级的权威，造成上级对下级的迁就。所以其评定结果在总体评价中一般控制在 10%左右。

（4）员工本人：员工的自我评提供给员工以回顾自己工作表现的机会，可以帮助员工认识自我。不过，要慎重地使用自我工作绩效评价。研究表明，员工对自己的工作绩效所做出的评价，一般总是比他的上级或同事的评价等级要高。分别由管理者进行工作绩效评价和由员工自己进行工作绩效评价的做法很有可能导致矛盾的出现。如何消除上下级间对于员工绩效评价的分歧，成为了管理者在进行绩效反馈时所要面对的挑战。正因为如此，许多企业的管理者并不赞成让员工对工作绩效进行自我评价的做法。

（5）外部人员：企业中从事采购、销售、客户服务等方面工作的人，经常需要与企业外部人员打交道。对这些员工进行绩效评价，应该参考外部相关人员（尤其是顾客）的意见。外部人员的评价可以比较客观地反映员工在职业道德、工作作风、服务意识等方面的表现。不过，从外部收集评价信息，比较费时费力。

上述各评价主体看问题的角度和关注的重点不同，企业往往会综合运用多评价主体的评价结果，来确保评价的全面性和客观性。

2. 绩效考核误差 在绩效评价过程中，出于信息来源、信息收集及信息加工的局限性，使得绩效评价过程中不可避免地存在这样或那样的评价误差，从而损害了绩效管理的效果。认识评价误差，对于采取措施避免或减少误差，提高评价效果非常重要。

（1）晕轮效应：也称哈罗效应、晕轮误差，是指评价者由于过分看重被评价者某一特定方面的优异表现，而对其其他方面绩效要素也做出好的评价。当评价对象是那些“对主管人员表现特别友好”的员工时，这种问题最容易发生。而魔角误差与晕轮误差恰恰相反，当评价者对被评价者某一方面印象欠佳时，就会作出全面否定的评价。无论是晕轮误差还是魔角误差，实际上都是在以偏概全。要避免这一问题的发生，关键是评价者本人要能够意识到这一问题。其次加强主管人员培训也有助于避免这一问题的发生。

这种效应在评定工作中的主要表现是：考评者往往带有某种成见来评定，或凭最初、最近印象来评定员工绩效。这种误差主要是缺乏明确、详尽的评价标准，或考评者没有按照评价标准进行评定造成的。

（2）过宽、过严、趋中：过宽误差是一些考核者出于各种主客观因素原因，总是以评定量表的高分来进行评价，其评定结果是大多数员工被评为优良，这就是所谓的过宽评价导致了过宽误差。相反，过严误差是一些考核者出于各种主客观因素原因，总是以评定量表的最低分来进行评价，其评定结果是大多数员工被评为不合格或勉强合格，这就是所谓的过严评价导致了过严误差。趋中误差就是一些考核者无论员工的表现存在多大差异，总是将他们归于一般或高于一般，评定结果集中在某一分数段，或全部集中于平均水平。这三种误差都会使员工业绩区分非常困难。在使用考评量表时容易出现这类问题，其主要原因是对考核者的培训不充分，考核者本身能力有限，不能正确区分员工的行为表现的差异，也可能是考核者不愿作出严格的评定，怕对员工的个人报酬造成影响。克服这类误差的办法除了培训考核者，激励他们进行正确评定外，还可以用两种方法进行控制：一是控制评定结果的分布状况，将全体员工从优到劣依次排列，然后按各分数段的理论次数分布分别给予相应的评分，将员工的评价结果控制在接近正态分布的状态；二是降低评定量表本身标准制定得不清晰的程度，制定多维的、清晰明确的评价标准。

（3）暗示效应：所谓暗示，就是用含蓄的、间接的方法对人的心理状态产生直接而迅速的影响的过程。这种影响是深刻而有效的，权威暗示尤为如此。考核者在领导或权威人士的暗示下，就很容易接受他们的看法而影响到对员工的评价。例如，在开考评会时，有可能请领导讲话。这位领导如果说：“在座的都是专家，我也没什么可说的，据我了解某某人的业务水平高，能力强，请专家们评议吧。”领导的话可能是有意的暗示，也可能是无意的暗示，但都会让考核者体会领导的意图，其结果往往是对某某的评价就会比实际业绩要高。在实际考核中，暗示效应引起的误差很难避免。为了防止产生这种误差，开会时主持者可以先让考核者发言并投票，然后再请领导或权威人士总结发言。这样，领导或权威人士最后的发言就很难起到暗示作用了。

（4）近因误差：当组织考评间隔较长时间时，如许多组织一年进行一次绩效考评，当考评员工某一具体方面时，考评者不可能会想起在整个考评阶段中所发生的员工工作的行为。因此，考评易受到近期事件的影响。另外，由于员工都知道具体考评的时间，往往在评价前几天或几周内会有意无意地改善表现，这时，以近期的表现作为对一年的工作业绩评估会导致评估信息的扭曲。

为了防止或减少绩效考核工作的误差，提高绩效考核的信度和效度，首先必须选拔和培训考核人员，要选拔那些能够直接观察到员工工作的人来承担，或者说应当由最了解员工工作表现的人来承担，并且这些人具有政策性强、坚持原则、办事公道的品质，并对他们进行有关考核标准、考核程度和考核方法的培训。其次，用来评价绩效的标准必须是与工作相关的，必要时可以通过工作分析来确定职位信息。主观性较强的品质因素，如热情、忠诚和合作精神等是很重要，但它们很难计量和界定，容易产生歧义，除非这些因素与被评价者的职位密切相关，并且能够清晰地定义，否则在评价时应尽量少采用。再次，选用具有信度和效度的评价方法。每一种评价方法都有优点和缺点。图表尺度法可以量化评价结果，但评价标准可能不够清楚，容易发生晕轮效应、宽松或严格倾向和居中趋势等问题。等级排列法和强制分布法虽然可避免这些问题，但在所有员工的绩效事实上都较为优秀的时候也会造成另一种不公平。不论选择哪一种评价方法，都应使评价者能公平地区分不同表现的员工。最后，让员工了解评价过程和结果。大部分员工都希望知道自己的表现如何，因此，绩效评价必须配合评价面谈，由上级对下级逐一面谈，反馈评价结果，了解下级工作中的问题及意见。绩效评价的目的是提高绩效，如果不将评价结果告诉给员工则这个目的是很难达到的。对绩效评价结果保密只会导致员工的不信任和不合作。

（四）绩效评价的周期

绩效考核周期（performance measurement cycle）也可以称为绩效考核期限，就是指多长时间对员工进行一次绩效考核。由于绩效考核需要耗费一定的人力、物力，因此考核周期过短，会增加组织管理成本的开支；绩效考核周期过长，又会降低绩效考核的准确性，不利于员工工作绩效的改进，从而影响绩效管理的效果。

绩效考核周期的确定，要考虑以下几个因素：

（1）职位的性质：不同的职位，工作的内容不同，因此绩效考核的周期也应当不同。一般来说，职位的工作绩效比较容易考核，考核周期相对要短一些，如工人的考核周期相对就应当比管理人员的短。其次，职位的工作绩效对组织整体绩效的影响比较大，考核周期相对要短一些，这样有助于及时发现问题并进行解决，如销售职位的绩效考核周期相对比后勤职位的要短。

（2）指标的性质：不同的绩效指标，其性质是不同的，考核的周期也应当不同。一般来说，性质稳定的指标，考核周期相对要长一些；相反，考核周期相对就要短一些。例如，员工的工作能力比工作态度相对要稳定一些，因此能力指标的考核周期相对比态度指标长一些。

（3）标准的性质：在确定考核周期时，还应当考虑绩效标准的性质，就是说考核周期的时间应当保证员工经过努力能够实现这些标准。这一点其实是和绩效标准的适度性联系在一起的，如“销售额为 100 万”这一标准，按照经验需要 1 个月左右的时间才能完成，如果将考核周期定为 15 天，员工根本无法完成；如果定为 2 个月，又非常容易实现，在这两种情况下，对员工的绩效进行考核都是没有意义的。

实践中的人力资源管理

在绩效管理中树立绩效标杆—— 确保培训高“针对性”

通常对于绩效结果的分析，一般局限于比较实际绩效与预期绩效的差距，从而找到绩效不佳的人员或部门，然后对这部分群体进行重点培训与辅导。

有这样一个案例：小王和小孙在 1 年前同时应聘进入一家医药销售公司做客户经理。公司对他们的要求是每天不少于 20 个客户沟通电话，每周不少于 5 家客户上门拜访，每月至少成交一笔业务。小王和小孙工作都很认真、勤奋，沟通能力也基本不相上下，但半年下来，小王的业绩明显好于小孙；1 年后，小王的业绩已远远超过小孙。小孙心理压力很大，工作也更加努力，但业绩仍然徘徊不前。经理经过长时间的观察和分析，终于发现小王业绩优秀的奥秘。经理依据自己成功经验，和小孙一起制定了一份非常详细、具体的行动改进计划，小孙经过 2 个月的实践，业绩终于有了起色。

上述案例中的客户经理，单纯从财务报表和绩效考核结果来看，一时很难得知小孙究竟是业务知识不熟，还是销售技巧不高。基于内部绩效标杆的业绩分析，就比较容易找到员工业绩不良的细微之处的差别，从而针对这细微之处的差别进行培训，可以大大提高培训的效率。

思 考 题

1. 绩效管理与绩效评价有什么不同?
2. 绩效管理在人力资源管理中的地位和作用是什么?
3. 绩效考核指标体系构建的步骤是什么?
4. 绩效考核指标设计的方法有哪些?
5. 绩效考核的方法有哪些?
6. 绩效管理管理体系包含的内容有哪些?

案例解析

某医药公司绩效考核

某医药公司，经过近50年的努力，在业内已具有较高的知名度并获得了较大的发展。目前公司有员工1000人左右。总公司本身没有业务部门，只设了一些职能部门；总公司下设有若干子公司，分别从事不同的业务。在同行业中，该公司无论在对管理的重视程度上还是在业绩上，都是比较不错的。由于国家政策的变化，该公司面临着众多小企业竞争的挑战。为此公司从前几年开始，一方面参加全国百家现代化企业制度试点；另一方面着手从管理上进行突破。

绩效考核工作是公司重点投入的一项工作。公司的高层领导非常重视，人事部具体负责绩效考核制度的制定和实施。人事部在原有的考核制度基础上制定出了《中层干部考核办法》。在每年年底正式进行考核之前，人事部又出台当年的具体考核方案，以使考核达到可操作化的程度。

该公司的做法通常是由公司的高层领导与相关的职能部门人员组成考核小组。考核的方式和程序通常包括以下这些：被考核者填写述职报告、在自己单位内召开全体职工大会进行述职、民意测评（范围涵盖全体职工）、向科级干部甚至全体职工征求意见（访谈）、考核小组进行汇总写出评价意见并征求主管副总的意见后报公司总经理。

考核的内容主要包含三个方面：被考核单位的经营管理情况，包括该单位的财务情况、经营情况、管理目标的实现等方面；被考核者的德、能、勤、绩及管理工作情况；下一步工作打算，重点努力的方向。具体的考核细目侧重于经营指标的完成、政治思想品德，对于能力的定义则比较抽象。各业务部门（子公司）在年初与总公司针对本部门的任务指标都进行了讨价还价的过程。

对中层干部的考核完成后，公司领导在年终总结会上进行说明，并将具体情况反馈给个人。尽管考核的方案中明确说明考核与人事的升迁、工资的升降等方面挂钩，但最后的结果总是不了了之，没有任何下文。

对于一般的员工的考核则由各部门的领导掌握。子公司的领导对于下属业务人员的考核通常是从经营指标的完成情况（该公司中所有子公司的业务员均有经营指标的任务）来进行的；对于非业务人员的考核，无论是总公司还是子公司均由各部门的领导自由进行。通常的做法，都是到了年度要分奖金，部门领导才会对自己的下属做一个笼统的排序。

这种考核方法，使得员工的参与程度较高，颇有点儿声势浩大、轰轰烈烈的感觉。公司在第一年进行操作时，获得了比较大的成功。由于被征求了意见，一般员工觉得受到了重视，感到非常满意。领导则觉得该方案得到了大多数人的支持，也觉得满意。但是，被考核者觉得自己的部门与其他部门相比，由于历史条件和现实条件不同，年初所定的指标不同，觉得相互之间无法平衡，心里还是不服。考核者尽管需访谈300人次左右，忙得团团转，但由于大权在握，体会到考核者的权威，还是乐此不疲。

进行到第二年时，大家已经丧失了第一次时的热情。第三年、第四年进行考核时，员工考虑前两年考核的结果出来后，业绩差或好的并没有任何区别，自己还得在他手下干活，领导来找他谈话，他也只能敷衍了事。被考核者认为年年都是那套考核方式，没有新意，失去积极性，只不过是领导布置的事情，不得不应付。面对这种现象必须解决以下几个问题：

1. 该公司的绩效考核定位存在哪些问题？
2. 考核的周期要不要调整？
3. 怎样设立绩效指标，才能有效解决以上问题？
4. 考核的关系合不合理？
5. 绩效考核与其结束后的其他工作环节衔接好不好？

案例分析：

1. 该公司的绩效考核定位存在哪些问题？

考核的定位是绩效考核的核心问题。所谓考核的定位问题其实质就是通过绩效考核要解决什么问题，绩效考核工作的管理目标是什么。考核的定位直接影响到考核的实施，定位的不同必然带来实施方法上的差异。对绩效考核定位的模糊主要表现在考核缺乏明确的目的，仅仅是为了考核而进行考核，这样做的结果通常是考核流于形式，考核结束后，考核的结果不能充分利用起来，耗费了大量的时间和人力、物力，结果不了了之。考核定位的偏差主要体现在片面看待考核的管理目标，对考核目的的定位过于狭窄。例如，该公司的考核目的主要是为了年底分奖金。

根据现代管理的思想，考核的首要目的是对管理过程的一种控制，其核心的管理目标是通过了解和检核员工的绩效及组织的绩效，并通过结果的反馈实现员工绩效的提升和企业管理的改善；其次，考核的结果还可以用于确定员工的晋升、奖惩和各种利益的分配。很多企业都将考核定位于一种确定利益分配的依据和工具，这确实会对员工带来一定的激励，但势必使得考核在员工心目中的形象是一种负面的消极的形象，从而产生心理上的压力。这是对考核形象的一种扭曲。因此，考核人员必须将考核作为完整的绩效管理中的一个环节看待，才能对考核进行正确的定位。完整的绩效管理过程包括绩效目标的确定、绩效的产生、绩效的考核，构成了一个循环。因此，绩效考核首先是为了绩效的提升。

考核的定位问题是核心问题，直接影响到考核的其他方面特点。因此，关于考核的其他误区在很大程度上都与这个问题有关。

2. 考核的周期要不要调整？

考核周期的设置不尽合理。所谓考核的周期，就是指多长时间进行一次考核。多数企业都像该公司这样，一年进行一次考核。这与考核的目的有关系。如果考核的目的主要是为了分奖金，那么自然就会使得考核的周期与奖金分配的周期保持一致。

事实上，从所考核的绩效指标来看，不同的绩效指标需要不同的考核周期。对于任务绩效的指标，可能需要较短的考核周期，如设定为 1 个月。这样做的好处是：一方面，在较短的时间内，考核者对被考核者在这些方面的工作产出有较清楚的记录和印象，如果都等到年底再进行考核，恐怕就只能凭借主观的感觉了；另一方面，对工作的产出及时进行评价和反馈，有利于及时地改进工作，避免将问题一起积攒到年底来处理。对于周边绩效的指标，则适合于在相对较长的时期内进行考核，如半年或一年。因为这些关于人的表现的指标具有相对稳定性，需较长时间才能得出结论，不过，在平时应进行一些简单的行为记录来作为考核时的依据。

3. 怎样设立绩效指标，才能有效解决以上问题？

选择和确定什么样的绩效考核指标是考核中一个重要的同时也比较难以解决的问题。像该公司这样，许多公司所采用的绩效指标通常一方面是经营指标的完成情况，另一方面是工作态度、思想觉悟等一系列因素。能够从这两方面去考核是很好的，但是对于如何科学地确定绩效考核的指标体系及如何能让考核的指标具有可操作性，许多企业考虑的不是很周到。

一般来说，员工的绩效中可评价的指标一部分应该是与其工作产出直接相关的，也就是直接对其工作结果的评价，国外有的管理学家将这部分绩效指标称为任务绩效；另一部分绩效指标是对工作结果造成影响的因素，但并不是以结果的形式表现出来的，一般为工作过程中的一些表现，通常被称为周边绩效。对任务绩效的评价通常可以用质量、数量、时效、成本、他人的反应等指标来进行评价，对周边绩效的评价通常采用行为性的描述来进行评价。这样就使得绩效考核的指标形成了一套体系，同时也可以操作化地评价。该公司的绩效指标中，在任务绩效方面仅仅从经营指标去衡量，过于单一化，很多指标没有囊括进去，尤其是对很多工作来说不仅仅是经营的指标。在周边绩效中，所采用的评价指标多为评价性的描述，而不是行为性的描述，评价时多依赖于评价者的主观感觉，缺乏客观性，因此，如果是行为性的描述，则可以进行客观的评价。

4. 考核的关系合不合理?

要想使考核有效地进行，必须确定好由谁来实施考核，也就是确定好考核者与被考核者的关系。该公司采用的方式是由考核小组来实施考核，这种方式有利于保证考核的客观、公正，但是也有一些不利的方面。

通常来说，获得不同绩效指标的信息需要从不同的主体去获得，应该让对某个绩效指标最有发言权的主体对该绩效指标进行评价。考核关系与管理关系保持一致是一种有效的方式，因为管理者对被管理者的绩效最有发言权。而考核小组可能在某种程度上并不能直接获得某些绩效指标，仅通过考核小组进行考核是片面的，当然，管理者也不可能得到关于被管理者的全部绩效指标，还需要从与被管理者有关的其他方面获得信息。所谓 360 度考核就是从与被考核者有关的各个方面获得对被管理者的评价。

5. 绩效考核与其结束后的其他工作环节衔接好不好?

要想做好绩效考核，还必须制定好考核期开始时的工作目标和绩效指标，确认工作和考核期结束时的结果反馈工作。这样做的前提是基于将绩效考核放在绩效管理的体系中考虑。而孤立地看待考核，就没有能够重视考核前期与后期的相关工作。在考核之前，主管人员需要与员工沟通，共同确认工作的目标和应达成的绩效标准。在考核结束后，主管人员需要与员工进行绩效面谈，共同制定今后工作改进的方案。

案例讨论

为什么设定目标反而导致了矛盾加剧和利润下降?

一家制药公司，决定在整个公司内实施目标管理。事实上他们之前在为销售部门制定奖金系统时已经用了这种方法。公司通过对比实际销售额与目标销售额，支付给销售人员相应的奖金。这样销售人员的实际薪资就包括基本工资和一定比例的个人销售奖金两部分。

虽然销售大幅度提上去了，但是却苦了生产部门，他们很难完成交货计划。销售部抱怨生产部不能按时交货。总经理和高级管理层决定为所有部门和个人经理及关键员工建立一个目标设定流程。为了实施这个新的方法他们需要用到绩效评估系统。生产部门的目标包括按时交货和库存成本两个部分。

他们请了一家咨询公司指导管理人员设计新的绩效评估系统，并就现有的薪资结构提出改变的建议。他们付给咨询顾问高昂的费用以修改基本薪资结构，包括岗位分析和工作描述。还请咨询顾问参与制定奖金系统，该系统与年度目标的实现程度密切相连。他们指导经理们如何组织目标设定的讨论和绩效回顾流程。总经理期待着能够很快提高业绩。

然而不幸的是，业绩不但没有上升，反而下滑了。部门间的矛盾加剧，尤其是销售部和生产部。生产部埋怨销售部销售预测准确性太差，而销售部埋怨生产部无法按时交货。每个部门都指责其他部门的问题。客户满意度下降，利润也在下滑。面对这种现象必须解决以下几个问题：

1. 这个案例的问题出在哪里？
2. 为什么设定目标（并与工资挂钩）反而导致了矛盾加剧和利润下降？
3. 怎样设立销售指标，才能有效解决以上问题？

模拟实践

绩效指标体系设计

背景：北京某医药股份有限公司简介

北京某医药公司是一家具有独立生产能力、中等规模的医药股份公司，在国内拥有十几家分公司和办事处，经济效益较好，技术研发实力较强。近几年，企业借助外部市场的有利条件和公司自身的优势，连续几年实现快速增长，企业营业额、利润额在国内同行业中位居较前，在国内医药市场获得了一定的地位。

为保证所经营药品的质量，公司坚持“以绿色采购，绿色运输渠道，绿色营销，绿色售后服务”为宗旨；利用自身的优势营销平台，积极选择国内其他药品生产企业的优秀品种，建立了完善的产品代理销售体系，目前已同众多企业建立了良好的代理合作关系。公司拥有资深的医药营销专案和物流专业管理人才的团队，组织结构见图6-8，具备对医药产品进行市场分析、市场定位、市场拓展及构建市场网络体系的综合能力，为客户提供综合的解决方案。现公司配送中心药品品种齐全、拥有完善的仓储、配送条件，可充分满足医疗及药品经营单位对药品的采购需求。

主营业务：主要经营中药材（收购）、中成药、中药饮片、化学原料药、化学药制剂、抗生素、生化药品、诊断药品、治疗诊断性生物制品等，经营品种规格数达4000余个。

公司目标：公司的规划设定了三个阶段的目标：中期目标5年左右，要成为中国领先的率先国际化的医药企业；中长期目标为5～10年，要成为具有国际竞争力的中国营销药企；长期目标是成为全球主流市场的一流企业。

公司战略：公司以促进人类健康为使命，围绕医药业务的发展，以内涵式增长为基础，以营销业务为核心，以创新战略为先导，积极推进成本差异化战略与绿色品牌经营战略，将做细做透做专转为做稳做强做大，并在中国医药商业领域力求保持领先地位。

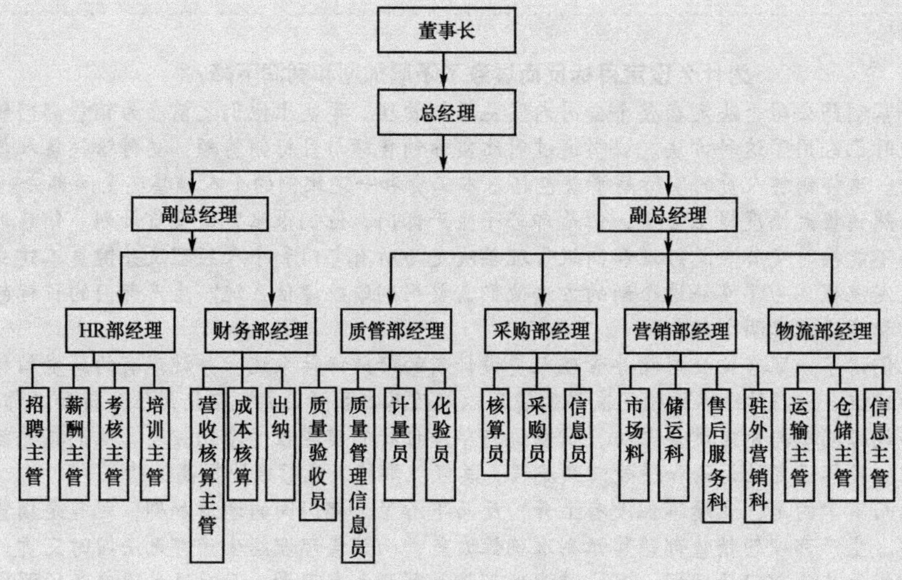

图6-8 北京某医药公司组织架构图

模拟练习：

1. 以上述企业为背景，在班级模拟组建企业，将参加试验的学生在组建的模拟企业中进行职务分工，确定每一个成员所扮演的岗位角色。

2. 研究模拟企业的各种信息。例如，组织发展战略、部门的工作目标、个人的岗位职责等信息。

3. 根据企业的战略目标，结合模拟岗位的工作职责，确定模拟岗位的主要工作产出；选择所在岗位的关键绩效指标，注意定性指标和定量指标的结合，并和主管上级交流、沟通，统一认识。

4. 确定指标间的关系和权重。一般来讲，对工作影响最大，对组织产出贡献最大的指标应该给予最大的权重。

5. 确定评价标准。

6. 再次和主管上级交流沟通，判断关键绩效指标的可操作性，是否符合 SMART 原则。

7. 确定绩效考核者。确定后，填入绩效考核汇总表。

（广东药科大学　单国旗　孙圣兰）

第七章 薪酬管理

本章要点

1. 掌握薪酬的概念和构成。
2. 熟悉薪酬管理的基本内容。
3. 掌握薪酬设计的基本流程。
4. 熟悉岗位评价的常见方法。
5. 熟悉基本薪酬制度。
6. 熟悉福利的基本类型。
7. 了解薪酬管理未来的发展趋势。

导入案例

健尔益销售公司的薪酬困境

健尔益销售公司是一家保健食品公司，成立于2002年，是菲菲集团为了整合营销渠道而新设立的销售公司。2006年元旦过后，马上就要过春节了，正是销售旺季，在这个节骨眼上，上海分公司销售部的顶梁柱却一个接一个地提出了辞职。华北分公司也报告说，新招进来的销售人员大多在试用期未满之前就会走人。

所谓不患寡而患不均，这是一个历史遗留问题。健尔益销售公司成立之初，80%的员工属于销售人员，他们来自菲菲集团原有的4个分公司，因此基本上还拿着原来公司的工资。由于当初北方两家分公司效益比南方两家好很多，于是北方的销售人员一直拿着比业内平均水平高得多的薪水。而南方的销售人员则相反，到手的薪水比起同地区、同行业的销售人员足足要少30%左右。干着同样的活儿，别人拿的薪水却超出自己好大一截，谁会乐意？其实，针对这些问题，公司也在想办法。2005年6月，健尔益销售公司发布了新的薪酬体系方案，实行“老人老办法，新人新办法”，公司希望通过逐步到位的薪酬体系，慢慢解决这个问题，实现薪酬调整的“软着陆”。

这次薪酬改革，主要是针对销售部和市场部。首先，公司将销售部和市场部的总体薪酬水平调高10%左右。与此同时，销售人员的固定工资由原来的80%下调到70%，市场部也由原来的90%下调到了80%。对于这个变化，两个部门的人都很不服气。因为浮动工资的发放取决于销售指标的达成，而销售指标是年初就定下来的，定得相当高。到了年终，突然告诉他们固定工资比例下降、浮动工资比例上涨，大家自然难以接受。况且原来工资水平有落差的问题在这次方案中也没有得到解决，大家的怨气就更重了。其次，公司在绩效考核体系中设置了一些关键指标，并给各个指标设定了相应的权重。例如，对销售人员销售额中品类结构配比的考核权重由原来的5%提高到10%。但是看起来，这个调整似乎还是提不起销售人员对于销售“新品”的兴趣，经过仔细核算公司的考核指标，他们自己设计了“抓大放小”的对策。这可苦了市场部推广新品的品牌经理，因为依据公司的考核体系，他们也需要对自己负责的新品销售额负责。于是，市场部人员对公司考核体系更是牢骚满腹。除了销售部和市场部问题重重以外，这次薪酬调整没有涉及的职能部门也是怨声载道。由于健尔益销售公司是一个销售主导型的公司，原本这些职能部门的员工就觉得低人一等。现在薪酬调整又没自己的份，人人都非常失落。如今，财务部和人力资源部的很多员工都打起了“出走”的算盘。

面对如此多的问题，健尔益销售公司有点无所适从。到底是这次薪酬体系的调整有问题，还是执行过程中有什么偏差？要不要继续把新的薪酬体系推行下去呢？

问题：

1. 健尔益销售公司薪酬体系的调整是如何实现“软着陆”的？实施效果如何？
2. 如何有效解决企业薪酬管理中的“不患寡而患不均”现象？

第一节 薪酬管理概述

你愿意在没有报酬和福利的条件下为某个组织每周工作40个小时（或更多）吗？人们作为志愿者在为社会福利机构工作时可能会考虑这样做。但是，大多数人都希望从所服务组织那里得到某种薪酬。薪酬福利是员工最为关注的核心问题，是人力资源管理的重要职能。制定一个有效的、合适的薪酬制度，有助于吸引和保持有能力的、能干的员工，对组织的战略绩效有着重要的影响。美国学者托马斯·B.威尔逊认为“薪酬体系已经以特有的方式改变了组织的精神面貌，改变了雇主与员工的关系及企业的竞争力和活力。”

薪酬与薪酬管理

（一）薪酬的概念与内涵

“薪酬”（compensation）一词起源于西方的管理学，在英语中具有平衡、弥补、补偿之意。薪酬有广义和狭义之分。

广义的薪酬又被称为报酬、总体薪酬、360度报酬、全面薪酬等，是指员工获得的所有劳务回报，即员工提供企业所需要的劳动，从而得到企业支付的包括货币形式和非货币形式的劳动报酬。

狭义的薪酬仅仅是指雇员因从事雇用单位所需要的劳动，而从雇用单位得到的经济性报酬补偿。广义的薪酬与狭义的薪酬关系及其构成可见图7-1。

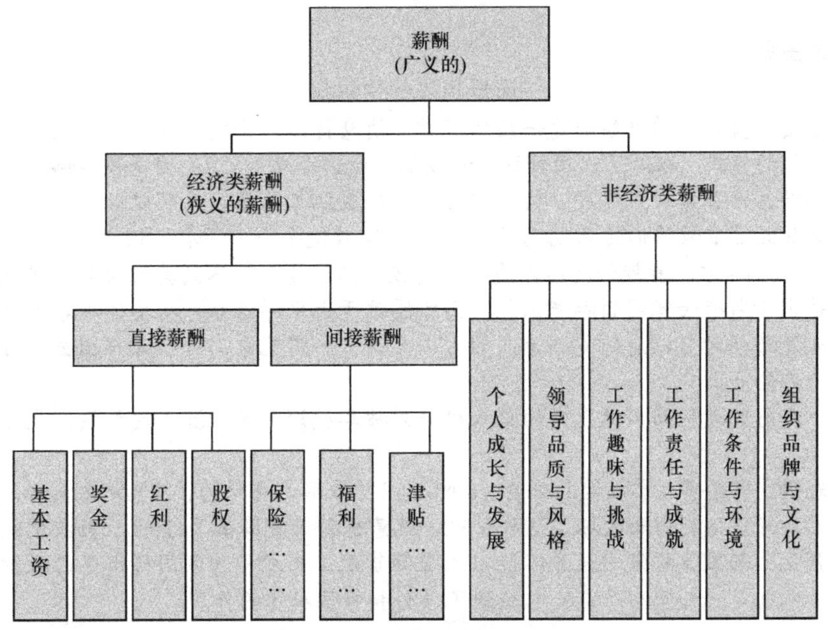

图7-1 薪酬的分类一览图

（二）薪酬的构成

薪酬的构成是指薪酬的各组成部分在总体中的结构与比例，包括经济类薪酬和非经济类薪酬两种。

经济类薪酬又可分为直接薪酬和间接薪酬。

1. 直接薪酬 通常是指直接以现金形式支付的薪酬，包括基本工资、加班及假日补贴、绩效奖金、长期激励（如利润分红、公司股票购买权或股票期权）等。直接薪酬可进一步分为固定薪酬、可变薪酬。

（1）固定薪酬：指员工因完成工作而得到周期性发放的经济性报酬，其数额相对固定。组织可根据组织中的各职位确定相对价值，结合同行业的市场水平并根据员工的技术水平、所付出的努力程度、工作的复杂程度、完成工作所承担的责任和工作环境等因素来确定固定工资的金额，如基本薪酬、岗位工资、任职标准工资、技能工资、技术等级薪酬、责任薪酬、年功工资（主要是随工龄每年递增的工资）等，都可归入固定薪酬的范畴。

（2）可变薪酬：是指员工因达到某一既定的工作目标而得到的奖励，其实质就是将薪酬与绩效紧密结合，这要求组织必须具备完善的、相应的绩效考核体系。可变薪酬可分为短期可变薪酬和长期可变薪酬，如月/年度绩效薪酬、业绩薪酬、奖金、奖励、补助薪酬、特殊薪酬、效益分成、股权或期权等。

2. 间接薪酬 是指组织为员工提供的福利与津贴，多以实物或服务的形式支付，如养老金、医疗保险、带薪休假、各种服务、额外津贴（如住房津贴、交通津贴）等。

非经济类薪酬是指员工对工作本身或对工作在其心理与物质环境上的满足感和成就感，主要来自工作本身、工作环境和组织特征带来的效用三部分。工作本身带来的心理效用包括：工作的趣味、工作的挑战性、工作的责任、工作的成就感等；工作环境带来的心理效用包括：友好和睦的同事关系、领导者的个人品质与风格、舒适的工作条件等；组织特征带来的心理效用包括：组织在业界的声望与品牌、组织在产业中的领先地位、组织的高成长带来的机会与前景等。在当今知识经济时代，对组织的知识型员工来说，非经济性薪酬显得更为重要，它成为组织吸引人才、保留人才的重要工具与手段。

实践中的人力资源

风景也是一种薪酬

美国西雅图华盛顿大学准备修建一座体育馆。消息传出，立刻引起了教授们的反对。校方于是顺从了教授们的意愿，取消了这项计划。教授们为什么会反对呢?原因是校方选定的位置是在校园的华盛顿湖畔，体育馆一旦建成，便恰好挡住了从教职工餐厅窗户可以欣赏到的美丽湖光。为什么校方又会如此尊重教授们的意见呢?原来，与美国教授平均工资水平相比，华盛顿大学教授的工资一般要低 20%左右。教授们之所以愿意接受较低的工资，而不到其他大学去寻找更高报酬的教职，完全是出于留恋西雅图的湖光山色。西雅图位于太平洋沿岸，华盛顿湖等大大小小的水域星罗棋布，天气晴朗时可以看到美洲最高的雪山之一——雷尼尔山峰，开车出去还可以到一息尚存的火山——海伦火山。

他们为了美好的景色而牺牲更高的收入机会，被华盛顿大学经济系的教授们戏称为“雷尼尔效应”。

此案例表明，华盛顿大学教授的工资，80%是以货币形式支付的，20%是由良好的自然环境补偿的。如果因为修建体育馆而破坏了这种景观，就意味着工资降低了 20%，教授们就会流向其他大学。可以预见，如果这样做学校就不能以原来的货币工资水平聘到同样水平的教授了。由此可见，美丽的景色也是一种无形财富，它起到了吸引和留住人才的作用。

（三）薪酬的功能

薪酬的功能与人力资源管理的功能总体上说是一致的，主要是吸引、保留和激励企业所需的人力资源。具体来说，薪酬主要包括以下几种功能。

1. 补偿功能 员工在劳动过程中消耗的体力和脑力必须得到补偿。利用薪酬，他们可以获得基本生活保障，保障劳动力的再生产；利用薪酬，他们可以进行教育投资，提高自身素质，满足自己更高层次的需求等。

2. 激励功能 薪酬作为企业人力资源管理的重要工具，可以用来评价员工的工作绩效，促进员工工作数量和质量的提高，从而保护和激励他们的工作积极性。因此，从企业管理角度看，激励功能是薪酬的核心职能。

3. 协调和配置功能 薪酬的配置功能主要表现在引导劳动者合理流动。薪酬管理和企业的其他管理活动结合起来，能够促进企业各个环节人力资源的合理变动，从而有效配置企业内部各种资源。同时，薪酬水平的变动，也可以将企业的战略目标和管理者的意图及时、有效地传递给企业员工，促进个人行为与企业目标一致化，从而起到协调员工与企业、员工与员工之间关系的作用。

（四）薪酬管理

1. 薪酬管理的内涵 薪酬管理是指企业在经营战略和发展规划的指导下，综合考虑内外部各种因素的影响，确定自身的薪酬水平、薪酬结构和薪酬形式，并进行薪酬调整和薪酬控制的整个过程。

薪酬水平是指企业内部各类职位及企业整体平均薪酬的高低状况，它反映了企业薪酬的外部竞争性。企业的薪酬水平决策一般要根据市场薪酬调查结果并结合企业的经营战略、薪酬预算等因素综合确定。薪酬结构是指企业内部各个职位之间薪酬的相互关系，它反映了企业支付薪酬的内部一致性。薪酬形式则是指在员工和企业总体的薪酬中，不同类型的薪酬组合方式。薪酬调整是指企业根据内外部各种因素的变化，对薪酬水平、薪酬结构和薪酬形式进行相应的变动。薪酬控制是指企业对支付的薪酬进行测算和监控，以维持正常的薪酬成本开支，避免给企业带来过重的财务负担。

薪酬管理是人力资源管理链中最重要的敏感性职能，是企业与社会联系的纽带，它涉及社会学、经济学等多方面问题，也是企业走向市场的重要环节之一。薪酬管理的实质在于组织价值的分配和分割。

2. 薪酬管理的目标 薪酬要发挥应有的作用，薪酬管理应达到以下三个目标：效率、公平、合法。达到效率和公平目标，就能促使薪酬激励作用的实现，而合法性是薪酬的基本要求，是企业存在和发展的基础。

（1）效率目标：包括两个层面，第一个层面是站在产出角度来看，薪酬能给组织绩效带来最大价值，第二个层面是站在投入角度来看，可实现薪酬成本控制。薪酬效率目标的本质是用适当的薪酬成本给组织带来最大的价值。

（2）公平目标：包括三个层次，即分配公平、过程公平、机会公平。

分配公平是指组织在进行人事决策、决定各种奖励措施时，应符合公平的要求。如果员工认为受到不公平对待，将会产生不满。

员工对于分配公平认知，来自于其对于工作的投入与所得进行主观比较而定，在这个过程中还会与过去的工作经验、同事、同行、朋友等进行对比。分配公平分为自我公平、内部公平、外部公平三个方面。自我公平，即员工获得的薪酬应与其付出成正比；内部公平，即同一企业中，不同职务的员工获得的薪酬应正比于其对企业做出的贡献；外部公平，即同一行业、同一地区或同等规模的不同企业中类似职务的薪酬应基本相同。

过程公平是指在决定任何奖惩决策时，组织所依据的决策标准或方法符合公正性原则，做到程序公平一致、标准明确、过程公开等。

机会公平是指组织赋予所有员工同样的发展机会，包括组织在决策前与员工互相沟通，组织决策考虑员工的意见，主管考虑员工的立场，建立员工申诉机制等。

（3）合法目标：是企业薪酬管理的最基本前提，要求企业实施的薪酬制度符合国家、省、市的法律法规、政策条例要求，如不能违反最低工资制度、法定保险福利、薪酬指导线制度等的要求规定。

3. 薪酬管理原则

（1）公平性原则——内部公平性：公平原则是薪酬管理的根本原则。《论语·季氏篇》提到："有国有家者，不患贫而患不均，不患寡而患不安。盖均无贫，和无寡，安无倾。"它蕴含的基本思想就是财富的分配必须要体现出公平性。只有员工认为薪酬是公平的，才会认同薪酬的激励。

（2）竞争性原则——外部竞争性：竞争性包含两重意思。一是工资水平必须高到可以吸引和留住员工，反之则会导致员工的离职。二是如果人工成本在企业的总成本中所占的比例较大，就会直接影响该企业的产品价格——企业会将成本转嫁到商品或服务上。人工成本必须保持在成本可控的范围内。因此，实现富有特色、具有吸引力且成本可控的有效的薪酬管理才是真正把握了竞争性原则。

（3）激励性原则：薪酬制度对员工要有强烈的激励作用。薪酬制度发展到今天已经表明，单一的工资制度刺激日显乏力，灵活多元化的薪酬制度则越来越受到人们的青睐。

（4）灵活性原则：企业在不同的环境中，在不同的发展阶段中，企业的薪酬体系不能一成不变，应当具有灵活性，应根据市场环境的变化和企业自身发展的要求，及时有效地对薪酬体系进行调整。

（5）合法性原则：薪酬管理要受法律和政策的约束。例如，国家的最低工资标准的规定、有关职工加班加点的工资支付的规定，企业必须遵照执行。

4. 薪酬管理与其他人力资源管理职能的关系 由于现代人力资源管理的整体性特征，薪酬管理与其他人力资源管理职能同样具有密切的联系。

（1）薪酬管理与工作分析的关系：工作分析是薪酬设计的基础，尤其对于岗位工资制来说，更是建立内部公平薪酬体系的必要前提。工作分析所形成的岗位说明书是进行工作评价确定薪酬等级的依据，工作评价信息大都来自岗位说明书的内容。即使在新的技能工资体系中，工作分析仍然具有重要的意义，因为评价员工所具备的技能，仍然要以他们从事的工作为基础来进行。

（2）薪酬管理与人力资源规划的关系：薪酬管理与人力资源规划的关系主要体现在人力资源供需平衡方面，薪酬政策的变动是改变内部人力资源供给的重要手段。例如，提高加班工资的额度，可以促使员工增加加班时间，从而增加人力资源供给量，当然这需要对正常工作时间的工作严格加以控制。

（3）薪酬管理与招聘录用的关系：薪酬管理对招聘录用工作有着重要的影响，薪酬是员工选择工作时考虑的重要因素之一，较高的薪酬水平有利于吸引大量应聘者，从而提高招聘的效果。此外，招聘录用也会对薪酬管理产生影响，录用人员的数量和结构是决定组织薪酬总额增加的主要因素。

（4）薪酬管理与绩效管理的关系：薪酬管理和绩效管理之间是一种互动的关系。一方面，绩效管理是薪酬管理的基础之一，激励薪酬的实施需要对员工的绩效做出准确的评价；另一方面，管理者针对员工的绩效表现及时地给予不同的激励薪酬，也有助于增强激励的效果，确保绩效管理的约束性。

（5）薪酬管理与员工关系管理的关系：在组织的劳动关系中，薪酬是最主要的问题之一，劳动争议也往往是由薪酬问题引起的。因此，有效的薪酬管理能够减少劳动纠纷，建立和谐的劳动关系。此外，薪酬管理也有助于塑造良好的组织文化，维护稳定的劳动关系。

实践中的人力资源

关于薪酬的几种不同视角

1. 经济学视角　从经济学的视角研究薪酬，主要将薪酬看作是员工在劳动力市场上的价格。在劳动经济学中，主要从两个角度研究薪酬在劳动力市场上的问题。一种是劳动力市场的供求均衡理论，另外一种是人力资本理论。

供求均衡理论认为，薪酬水平高低主要取决于劳动力市场上供求双方的均衡，需求强劲、供给稀缺的劳动力市场，劳动者所获得的工资水平就高；需求较弱，供给较多的劳动力市场，劳动者所获得的工资水平就低。该理论的不足之处在于往往无法科学地解释劳动者之间由于非市场因素所造成的工资差距，并且对企业薪酬管理实践的价值与意义不是很大。

人力资本理论认为，工资水平主要取决于每个员工自身所拥有的人力资本的存量。在新经济时代，知识型员工的价值主要体现为人力资本的价值，因此知识型员工之间工资水平的差异也主要取决于其人力资本存量的差异。该理论解释了由于劳动者内在因素所导致的工资差距，但它仍然将劳动者的差异归结为劳动者所拥有的人力资本的数量差异，忽视了劳动者之间知识、技能和经验在质量上的差异，并且无法解释这种质量差异所导致的工资差距。尽管如此，人力资本理论在当今知识经济时代仍表现出十分重要的意义，对于企业薪酬体系设计产生重要影响，主要体现为股票期权计划和 MBO 杠杆收购。

2. 心理学视角　从心理学视角研究企业薪酬问题，主要将薪酬作为一种满足员工内在需求的手段与要素，激励员工的工作积极性和主动性，从而从个体层面提高员工的工作绩效。在心理学的激励理论中，对薪酬设计和薪酬管理影响较大的理论为斯达西·亚当斯的公平理论。公平理论中关于员工与“他人”“制度”和“自我”比较的思路，对薪酬体系设计具有十分重要的影响。员工与组织内部从事同一工作和不同工作的他人进行比较而产生公平感的思想，有力支持了薪酬设计的“内部一致性”原理；员工与组织外部从事相同或相似工作的他人进行比较产生公平感的思想，则支持了薪酬设计的“外部竞争性”原理；员工要求组织薪酬政策公开、公正和透明，从而产生程序公平感，这一思想对薪酬设计的“管理可行性”提供了理论支持；员工将自己的收入-付出比与自己过去的经历进行比较而产生公平感，这会影响到企业高层管理人员和公司的核心技术人才的年薪水平的确定，既要确定高管人员与核心技术人员的谈判工资时，除了要考虑他对企业的价值与贡献外，还要充分考虑到他过去在其他企业所得到的报酬水平。

3. 管理学视角　传统的薪酬理论，主要是从经济学和心理学视角来思考企业的薪酬问题，前者倾向于通过市场定价来指导企业的薪酬决策，后者则将满足员工的内在需求作为薪酬设计的基本原则。管理学视角作为一种较新的思考企业薪酬问题的视角，更为关注薪酬管理对企业战略目标的支撑，即如何通过薪酬体系有效帮助企业获取竞争优势。

第二节　薪酬管理的流程

一个好的薪酬管理体系应该是对内具有激励性，对外具有竞争性的，也就是要达到能吸引人、留住人、激励人的目的，为实现企业经营管理目标提供强有力的人力资源保障。企业要设计出一套行之有效的薪酬管理体系，一般要经历以下六个步骤如图 7-2 所示。

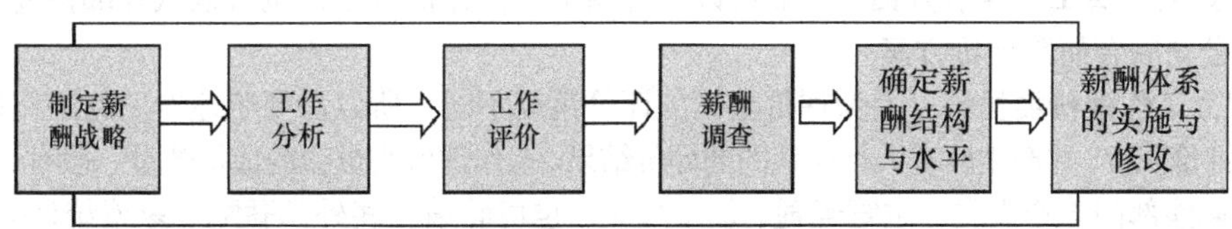

图 7-2　薪酬管理的流程

一、制定薪酬战略

美国学者 Luis R.Gomez-Mejia 和 Theresa M.Wellbourne（1988）将薪酬战略（compensation strategy）定义为“在特定条件下会对组织绩效和人力资源的有效使用产生影响的一系列重要的报酬支付选择”。其核心是通过一系列报酬支付选择来帮助组织赢得并保持竞争优势。它将薪酬上升到企业的战略层面，来思考企业通过什么样的薪酬策略和薪酬管理系统来支撑企业的竞争战略，并帮助企业获得竞争优势。薪酬战略是薪酬设计的整体指导思想和纲领性文件，是以后诸环节的前提，对后者起着重要的指导作用。

企业薪酬战略的确定及此后的薪酬管理体系的设计，必须基于组织的战略来展开，即组织必须从战略的角度（包括组织核心价值观及组织发展目标等）进行分析，对薪酬进行定位，制定出薪酬政策并对薪酬模式、薪酬结构、薪酬水平及薪酬形式做出选择。

二、工作分析

工作分析（job analysis）又称职位分析，是指从组织战略、经营目标及业务流程出发，对组织中各个工作岗位的设置目的、职责、工作内容、工作关系、工作环境等工作特征，以及对该岗位任职员工的素质、知识、技能要求等任职条件进行调查、分析后进行客观描述的过程。工作分析的结果是形成工作流程、工作关系图及岗位说明书，其目的是为了保证企业活动的有序和规范。通俗地说，薪酬设计中的工作分析就是先把要做的事情“看”清楚，然后再进行相关人员、绩效等其他方面分析。

通过工作分析可以确定薪酬等级。现在企业在设计薪酬体系时，岗位价值是确定该职位薪酬等级的主要依据，通过工作分析，能够从工作责任、所需技能、完成的任务等几个方面对工作岗位的相对价值进行界定，确定工作岗位在组织中的相对价值，使组织中使用的工资水平有明确的、可解释的基础，从而有助于维持薪酬的内部公平性。所以要对每个岗位的职位价值进行评估，形成企业的相对价值体系。而不管采用哪种评估办法，都是通过把工作分析得到的岗位职责、任职资格（包括学历、工作经验和工作技能等）、工作环境等因素作为职位价值评估的主要要素。因此，工作分析是职位价值评估的前提。

三、工作评价

工作评价（job evaluation）又可称为职位评价或岗位评价，是指在岗位分析的基础上根据岗位所需技能、职责大小、决策的影响力、工作复杂程度、重要性等因素对岗位进行综合评价的过程。工作分析的结果是岗位分析的事实依据，而工作评价是科学、合理地设计工资制度的理论依据。工作评价一般包括以下基本程序：

1. 工作评价方法的选择 目前工作评价方法一般分为两大类：定量法和非定量法。非定量的方法包括岗位排序法、岗位分类法等。定量的方法包括岗位参照法、评分法和因素比较法等。

2. 制定或购买工作评价方案 企业可以自行制定工作评价方案，也可以从外部咨询公司购买或与其他公司联合研制评价方案。

3. 建立工作评价委员会 因为评价主体的评价角度不同，所以需要组建专门的工作评价委员会来承担评价职责，并产生所有人都能认同的评价结果。工作评价委员会的成员数量一般有 5～12 个，来源包括职能部门工作人员、主管经理、员工代表，也可聘请一些外部薪酬专家或统计分析专家。对成员的素质要求有两点：①熟悉企业内需要评价的工作；②在企业内具有一定的威信。

工作评价委员会的职责包括：①检查工作描述与工作分析；②执行工作评价；③处理员工对

工作评价结果的申诉。通常工作复杂、人数较多的大公司会按照工作系统建立若干个委员会。

4. 评价人员的培训 评价委员会的成员必须接受包括工作评价的相关理论和实务操作的专业培训。培训的目标主要有两点：①熟悉所要评价职位的工作分析内容；②理解并牢记评价准则和评价方法，在分析工作的相对价值时能够达成一致意见。通过培训之后，评价委员会的成员不仅要了解整个工作评价的意义、程序和规则，还要能够掌握评价标准和方法。

5. 评价方案文本化 在培训结束之后，制定工作评价计划，并做成文本格式。这样做的好处在于：①严密、规范的评价方案可以明确工作的具体评价标准；②使员工清楚他们的工作是如何被评价的以及评价结果如何；③确保整个评价过程公平、合法。

6. 工作评价的开展 工作评价人员根据工作评价方案，对各工作岗位逐一进行评价，确定岗位价值。

7. 建立沟通机制与申诉制度 在整个工作评价的过程中，企业应当通过各种方式与员工进行有效沟通，以确保员工理解和接受工作评价的结果。同时，企业应当建立申诉机制和程序。随着时间的推移，评价结果的应用价值会逐渐降低，因此定期进行工作再评价也是非常必要的。

四、薪 酬 调 查

薪酬调查（compensation surveys）是指企业通过搜集信息来判断其他企业所支付的薪酬状况的系统过程。这种调查能够向实施调查的企业提供市场上各种相关企业（包括自己的竞争对手）向员工支付的薪酬水平和薪酬结构等方面的信息。这样，实施调查的企业就可以根据调查结果来确定自己当前的薪酬水平相对于竞争对手在既定劳动力市场上的位置，从而根据自己的战略定位来调整自己的薪酬水平和薪酬结构。

薪酬调查的实施一般包括以下四个环节：

1. 调查预备会议或调研宣传会议 在形形色色的调查中，薪酬调查具有很大的特殊性，特别是数据的取得。首先，对绝大多数企业来说，薪酬分配和福利政策是最高机密之一，只有得到总经理的同意，调查单位才有可能获得有关资料；其次，企业要有足够多的参与薪酬调查的样本，这样才能保证数据具有较好的代表性。因此，要顺利地开展薪酬调查并取得预期效果，最好的办法是由一个权威机构或者行业龙头企业发起调查。例如，可以通过商会和行业协会，由参加商会和行业协会的企业经理提出要求，然后再由各企业人事部门人员负责具体配合、实施。如果无法取得商会和行业协会的支持，那么可以通过召集宣传会议来征集参加公司，并邀请参与企业的人事经理举行调查预备会议，以实现以下两个目的：一是让参加公司充分提出要求，确定调查范围和内容；二是让参加公司明确数据统计的口径、填表的方法，以免错漏而返工。

2. 数据收集 收集调查数据的方法有很多，包括问卷调查法、访谈法和文献收集法。

（1）问卷调查法：是一种比较常见的调查方法。它是通过向目标企业或个人发送事先根据企业自身需要设计好的调查问卷，通过与被调查者进行交流形成书面语言，来获取企业所需的信息和资料的一种方法。调查问卷的内容包括：①企业本身的有关信息：如企业名称、地址、所在行业、企业规模等。②有关职位和任职者的信息：职位类别、职位名称、对任职者的教育程度、相关工作年限要求等。③员工薪酬方面的信息：基本薪酬、奖金、津贴、员工福利、其他收入等，有关调薪幅度和措施的规定，有关工作时间和假期的规定等。

薪酬调查问卷要涵盖上述有关内容，有时还需要做更详细的划分。例如，员工福利就包含养老金、医疗、住房、休假制度、交通膳食服务等多项内容，并且福利常常不以现金形式发给员工，员工一般很难回答。因此，对于福利一般以单项福利标准为调查的内容。调查问卷设计好后，可以通过派专人收集问卷、电子邮件传递问卷、邮寄问卷等形式进行问卷调查。

（2）访谈法：也是比较常用的薪酬调查方法之一。访谈法是调查者通过与调查对象面对面谈话来搜集信息资料的方法，是获取信息的通用方法。通常有三种访谈的形式可用来收集调查资料：个别面谈、集体面谈、管理人员面谈。

（3）文献收集法：是指通过查阅、收集、分析、综合有关薪酬调查的文献材料，获取所需的信息、知识、数据和资料的研究方法。这是一种比较简单易行的方法。

3. 调查数据的处理和分析 调查问卷或访谈记录收回来后，就要立即进行逐个检查、核对。数据核查、统计完成后，接下来就要对统计结果进行分析，最后确定我们所需要的信息。薪酬数据的统计分析方法很多，频率分析法、居中趋势分析法、离中趋势分析法及回归分析法等都是非常流行的分析方法。

4. 调查报告的撰写 薪酬调查报告分为综合性分析报告和专项分析报告两种。综合性报告涵盖薪酬调查地区不同性质、规模、行业领域的企业，对这些企业的薪酬福利数据进行综合分析与统计处理，全面反映被调查地区企业薪酬与福利现状的全貌。专项调查报告则根据企业需要，从参与薪酬调查的企业中选择一定数量具有可比性的企业，经过数据分析处理，获得针对性、指导性更强的专项薪酬信息。这两种报告对于企业制定薪酬策略都具有重要的参考价值。

五、确定薪酬结构与水平

薪酬结构（compensation structure）是指组织内各项工作的劳动价值或重要性与其所对应的应付工资之间的关系。薪酬结构设计就是把组织各项工作劳动价值或重要性的顺序、等级、分数或象征性的货币值转换成实际的工资值，使组织内所有工作的薪酬都按统一的贡献率原则定薪，从而保证了组织薪酬体系的内在公平性。然后将众多类型的薪酬归并组合成若干个等级，形成一个薪酬等级系列，进而确定组织内每一个职务具体的薪酬范围。

薪酬水平（compensation level）是指组织中各职位、各部门及整个组织的平均薪酬水平，它决定了组织薪酬的外部竞争性。在当前的经济形势及市场环境下，薪酬水平应更多地关注职位与职位之间或者不同组织中同类工作之间的薪酬平均水平，而不是整个组织平均水平的对比。常见的薪酬水平策略有以下四种：

1. 领先型薪酬水平策略 是采取本组织的薪酬水平高于竞争对手或市场的薪酬水平的策略。这种薪酬策略以高薪为代价，在吸引和留住员工方面都具有明显优势，并且将员工对薪酬的不满降到一个相当低的程度。

2. 市场追随型薪酬水平策略 是力图使本组织的薪酬成本接近竞争对手的薪酬成本，使本组织吸纳员工的能力接近竞争对手吸纳员工的能力。追随型薪酬策略是企业最常用的策略，也是目前大多数组织所采用的策略。

3. 成本导向型薪酬水平策略 是企业在制定薪酬水平时不考虑市场和竞争对手的薪酬水平，只考虑尽可能节约企业生产、经营和管理的成本，这种企业的薪酬水平一般比较低。采用这种薪酬水平的企业，在发展战略上一般实行的是成本领先战略。

4. 混合型薪酬水平策略 是企业在确定薪酬水平时，根据职位的类型或者员工的类型来分别制定不同的薪酬水平决策，而不是对所有的职位和员工均采用相同的薪酬水平定位。例如，有些公司针对不同的职位族使用不同的薪酬决策，对核心职位族采取市场领先型的薪酬策略，而在其他职位族中实行市场追随型或成本导向型的基本薪酬策略。企业对不同岗位的员工制定不同的薪酬水平政策。

薪酬水平与企业负担能力的大小存在着非常直接的关系。如果企业负担能力强，则员工的薪酬水平高且稳定；如果薪酬负担超过了企业的承受能力，那么企业就会亏损、停业或破产。

在实践中，公司总是参照其他竞争对手的做法来进行工资制度设计，但是这应该与公司的总体战略目标相互结合。换言之，实际薪酬水平不能完全依赖市场价格，而要综合考虑是否能够吸引和保持所需要的员工，本组织是否有支付的能力，是否能实现组织的战略目标等因素。

六、薪酬体系的实施与修改

在建立了薪酬体系（compensation system）之后，必须继续对其进行管理以确保其有效性。在薪酬制度的执行过程中，管理者要根据员工工作的行为和取得的实际效益，对薪酬制度进行评价，同时还要根据不断变化的客观环境及时地调整薪酬政策，使薪酬战略与组织的整体发展战略趋于一致。组织薪资制度一经建立，如何投入正常运作并对之实行适当的监督、评价、修正和控制等管理，使其发挥应有的功能，是一个相当复杂的问题，也是一项长期的工作。

科学的薪酬管理体系的设计是一个系统工程，需要通过反复测算才能建立。企业薪酬管理体系设计的是否高效合理，是否有利于企业战略目标的实现，可以根据以下三方面标准予以判断：①能否通过该薪酬管理体系实现吸引、培养和维系企业想要的人才，使企业保持核心能力优势；②能否通过该薪酬管理体系帮助企业有效激励员工，改变员工态度和行为，促进员工的行为与组织目标保持一致，从而推动企业战略的有效实施，赢得竞争优势；③能否通过该薪酬管理体系实现企业的和谐劳资关系及薪酬成本控制的目标。

第三节 岗 位 评 价

岗位评价（job evaluation）也称为工作评价或职位评价，是指系统地确定组织中每一岗位相对于其他岗位的价值的过程。目前岗位评价方法一般分为两大类：定量法和非定量法。非定量的方法包括岗位排列法、岗位分类法等，定量的方法包括岗位参照法、评分法和因素比较法等。

一、岗位参照法

岗位参照法（job reference method），顾名思义就是用已有工资等级的岗位来对其他岗位进行评价。具体的步骤是：

（1）成立岗位评价小组。

（2）评价小组选出几个具有代表性、并且容易评价的岗位，对这些岗位用其他办法进行岗位评价。

（3）如果企业已经有评价过的岗位，则直接选出被员工认同价值的岗位即可。

（4）将（2）、（3）选出的岗位定为标准岗位。

（5）评价小组根据标准岗位的工作职责和任职资格要求等信息，将类似的其他岗位归类到这些标准岗位中来。

（6）将每一组中所有岗位的岗位价值设置为本组标准岗位价值。

（7）在每组中，根据每个岗位与标准岗位的工作差异，对这些岗位的岗位价值进行调整。

（8）最终确定所有岗位的岗位价值。

二、岗位排列法

岗位排列法（job ranking method），是由评价人员对各个岗位的重要性做出判断，并根据工作岗位相对价值大小按升值或降值顺序来确定岗位等级的一种评价方法。排列法的一般步骤如下：

1. 制作工作说明书 进行工作分析，在这一步骤中，熟悉企业全部工作的评价委员或部门主管把各种不同的工作名称分别记在一张卡片上，然后依据工作难度、数量、工作责任、给予或接受的监督管理、必要的训练和经验、工作条件等要素对各个工作进行分析，并将工作分析的结果制成工作说明书。

2. 排列 由工作评价委员会的全体委员分别根据工作说明书，或者自己头脑中对该项工作的印象，对工作按照难易或价值大小的次序进行排列。

排列法的主要优点：一是在理论上与计算上简单，容易操作，省事省时，因而可以很快地建起一个新的工资结构；二是每一个岗位作为一个整体比较，是凭人们的直觉来进行判断的，因而可以吸收更多的人员参加，并且容易在岗位数量不太多的单位中获得相当满意的评价结果。排列法虽不很精确，但较易使用，特别适合小企业和机关办公室的工作评价。一般来讲，如果评价委员们通过日常的接触，熟悉了他们要考察岗位的工作内容，那么这种方法就可提供符合实际的岗位等级。

三、岗位分类法

岗位分类法（job classification method）与岗位参照法有些相像，它是将企业的所有岗位根据工作内容、工作职责、任职资格等方面的不同要求，划分成不同的类别，一般可分为管理工作类、事务工作类、技术工作类及营销工作类等。然后给每一类确定一个岗位价值的范围，并且对同一类的岗位进行排列，从而确定每个岗位不同的岗位价值。与岗位参照法不同的是，它没有进行参照的标准岗位。

四、因素比较法

因素比较法（factor comparison method）是按决定的评价因素对选定的标准岗位进行评分定级，制定出标准岗位分级表，把非标准岗位与标准岗位分级表对比并评价相对位置的方法。该方法不须关心具体岗位的岗位职责和任职资格，而是将所有的岗位的内容抽象成若干个要素。根据每个岗位对这些要素的要求不同而得出岗位价值。比较科学的做法是将岗位内容抽象成下述五种因素：智力、技能、体力、责任及工作条件。因素比较法的步骤为：

（1）成立岗位评价小组。

（2）确定岗位评价所需要的因素，即智力、技能、体力、责任和工作条件。

（3）选出若干具有广泛代表性的标杆职位或关键岗位。

（4）将各种标杆岗位/职位按照各因素对各岗位的要求和重要性进行依次排列，形成标杆岗位/职位分级表。

（5）将各种标杆岗位/职位的现行工资，按前面所确定的五项标准进行适当的分配，编制标杆岗位/职位工资表和因素工资分配尺度表。

（6）将标杆岗位/职位以外的各岗位/职位逐项与建立起来的标杆岗位工资表和因素工资分配尺度表进行比较，对逐个要素进行判定，找到最类似的相应标杆职位，查出相应的工资，再将各项因素工资相加，便得到该岗位/职位的工资。

五、因素计点/评分法

因素计点法（point-factor method）是通过若干因素来评定各个职位的价值大小，由于其具有较高的准确性与适当的成本，是目前国内咨询公司中最广泛使用的岗位评估方法。因素计点法要求组建评价委员会，首先确定影响所有岗位的共有因素，并将这些因素分级、定义和配点，以建立评价标准，这样就形成了一套职位评估的工具。之后，通过这一套要素体系来对各个职位进行评价。因素计点法的基本步骤为：

1. 进行工作分析，选择基准工作 选择一些有代表性的基准工作，这些工作需要详细的工作描述和工作分析。

2. 选择、定义薪酬因素 根据工作描述而不是工作人员的特征或要求选择薪酬因素。薪酬因素可以归纳为四类：工作责任、努力程度、知识结构（个人条件）、工作环境。这些因素可以称为一级因素，需要进行严格的内涵界定。

3. 分解薪酬因素 将一级薪酬因素分解为二级报酬子因素，例如。知识技能可以分解为学历水平、工作经验、工作能力三个二级子因素，也可继续分解为三级子因素。对二级或三级子因素都要进行内涵界定。

4. 划分、定义薪酬因素等级 将最末一级子因素按照标准差异分成相应等级，一般为 4～6 个等级，并对每个等级的内涵进行定义。例如，将所有的薪酬因素均分为 5 个等级。每一个薪酬因素等级数量取决于组织内部所有被评价职位在该薪酬因素上的差异程度，差异越大，则薪酬因素的等级数量就越多；反之，则会相对较少一些。

5. 确定薪酬因素的权重 薪酬因素在总体薪酬因素体系中的权重是以百分比的形式表示的，它代表了不同薪酬因素对企业价值的贡献程度。一般而言，重要性越强，则权重越大；反之，则越小。首先，确定一级薪酬因素的权重，然后，确定每个二级薪酬因素的权重，而二级薪酬因素在整个评价方案中的总权重就等于它在一级因素中的权重乘以一级因素的权重。

6. 确定薪酬因素总点数与各薪酬因素点数 确定薪酬因素评价体系的总点数的原则是：区分足够的评价因素，并且将组织内的不同工作价值区分开来。点数通常采用 1000 点、600 点或 500 点三种形式。一般情况下，企业的职位越多，点数就应该越多。在总点数确定的基础上确定各级薪酬因素的点数，再根据各因素的权重将点数分配到每一个因素上。

7. 为各薪酬因素的等级赋值 一旦确定了总点数和因素与子因素的点数，就可以给因素中的等级赋值。

8. 运用岗位评价方案评价每一个职位 根据制定的岗位评价方案，岗位评价委员会按照工作说明书的内容评价基准工作的点数，然后比照基准岗位来评价其他非基准工作，最后将所有职位按照相应的点数形成点值序列。

9. 编制岗位评价手册 岗位评价委员会的工作结果必须记录在岗位评价手册中，如果没有一个表述清晰的岗位评价手册，就无法进行具体的评价指导。岗位评价手册的内容应当包括：选择薪酬因素的逻辑依据、确保薪酬因素权重的理由、给因素赋值的过程和理由、对因素和子因素及其等级的描述。

10. 根据评价的点数建立职位等级结构 当所有职位的点数确定之后，根据岗位评价手册的内容，评价委员会按照点数高低对各职位进行排列。统计分析人员利用各种技术方法划分职位等级，即将一定分数范围内的工作压缩在事先确定的等级结构框架中。例如，某企业职位评价的点数是 200～900 点，职位等级确定为 10，则可按照等距或不等距的方法，将这些点数按照数值大小划分为 10 个等级。

实践中的人力资源

岗位评价的缺失

某医药企业，前几年其产品因市场需求大，一直处于供不应求的状态，经济效益还不错。但随着国家新医改方案的实施，包括以省为单位的药品集中采购、基本药物目录和制度建设、价格管控模式等 21 个配套方案陆续出台，市场竞争不断加剧，公司的市场份额逐年减少，虽然公司采取了一些措施，加大了技术改造力度，但局面仍旧未能扭转，公司技术骨干流失情况日益严重。面对日益严重的形势，公司领导开始意识到问题的严重性，于是请专家对其进行诊断，经过近两周的深入调查，专家们得出了如下诊断结果：

第一，公司岗位的内部公平性得不到体现。由于公司长期以来实行的是结构工资制，传统地按照行政系列、职务级别及进入公司的时间长短来确定薪酬待遇，职位、部门不分主次，实行同级同酬，职位承担责任的大小和风险均没有在薪酬上体现出来。

第二，关键人才的外部市场竞争力较弱。技术骨干的流失，一方面是因为其自身价值没有在企业内部得到体现；另一方面是因为其薪酬处于市场中的较低水平，市场上较高的薪酬水平自然对其有很大的吸引力。

第三，员工的职业发展通道狭窄。“管理独木桥”是企业存在的普遍问题。往往只有升到了管理职位上，薪酬水平才会得到提高。所以为了提高收入，员工都紧紧盯着管理岗位，而管理岗位又是有限的。

第四，员工的工资增长与个人业绩的好坏没有直接的联系，工资增长实行的是平均主义。当业绩出色的员工发现那些工作平庸的同事收入并不比自己低时，通常的选择就是减少自己的努力和付出。这种缺乏激励的薪酬导致了员工普遍存在着吃大锅饭的现象，积极性和主动性没有调动起来。

根据专家诊断结果，你认为应如何科学地进行岗位评价才能解决该企业存在的问题？请给出具体解决办法。

第四节　基本薪酬制度

基本薪酬制度（basic compensation system），是企业对基本薪酬实施分配的制度形式，是企业薪酬制度的重要组成部分。与其他薪酬分配形式相比较，它具有主体性、稳定性和基础性等特点，在整个薪酬收入分配体系中占据主导地位。

实践中的基本薪酬制度有很多种称谓，如岗位绩效薪酬、职能薪酬、岗位技能薪酬、协议薪酬、计件薪酬等。但是，不论何种形式的基本薪酬制度都应紧紧围绕企业的价值评价来设计。一般情况下，企业的价值评价主要包括岗位价值、个人价值和业绩贡献价值三个方面。相应的薪酬制度也可以概括为三种主要形式：基于职位的薪酬制度、基于能力的薪酬制度、基于绩效的薪酬制度。基本薪酬制度体系如图 7-3 所示。

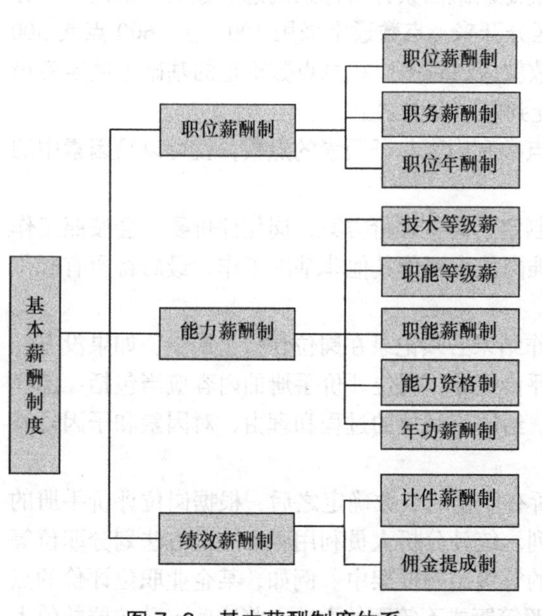

图 7–3　基本薪酬制度体系

一、基于职位的薪酬制度

（一）基于职位的薪酬制度的含义

基于职位的薪酬制度，就是以职位的价值作为支付薪酬的基础和依据，在职位价值基础上构建的支付薪酬的方法和制度。它主要考虑的是职位价值，即员工承担的具体工作和责任，担任某种具体的职位也就获得与之相匹配的待遇。岗位的相对价值高，其薪酬也高，反之，薪酬则低。在这种制度下，员工薪酬的增长主要依靠职位的晋升。基于职位的薪酬体系的常见模式主要有三种：职位薪酬制、职务薪酬制和职位年薪制。

（二）基于职位的薪酬制度实施的基本条件

企业采用基于职位的薪酬制度，应当满足以下几个基本条件：

第一，要建立一套规范的职位管理体系，包括规范的岗位设置、职位序列、职位说明书等。

第二，要运用科学的量化评估系统对岗位价值进行评价，即岗位评估。

第三，员工的能力要与职位要求基本匹配。基于职位的薪酬制度要求职位所需的能力和员工的能力应当基本匹配，否则就会发生不公平的现象，给企业带来很多的问题。如果员工的能力低于职位要求的能力，员工就会不合理地多获得一部分薪酬，正常的工作也无法按时、保质完成；如果员工的能力高于职位要求的能力，员工就会不安于现状，工作积极性降低，从而导致人力资源浪费。

（三）基于职位的薪酬制度的优缺点

1. 优点

（1）分配相对公平。基于职位的薪酬体系主要建立在岗位价值评价的基础上，反映了岗位之间的相对价值，内部公平性较强。

（2）职位晋升，薪级也晋升，调动了员工努力工作以争取晋升机会的积极性。

（3）薪酬和工作目标结合比较紧密。基于职位的薪酬体系主要的考虑因素是职位内容和职位价值，而职位内容和工作内容与工作目标又紧密相连，因此，这样的薪酬体系与工作目标结合是比较紧密的。

2. 缺点

（1）对于能力强而又无法晋升的员工的激励性不够。

（2）由于基于职位的薪酬制度更看重内部岗位价值的公平性，从市场上选聘比较稀缺的人才时，很可能由于企业内部薪酬制度的内向性而满足不了稀缺人才的薪酬要求，也就难以吸引到急需的专门人才。

（四）基于职位的薪酬制度的适用范围

根据工作的性质划分，企业的职位可以分为管理类、销售类、研发类、生产类和工勤类等职类。以上的职类性质有的是能力导向，有的是过程导向，有的是结果导向。基于职位的薪酬制度主要应用于过程导向的岗位，这类岗位的典型特点是对能力和业绩不容易区分和界定，如管理岗位、行政工勤岗位、部分专业管理岗位、部分生产技术管理岗位等，对这些岗位上的任职者要求有效地履行其职能职责是最重要的。

二、基于能力的薪酬制度

（一）基于能力的薪酬制度的含义

基于能力的薪酬制度，就是以能力的价值作为支付薪酬的基础和依据，在能力价值基础上构建的支付薪酬的方法和制度。这里所谓的“能力”严格来说实际上是一种绩效行为能力，即达成某种特定绩效或者是表现出某种有利于绩效达成的行为的能力。基于能力的薪酬设计是根据员工所拥有的而且是组织所需要的能力来支付薪酬。基于能力的薪酬制度的常见形式主要有技术等级薪酬制、职能等级薪酬制、职能薪酬制、能力资格制及年功薪酬制。

（二）基于能力的薪酬制度实施的基本条件

企业采用基于能力的薪酬体系时，需要满足以下两个主要条件：

第一，能够科学、合理地界定组织所需要的能力。

第二，能够科学、合理地评价员工的能力。

在现阶段的中国企业，界定这两种能力是一件比较复杂的事情，大多数采用能力薪酬制度的企业还处在摸索阶段。所以，基于能力的薪酬制度在中国的应用相对较少。采用能力薪酬体系的企业对于能力的评价和界定多数还处于主观、简单和概括阶段，对能力评价和界定的精度还不够高。

（三）基于能力的薪酬制度的优缺点

1. 优点

（1）减少企业推进组织变革和流程重组的阻力，提高企业的灵活性和适应性。

（2）鼓励员工对自身的发展负责，使员工对自己的职业生涯有更多的把握。

（3）能使员工承担更多、更广泛的责任，而不仅仅是职位说明书中涉及的责任。

（4）容易向员工阐述薪酬与能力、职位之间的关系，使员工有动力去提升其能力。

2. 缺点

（1）通常需要周期性地更新能力评估体系，重新鉴定员工的技能，在能力淘汰呈现加速度趋势的今天，这无疑会大大增加企业管理工作的成本和难度。

（2）增加了企业的人力成本。

（四）基于能力的薪酬制度的应用范围

基于能力的薪酬制度主要适用于员工的能力与组织的绩效及个人绩效有直接的较大关系的职位，这种职位的工作过程难以控制，结果难以衡量。例如，公司里面的技术骨干、软件公司的主要研发人员、足球俱乐部的球员和教练、生产型企业的技工等。

三、基于绩效的薪酬制度

（一）基于绩效的薪酬制度的含义

基于绩效的薪酬制度，就是以绩效价值作为支付薪酬的基础和依据，在绩效价值基础上构建的支付薪酬的方法和制度。

基于绩效的薪酬制度注重对员工绩效差异的评定，绩效的差异反映了员工在能力和工作态度上的差异，并且员工个人的薪酬水平与员工个人的工作绩效直接挂钩。所以，基于绩效的薪酬制度强调以达到目标为主要评价依据，注重结果。基于绩效的薪酬制度常见形式有两种：计件薪酬制和佣金提成制。

（二）基于绩效的薪酬制度实施的基本条件

企业采用基于绩效的薪酬制度需要满足以下两个前提条件：

第一，岗位的工作业绩、工作产出比较容易量化。实行基于绩效的薪酬体系的岗位业绩必须可以量化或者易于考核，如果员工的工作业绩难以量化，则很难确定工作绩效和薪酬之间的关系，也就难以计算和发放薪酬。

第二，企业要有比较完善的职责线和目标线，即岗位职责体系明确，目标分解合理。其中，绩效目标及衡量标准的确定最为关键，它关系到对员工是否具有激励作用及激励作用的大小。

（三）基于绩效的薪酬制度的优缺点

1. 优点

（1）有效促进企业战略目标的传递和分解，使得员工工作目标明确。

（2）员工的收入与工作目标完成情况挂钩，能增加员工的公平感，激励作用大。

（3）企业根据员工的实际工作业绩来发放薪酬，企业的支付风险比较小，在整体绩效不好时能够节省人工成本。

2. 缺点

（1）对绩效评估的客观性、科学性和准确性要求高，在实践中往往难以实现。基于绩效的薪酬制度要求企业制定出科学、合理的绩效管理办法和绩效标准。如果绩效办法和绩效标准不够科学合理，会导致考核结果的信度和效度较低，对基于绩效的薪酬制度难以形成有效支撑。同时，基于绩效的薪酬制度也要求绩效管理与企业的管理模式及经营环境的变化保持同步，否则不利于整个薪酬制度的有效执行。

（2）容易造成员工之间或员工群体之间的恶性竞争，不利于团队协作的开展。由于员工或员工群体关注的是本人或本群体的直接工作业绩，这往往会造成对本企业整体利益的忽略，对员工或员工群体之间的工作配合、信息共享和培训帮助等难以形成良好的氛围。

（3）容易造成企业管理者和员工之间的一些矛盾。因为在绩效标准制定和考核的过程中，会存在一些分歧和讨价还价的可能，这些问题的出现会引起管理者和员工的一些矛盾。

（四）基于绩效的薪酬制度的适用范围

基于绩效的薪酬制度主要适用于：劳动成果、工作业绩在一定时期内比较容易客观量化，并且易于计量和考核的职类。一般的企业中，工人生产出来质量合格的产品数量比较容易量化；销售人员的销售量、销售额比较容易量化。所以，这两类岗位的薪酬体制是典型的基于绩效的薪酬。其他符合条件的岗位也可以纳入基于绩效的薪酬制度。

实践中的人力资源

国外公立医院医生的薪酬制度

不同卫生体制下公立医院医生的薪酬：英国医生年薪根据其服务年限在3.7万～7.0万英镑，医生收入约为全国雇员平均值的2.50倍，其中高年资医生约为平均值的4.00倍。美国医生平均年薪为10万～20万美元，部分高年资医生的年薪高达80万～100万美元，是普通人收入的3～8倍。

国外公立医院薪酬体系的特点：一是公立医院医生的薪酬以职务等级工资为主，收入水平普遍较高。大多数国家建立了稳定且水平较高的基于岗位和职务等级的基本薪酬制度，不受医院业务收入的影响。在全球范围内，医生的收入水平都处在较高水平，而且绝大多数国家的医生收入主要来自于薪酬。二是薪酬分配要能充分体现知识、岗位职责和工作风险，充分考虑医生的职业特点，有一套明确的考评体系。三是根据医生提供服务的特点采取多种薪酬支付方式。对于公立医院医生，常采用工资加奖金，同时对私人保险患者提供的服务可按服务项目收费。

第五节 员工福利

员工福利（employee benefit）是企业薪酬体系的一个重要组成部分。它是企业为员工生活提供方便与保障，提高员工工作生活质量，增加员工归属感与企业凝聚力的重要手段。

一、员工福利的含义及特点

员工福利是一个综合性概念，是指企业基于雇佣关系，依据国家的强制性法令及相关规定，以企业自身的支付能力为依托，向员工提供的、用以改善其本人和家庭生活质量的各种以非货币工资和延期支付形式为主的补充性报酬与服务。员工福利具有补偿性、均等性、补充性、集体性等特点。

1. 补偿性 员工福利是对劳动者为企业提供劳动的一种物质性补偿，也是员工工资收入的一种补充形式。

2. 均等性 员工福利在员工之间的分配和享受，具有一定程度的机会均等和利益均沾的特点，每个员工都有享受本单位员工福利的均等权利，都能共同享受本单位分配的福利补贴和创办的各种福利事业。

3. 补充性 员工福利是对按劳分配的补充。因为实行按劳分配，难以避免各个劳动者由于劳动能力、供养人口等因素的差别所导致的个人消费品满足程度不平等和部分员工生活困难，员工福利可以在一定程度上缓解按劳分配带来的生活富裕程度差别。所以，员工福利不是个人消费品分配的主要形式，而仅仅是工资的必要补充。

4. 集体性 员工福利的主要形式是举办集体福利事业，员工主要是通过集体消费或共同使用公共设施的方式分享员工福利。虽然某些员工福利项目要分配给个人，但这不是员工福利的主体。

二、福利的分类

福利本身具有复杂性，项目繁多，形式多样，按照不同的分类依据可将其进行以下划分。

1. 以员工对福利项目是否具有可选择权分类 将其划分为固定性福利和弹性福利。前者是员工被动接受的福利计划；后者是由企业所设定的、允许员工按自己意愿选择的福利项目。

2. 以福利项目的实施范围为依据分类 可将其划分为全员性福利、特种福利及特困补助。全员性福利是为全体员工提供的福利；特种福利是为企业高层人才设计的福利；特困补助是为企业困难员工提供的福利。

3. 根据福利项目的提供是否具有法律的强制性分类 将其划分为法定福利和自愿性福利。前者包括基本社会保险、法定休假等；后者包括带薪休假、教育福利、员工持股、利润分享、住房福利、商业保险等项目。

三、法定福利

法定福利是国家通过立法强制实施地对员工地福利保护政策，包括社会保险和各类休假制度。

（一）社会保险

1. 社会保险的含义及特点 社会保险（social insurance）是国家通过立法手段建立的，旨在保障劳动者在遭遇年老、疾病、伤残、失业、生育及死亡等风险和事故，暂时或永久的失去劳动能力或劳动机会，从而全部或部分丧失生活来源的情况下，能够享受国家或社会给予的物质帮助，维持其基本生活水平的社会保障制度。社会保险具有以下特点：

（1）强制性：社会保险的经营主体是国家，而且受法律约束，不管受保人的意愿如何，都必须强制参加。受保人必须参加，承保人必须接受，双方均不能自愿。缴费的个人和企业，都必须按照规定的费率足额缴纳。

（2）保障性：社会保险保障劳动者的基本生活需要，劳动者在暂时或永久失去劳动能力，从而失去工资收入的情况下，仍能享有和在业期间相差不大的基本生活权利，以利于社会安定。

（3）普遍性：社会保险的实施范围很广，一般在工薪劳动者及其亲属中实行。就一个国家而言，在经济条件尚不具备的情况下，可先在部分劳动者中实行。随着经济条件的发展再扩大到所有劳动者。

（4）互助共济性：社会保险是以多数人的经济力量来补偿少数人的损失。在公平原则的前提下，社会保险强调在全体社会成员中互助共济，资源共享，风险共担。

2. 社会保险的内容 《劳动法》第七十条规定："国家发展保险事业，建立社会保险制度，设立社会保险基金，使劳动者在年老、患病、工伤、失业、生育等情况下获得帮助和补偿。”这就明确规定了我国社会保险的内容包括：养老保险、医疗保险、工伤保险、失业保险和生育保险。

（1）养老保险（endowment insurance）：是国家和社会根据一定的法律和法规，为解决劳动者在达到国家规定的解除劳动义务的劳动年龄界限，或因年老丧失劳动能力退出劳动岗位后的基本生活而建立的一种社会保险制度，养老保险一般具有以下几个方面的特点。

第一，养老保险具有社会性、普遍性。由于养老保险是每个劳动者所不能回避的必然风险，要保证每个劳动者他们老年的基本生活，养老保险必须尽可能多地将劳动者纳入其范围内，这已成为各国养老保险制度发展的一项共同原则，目前还有一些国家拟将养老保险扩及全体社会成员的发展趋势。由于养老保险影响面大，享受人多且时间较长，费用支出庞大，因此，必须设置专门机构，实行专业化、社会化的统一规划和管理。

第二，养老保险由国家立法，强制实行，企业单位和个人都必须参加，符合养老条件的人，可向社会保险部门领取养老金。在此基础上，国务院于 2015 年 1 月 14 日印发了《关于机关事业单位工作人员养老保险制度改革的决定》，决定从 2014 年 10 月 1 日起对机关事业单位工作人员养老保险制度进行改革；同时决定，统一提高全国城乡居民基本养老保险基础养老金最低标准，再次提高全国企业退休人员基本养老金标准。2015 年 5 月 31 日，人力资源与社会保障部、财政部联合下发的《关于贯彻落实〈国务院关于机关事业单位工作人员养老保险制度改革的决定〉的通知》中，将改革的范畴给予了清晰的划分：公务员和事业单位中公益一类、二类参与养老保险并轨改革，而新闻媒体等公益三类事业单位，将逐步向企业养老保险过渡。

第三，养老保险费用来源，一般由国家、企业和个人三方共同负担，并实现广泛的社会互济。

（2）失业保险（unemployment insurance）：是社会保险制度中的重要组成部分。它是指国家通过建立失业保险基金，对因失业而暂时中断生活来源的劳动者在法定期间内给予失业保险金，以维持其基本生活需要的一项社会保险制度。与其他社会保险项目相比，失业保险制度的特点主要表现在以下几个方面。

第一，针对的劳动风险不同。失业保险所针对的劳动风险是失业，是劳动者因为种种原因失去工作，而劳动者所具有的劳动力没有丧失；其他养老、疾病、工伤保险等针对的劳动风险为年老、疾病、工伤等，是劳动者劳动能力的暂时或永久丧失。

第二，间接目的不同。失业保险同其他社会保险项目一样，其直接目的都是保障基本生活，而失业保险的间接目的是通过提高劳动者就业能力和提供工作机会，促进劳动者再就业；其他养老、疾病、工伤保险等不具备这一目的。

第三，享受条件不同。与其他社会保险项目不同，失业保险的享受条件不仅和劳动者的工作年限、缴纳保险费情况有关，而且还决定于劳动者的就业意愿。失业保险通常遵循非自愿失业原则，只有非劳动者个人原因导致的失业，才可享受失业保险。我国对失业保险对象进一步限定为已经就业但非因本人意愿中断就业的，并办理失业登记的那部分劳动者，未曾就业者不在此列。

第四，享受失业保险待遇有一定期限。失业保险属于短期支付的险种，即享受失业保险待遇一般有期限限制。一方面，这是因为劳动者失业通常与经济发展的周期性或经济的结构性调整有关，失业多表现为一种暂时的现象；另一方面，规定享受失业保险有一定的期限，也是为了促使劳动者积极寻找就业机会，实现再就业。

（3）医疗保险（medical insurance）：又称为疾病保险或健康保险，是指劳动者因患病或非因工负伤治疗期间，可以获得必要的医疗费资助和疾病津贴的一种社会保险制度。医疗保险具有以下特点。

第一，适用范围具有广泛性。如果将疾病作为一种风险，那这种风险对每个人而言都是难以避免的，由于医疗保险是化解这种风险的重要手段，医疗保险就具有广泛适用的必要性。一般来说，医疗保险的对象适用于所有的劳动者，许多福利国家还规定医疗保险的范围适用于全体国民。

目前我国基本医疗保险分为三种：即城镇职工基本医疗保险、城镇居民基本医疗保险和新型农村合作医疗。

第二，享受医疗保险待遇具有长期性。由于疾病与每个人的一生相伴，而不是一个暂时性或短期的风险，因此，参加医疗保险，对每个参加者来说都具有长期性，即都能终身获得必要的医疗保障。

第三，医疗保险的范围具有限定性。医疗保险的范围通常都是有限制的，一般来说，医疗保险的范围限于必要的治疗和医药费，对于可以享受医疗保险的疾病和药品的范围立法都会有明确的界定，以避免医药费用无限扩大。

实践中的人力资源

我国现行的医疗保障制度

我国现在正式建立的医疗保障制度是“3+1”的结构，“3”是指三种医疗保障制度，即城镇职工基本医疗保险、城镇居民基本医疗保险和新型农村合作医疗，“1”是指城乡医疗救助制度。其中，城镇职工基本医疗保险覆盖的是城镇居民中的就业者，由职工个人和企业缴费，城镇中的个体工商户和自由职业者也可以参加城镇职工基本医疗保险，但保险费要由个人全部承担；城镇居民基本医疗保险覆盖的是城镇居民中的未就业者，规定个人自愿参加，城镇居民基本医疗保险由个人缴费，各级政府给予补助；新型农村合作医疗覆盖的是农村居民，无论其就业状态如何都可以参加，这项制度也规定个人自愿参加，新型农村合作医疗由个人缴费，各级政府给予补助；城乡医疗救助制度覆盖的是城乡居民中的困难群体，可以在参加医疗保障制度和看病就医方面给予他们经济上的帮助。以上四项制度是目前国家医疗保障制度的主体，全国许多地方都已经建立了这些制度。

我国《社会保险法》第二十三条规定，无雇工的个体工商户、未在用人单位参加职工基本医疗保险的非全日制从业人员以及其他灵活就业人员可以参加职工基本医疗保险，由个人按照国家规定缴纳基本医疗保险费；第二十四条规定，国家建立和完善新型农村合作医疗制度；第二十五条规定，国家建立和完善城镇居民基本医疗保险制度。城镇居民基本医疗保险实行个人缴费和政府补贴相结合。享受最低生活保障的人、丧失劳动能力的残疾人、低收入家庭60周岁以上的老年人和未成年人等所需个人缴费部分，由政府给予补贴。

（4）工伤保险（employment injury insurance）：是由国家立法建立的，对在经济活动中因工伤致残，或因从事有损健康的工作患职业病而丧失劳动能力的劳动者，以及对职工因工伤死亡后无生活来源的遗属提供物质帮助的社会保险制度。

（5）生育保险（maternity insurance）：是国家通过立法，筹集保险基金，对生育子女期间暂时丧失劳动能力的职业妇女给予一定的经济补偿、医疗服务和生育休假福利的社会保险制度。生育保险的内容一般包括产假、生育津贴和生育医疗服务三项内容。

实践中的人力资源

关于“五险一金”的法律规定

《中华人民共和国劳动法》第九章第七十三条规定“劳动者在下列情形下，依法享受社会保险待遇：①退休；②患病、负伤；③因工伤残或者患职业病；④失业；⑤生育”。因此，“五险”包括养老保险、医疗保险、工伤保险、失业保险和生育保险，其中养老保险、医疗保险和失业保险，这三种险是由用人单位和个人共同缴纳保费，工伤保险和生育保险完全是由用人单位承担的，个人不需要缴纳。“一金”指住房公积金。《国务院关于修改〈住房公积金管理条例〉的决定》第一条中将住房公积金定义为“国家机关、国有企业、城镇集体企业、外商投资企业、城镇私营企业及其他城镇企业、事业单位、民办非企业单位、社会团体及其在职职工缴存的长期住房储金”，住房公积金由用人单位和个人共同缴纳。

（二）法定休假

休假是根据国家法律规定和用人单位的作息制度，劳动者在履行劳动义务中可以休息一定的时间，不必从事工作，休息完毕后继续工作。休假制度是为保障劳动者休息权利而实行的带薪休息假期的制度。目前中国的休假制度主要包括三项内容，即公休假日制度、法定节假日制度、年休假制度。

休假制度通过立法形式保障劳动者的休息权利。我国的休假制度包括四种形式：

1. 公休假日制度 公休假日又称“公休日”，指法律规定或者依法订立的协议规定的每工作一定时间必须休息的时间。例如，每工作 5 天以后休息 2 天，这 2 天就是公休假日。中国目前实行每周 2 天的休假制度。

2. 法定节假日制度 法定节假日是指根据各国、各民族的风俗习惯或纪念要求，由国家法律统一规定的用以进行庆祝及度假的休息时间。各国对法定节假日的规定有所不同。《中华人民共和国劳动法》第四十条规定：用人单位在元旦、春节、国际劳动节、国庆节、法律、法规规定的其他休假节日，应当依法安排劳动者休假。

3. 年休假制度 年休假是指单位的劳动者每年享有保留工作，带薪连续休假制度。目前世界各国已广泛实行年休假制度。假期一般规定为 5～30 天，工资照发。年休假长短，一般按照劳动者的劳动时间的长短来确定假期的长度。对于特别繁重或者有害健康的工作，假期比一般工作时间长。假期内，劳动者一般不得被单位解除劳动合同。我国劳动法规定劳动者连续工作一年以上的，享受带薪年休假。

4. 探亲假制度 探亲假是指给予与配偶和父母分居两地的职工在一定时期内回家与配偶或父母团聚的假期的制度。中国自 1958 开始实行探亲制度，1981 重新修订颁布了《关于职工探亲待遇的规定》。这是与计划经济体制相联系的制度，随着我国市场经济体制的逐步确立和年休假制度的实行，探亲假渐渐被年休假所代替。

四、自愿福利

除了法定福利外，很多企业会自愿地提供很多福利，这些福利按项目内容的不同，可分为以下几类。

1. 经济性福利项目 指除了工资和奖金外，对员工提供其他的经济性补助的福利项目，如企业年金、团体人寿保险、住房补贴、结婚礼金等。经济性福利项目可以减轻员工的负担或增加额外收入，进而提高士气和工作效率。

2. 设施性福利项目 指从员工的日常需要出发，向员工提供设施性服务的福利项目，如员工免费宿舍、阅览室与健身房等。设施性福利项目是从关怀员工的日常生活出发，进而提供相关的硬件服务设施。

3. 娱乐性福利项目 指为了增进员工的社交和康乐活动，促进员工的身心健康及增进员工的合作意识，提供娱乐性的福利项目，如旅行、免费电影等。此类福利项目的设计是基于重视员工的管理理念，以满足员工参与感、被接纳、被认同的社会性需求。

4. 服务性福利项目 指为员工提供各种各样生活上、职业发展上等各方面服务的福利项目，如员工的身体健康检查和外派进修等。

5. 其他福利项目 指以上所列福利项目未包含的其他福利项目，如以本企业员工的名义向大学捐助专用奖学金等荣誉性福利。

五、弹性福利

传统上的企业所提供的福利都是固定的，而强调福利由员工自由选择的弹性的做法则是 20 世纪 90 年代福利制度改革的趋势。

(一)弹性福利制的含义

弹性福利制(flexible benefits system)又称为"自助餐式的福利",即员工可以从企业所提供的一份列有各种福利项目的菜单中自由选择其所需要的福利。弹性福利制是一种有别于传统固定式福利的新员工福利制度。弹性福利强调让员工依照自己的需求从企业所提供的福利项目中选择组合适于自己的一套福利"套餐"。每一个员工都有自己"专属的"福利组合。另外,弹性福利制非常强调员工参与的过程。实践中,实施弹性福利制的企业,并不会让员工毫无限制地挑选福利措施,通常企业都会根据员工的薪水、年资或家眷等因素来设定每一个员工所拥有的福利限额。而在福利清单上所列出的福利项目都会附一个金额,员工只能在自己的限额内认购喜欢的福利。

(二)弹性福利制的类型

弹性福利制从 20 世纪 70 年代初期开始兴起,历经多年的发展,已经演变出多种不同的类型,员工可根据自己的情况,选择对自己最有利的福利。

1. 附加型 附加型弹性福利计划是最普遍的弹性福利制。所谓附加,顾名思义就是在现有的福利计划之外,再提供其他不同的福利措施或扩大原有福利项目的水准,让员工去选择。例如,某家公司原先的福利计划包括补助费、意外险、带薪休假等。如果该公司实施附加型的弹性福利制,可以将现有的福利项目及其给付水准全部保留来当作核心福利,然后再根据员工的需求,额外提供不同的福利措施。每个员工则根据他的薪酬水准、服务年资、职务高低或眷属数等因素,发给数目不等的福利限额,员工再以分配到的限额去认购所需要的额外福利。有些公司甚至还规定员工未用完自己的限额,余额可折发现金,不过,现金的部分于年终必须合并其他所得课税。此外,如果员工购买的额外福利超过了限额,也可以从自己的税前薪酬中扣除。

2. 核心加选择型 此类型的弹性福利计划是由一个核心福利和弹性选择福利所组成。核心福利是每个员工都可以享有的基本福利,不能自由选择,可以随意选择的福利项目全部放在弹性选择福利之中,这部分福利项目都附有价格,可以让员工选购。员工所获得的福利限额,通常是未实施弹性福利制前所享有的福利,总值超过了其所拥有的限额,差额可以折发现金。

3. 弹性支用账户 是一种比较特殊的弹性福利制。员工每一年可从其税前总收入中拨取一定数额的款项作为自己的"支用账户",并以此账户去选购雇主所提供的各种福利措施。拨入支用账户的金额不须扣缴所得税,不过,账户中的金额如未能在年度内用完,余额就归公司所有,即不可在下一年度中并用,也不能以现金的方式发放。各种福利项目的认购款项如经确定就不能挪用。此制度的优点是福利账户的钱免于纳税,相当于增加净收入,所以对员工极有吸引力。缺点是行政手续过于繁琐。

4. 套餐 这种类型是由企业同时推出不同的福利组合,每一个组合所包含的福利项目或优惠水准都不一样,员工只能选择其中一种。就好像西餐厅推出的 A 餐、B 餐一样,顾客只能选其中一个套餐,而不能要求更换套餐里面的内容。在规划此种弹性福利制时,企业可根据员工的背景,如婚姻状况、年龄、有无眷属、住宅等要求来设计。

5. 选高补低型 此种福利计划提供几种项目不等、程度不一的福利组合供员工选择,以组织现有的固定福利计划为基础,再据此规划数种不同的福利组合。这些组合的价值和原有的固定福利相比,有的高,有的低。如果员工看中了一个价值较原有福利措施还高的福利组合,那么他就需要从薪水中扣除一定的金额来支付其间差价。如果他挑选的是一个价值较低的福利组合,就可以要求雇主发给其间的差额。对于此类型的弹性福利,员工至少有三种选择:①所选择的福利范围和价值均较大,需从员工的薪酬中扣除一定的金额来补足;②所选择的范围和价值相当于原有的固定福利措施;③所选择的福利价值较低,可获现金补助差额,但该项现金必须纳税。

弹性福利制对企业而言有一定的益处，但也有一定的弊端。因此对于处于经济迅速发展阶段的我国，为适应社会主义市场经济的需要，每一个企业都应认真地考虑有关员工的福利保险方面的问题，根据企业自身的特点，灵活运用各种形式发放福利。

实践中的人力资源

福利发错了吗

某医药公司的高层领导为感谢广大员工一年来的辛勤工作，特地准备了一项福利：为每一位员工准备一个公文包。公司高层本以为广大员工会喜欢这一份礼物，没想到却收到了很多抱怨意见，有的高层经理说："我平时上班根本用不着公文包，发一个只好留在家里"。尤其是广大女性员工更加反对，她们反对都用一样的包。"那样太没个性了"，王女士说，"如果能给我一个热水器就好了，我正需要"。公司发放福利的本意是为了更好地提高员工的士气，激励员工更加努力工作。然而福利发放不当，却起了相反的作用，伤害了员工的感情。

如果你是该公司的高层领导，遇到这种情况你会如何解决？

第六节 薪酬管理的发展趋势

知识经济时代的竞争，关键是人才的竞争。企业在获取竞争优势的过程中面临来自各方面的挑战。企业能否应对这些挑战，在很大程度上取决于人力资源的管理。而激发企业人力资源的有效手段就是建立富有竞争性和激励性的薪酬管理体系。建立全面的、科学的薪酬管理体系，对于企业在知识经济时代培育核心竞争能力和竞争优势，获得企业的可持续发展具有重要意义。

与传统的薪酬管理相比较，现代薪酬管理出现了以下发展新趋势：

一、全面薪酬

目前发达国家已普遍推行全面薪酬概念，即认为薪酬不仅仅是指纯粹货币形式的报酬，还包括非货币性的报酬，也就是在精神方面的激励，比如优越的工作条件、良好的工作氛围、企业培训机会、晋升机会等，这些方面也应该很好地融入到薪酬体系中去。公司给受聘者支付的薪酬应包括内在薪酬和外在薪酬两类，两者的组合被称之为"全面薪酬"。内在薪酬和外在薪酬相比较而言，更为灵活、更为经济，而且对员工的绩效有更高的认同程度。

二、"以人为本"的薪酬管理方案

管理是为人服务的，是以人为中心的。"以人为本"的薪酬管理方案正是体现了管理学的基本原理之一"人本原理"的核心内容与特点。当前，传统的、以等价交易为核心的雇员薪酬管理方案，正在被"以人为本"的人性化的和以对雇员的参与和潜能开发为目标的管理方案所代替。这种薪酬管理方案的实质是将薪酬管理作为企业管理和人力资源开发的一个有机组成部分，作为一种激励的机制和手段，其基本思路是将企业的工资计划建立在四个原则之上：薪酬、信任、缩减工资分类和基于业绩，目的是通过加大工作中的激励成分，换取雇员对企业的认同感和敬业精神。在主要基于脑力劳动的知识经济时代，薪酬不再是纯粹经济学的计算问题，更主要是人的心理学问题。薪酬的含义将更加注重人的价值，而不是工作的经济价值。其主要的实现措施包括：

（1）把雇员作为企业经营的合作者，建立雇员与企业同荣俱损的工资管理方案。

（2）改变以工作量测定为基础的付酬机制为以技能和业绩付酬机制。

（3）加大雇员薪酬方案中奖励和福利的比例，使之超出正常工资数额。

（4）使雇员的基础薪酬部分处于变动中，稳定收入比重缩小，不稳定收入加大。雇员工资的浮动部分视雇员对企业效益贡献而定。

（5）改变传统的工作时间计量和管理方法，以雇员自报的工作时间和工作量为报酬测量的依据，体现一种信任感等。

三、宽带型薪酬结构

宽带型薪酬结构是对传统上那种带有大量等级层次的垂直型薪酬结构的一种改进或替代。它是指对多个薪酬等级及薪酬变动范围进行重新组合，从而变成只有相对较少的薪酬等级及相对较宽的薪酬变动范围。一些学者认为，这种薪酬模式突破了行政职务与薪酬的联系，有利于职业发展管理的改善，建立了一种集体凝聚力，适应组织扁平化造成晋升机会减少的客观现实。当然，由于操作性问题，这种薪酬体系还在继续接受实践的检验。

四、薪酬设计的差异化

薪酬设计的差异化首先表现在薪酬构成的差异化，过去计划经济时代那种单一的、僵死的薪酬构成已不再适应现代企业的需要了，取而代之的是多元化、多层次、灵活的新的薪酬构成。其次，是专门人员薪酬设计专门化。销售人员在公司中作用巨大，在设计他们薪酬时不应该采取和其他部门人员相同的薪酬体系。再次，一些指标的制定过程也应该差异化，尽量避免“一刀切”的做法，职务评价、绩效考评应该分别制定标准。

五、雇员激励长期化、薪酬股权化

传统的薪酬制度主要采用工资奖金薪酬形式，其激励机制偏重于短期激励：工资、奖金与员工的工作绩效挂钩而与企业的远期发展目标脱节；员工的经济利益与企业经济效益的变动状况之间的相关度和敏感度较低，且工资又具有能上不能下的刚性。短期性质薪酬容易导致员工工作行为的短期化，而员工尤其是关键岗位上的优秀员工工作行为的短期化和人才流失，必然会影响企业的可持续发展和长期发展战略的实现。为了留住关键的人才与技术，稳定优秀员工队伍，长期的员工激励计划日益受到关注。

长期的薪酬激励计划是相对于短期的薪酬激励计划而言的，它是指企业通过一些政策和措施引导员工在一个比较长的时期内自觉地关心企业的利益，而不是只关心一时一事。其目的是为了留住关键的人才和技术，稳定员工队伍。其主要方式有：员工股票选择计划（ESOP）、资本积累项目、股票增值权、限定股计划、虚拟股票计划和股票转让价格等。

六、弹性福利制度

弹性福利制度是一种有别于传统固定式福利的员工福利新制度。弹性福利制度又称为“自助餐式的福利”，即员工可以从企业所提供的一份列有各种福利项目的“菜单”中自由选择其所需要的福利。弹性福利制度强调的是让员工依照自己的需求从企业所提供的福利项目中来选择组合属于自己的一套福利“套餐”，每个员工都有自己“专属的”福利组合。弹性福利制度还强调了“员工参与”的过程，希望从别人的角度来了解他人的需要。灵活的弹性福利制度不仅能节约公司花费在员工不需要的福利上的成本，而且能满足员工个性化的需要，把传统的单一福利由保健因素转变为员工激励因素，增加了员工的满意度和忠诚度，达到“福利比高薪更有效”的功效。

七、薪酬制度的透明化

薪酬制度透明是我国薪酬管理未来发展的必然趋势，更是绩效管理工作的意义所在。实行薪酬透明化，实际上是向员工传达了这样一个信息：公司的薪酬制度没有必要隐瞒，薪酬高的人有其高的道理，低的人也自有其不足之处；欢迎所有员工监督其公正性，如果对自己的薪酬有不满的地方，可以提出意见或者申诉，透明化是建立在公平、公正和公开的基础上，符合薪酬管理公平性原则的根本要求。

八、程序公平受到关注

以往许多企业对于薪酬沟通等程序性问题没有给予足够重视，许多员工对自己的薪酬知之甚少。出现这种情况的原因主要与经营者观念上的误区有关，他们认为薪酬管理只是管理者的事情，与普通员工无关，没有意识到良好沟通已经成为有效激励员工的重要因素。对于薪酬，员工对公平的关注已经从仅关注结果公平转向更加关注程序公平，即在关注薪酬分配结果的同时，也越来越关注薪酬沟通等程序公平的问题。

九、薪酬管理内容日趋丰富

以往企业薪酬管理内容比较简单，仅仅聚焦一两个管理点上，如薪酬形式、薪酬政策等。目前，随着市场经济的发展，薪酬管理的内容已越来越丰富，不仅包括薪酬的形式、政策，还包括薪酬的水平、结构、关系等多方面内容。

思 考 题

1. 什么是薪酬？薪酬包括哪几部分？
2. 不同的观点如何影响我们对薪酬的看法？
3. 薪酬管理应遵循哪些原则？
4. 薪酬管理战略流程包含哪些主要步骤？
5. 岗位评价的类型及对薪酬管理的意义是什么？
6. 如何理解基于职位、能力及绩效的工资制度？
7. 如何理解弹性福利制度？

案例解析

企业出高薪，员工为何还不满？

某制药企业的生产基地设置在一个县级市，生产基地的主要职能包括采购供应、生产体系、质量检测管理体系三个核心职能，员工 300 人左右，由一线工人、职能人员和管理人员构成。对于不同人员企业实行岗位工资制和定额工资制两种工资体制。

目前企业一个突出的问题是大多数员工对于目前企业给予的薪酬不满意。问卷调查表明：84%的被调查者与工厂的其他人相比，对目前的收入不满意，核心体现在一线部门与职能部门之间的矛盾、不同生产车间之间的矛盾；90%的被调查者与外单位的同学、朋友相比对目前的收入不满意；88%的被调查者与工作付出相比，对目前的收入不满意。但是对比近三年发达省份的制药企业职工平均工资，目前工厂的员工工资水平在中上水平，比如工厂办公室主任拿到手的工资为 5000～8000 元/月，一个车间主任在有些月份甚至可以拿到上万元。

1. 为什么企业付出了高工资，而员工从上到下对薪酬普遍不满意呢？

2. 如何处理好薪酬水平与员工薪酬满意度之间的关系？

解析 1：

所谓薪酬满意度，是指员工对获得企业的经济性报酬和非经济性报酬与他们的期望值相比较后形成的心理状态。从广义上看，是员工对其劳动所得的所有报酬的一种态度；从市场的角度看，是人力资源价格给员工造成的心理态度；从分配角度看，是企业对人力资源要素的回报是否符合员工心理的期望值。

企业付出高工资，为什么员工从上到下会对薪酬普遍不满呢？

第一，从对员工薪酬满意度影响因素进行分析，主要是如何处理好三个公平即外部公平、内部公平和个人公平的问题。

外部公平是指企业员工所获得的劳动报酬与劳动力市场价格水平相比较或者与同等行业、同等岗位的薪酬相比较。

内部公平是指在企业内部依照员工所从事工作的相对价值来支付报酬。与对外部公平的关注相比，员工更关注内部的相对不公平，他们在关心自己收入的同时，也在和周围的同事进行着比较。员工把自己薪酬与企业内部其他人薪酬进行比较之后，当员工感觉到自己没有得到公平待遇时，其薪酬满意度就会降低。但是，薪酬与满意度相联系的关键不是员工的实际所得，而是对公平的感觉。

个人公平是指员工个人对自己的资历、能力和对企业所作贡献的评价。薪酬支付的基本原则之一是效率优先，即按照员工的岗位和对企业的贡献大小付酬。要实现个人公平，首先是要把员工安排到最适合的岗位，并为他们的职业发展创造机会。即使是相同岗位的员工，其技能水平、工作能力、为公司创造的价值也是不一样的，因此当员工认为自己的薪酬水平与业绩不相符，“干多干少都一样，干好干坏都一样”时，也会产生对薪酬的不满。

第二，从工厂的具体情况分析来看，员工不满意的核心原因是目前的薪酬水平没有与企业的整体效益挂钩，没有随着企业的发展而增长，薪酬没有定期调整规划。其次，员工在对比外部企业薪酬标杆的时候，只和效益好的企业比较工资水平，参照标准的错位导致工厂员工即使获得高于行业和地区平均水平的薪酬，也仍然不满。另外由于工厂实行两套工资体制，岗位工资制和产量没有直接关系，定额工作制则和产量挂钩，随产量的增长生产部门的工资相应增加，而行政部门的工资没有相应变化，这是员工间相互不满的原因之一。例如，工作性质、能力素质要求接近的质量管理人员与车间的技术工人之间的薪酬差异较大；而不同车间之间的矛盾，是定额确定不合理导致的；不同工序之间的矛盾在于，岗位价值有差异的岗位薪酬没有差异。

解析 2：

处理好薪酬水平与员工薪酬满意度之间的关系，提高员工的薪酬满意度，可以具体采取以下策略：

第一，提高管理者的认识。管理者要从思想上重视员工薪酬满意度的管理，重视员工的需求，要通过员工薪酬满意度调查了解员工的实际需要，为企业制定人力资源管理政策提供依据。提高员工薪酬满意度是企业人力资源管理的日常工作，是一个不断改进的过程，随着企业的情况改变而改变，没有一成不变的激励，也没有绝对正确的激励方式。企业管理者必须全面了解员工的薪酬满意状况及需求，制定并实施有针对性的激励措施，提高员工对薪酬的满意度，激发员工的工作热情。

第二，进行岗位测评，评估岗位相对价值。岗位测评是根据企业的发展战略，结合企业经营目标，利用科学的方法对企业所设岗位职责大小、难易程度、技能要求等方面进行测评，评估出各岗位相对价值，并根据岗位相对价值和对企业的贡献度，划分出职位等级，确定各岗位之间的相对工资率和工资等级。岗位测评是对“岗位”进行的价值判断，而不是针对实际从事这些工作的员工。我们应明确进行岗位测评是评价某岗位应该承担的职责，而不是该岗位员工现实实际行使的职能。因此，企业要建立一套规范、合理、公正的岗位评估体系和程序，通过严格而科学的岗位测评，使各岗位之间的相对价值得到公平体现，有效地解决员工的内部公平问题。

第三，建立有效的沟通机制。员工薪酬的内部公平度是员工的主观感受，要解决这一问题，可通过加强管理者和员工的沟通交流的方式，增强员工与管理者之间的相互信任。现在许多企业采用薪酬保密制度，提薪或奖金发放不公开，其目的是为了防止员工在知道其他员工的薪酬后，降低对薪酬管理公平度的认同。但这种封闭式制度使员工很难判断报酬与绩效之间的联系，员工既看不到别人的报酬，也不了解自己对企业的贡献，这样会削弱薪酬制度的激励和满足效用。沟通机制是使员工感受平等的有效方法，也是实现报酬满足与激励机制的重要手段。

第四，通过薪酬市场调查，确定企业的薪酬水平。薪酬市场调查是解决薪酬外部不公平的有效手段。通过外部市场调查，以了解市场薪酬水平及动态，尤其是同行业企业的薪酬水平，从而检查分析本企业各岗位薪酬水平的合理性，确定薪酬在市场上的地位和竞争力。实践表明，一个企业在薪酬水平的确定上可以采取与社会平均水平持平、略高于社会平均水平、略低于社会平均水平等几种方式。一般说来，企业薪酬水平要处于市场平均水平线以上才具有外部竞争力。制定与市场平均水平线相对应的或高于其的企业薪酬水平，将有助于企业吸引和留住企业所需要的优秀人才。当然，在确定企业的薪酬水平时，还要综合考虑公司的战略定位及发展阶段，是选择薪酬水平领先策略，还是市场跟随策略，对企业薪酬水平是高于、等于还是低于市场平均水平，应具体情况具体分析，要对企业的支付能力进行深入分析，考虑到提高薪酬水平所带来的企业效益应大于成本支出，这是企业必须考虑的实际问题。

第五，设计合理的薪酬体系。企业提高薪酬满意度必须设计合理的薪酬体系和相应的配套制度。实行岗位薪酬制度的企业，在目前缺少其他激励方式的情况下，绩效薪酬应当成为激励员工的主要方式，以区别在相同岗位上工作的人对组织的不同贡献。在绩效薪酬的管理中，对员工的绩效评估主要是通过对员工行为测评和业绩测评来实现的。这就要求企业建立完整的业绩评价体系，使公司的薪酬体系要富有弹性，以保证绩效薪酬能够起到对员工的激励作用。

案例讨论

小李为什么辞职?

小李经过一番努力终于应聘成为一家向往已久的医药保健品公司的销售员。小李觉得这份工作来之不易，也想充分发挥自己的才能，因此他工作非常努力。每天都拜访好几家新客户，回家后还在报纸上花大量时间收集客户信息。

这样工作了两个月后，小李的工作状态越来越差，工作也不积极了，于是向公司提出了辞呈。由于小李是同批招聘的员工中表现优秀的员工，在公司的表现也比较突出，为什么工作刚刚上手就要辞职呢?人力资源部经理与小李进行了谈话，了解到小李辞职的原因。

原来，小李在进公司之前了解到，不论是新业务员还是老业务员，底薪与提成都是一视同仁，提成都按销售额的 5%，相比其他几家应聘过的公司，该公司的薪酬制度还是比较有竞争优势而且比较公平的。但慢慢地小李发现，尽管自己每天不停地打电话、拜访客户，但是他的销售业绩在公司的业绩公告栏上还是远远落在两位老业务员的后面。第一个月薪酬发下来，老员工比小李多出十几倍，后来仔细留意才发现，原来公司的两部客户咨询电话都放在老员工的办公桌上，每当有客户打来电话咨询，都被老员工纳为自己的客户。老员工只要坐在办公室，守住电话，便可以掌握大量的优质新客户，而像小李这样的新员工只能自己开发新客户。

思考题：

1. 案例中小李的辞职说明了什么?
2. 如果你是该公司的人力资源部的经理，你会如何解决该问题?

模拟实践

福建省三明市公立医院薪酬制度改革

十八届三中全会提出了要建立适应行业特点的公立医院薪酬制度，公立医院薪酬制度是人力资源和社会保障部下一步需要重点研究的一项制度。中国人事科学研究院公立医院薪酬制度改革专项课题组于2014年5月、2014年11月两次赴福建省三明市就相关情况进行重点调研，综述如下。

一、三明市公立医院改革取得的成效

作为全国首个在所有公立医院推动综合改革的地级市，三明市公立医院改革的诸多举措引起了社会各界的广泛关注，全市22家县级以上公立医院的改革取得了多重成效：

一个提升：医院医药总收入含金量大幅提升。2012年改革后，医务性收入（包括诊查护理床位、手术治疗、检查化验）占医药总收入的比重提高了11.53%，2013年，又提高了10.27%。改革后，公立医院收入的结构比例得到了良性回归，医务性收入所占比重逐年增加，药品和耗材的费用大幅下降，改革红利从遏制药价虚高、堵住药品耗材浪费、挤压医药代表暴利中来。

两个下降：医院的医药费用增幅下降和老百姓看病费用下降。一是医药费用增幅下降。2013年，全市医疗机构实际医药费用增长5.83%，比正常增长（按照改革前历史数据推算得出）减少了14个百分点，遏制了医药费用大幅增长的趋势。二是老百姓看病费用相对下降。人均出院费用从2011年5020.99元下降到2013年4692.32元，下降幅度达6.55%。人均门急诊费用从2011年119.46元/次到2013年119.75元/次。如果按照医药行业每年正常增长5%左右的规律计算，2013年的实际门急诊费用相对下降。

两个扭转：扭转医保统筹基金亏损局面和医院药占比过高问题。一是医保统筹基金扭亏为盈。从2011年亏损7552.59万元到2013年结余7517.08万元，扭转了以往收不抵支的局面。二是药品收入占总收入比重逐年下降。2011～2013年，全市医院总收入增长了18.88%，与此同时，药品收入占医院总收入比重下降了18.56%。总体来看，三明市公立医院改革初步取得群众、医院、政府多方共赢的效果，老百姓看病费用下降，医疗机构收入总额上升、结构优化，医保基金扭亏为盈。

二、三明市公立医院薪酬改革情况

（一）三明市公立医院薪酬改革采取的主要措施

为调动医务人员积极性，强化医院内部管理，增强医疗体系的内生动力，三明市政府、医改小组、公务员局、财政局、卫生局发布一系列措施，在全市范围内实施公立医院收入分配制度改革：

一是建立院长考核评价体系，实行医院院长年薪制，由财政全额支付院长年薪。三明市在全市22家县级以上公立医院，建立了一套院长考评体系，包括六大类40项指标，对院长进行全面考核，依据考核结果确定院长年薪。院长年薪由基本年薪（包括岗位工资、薪级工资、基础性绩效工资）和年度绩效构成，目标年薪为30万元，统一由市卫生局、财政局、公务员局、人力资源和社会保障局考核确定，并按隶属关系由同级财政部门核拨给同级卫生局，再由同级卫生局直接支付给医院院长，督促院长代表政府对公立医院进行精细化管理。

二是建立医生（技师）考核评价体系，实行医生（技师）年薪制。三明市各家公立医院建立了符合本院特点的临床医师类、技师类医务人员考核体系，按照级别和岗位，实行四个等级的年薪制，主任医师最高年薪25万元，副主任医师最高年薪20万元，主治医师最高年薪15万元，住院医师最高年薪10万元，每一级别内再设若干档次，具体由医院自行确定，所需资金由医院负担。

三是建立医院工资总额核定办法。三明市制定了公立医院工资总额核定办法，对所有试行年薪制的公立医院实行工资总额一年一核定的办法。各医院工资总额的确定，与当年医务性收入、院长年度考核百分值、工资总额比率、工资总额调整系数挂钩。工资总额的范围指医院所有人员的工资，包括实行年薪制的医生（技师、临床药师）、护理人员、行政后勤人员，以及医院编外自聘人员等的薪酬。

（二）三明市公立医院薪酬改革取得的成效

从上述公立医院薪酬制度改革办法来看，三明市实施的诸多举措，取得以下效有：

一是薪酬改革释放积极信号，充分尊重医务人员劳动价值和社会地位。按“各医院在制定工资分配方案时，应向临床一线倾斜”原则，医院工作人员分为临床医（技）师、护理和工勤三类，分别按高于当地事业单位平均工资水平3倍以上、略高于教师平均工资水平和相当于事业单位平均工资水平的标准核定年薪，制定各岗位的目标薪酬，使医生工资处于社会工资水平的顶层。

二是提高核心医务人员合法收入水平。此次薪酬改革，重点调整了临床医（技）师等核心医务人员的合法收入水平。2013年，所有核心技术人员，包括主任医师、副主任医师、主治医师、住院医师的合法收入都有提升，全市所有医师平均收入比2012年增长了47.85%。医师平均收入约是三明市在岗职工工资的2倍多，基本达到薪酬制度改革的初期目标。

三是提高其他医务人员工资水平。为平衡医院内部各群体之间的收入差距，在大幅提高临床医（技）师等核心医务人员工资的同时，护理人员、管理和后勤人员的工资水平也得以增长。2013年，护理人员工资增长幅度31.54%，管理和后勤人员23.36%，这一增幅高于在岗职工平均工资水平的增长幅度。

四是初步建立起合理的工资总额核定方法。三明市建立的工资总额核定方法，与药品、耗材销售额和检查、化验收入额脱钩，有效遏制了医院“大处方”“大检查”行为，降低了医疗费用支出水平，获得患者看病费用下降和医保基金支出降低的双重效果；同时，与医务性收入、院长考核结果挂钩，倒逼医院完善考核评价体系，使医生回归看病角色，院长加强医院管理，提升医院服务能力、提高医疗服务质量。

五是规范医院收入来源。改革后的薪酬制度，通过建立考核评价体系，一方面，激发医务人员工作积极性，鼓励医务人员提供优质服务，吸引更多的患者到本院就医，提高医院的整体医务性收入水平，进而提升医务人员的阳光工资水平；另一方面，对医务人员实行严格监督，对药品、耗材、检查、化验收入占医药总收入超出规定比例的，实行绩效考核扣分制，降低考核分值和绩效工资水平，有效遏制了医务人员创造灰色收入的行为。

（三）三明市公立医院薪酬改革后存在的问题

三明市公立医院的薪酬制度改革，对激发医务人员工作热情、认可医务人员劳动价值、提高医疗服务质量、确保医疗服务安全等方面都起到了积极作用。但是，仍然存在着一些问题：

一是部分核心技术人员不满意薪酬现状。一方面医院的工资总额与医院的医务性收入、院长年度考核分值有关，部分业绩欠佳的医院由于这两项指标得分较低，导致实际允许发放的工资总额较低，医技人员的工资水平达不到政府的目标年薪，引起医技人员的不满，甚至怀疑医院私自挪用了医技人员的工资经费。另一方面，部分医技人员认为，名义上的“年薪制”，其本质还是原来的绩效工资制，医院设置的考核指标过细，医技人员不清楚考核内容，更不适应考核体系，实际上没有达到理想的工资水平。

二是医院内部实行不同薪酬制度，引起各群体攀比与不和谐。公立医院薪酬制度改革方案中提出，医生、技师、临床药师等核心技术人员按年薪制方案实施，其他人员继续执行绩效工资制度。未实行年薪制的医务人员内心感觉医院内部的收入差距在拉大，自己的劳动价值和劳动贡献不被认可，引起不满与攀比。

三是工资未来的持续性增长不确定。工资总额的核定办法中，与长期提升医务人员工资水平相关的指标主要是医院当年的医务性收入，而医务性收入能否保持持续性增长是一个不确定的问题，医务人员对收入的未来增长前景表现出不同程度的担忧。

四是各医院收入水平有较大差距。由于医院工资总额的核定与医务性收入和院长考核分值挂钩，部分效益好的医院这两项指标得分较高，工资总额较大，医务人员的平均收入水平较高，部分效益欠佳的医院则工资总额较低，科室副主任医师收入甚至没有效益好的医院护士收入高。

模拟练习：

1. 通过网络进一步收集三明市公立医院薪酬制度改革的相关资料，详细加以阅读分析。

2. 阅读国办发〔2015〕38号《国务院办公厅关于城市公立医院综合改革试点的指导意见》，说出该指导意见中有关薪酬改革部分是如何论述的？

3. 根据三明市公立医院薪酬制度改革的相关资料，提出您的建议方案。

4. 在此基础上，找一家你所熟悉三甲医院进行调研，了解该医院的薪酬体系构成，结合医院具体实际为该医院制定一套薪酬改革方案。

（齐齐哈尔医学院　史孝志）

第八章 劳动关系管理

本章要点

1. 熟悉劳动关系的概念与性质。
2. 掌握劳动关系的主体和类型。
3. 了解调整劳动关系的法律基础。
4. 了解劳动合同的概念与特征。
5. 掌握劳动合同的种类与内容。
6. 了解劳动合同订立的原则、变更的含义。
7. 熟悉劳动合同解除的种类与终止的法律规定。
8. 了解劳动争议的概念。
9. 熟悉劳动争议处理的原则与方式。
10. 掌握劳动争议处理机构的类型及其处理程序。

导入案例

Offer Letter 的法律效力

小陈是上海一家民营医药公司的销售经理，经营业绩非常突出，在行业内已有一定的知名度。这家民营企业给她的待遇也不错，但她一直希望能到外资医药企业工作，并尝试向同行业一些招聘相关人才的外企提交简历。某日她接到同行业另外一家外企的录用通知书(Offer Letter)，该家外企表示愿意录用其为销售经理，并在录用通知书上明确了她的薪资待遇，并约定1个月后正式到本企业来上班，并让她先做一个本行业的销售调查报告。陈小姐非常高兴，马上向自己现在所在的企业提出辞职。但是快到约定上班的时候，这家外企却突然通知她，提出由于人力资源模式临时调整，她的职位已被精简掉了，所以也不用按约来报到上班了。陈小姐接到通知后一下子傻了眼，原来的工作辞掉了，新的工作又取消了。于是她打电话给这家外企，告知他们自己已经辞掉了薪水丰厚的原工作，代价巨大，希望他们给个说法或如约提供岗位。这家外企提出，录用通知书只是一个通知，并不是劳动合同本身，她的说法不成立。

企业向员工发放 Offer Letter，其实是一种邀约的法律行为，对企业和员工双方进行约束。然而，Offer Letter 本身不是劳动合同，在一般情况下，雇佣双方会另行签订劳动合同，如果两者在条款上产生矛盾，那么劳动合同将取代 Offer Letter 来规范劳动关系的当事人。既然 Offer Letter 在员工承诺后，是一份对双方都由法律约束力的合同，那么企业单方面撤销录用，解除该合同，是否具有法律效力呢?企业由此应该承担什么样的违约责任？这里的关键在于企业解除的究竟是一份合同还是一段劳动关系。由于 Offer Letter 的本质仅是双方达成聘用意向，在很多情况下，聘用双方会在条款中具体明确员工的录用或入职日期，因此 Offer Letter 虽然成立了，但是在约定的录用日期之前与员工的劳动关系还没有形成。那么在此情况下，Offer Letter 的效力受到《合同法》的调整，企业单方撤销合同在法律上被称为预期违约，合同可以解除，但是如果员工证明其因为企业的违约行为遭受损失，那么企业应该对该损失承担赔偿责任。

然而，在某些情况下，企业的违约行为将不仅仅涉及合同本身，而且还涉及解除劳动关系的问题。如果企业在发送 Offer Letter 后，员工履行劳动义务，或者员工能够举证劳动关系的各项权利义务已经运行，那么双方实际上就已经形成了劳动关系，在本案中即是如此。企业的撤销录用就直接成为解除劳动关系的法律行为，其行为应该直接受到《劳动合同法》的调整。依据《劳动合同法》相关法规规定，用人单位解除劳动关系必须严格依据法定的标准，其随意的解除行为会因为员工的诉请而被仲裁委员会或法院撤销。当然，如果员工同意企业单方解聘行为，那么企业必须按照法定的标准向员工承担违约责任。

从本案例中我们可以看出，理解劳动关系的定义，劳动合同的生效等知识非常重要。但我们在实际生活中遇到劳动争议时我们应当怎么理解争议？应当通过什么样的程序向什么部门提起争议解决处理呢？在劳动争议中将得到怎样的经济赔偿呢？这些都是本章将要涉及的内容。本章将全面系统地讲解有关劳动关系的管理。

第一节　劳动关系概述

一、劳动关系的概念与性质

（一）劳动关系的概念

所谓劳动关系（labor relation），是指劳动者与劳动力使用者在实现劳动过程中所建立的社会经济关系。

劳动关系的基本内容包括三个方面：第一，劳动者（员工）与劳动力使用者（雇主）在实现劳动过程中，就工作任务、劳动报酬、劳动纪律与奖惩、工作和休息时间、劳动安全卫生、福利保险、职业培训等方面形成的关系；第二，代表劳动者利益的工会与劳动力使用者（用人单位）之间发生的关系；第三，劳动行政部门、法律部门与劳动者和劳动力使用者在劳动就业、劳动争议等方面发生的关系。

虽然由于政治经济体制或研究视角的不同，在不同的国家和研究领域，劳动关系被称为诸如劳资关系、雇佣关系、劳工关系和产业关系等。但是，劳动关系最为通用，因为它更能反映劳动者与劳动力使用者之间社会经济关系所具有的本质特征。

（二）劳动关系的性质

我们从上述劳动关系的含义中可知，劳动关系既有经济关系的性质，又有社会关系的性质。

1. 劳动关系是一种经济关系　是指劳动者和劳动力使用者之间是以满足彼此的经济利益为纽带联系在一起的。雇主以支付报酬为代价，购买劳动者的劳动，并为自己获取利润；劳动者通过出卖劳动获取雇主支付报酬，以满足自己的经济利益需求，并进行劳动力的再生产。“劳动”的买卖双方都是以实现自己的经济目标为目的，经济利益构成劳动关系的核心，它贯穿于劳动者和劳动力使用者双方劳动关系存在的始终，并产生相应的权利义务关系，双方基于有偿劳动所形成的权利义务关系构成了劳动关系的重要内容。

2. 劳动关系是一种社会关系　劳动关系并非是一种简单的经济关系，同时又是一种社会关系，在劳动关系双方的互动过程中，劳动者在追求经济利益的同时，也寻求其他方面的利益，如荣誉、渴望尊敬、归属感、成就感、安全感等，劳动者和劳动力使用者双方之间，除了经济利益的关系，还有非经济的社会、文化及政治关系。此外，劳动关系双方与工会、劳动行政部门、法律部门之间除经济关系外，也表现各种社会关系的性质。

二、劳动关系的主体

从狭义的经济关系角度讲，劳动关系的主体包括劳动者和劳动力使用者（雇主）双方。从广义的社会关系角度讲，劳动关系的主体不仅包括劳动者和劳动力使用者双方，还包括与之发生关系的各有关方面，如代表劳动者利益的工会、政府的劳动行政管理部门、法律部门，以及代表劳动力使用者利益的雇主协会组织等。具体如图 8-1 所示。

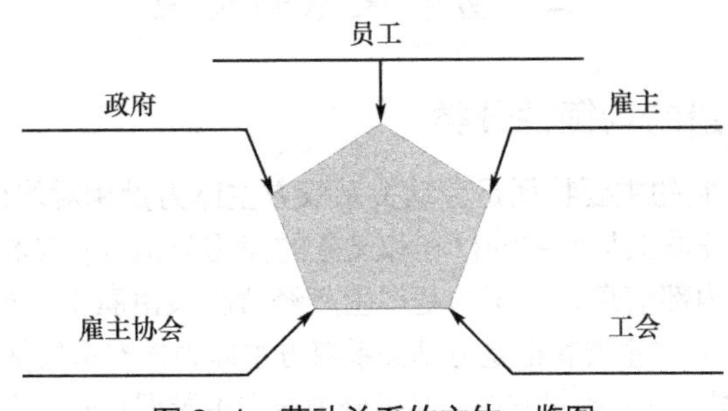

图 8–1 劳动关系的主体一览图

（一）员工

员工也称雇员、雇工、劳工、受雇人，是指在用人单位中本身不具有基本经营决策权力并从属于这种决策权力的工作者。

员工和雇主的主要区别在于经济上的从属权，员工完全被纳入到雇主具有所有权的经济组织之内，通过向组织提供劳动（出卖劳动力）获取收入，但不具有该组织的基本经营决策权。经济上的从属性也是区分员工与独立劳动者的一个根本标准。

员工的范围应当包括：蓝领工人、医务人员、办公人员、教师、社会工作者等，但不包括自由职业者、自雇佣者。

（二）雇主

雇主也称雇佣者，是指在一个用人单位中，使用雇员进行有组织、有目的活动，并且向雇员支付工资报酬的法人或自然人。

雇主是相对雇员而言的，雇主是员工劳动的购买者和使用者，既可以是法人组织，也可以是个体的自然人。其具有经济组织的所有权和经营决策权。需要特别指出的是，在许多经济组织中，中低层管理者也是受雇人员，而不是雇主代表或雇主。

（三）工会

工会是由员工自愿组织起来的，代表员工共同利益的团体。在劳动关系中，由于员工与雇主之间对双方追求利益的认知上经常出现差异，从而导致冲突的发生，在冲突过程中，因经济上的从属性，员工总是处于弱势地位。为了提高与雇主抗衡能力，员工就需要组织成立能够代表全体员工共同利益的团体（工会）。

工会的主要职责是代表员工与雇主进行集体谈判，以维护员工的合法权益，如提高员工的经济地位、维护和改善员工的劳动条件等。

（四）雇主协会

雇主协会由雇主组成，代表和维护雇主的利益，它主要通过集体谈判和协商的方式，与工会协调解决员工与雇主之间紧张的劳动关系。

（五）政府

政府在员工与雇主的劳动关系中扮演着监督者和调解者的双重角色。作为监督者，政府通过法律手段介入和调整劳动关系，监督劳动关系双方权利和义务的使用与执行，由于员工相对于雇主的弱势地位，因此需要加大对雇主的监督力度；作为调解者，政府要以《劳动法》为基础支持劳动关系中的调解和仲裁程序，鼓励员工与雇主双方尽可能利用调解和仲裁程序解决劳动纠纷。

三、劳动关系的类型

（一）按照主体力量的均衡性分类

1. 均衡型劳动关系 它的主要特征是劳动关系双方主体力量相对均衡，具有相互制衡性。其主要表现为：能够基本保证员工与雇主的权利和义务的使用与执行；在相关法律、法规和制度下，员工及工会有权了解组织内部信息；组织的基本生产经营决策由雇主、员工和工会协商做出。

2. 倾斜型劳动关系 它的主要特征是劳动关系双方主体力量严重失衡，一方在组织中居主导地位，一方居从属地位。依据力量的倾斜方向，又可分为雇主主导型和雇员主导型，前者表现普遍。

3. 政府主导型劳动关系 它的主要特征是政府成为控制劳动关系的主要力量，并决定劳动关系的事务。新加坡是典型的政府主导型劳动关系国家。

（二）按照员工与雇主双方利益的一致性程度分类

1. 利益冲突型劳动关系 它的主要特征是员工与雇主之间存在严重的利益冲突。该类型的劳动关系通常存在于工会力量比较强大的产业中，工会在代表员工与雇主就员工的工资和福利等问题进行谈判时往往表现强硬，引发冲突。

2. 利益协调型劳动关系 它的主要特征是员工与雇主之间的权利对等和地位平等，该型劳动关系强调民主性，在处理利益冲突时，双方遵循平等协商的原则。

3. 利益一致型劳动关系 它的主要特征是以企业管理者或雇主为中心，强调雇主的权威性，以员工与雇主利益一体论为经营哲学理念，主张通过企业内部的管理制度和激励机制来协调员工与雇主之间的利益冲突。

四、调整劳动关系的法律基础

劳动关系是劳动者与劳动力使用者在实现劳动过程中所建立的社会经济关系。它既属于人力资源管理的范畴，也属于法律调整的范畴，具有明确的法律内涵。下面介绍一些主要调整和规范劳动关系的法律、法规及司法解释。

（一）调整劳动关系的法律法规

我国目前调整劳动关系的基础法律主要有八大法规，具体如图 8-2 所示。

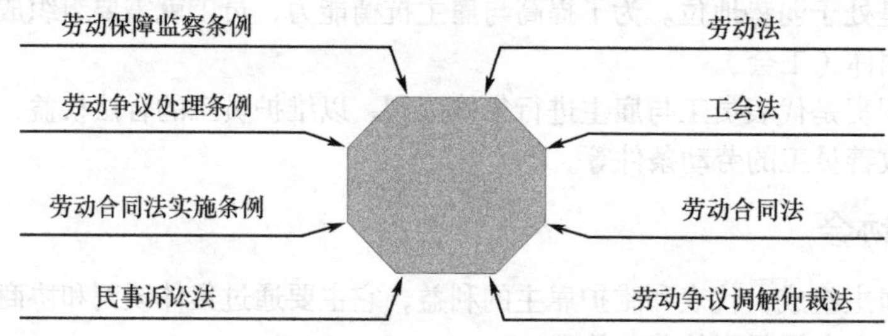

图 8-2　我国调整劳动关系的主要法规一览图

1.《中华人民共和国劳动法》(以下简称《劳动法》) 该法于1994年7月5日第八届全国人民代表大会常务委员会通过，自1995年1月1日开始施行，它是调整劳动关系的基本法律。调整的主要对象为劳动合同、集体合同、工资、劳动安全卫生、女职工和未成年工保护、职业培训、社会保险和福利、劳动争议处理等方面。

2.《中华人民共和国工会法》(以下简称《工会法》) 该法于1992年4月3日第七届全国人民代表大会第五次会议通过，自1992年4月3日开始施行，调整的主要对象为工会与用人单位、职工之间在代表和维护职工合法权益时发生的关系。

3.《中华人民共和国劳动合同法》(以下简称《劳动合同法》) 该法于2007年6月29日第十届全国人民代表大会常务委员会第二十八次会议通过，自2008年1月1日开始施行。

4.《中华人民共和国劳动争议调解仲裁法》(以下简称《劳动争议调解仲裁法》) 该法于2007年12月29日第十届全国人民代表大会常务委员会第三十一次会议通过，自2008年5月1日开始施行。

5.《中华人民共和国民事诉讼法》(以下简称《民事诉讼法》) 该法于1991年4月9日第七届全国人民代表大会第四次会议通过并开始施行。2007年10月28日第十届全国人民代表大会常务委员会第三十次会议通过《全国人民代表大会常务委员会关于修改〈中华人民共和国民事诉讼法〉的决定》，修订后的《民事诉讼法》自2008年4月1日开始施行。

6.《中华人民共和国劳动合同法实施条例》(以下简称《劳动合同法实施条例》) 该条例于2008年9月18日由国务院公布并开始施行。

7.《中华人民共和国企业劳动争议处理条例》(以下简称《劳动争议处理条例》) 该条例于1993年6月11日由国务院公布，自1993年8月1日开始施行。

8.《中华人民共和国劳动保障监察条例》(以下简称《劳动保障监察条例》) 该条例于2004年11月1日由国务院公布，自2004年11月1日开始施行。该条例的颁布实施，规范了劳动保障监察程序，明确了劳动保障行政部门、用人单位和劳动者在劳动保障监察工作中的权利与义务，标志着我国以《劳动法》为主体的调整劳动关系的法律法规体系的进一步完善。

(二)调整劳动关系的司法解释

1.《最高人民法院关于审理劳动争议案件适用法律的若干问题的解释》(法释[2001]14号) 该解释于2001年3月22日由最高人民法院审判委员会第1165次会议通过，自2001年4月30日开始施行。

2.《最高人民法院关于人民法院审理事业单位人事争议案件若干问题的规定》(法释[2003]13号) 该规定于2003年6月17日由最高人民法院审判委员会第1278次会议通过，自2003年9月5日开始施行。

3.《最高人民法院关于劳动争议仲裁委员会逾期不作出仲裁裁决或者作出不予受理通知的劳动争议案件人民法院应否受理的批复》(法释[1998]24号) 该解释于1998年6月8日由最高人民法院审判委员会第991次会议通过，自1998年9月9日开始施行。

4.《最高人民法院关于人民法院对经劳动争议仲裁裁决的纠纷准予撤诉或驳回起诉后劳动争议仲裁裁决从何时起生效的解释》(法释[2000]18号) 该解释于2000年4月4日由最高人民法院审判委员会第1108次会议通过，自2000年7月19日开始施行。

5.《最高人民法院关于劳动争议仲裁委员会的复议仲裁决定书可否作为执行依据问题的批复》(法复[1996]10号) 该解释于1996年7月21日由最高人民法院颁布并施行。

6.《最高人民法院关于民事诉讼证据的若干规定》(法释[2001]33号) 该规定于2001年12月6日由最高人民法院审判委员会第1201次会议通过，自2002年4月1日开始施行。

7.《最高人民法院关于实行社会保险的企业破产后各种社会保险统筹费用应缴纳至何时的批复》(法复[1996]17号) 该解释于1996年11月22日由最高人民法院颁布并施行。

8.《最高人民法院关于在民事审判工会中适用<中华人民共和国工会法>若干问题的解释》(法释[2003]11号) 该解释于2003年1月9日最高人民法院审判委员会第1263次会议通过，并开始施行。

实践中的人力资源

湖南某医药有限公司与小刘的纠纷

2012年6月9日，小刘被聘为湖南某医药有限公司的员工，其工作岗位为市场策划部。2012年7月13日，双方签订了《目标管理责任书》，该目标管理责任书明确：①企业聘用小刘为产品代理中心营销部经理；②结算价格及利润分配：企业按代理产品实际进价的110%与小刘进行结算，其余利润用于销售费用包干和工资收入；③本责任书的期限为2012年6月26日至2013年12月31日，到期后如双方终止合作，则小刘应在3个月内归还所有货款。2013年5月9日，双方对货款进行了结算，除去应提成15 500元外，小刘尚欠货款66 600元。《目标管理责任书》到期终止后，小刘以企业供应的药品存在质量问题和供货不及时等为由，直到2014年3月31日还未归还所欠的66 600元货款。该企业经多次催要未果后诉至法院。

首先，双方签订的《目标管理责任书》系双方的真实意思表示，其内容不违反法律、行政法规的规定，具有法律效力，双方形成了劳动合同关系，应当履行并受法律保护。小刘在《目标管理责任书》终止后未按期向企业归还所销售产品的货款的行为已构成违约，应承担该纠纷的全部责任；对于小刘所主张的公司所提供的产品部分有质量问题、没有保证货源的供应导致被告的利益受到损害。由于未能提供充分的证据，不受法律支持。因此，小刘应当归还66 600元货款。

（根据长沙市法院相应资料整理）

第二节 劳动合同

一、劳动合同的概念与特征

（一）劳动合同的概念

关于劳动合同的概念，在我国的《劳动法》中是这样表述的："劳动合同是劳动者与用人单位确立劳动关系、明确双方权利和义务的协议。"劳动合同是维护劳动者和用人单位合法权益的法律保障。劳动合同的这一概念具有以下含义：

（1）劳动关系是以劳动合同来确立，雇主和员工之间建立劳动关系，必须签订劳动合同。它是雇主和员工双方之间劳动关系成立的法律凭证。

（2）劳动合同作为确立劳动关系的协议，其主要内容是在劳动关系存在期间双方需要履行的有关责任、权利和义务的规定条款。同时，劳动合同也是双方协调劳动关系的重要法律直接证据和依据，劳动合同一经签订，具有法律效力，对合同双方当事人产生约束力，合同双方必须认真履行，否则，要承担相应的法律责任和违约成本。

（3）劳动合同的主体是员工和雇主。作为劳动合同关系的当事人，只有双方具备法律规定的基本条件，才有参与劳动合同关系的资格，才有可能成为劳动合同关系中的一方当事人。即员工必须达到法定的最低劳动年龄，用人单位（雇主）必须是依法设立的企（事）业组织、国家机关、社会团体或者私营经济组织。

注：在我国有关劳动关系的各种法律法规中较少使用“雇主”和“员工”称谓，相应地使用“用人单位”和“劳动者”的概念。

用人单位主要包括：在中国境内的企业单位，如国有企业、集体企业、私营企业、外商投资企业等；国家机关、事业单位、社会团体等与劳动者订立了劳动合同的单位；个体工商户、个体承包经营户等个体经济组织。

劳动者主要包括：与中国境内的企业、个体经济组织建立劳动合同关系的职工和与国家机关、事业组织、社会团体建立劳动合同关系的职工。

公务员、农业劳动者、现役军人和家庭保姆没有纳入到我国《劳动法》调整范围。

（二）劳动合同的特征

劳动合同是经济合同的一种，它具有一般经济合同所共有的特征：①依法订立。劳动合同必须依法订立，要求主体合法、内容合法、形式合法、程序合法。任何一方面不合法，都是无效的劳动合同。②协商一致。劳动合同是双方当事人之间的协议，只有双方当事人意思表示一致，在协商一致的基础上达成协议，劳动合同才成立，不是单方意思表示的结果。③合同主体地位平等。即双方当事人的法律地位是平等的，劳动合同的订立是双方当事人的自愿行为。④有偿性。劳动合同是一种有偿合同，劳动者向用人单位（雇主）提供劳动，用人单位向劳动者支付报酬。

劳动合同除具有上述一般经济合同所共有的基本特征外，还有其自身的法律特征：

1. 劳动合同主体的构成具有特定性　劳动合同由特定的劳动者个人和用人单位双方依法订立的，任何两个组织之间订立的有关劳动（劳务）问题的协议不属于劳动合同。

2. 劳动合同是确立劳动关系的普遍法律形式　我国《劳动法》规定，建立劳动关系就应订立劳动合同，劳动合同是确立劳动关系的法律凭证。这表明劳动合同是确立劳动关系的普遍性法律形式。

3. 劳动合同的内容要以劳动法律、法规为依据　虽然劳动合同是劳动者个人和用人单位确立双方劳动关系的协议，但其内容要以劳动法律、法规为依据。用人单位必须遵守有关劳动法律、法规中最低劳动条件和劳动标准的规定，劳动关系双方当事人不能以自愿协商为由，随意降低法律法规所规定的劳动条件和劳动标准。

4. 在劳动合同履行期限内，劳动合同主体之间具有从属性　这种从属性有两种表现形式：经济上的从属性和工作上的从属性。当然，这种从属性是以劳动合同当事人双方权利义务对等为基础的，是在实现一定劳动过程的过程中，因当事人双方的在这一过程中的职责而形成的。随着劳动关系的解除，当事人双方的这种从属关系也就自然消失。一般地讲，用人单位居主导地位，劳动者居从属地位。

5. 劳动合同的间接保障性　在一定的条件下，劳动合同往往附加与劳动者有关的第三人的物质利益保障条款。也就是说，劳动合同内容不仅限于说明劳动者本人的权利和义务，有时还要说明劳动者的直系亲属在一定条件下享受的物质帮助权。

6. 订立劳动合同的目的　在于确立劳动关系，以实现劳动过程，而不是为了直接获取劳动成果。劳动者提供劳动和用人单位支付劳动报酬的目的都是为推动劳动过程的开展。

二、劳动合同的种类与内容

（一）劳动合同的种类

我国《劳动法》和相关的劳动法规将劳动合同划分为有固定期限劳动合同、无固定期限的劳动合同和以完成一定工作为期限的劳动合同。具体如图 8-3 所示。

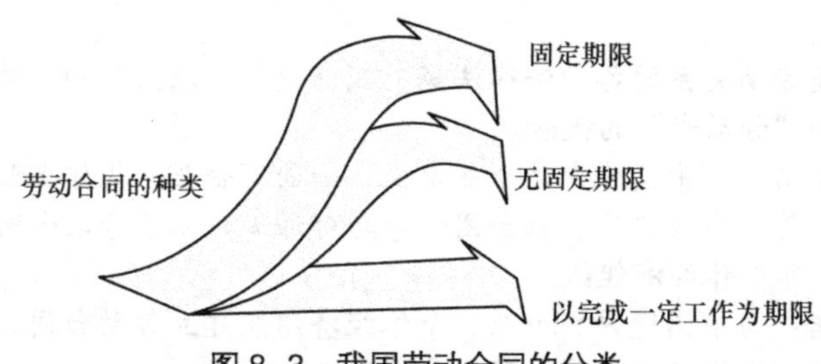

图 8–3 我国劳动合同的分类

1. 有固定期限劳动合同 又称定期劳动合同，是指劳动合同当事人双方（用人单位与劳动者）所订立的劳动合同规定了具体起始时间和终止时间。对于有固定期限劳动合同，合同期限届满，劳动关系也随之终止。

2. 无固定期限的劳动合同 又称不定期劳动合同，是指劳动合同当事人双方（用人单位与劳动者）所订立的劳动合同没有明确规定具体的起止时间。对于无固定期限的劳动合同，只有在符合法定或有约定条件的情况下，劳动关系才可以终止。

3. 以完成一定工作为期限的劳动合同 是指劳动合同当事人双方（用人单位与劳动者）约定以某项工作任务的开始时间为合同的起始时间，以该工作任务的完成时间为合同的终止时间。对于这类劳动合同，开始某项工作合同即生效，该工作任务完成，劳动关系自行终止。

（二）劳动合同的内容

劳动合同的内容是指劳动者与用人单位双方就劳动权利、义务和责任的具体约定内容。根据《劳动合同法》规定，劳动合同的内容分为必备法定条款和协商约定条款两部分。具体内容如图 8-4 所示。

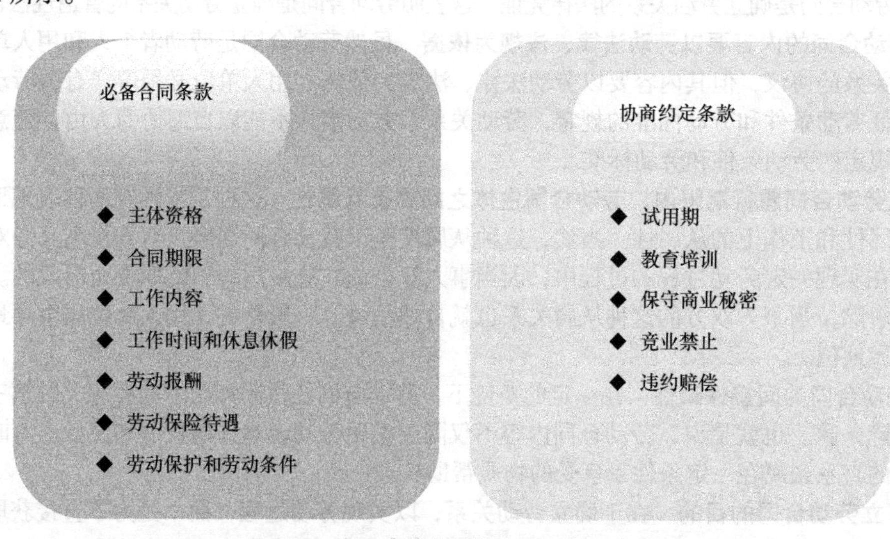

图 8–4 我国劳动合同的主要内容一览图

1. 必备法定条款 根据《劳动合同法》规定，劳动合同的必备法定条款主要包括以下几个方面：

（1）主体资格：为了明确劳动合同中双方的主体资格，《劳动合同法》规定，劳动合同中必须具备以下内容。①用人单位的名称、地址和法定代表人或者主要负责人；②劳动者的姓名、住址和居民身份证或者其他有效证件号码。

（2）合同期限：劳动合同期限是指当事人双方所订立的劳动合同起始至终止之间的时间。没有具体合同期限的劳动合同是无效合同，一般来说，合同生效时间为当事人双方的签字时间，合同终止时间为合同期届满或法律规定的终止条件出现时间。

（3）工作内容：主要是指劳动者为用人单位提供的劳动，具体包括工作岗位（工种）、工作任务和工作要求。还包括劳动者履行劳动合同时的具体工作地点。

（4）工作时间和休息休假：工作时间应按《劳动法》和国家规定执行，低于国家要求的，由合同当事人双方另行约定。工作时间方式的确定也由双方协商确定。关于休息休假，《劳动法》的第三十八条、第四十条、第四十五条规定有明确规定。

（5）劳动报酬：劳动合同中约定的劳动报酬必须符合国家法律、法规和政策的规定。支付劳动报酬是用人单位的义务，获取劳动报酬是劳动者履行劳动义务后应当享有的经济权利。劳动合同中的劳动报酬条款一般包括：①工资标准；②奖金获得方式；③津贴与补贴（如交通补贴、住房补贴、医疗补贴、通信补贴等）标准；④加班工资标准；⑤病假工资计算方法；⑥工资支付办法；⑦其他约定条款。

（6）劳动保险待遇：劳动者养老、患病、工伤、失业、生育等待遇，国家有规定的，按规定执行，国家没有规定的，由双方协商约定。

（7）劳动保护与劳动条件：在劳动合同中订立劳动保护与劳动条件条款是用人单位的义务，其目的在于保障劳动者的生命安全和健康。用人单位必须按国家有关规定向劳动者提供劳动安全和劳动卫生方面的设施、设备和防护措施等。

2. 协商约定条款 劳动合同的双方当事人可以在必备法定条款之外，通过协商订立约定条款，在必备法定条款基础上，以不违反国家法律法规为前提进一步扩大双方权利、义务和责任的范围。协商约定条款一般包括试用期、教育培训、保守商业秘密、竞业禁止、违约赔偿等内容。

（1）试用期：一般情况下，用人单位都在劳动合同中与新录用劳动者约定试用期，以考察新劳动者是否胜任工作岗位。《劳动法》对于试用期的期限有具体规定，试用期包括在劳动期限内。

（2）教育培训：由用人单位提供教育培训费用，对劳动者进行岗位（专业）技术培训时，双方可以订立协议，协议内容包括服务期限、违约金的支付标准或计算办法等。

（3）保守商业秘密：在劳动合同中订立保密条款主要是针对劳动者而言的，其目的在于，是防止劳动者泄露用人单位的商业秘密（如专利技术、专有技术、市场情报、客户信息、营销策略等），保护用人单位的经济利益。

（4）竞业禁止：是指在劳动合同中，用人单位与劳动者约定，在终止或解除劳动合同后一定期限内，劳动者不能到与本单位生产经营同类产品或从事同类业务且有竞争关系的其他用人单位任职，自己也不能生产经营同类产品或从事同类业务。竞业禁止期内，用人单位应当给予劳动者补偿。

（5）违约赔偿：在劳动合同中，一般订立违约赔偿条款。其主要包括违约金的支付标准或条件等。

三、劳动合同的订立、变更、解除与终止

（一）劳动合同的订立

1. 劳动合同的订立原则

（1）合法原则：是指用人单位和劳动者的主体资格、合同内容、合同订立程序、合同形式等必须符合国家有关法律法规的规定。合法是劳动合同有效并受国家法律保护的前提条件，否则，即使是双方当事人协商一致自愿订立的劳动合同也是无效合同，不具有法律效力。

（2）平等自愿原则：平等原则是指用人单位和劳动者的法律地位平等，劳动合同的订立是双方以平等主体身份协商一致的结果。自愿原则，是指劳动合同的订立，完全出于双方当事人的意

志，合同内容是当事人真实意愿的表达。不存在一方胁迫另一方的问题。

（3）协商一致原则：是指在符合法律法规规定的前提下，由双方当事人共同讨论劳动合同的全部内容，取得一致性的意思表示，合同方能成立。

2. 劳动合同的生效 我国《劳动法》规定，用人单位与劳动者建立劳动关系，就应当订立书面劳动合同。劳动合同由双方当事人协商一致，并经双方当事人在合同文本上签字或者盖章后生效。劳动合同文本由用人单位和劳动者各执一份。

依法订立的劳动合同，从合同订立之日或者双方约定合同生效之日起就对双方当事人产生法律约束力，具有法律效力。

对于违反国家法律法规订立的劳动合同，或一方采取欺诈、胁迫另一方等手段订立的劳动合同，属于无效的劳动合同，不受法律的承认和保护，没有法律效力。

（二）劳动合同的变更

由于各种主客观原因，使履行合同的条件发生变化，致使合同的全部或部分条款不能履行时，而当事人双方均认为有履行合同的必要，由双方协商，可以变更劳动合同。

劳动合同的变更是指当事人双方对尚未履行或尚未完全履行依法订立的劳动合同，依照法律规定的条件和程序，在平等自愿、协商一致基础上，对劳动合同的部分条款进行修改、补充或删除的法律行为。

《劳动合同法》第三十五条规定，用人单位与劳动者协商一致，可以变更劳动合同约定的内容。变更劳动合同，应当采用书面形式。变更后的劳动合同文本由用人单位和劳动者各执一份。

（三）劳动合同的解除

劳动合同的解除是指劳动合同签订生效以后，尚未全部履行之前，由于某种原因的出现，导致当事人双方提前终止合同的法律行为。可以当事人双方协商解除，也可以单方解除。

1. 协商解除 是由于某种原因的出现，导致合同不能全部履行或没有继续履行的必要时，经当事人双方相互协商达成一致提前终止劳动合同。我国《劳动合同法》规定，若劳动合同当事人双方协商一致，可以解除劳动合同。

2. 单方解除

用人单位单方解除劳动合同：用人单位解除劳动合同可分为三种情况，即过失性解除、无过失性解除和经济性裁员。

1）过失性解除：是指因劳动者出现过错而导致用人单位单方解除劳动合同。我国《劳动法》第25条的规定，劳动者有下列情形之一者，用人单位可以解除劳动合同：①在试用期间被证明不符合录用条件的；②严重违反用人单位规章制度的；③严重失职、营私舞弊，对用人单位利益造成重大损害的；④劳动者同时与其他用人单位建立劳动关系，对完成本单位的工作任务造成严重影响，或者经用人单位提出，拒不改正的；⑤因以欺诈、胁迫的手段或者乘人之危，使用人单位在违背真实意思的情况下订立或者变更劳动合同的；⑥被依法追究刑事责任的。

2）无过失性解除：是指劳动者无主观过错但由于出现某种原因而导致劳动合同无法继续履行，用人单位单方解除劳动合同。我国《劳动法》第26条的规定，有下列情形之一者，用人单位可以解除劳动合同：①劳动者患病或者非因工负伤，在规定的医疗期满后不能从事原工作，也不能从事由用人单位另行安排的工作的；②劳动者不能胜任工作，经过培训或者调整工作岗位，仍不能胜任工作的；③劳动合同订立时所依据的客观情况发生重大变化，致使劳动合同无法履行，经用人单位与劳动者协商，未能就变更劳动合同内容达成协议的。

需要注意的是，用人单位单方无过失性解除劳动合同时，应提前30日以书面形式通知劳动者，并给予劳动者一定的经济补偿。

3）经济性裁员：是指当下列情形出现时，用人单位依据一定法律程序，进行的裁员。①依照企业破产法规定进行重整的；②生产经营发生严重困难的；③企业转产、重大技术革新或者经营方式调整，经变更劳动合同后，仍需裁减人员的；④其他因劳动合同订立时所依据的客观经济情况发生重大变化，致使劳动合同无法履行的。经济性裁员用人单位需根据有关规定向劳动者支付经济补偿金。

（2）劳动者单方解除劳动合同：由于劳动者自身的主观原因，要解除劳动合同，需要提前30日以书面形式通知用人单位。在试用期内，需要提前3日通知用人单位。

用人单位的过错导致的合同解除，我国《劳动合同法》第三十八条规定，用人单位有下列情形之一者，劳动者可以解除劳动合同：①未按照劳动合同约定提供劳动保护或者劳动条件的；②未及时足额支付劳动报酬的；③未依法为劳动者缴纳社会保险费的；④用人单位的规章制度违反法律、法规的规定，损害劳动者权益的；⑤《劳动合同法》第二十六条第1款规定的情形；⑥法律、行政法规规定劳动者可以解除劳动合同的其他情形。

（四）劳动合同的终止

《劳动法》规定，劳动合同期满或者当事人约定的劳动合同终止条件出现，劳动合同即行终止。劳动合同的终止意味着劳动合同当事人双方约定的相互之间权利和义务关系的结束。

《劳动合同法》规定，有下列情形之一的，劳动合同终止：①劳动合同期满的；②劳动者开始依法享受基本养老保险待遇的；③劳动者死亡，或者被人民法院宣告死亡或者宣告失踪的；④用人单位被依法宣告破产的；⑤用人单位被吊销营业执照、责令关闭、撤销或者用人单位决定提前解散的；⑥法律、行政法规规定的其他情形。

但是有下列情形之一的，劳动者提出延缓终止劳动合同的，应当续延至相应的情形消失时，劳动合同方可终止：①从事接触职业病危害作业的劳动者未进行离岗前职业健康检查，或者疑似职业病患者在诊断或者医学观察期间的；②在本单位患职业病或者因工负伤并被确认丧失或者部分丧失劳动能力的；③患病或者非因工负伤，在规定的医疗期内的；④女职工在孕期、产期、哺乳期的；⑤在本单位连续工作满15年，且距法定退休年龄不足5年的；⑥法律、行政法规规定的其他情形。

实践中的人力资源

谁应该支付经济补偿金

齐星医药集团拥有10家具有独立法人资格的子公司。张同2000年7月毕业于某药科大学，应聘进入齐星医药集团在广州的A子公司，并与之签订了劳动合同，合同期限从2000年8月1日至2001年7月31日。2001年6月因工作需要，张同被派往天津的B子公司，双方未签任何合同或协议。2002年1月齐星医药集团准备将张同调往广州的C子公司工作，发现与张同签订的劳动合同已经过期，就要求他与C子公司补签了期限自2001年8月1日到2006年7月31日的劳动合同，2002年2月张同回广州补签了5年劳动合同，并到C子公司工作。2005年3月齐星医药集团进行业务调整，决定撤销C子公司，C子公司的所有员工的劳动关系均转到杭州的D子公司。张同不同意到D子公司工作，提出解除劳动关系，并要求C子公司支付经济补偿金。

但在计算补偿金的问题上双方发生了争议，C子公司认为，本公司是独立法人，与张同签定的劳动合同的期限是自2001年8月1日到2006年7月31日，张同自2002年2月起进入C子公司，补偿金应该自2002年2月开始计算。张同则认为，自己自2000年8月一直在齐星医药集团工作，工作调动是根据齐星医药集团的安排，自己与齐星医药集团有事实劳动关系。应该自2000年8月1日起计算。双方争执不下。（资料来源：中国人力资源外包网，改编整理）

第三节 劳动争议与处理

一、劳动争议的概念

劳动争议也称劳动纠纷，一般是指劳动关系双方当事人（劳动者和用人单位）因实现劳动权利、履行劳动义务发生分歧而引起的纠纷。

按照我国《劳动争议调解仲裁法》的界定，劳动争议的表现形式有：①因确认劳动关系发生的争议；②因订立、履行、变更、解除和终止劳动合同发生的争议；③因除名、辞退和辞职、离职发生的争议；④因工作时间、休息休假、社会保险、福利、培训及劳动保护发生的争议；⑤因劳动报酬、工伤医疗费、经济补偿或者赔偿金等发生的争议；⑥法律、法规规定的其他劳动争议。劳动争议的处理有协商、调解、仲裁、诉讼等四种形式。

二、劳动争议处理的原则与方式

（一）劳动争议处理的原则

《劳动法》规定，解决劳动争议，应当根据合法、公正、及时处理的原则，依法维护劳动争议当事人的合法权益。《劳动争议处理条例》规定，处理劳动争议，应当遵循下列原则：①着重调解，及时处理；②在查清事实的基础上，依法处理；③当事人在适用法律上一律平等。

1. 合法原则 是指负责劳动争议处理的机关在处理劳动争议的过程中，必须以有关法律法规为依据。

2. 平等公正原则 平等原则是指负责劳动争议处理的机关在处理劳动争议的过程中，对双方当事人在适用法律上一律平等。公正原则是指负责劳动争议处理的机关在处理劳动争议的过程中，公正地对待当双方事人，依据客观事实与法律规定进行裁决。

3. 及时处理原则 是指对于已经发生的劳动纠纷应尽快处理解决。及时处理要求：①对于劳动争议的解决，双方当事人协商不成的，应及时向劳动争议处理机关申请仲裁；②负责劳动争议处理的机关对于已受理的劳动争议案件，应尽快调查、尽快调解、尽快裁决或判决；③双方当事人如对调解、裁决或判决无异议，应尽快执行。

4. 着重调解原则 调解原则是处理劳动争议的重要原则。这不仅是指用人单位的劳动争议调解委员会对劳动争议的调解，即使是劳动争议仲裁委员会或人民法院对受理的劳动争议案件的处理，也将调解作为首要处理手段，只有调解失败，才作出裁决或判决。

（二）劳动争议处理的方式

我国《劳动法》规定："劳动争议发生后，当事人可以向本单位劳动争议调解委员会申请调解；调解不成，当事人一方要求仲裁的，可以向劳动争议仲裁委员会申请仲裁。当事人一方也可以直接向劳动争议仲裁委员会申请仲裁。对仲裁裁决不服的，可以向人民法院提起诉讼。"《劳动争议处理条例》规定："劳动争议发生后，当事人应当协商解决；不愿协商或者协商不成的，可以向本企业劳动争议调解委员会申请调解；调解不成的，可以向劳动争议仲裁委员会申请仲裁；当事人也可以直接向劳动争议仲裁委员会申请仲裁，对仲裁裁决不服的，可以向人民法院起诉。"

依据上述法律规定，劳动争议的处理方式可以概括为：协商、调解、仲裁和审判。四种处理方式的参与主体分别为：双方当事人，双方当事人与用人单位劳动争议调解委员会，双方当事人与劳动争议仲裁委员会，双方当事人与人民法院。具体内容如图 8-5 所示。

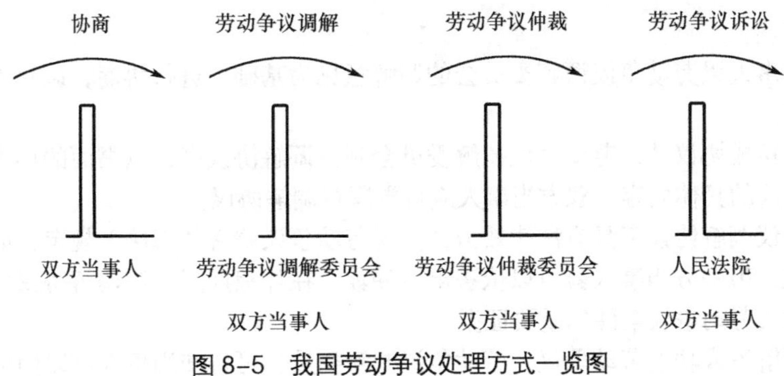

图 8–5　我国劳动争议处理方式一览图

1. 协商　劳动争议发生后，在无第三者参与的情况下，双方当事人自愿协商，在符合法律法规规定的前提下达成和解协议。

2. 调解　劳动争议发生后，用人单位劳动争议调解委员会作为第三方，以平等公正为原则，协调解决当事人双方的劳动纠纷。

3. 仲裁　劳动争议发生后，当事人双方不愿协商、协商不成、或者劳动争议调解委员会调解失败时，当事人一方可以向劳动争议仲裁委员会申请仲裁。

4. 诉讼　当对劳动争议仲裁委员会的仲裁不服时，当事人可以向人民法院起诉。审判是处理解决劳动争议的最终程序。

三、劳动争议处理机构

按照国家的规定，有权负责受理劳动争议案件的专门机构有：用人单位劳动争议调解委员会、各级劳动争议仲裁委员会和同级人民法院。

（一）劳动争议调解委员会

《劳动法》和《劳动争议处理条例》均规定，用人单位可以设立劳动争议调解委员会。它由员工代表、用人单位代表和工会代表三方组成。劳动争议调解委员会主要职责就是负责调解本单位发生的劳动争议。

劳动争议调解委员会调解劳动争议的程序如下：

1. 申请调解　当事人欲通过本组织劳动争议调解委员会调解劳动争议时，需要以书面或口头方式提出调解申请。

2. 受理申请　劳动争议调解委员会收到当事人的调解申请后，首先要审查当事人的主体资格和申请调解的争议事项是否属于劳动争议，其次，征询另一方当事人是否愿意接受调解，当均得到肯定的回答后，可以受理调解申请，并将调解决定及时送达双方当事人。

3. 争议调查　劳动争议调解委员会受理申请后，首先听取双方当事人对争议事项的事实和原因的详细陈述，再通过其他途径对争议事项的事实和原因进行全面核实和调查，搜集有关证据。了解双方当事人对解决争议的意见和要求。劳动争议调解委员会以争议调查结果为依据，制定初步调解方案。做好争议调查工作，是劳动争议调解成功的前提和基础。

4. 实施调解　劳动争议调解委员会实施调解时，一般按照下列程序进行调解。

（1）听取双方当事人对争议事项的事实、原因及调解的请求的陈述。

（2）劳动争议调解委员会公布对争议事项核实和调查的结果及有关证据，依照有关的法律法规提出调解意见。

（3）双方当事人对劳动争议调解委员会公布的争议事项核实和调查的结果、有关证据及调解意见进行意见陈述。

（4）双方当事人以劳动争议调解委员会的调解意见为基础，进行协商，调解人员以说服教育的方式实施调解。

（5）经调解达成协议的，劳动争议调解委员会制作调解协议书，以书面的形式明确和记录双方当事人调解协议的具体内容。双方当事人应自觉履行调解协议。

虽然劳动争议调解协议不具有法律效力，但《劳动争议调解仲裁法》规定，如果一方当事人不履行调解协议，另一方当事人就可以依法申请仲裁，在仲裁期间，该调解协议可以作为劳动争议仲裁委员会裁决劳动争议案件的重要证据。

（6）对于调解不成功的劳动争议，劳动争议调解委员会可告知当事人可以向劳动争议仲裁委员会申请仲裁。

（二）劳动争议仲裁委员会

1. 劳动争议仲裁委员会组成 劳动争议仲裁委员会由劳动行政主管部门代表、同级工会代表、用人单位代表组成。劳动争议仲裁委员会组成人员为单数，其主任由劳动行政主管部门的负责人担任。

劳动行政主管部门的劳动争议处理机构为劳动争议仲裁委员会的办事机构，负责仲裁委员会日常事务。

《劳动争议处理条例》第十六条规定：“仲裁委员会处理劳动争议，应当组成仲裁庭。仲裁庭由三名仲裁员组成。简单劳动争议案件，仲裁委员会可以指定一名仲裁员处理。仲裁庭对重大的或者疑难的劳动争议案件的处理，可以提交仲裁委员会讨论决定；仲裁委员会的决定，仲裁庭必须执行。”经仲裁而生效的裁决决定书具有法律效力。

2. 劳动争议的仲裁管辖 所谓仲裁管辖，就是明确各个（级）劳动争议仲裁委员会审理案件的管辖范围和权限。《劳动争议处理条例》第十七条规定：“县、市、市辖区仲裁委员会负责本行政区域内发生的劳动争议。设区的市的仲裁委员会和市辖区的仲裁委员会受理劳动争议案件的范围，由省、自治区人民政府规定。”

3. 劳动争议仲裁的程序 劳动争议仲裁委员会进行劳动争议仲裁的一般步骤如下：

（1）申请仲裁：《劳动法》和《劳动争议处理条例》均规定，劳动争议发生后，不愿协商解决或协商不成的，不愿申请调解或调解不成的，当事人可以向劳动争议仲裁委员会申请仲裁。

劳动争议发生后，要申请劳动争议仲裁的当事人，必须在仲裁时效期间内向有管辖权的劳动争议仲裁委员会提出仲裁的书面申请。

（2）受理申请：劳动争议仲裁委员会在收到仲裁申请后，在法律规定的时限内对仲裁申请进行审查，并作出是否受理的决定。

（3）先行调解：《劳动争议处理条例》第二十七条规定：“仲裁庭处理劳动争议应当先行调解，在查明事实的基础上促使当事人双方自愿达成协议。”先行调解是以当事人双方自愿为原则的，经调解达成协议的，仲裁庭应当根据协议内容制作仲裁调解书，调解协议的内容必须符合法律规定。仲裁调解书具有法律效力。

（4）实施裁决：对于调解无效的案件，由仲裁庭作出裁决决定，制作仲裁裁决书，并按规定时限即时送达双方当事人。裁决决定书具有法律效力。

（5）裁决执行：自收到裁决书之日起15日内，当事人若不向法院起诉，仲裁裁决书即生效，当事人必须执行；一方当事人若不执行，另一方可以申请法院强制执行。

（6）结案处理：仲裁庭处理劳动争议后，应填写《仲裁结案审批表》报劳动争议仲裁委员会主任或劳动争议仲裁委员会审批。

需要指出的是，《劳动争议处理条例》规定，劳动争议仲裁是一次裁决。无论哪个（级）劳动争议仲裁委员会作出的仲裁裁决，都是最终裁决。当事人要么执行裁决，要么在规定的时限内向人民法院起诉。

（三）人民法院

劳动争议当事人如果对劳动争议仲裁委员会作出的仲裁裁决不服，可以自收到仲裁裁决书在规定的时限内向人民法院提起诉讼，人民法院依法受理后，人民法院根据《中华人民共和国民事诉讼法》的规定，对劳动争议案件进行审理，实行二审终审制。

实践中的人力资源

刘明与杰宁医药集团公司的劳动关系

刘明是维新制药有限公司的质检员，2003 年 2 月与维新公司签定了为期 3 年的劳动合同，劳动合同的期限自 2003 年 3 月 1 日 2006 年 2 月 28 日，2005 年 12 月维新公司被杰宁医药集团公司收购，其员工的劳动关系均转移到杰宁医药集团公司，刘明继续在原来的质检部上班，直到 2006 年 3 月 16 日，刘明在上班途中遭遇严重车祸，并住院治疗，经交通部门认定，责任在肇事车辆，刘明住院期间，杰宁医药集团公司送去 1 万元的慰问金，并招聘 1 人代替刘明的工作。2006 年 4 月 2 日，杰宁医药集团公司以刘明与维新公司的劳动合同期限已满，杰宁医药集团公司与其没有劳动合同关系为由，单方面解除了与刘明的劳动关系，并拒绝提供刘明的工伤待遇。刘明认为自己确实没有与杰宁医药集团公司签定劳动合同，但杰宁医药集团公司兼并维新公司时，自己的劳动关系已转到杰宁医药集团公司，虽然与维新公司的劳动合同已到期，但杰宁医药集团公司并没有在合同到期前 30 日通知是否续签劳动合同，责任在杰宁医药集团公司。按照相关法律法规，这种情况应视为已经形成事实劳动关系。刘明与杰宁医药集团公司多次协商，未能达成一致，刘明申请劳动仲裁。

劳动仲裁委员会经过调查，明确了刘明与维新公司从 2003 年 3 月 1 日 2006 年 2 月 28 日的劳动关系，以及 2005 年 12 月杰宁医药集团公司兼并维新公司后，刘明的劳动关系已转移到杰宁医药集团公司，并一直在杰宁医药集团公司工作到 2006 年 3 月 16 日的事实。仲裁裁决如下：①杰宁医药集团公司解除与刘明的劳动关系无法律依据，与相关法律法规相矛盾；②刘明依法享有工伤待遇；③刘明医疗期满后，再与杰宁医药集团公司补签劳动合同，协商解除劳动关系。（资料来源：www.fescozyjn.com.cn，改编整理）

思 考 题

1. 何谓劳动关系？它具有什么性质？
2. 劳动关系的主体有哪些？
3. 何谓劳动合同？它具有哪些特征？
4. 劳动合同有哪几种？劳动合同的内容有哪些？
5. 何谓劳动合同解除？具体形式有哪些？
6. 劳动合同终止的法律条件是什么？
7. 何谓劳动争议？处理劳动争议的原则与方式有哪些？
8. 简述劳动争议调解委员会和劳动争议仲裁委员会处理劳动争议程序。

案例解析

违法解除劳动合同是否影响竞业限制协议的效力

李女士于 2006 年进入一家医药 CRO 公司工作，并任部门主管，双方签订了劳动合同及竞业限制协议，约定从李女士离职之日起开始计算竞业限制补偿金。2008 年 6 月，该公司以“李女士没有按时完成工作任务，不积极配合领导工作”为由作出辞退李女士的决定。李女士认为公司的决定违反法律规定，遂向劳动争议仲裁委员会提起仲裁，要求认定公司违法解除劳动合同，并支付违法解除劳动合同的赔偿金。仲裁委员会支持了李女士的申诉请求。公司按照裁决内容向李女士支付了解除劳动合同的赔偿金，并按月向李女士支付竞业限制补偿金。

2008 年 8 月，李女士开始就职于另一家高科技公司，从事与原来工作岗位相同的业务。公司知悉后，函告李女士应当按照竞业限制约定履行竞业限制义务，否则将追究其法律责任。李女士认为公司违法解除劳动合同在先，自己不需要继续履行竞业限制义务。

《竞业限制协议》是《劳动合同法》的补充合同，竞业限制义务的产生以《劳动合同》的解除或终止作为条件。竞业限制合同属于双务有偿合同，离职员工承担保守原企业商业秘密、不与原企业竞争的义务，同时享有获取一定经济报酬的权利。按照《劳动合同法》的规定，用人单位违法解除或者终止劳动合同将会产生两种法律后果：一是劳动者要求继续履行劳动合同的，用人单位应当履行；二是劳动者不要求继续履行劳动合同或劳动合同已不能继续履行的，用人单位应当向劳动者支付赔偿金。

案例解析：本案中，用人单位超出法律许可的解除劳动合同的范围，提出解除劳动合同的，应当向劳动者支付两倍于经济补偿金的赔偿金；劳动者对解除劳动合同与用人单位达成一致意见后，产生劳动合同协商解除的法律后果。用人单位违法解除劳动合同，已承担了包括支付赔偿金在内的相应的法律后果。所以，用人单位违法解除劳动合同，并不必然导致《竞业限制协议》无效。况且，用人单位按月向劳动者支付竞业限制补偿金，劳动者有义务履行竞业限制义务。竞业限制的约束力始于劳动合同解除或者终止。因此，李女士应当按照竞业限制约定，继续履行竞业限制义务。

案例讨论

如何管理劳动合同？

罗某于 2012 年 8 月 1 日进入 SX 制药（苏州）有限公司（以下简称 SX 公司）从事机修工作。双方签订了 2 年期限（2012 年 8 月 1 日起至 2014 年 7 月 31 日止）的劳动合同。合同约定罗某的工作时间视实际情况而定，SX 公司可要求轮班工作，并视工作需要等调整具体的工作时间或公休日期。2013 年 12 月 23 日，SX 公司工程部安排罗某于 2013 年 12 月 25 日起上夜班，遭到罗某拒绝。2013 年 12 月 24 日，SX 公司人事部就此与罗某进行了沟通，但是没有达成一致。SX 制药公司随即于当日中午取消了罗某门禁卡的所有权限。经罗某反映后，SX 公司为其恢复了 C28 维修间的门禁权限，但是没有开通其他门禁权限。2013 年 12 月 25 日至 27 日期间，罗某未按照公司要求上夜班，仍按照原白班作息时间到公司上班。在此期间，SX 公司与罗某进行了面谈协商，罗某仍然不同意上夜班。2013 年 12 月 30 日，SX 公司以罗某未按公司排班要求上班，连续旷工 3 天为由通知罗某解除劳动合同。罗某不服公司解除决定，向苏州工业园区劳动争议仲裁委员会提请仲裁，请求裁决确认解除通知无效，并要求 SX 公司支付违法解除劳动合同赔偿金 20 220 元、6 天加班工资 862.27 元、未休年假的休假工资 1293.41 元、2013 年 12 月工资差额 534.39 元。该仲裁委员会于 2014 年 3 月 11 日裁决确认解除通知无效，SX 公司支付罗某违法解除劳动合同赔偿金 12 132 元、加班工资 862.27 元、2013 年 12 月工资差额 534.39 元，对于罗某其余请求不予支持。SX 公司不服该裁决，于法定期限内诉至苏州工业园区人民法院。（根据苏州工业园区人民法院相关民事判决书整理编写）

思考题：

1. SX 公司能否调整罗某的上班时间及休假时间？理由是什么？
2. SX 公司是否有权解除罗某的劳动合同？
3. 罗某的诉求是否合理？
4. SX 公司应怎样合法地处理与罗某的劳动关系？

模拟实践

因委托代理而引发的劳动争议

以前，在A医院就诊的患者都是自己聘请陪护人员，陪护费也由双方协商确定，患者直接付钱给陪护人员。1995年之后，A医院由其护理部对所有零散的陪护人员进行统一管理，考核合格者由护理部登记注册，发给护工证；护理部根据患者的要求统一安排护理工作。A医院的护理工作实行轮班制度，所有护理人员必须遵守A医院的规章制度和纪律；其报酬由A医院以工资形式发给，并通过银行直接记入陪护人员的工资存折。

2002年7月，A医院与其经营合作单位（B公司）签订《关于规范管理陪护工工作的协议》，其中规定：B公司协助A医院做好护工管理工作，提高所有陪护人员素质，进行必要的专业培训；由A医院对护工进行有关医院规章制度及生活服务方面的培训；A医院招聘新的陪护人员时，须由A医院进行素质考核。而B公司向A医院分派护工时，须先提供派往医院陪护人员名单，由A医院核实确认，如有变更、增减须及时通知A医院。2002年9月16日，A医院根据《协议》向各临床科护士长发布的《关于规范陪护人员管理的通知》指出：所有陪护人员于9月30日前到B公司报名登记，由B公司派到各病区从事陪护工作，其工作安排和各项待遇按以往规定执行；从10月1日起，任何人员未经B公司登记和安排都不得在各病区从事陪护工作。陪护人员季某等15人从1990年起一直在A医院从事陪护工作，1995年7月经A医院护理部登记注册成为护工。在A医院发出《通知》后，其中有10人在10月1日前到B公司报到登记。另外5名护工没有到B公司报名注册，请问护工与A医院的劳动关系是否已经解除？是否与B公司建立劳动关系？（资料来源：根据A医院提供资料改编整理）

模拟练习：

1. 请3位同学分别扮演A医院、B公司的代表和护工。
2. 请按照劳动争议仲裁委员会的组成原则，由几位同学分别担任不同利益方的代表，组成该案模拟仲裁委员会，并由其指定3名仲裁员组成仲裁庭。
3. 因是模拟仲裁，仲裁委员会应先行收集与该案有关的法律法规条款。
4. 按照劳动争议仲裁的程序和步骤进行仲裁。

（中国药科大学　徐怀伏）

第九章 职业生涯管理

本章要点

1. 掌握职业生涯规划与管理的基本概念。
2. 了解职业生涯选择理论和发展阶段理论。
3. 熟悉影响职业生涯的因素。
4. 熟悉个人职业生涯规划与开发流程。
5. 熟悉组织职业生涯规划与管理流程。

导入案例

康美药业股份有限公司是大型制药企业、上市公司，也是中药饮片国家标准的制订者，业务发展理想，本应成为业内最受欢迎的公司。但是最近，一次针对康美药业股份有限公司的员工进行的满意度调查结果让人大跌眼镜。

首先是工作满意方面，员工中对自己的职业很不满意的占 20%，对自己职业不满意的占 25%，两者合计，对自己的职业不满意和很不满意的，高达 45%。出现对职业不满意的情况的原因，可能是个人性格等与职业本身不匹配，企业用人错位；也可能是近几年企业发展太快，没有及时与员工沟通，引发员工不满等。

其次，最令人不解的是：员工中，工作后半年内出现职业困惑的占 17.5%，工作半年到 1 年出现职业困惑的占 25%，也就是说，工作 1 年内出现职业困惑的有 42.5%，加上 1～3 年内出现职业困惑的 35%，因而工作 3 年内出现职业困惑的高达 77.5%。困惑的原因，67%员工认为是收入太低，20%的员工认为是缺少发展空间的。

公司管理层找到管理咨询专家诊断分析：近年来，康美药业股份有限公司规模发展迅速，需要大批管理人员，因此应该不存在缺少发展空间的问题。但是，新员工出现职业困惑和满意度问题，说明在新进员工的职业生涯规划方面，公司没有做出多少努力。另外，在收入方面，存在需要改进的方面。

专家们全面深入调研公司管理的主要症结：缺乏完善的员工支持体系及专业的职业生涯管理体系，即使康美药业股份有限公司的形象良好，但是管理层长期忽视还弱化对员工职业生涯的管理，从而使员工与企业的心理契约弱化，甚至出现部分骨干人员离职、员工人心涣散、满意度越来越低的趋势。

从该案例可以看出，建立完善的职业生涯管理体系对公司的稳定发展具有至关重要的作用。那么，究竟什么是职业生涯管理？职业生涯管理的理论有哪些？如何才能制定出完善而科学的职业生涯管理体系呢？通过本章的学习将会得到答案。

第一节 职业生涯管理概述

职业生涯规划与管理是人力资源管理领域中一项非常重要的内容之一，企业已经认识到在人力资源管理工作中既要最大限度地利用员工的能力，又要为每一位员工提供一个不断成长以挖掘个人最大潜力和建立成功职业的机会，这对促进企业和员工个人职业发展都具有十分重要的意义。

一、职业生涯管理的基本概念

1. 职业 不同行业或组织中存在相似的职位，职业也是社会与个人或组织与个体的结合点，通过这个结合点的动态联系形成了人类社会共同生活的基本结构。也就是说，个人是职业的主体，但个人的职业活动又必须在一定的组织中进行。组织的目标靠个体通过职业活动来实现，个体则通过职业活动对组织的存在和发展做出贡献。因此，职业活动对员工个人和组织都具有重要的意义。它跟职位和工作的概念有区别：职位是指一个组织中一个人所从事的一组任务；而工作是指在一个特定的组织中，由一个或多个具有相似特征的人所从事的带薪职位。

2. 生涯 个人通过从事工作所创造出的一个有目的的、延续一定时间的生活模式——美国国家生涯发展协会（American National Career Development Association）。而生涯发展是指那些综合起来塑造及影响我们生涯的经济、社会、心理、教育、生理和机遇等因素的总和。

3. 职业生涯 就是一个人从首次参加工作开始的一生中所有的工作活动与工作经历按编年的顺序串接组成的整个过程。也有研究者把职业生涯定义为：以心理开发、生理开发、智力开发、技能开发和伦理开发等人的潜能开发为基础，以工作内容的确定和变化、工作业绩的评价、工资待遇、职称职务的变动为标志，以满足需求为目标的工作经历和内心体验的全过程。可见，职业生涯是一个人一生的工作历程，它以时间为主线，以工作活动内容为载体，具有动态性和发展性。

4. 职业生涯规划 是指组织与员工共同制定的、基于个人和组织方面需要的个人发展目标与组织发展道路的活动。职业生涯规划的主体是组织与个人，其内容主要包括：职业的选择、职业生涯目标的确立、职业生涯路径的设计、职业生涯发展战略的制定。

5. 职业生涯发展 是指个人经过一连串阶段的发展，每个阶段皆由与职业生涯相关的独特议题、主题与任务所组合而成的一个不间断的过程。在这个连续过程中，依其所关注的事业问题、个人挑战、发展任务与心理需求等划分为各个阶段。职业生涯发展是职业生涯计划的实施，其本质是帮助员工确认自己的职业兴趣及制定明智的职业发展计划。

6. 职业生涯管理 指组织和员工对企业及员工个人的职业生涯进行设计、规划、执行、评估、反馈和修正的综合性过程。通过员工和组织的共同努力与合作，使每个员工的职业生涯目标与组织发展目标一致，使员工的发展与组织的发展相得益彰。由此可见，职业生涯管理包括两个方面：个人职业生涯管理和组织职业生涯管理。个人职业生涯管理是个人对自己所要从事的职业、要去工作的组织、在职业发展上要达到的高度等做出规划和设计，并为实现自己的职业生涯目标而积累知识、开发技能的过程，它一般通过选择职业，选择工作组织，选择工作岗位、提高工作技能、提升工作职位、发挥工作才干等来实现。组织职业生涯管理是组织为了自身战略发展的需要，协助员工规划其职业生涯的发展，建立各种适合员工发展的职业通道，针对员工职业发展的需要提供必要的教育、培训、轮岗、晋升等发展机会，并给予员工必要的职业指导，促使员工职业生涯成功。

个人和组织的职业生涯管理存在相互依存、相互配合的必然联系。组织是个人职业生涯得以存在和发展的载体，个人的职业生涯设计得再好，如果不进入特定的组织，就没有职业位置和工作场所，如果没有组织提供的良好职业管理措施和发展机会，个人职业目标就难以实现。同样，组织的存在和发展依赖于员工个人的职业工作和发展，如果员工能够积极参与由组织系统规划的职业生涯，那么双方定会实现良好的配合，以实现共同的目标。因此，职业生涯管理是员工与组织的双向职业活动，是员工与组织双方动态运动的过程。

二、职业生涯管理的内容

1. 个人职业生涯管理的内容 员工个人职业生涯管理的主要内容可分为以下四个方面。

（1）确定职业目标：员工规划个人的职业生涯首先要确定自己的职业目标，判断自己心目中的成功是哪种类型，是不断进取、攀上高峰，还是安稳生活、自由自在。要确定自己真正想要什么，然后沿着这个方向不断努力。在目标设定上，应根据自己的主客观条件来设计，要保证目标适中，不可过高或过低，把长远目标和短期目标结合起来，通过不断实现短期目标最终实现长远目标。

（2）自我评估和环境分析：要想使理想转为现实，首先就要对自己和环境有个客观的分析。自我评估的内容包括兴趣、性格、技能、特长、思维方式等，评估方式可采取自我认识和他人评价相结合；环境分析的内容主要包括社会环境、职业环境和组织环境，应注意每种环境的特点和发展变化情况，并分析个人与环境的关系、环境对个人的有利与不利因素等。只有把自我条件和客观环境结合起来，才能在现实中趋利避害，实现自己的职业目标。

（3）选择职业生涯路线：选择职业生涯路线应把握四条原则，即择己所爱、择己所能、择己所需、择己所利，就是要选择自己喜欢的、有条件实现的、自己需要的和对自己有利的职业生涯路线，勇往直前，决不退缩。

（4）制定行动计划与考核措施，并进行评估、反馈和调整：职业生涯目标确定以后，行动是关键，要通过制定周密的行动计划，并辅以考核措施，以确保目标实现。影响职业生涯规划的因素有很多，故很有必要对职业生涯设计的合理性和科学性进行及时的评估与修订，修订的内容可包括职业的重新选择、职业生涯路线的重新选择、人生目标的修订、实施措施与计划的变更等。

2. 组织职业生涯管理的内容 组织对员工职业生涯管理的最终目的是通过帮助员工的职业发展来促进组织的持续发展，并实现组织目标。其主要内容包括以下四个方面。

（1）建立组织的职位结构：建立组织的职位体系，需要在职位族、类上进行科学的划分，既要与组织结构一致，也要与职位要求一致，还要对职位做合理的分层，这样可以为组织职业生涯规划提供真实的职位信息。

（2）建立员工职业发展通道：职业通道是指组织为内部员工设计的自我认知、成长和晋升的管理方案，职业通道设计指明了员工可能的发展方向和发展机会，组织内的每一个员工可能通过本组织的发展通道变换工作岗位。具体地说，职业生涯通道就是个体在一个组织中所经历的一系列结构化职位变动。

（3）建立评估体系：评估体系包括两个方面内容：①对企业现状进行合乎实际的理性评估，从而规划职位的变动情况，并确定企业发展的阶段和调整方向，结合经营状况，控制职位的薪酬总量。②对员工的业绩、素质、技能等进行评价。对员工业绩的评价有利于整个组织的绩效管理，也有利于保持员工职业生涯设计时的组织绩效导向；对员工素质和技能的评价有利于明确现有人力资源的状况，并在此基础上分配合适的人力资源到合适的岗位上。

（4）建立职位的替补与晋升计划：职位替补与晋升的原因有：组织结构的变动、员工离职、辞退、突发事故等。建立职位替补与晋升计划有利于及时了解组织的人力资源现状，促进员工进行结构性职业变动，以实现组织和员工的职业发展。

三、职业生涯管理的特点

职业生涯管理具有以下特点：

1. 职业生涯管理是组织与员工双方的责任 组织和员工都必须承担一定的责任，双方共同完成对职业生涯的管理。在职业生涯管理中，员工个人和组织须按照职业生涯管理工作的具体要求做好各项工作。无论是个人或组织都不能过分依赖对方，因为许多工作是对方不能替代的。从员工角度看，个人职业生涯规划必须由个人决定，要结合自己的性格、兴趣和特长等进行设计。而组织在进行职业生涯管理时，所考虑的因素主要是组织的整体目标及所有组织成员的整体职业发展，其目的在于通过对所有员工的职业生涯管理，充分发挥组织成员的集体潜力和效能，最终实现组织发展目标。

2. 职业生涯信息在职业生涯管理中具有重要意义 组织只有具备完善的信息管理系统，做好信息管理工作，才能有效地进行职业生涯管理。在职业生涯管理中，员工个人需要了解和掌握有关组织各方面的信息，如组织的发展战略、经营理念、人力资源的供求情况、职位的空缺与晋升情况等。组织也需要全面掌握组织成员的情况，如员工个人性格、兴趣、特长、智能、潜能、情绪及价值观等。此外，职业生涯信息总是处于变动之中，如组织的发展、经营重点、人力需求等；员工的能力、需求、目标等。这就要求组织对管理信息进行不断的维护和更新，以保证信息的有效性。

3. 职业生涯管理是一种动态管理，它贯穿于员工职业生涯发展和组织发展的全过程 每个组织成员在个人职业生涯和组织发展的不同阶段，其特征、任务及应该注意的问题是不同的，每个阶段都有各自的特点、目标和发展重点，故对各个发展阶段的管理也应有所不同。随着职业生涯主客观条件的变化，组织成员的职业生涯规划和发展也会发生相应变化，职业生涯管理的重点也应有所调整，以适应新的情况。

第二节 职业生涯管理理论

职业生涯管理的基本理论主要包括两大部分：职业选择理论和职业生涯阶段理论。

一、职业选择理论

1. 择业动机理论 美国心理学家佛隆（Victor.H. Vroom）通过对个体择业行为的研究，认为个体行为动机的强度取决于两个方面的因素，即效价大小和期望值的高低，动机强度与效价和期望值成正比，即

$$F=V \cdot E$$

其中 F 表示动机强度，即积极性的激发程度；V 表示效价，即个体对某一目标重要性的主观评价；E 表示期望值，即个体估计的目标实现概率。

择业动机的强弱则表明了择业者对目标职业的追求程度，或者对某项职业选择意向的大小。按照上述理论，择业动机取决于职业效价和职业概率，即

$$择业动机=f（职业效价，职业概率）$$

其中职业效价指择业者对某项职业价值的主观评价，取决于择业者的职业价值观和择业者对某项具体职业要素（如兴趣、劳动条件、报酬、职业声望等）的评估；职业概率指择业者认为获得某项职业的可能性大小，它通常取决于以下四个因素：①某项职业的社会需求量；②择业者的竞争能力，即择业者自身的工作能力和求职就业能力；③竞争系数，即谋求同一种职业的竞争者的人数；④其他随机因素。职业概率与职业需求量和择业者的竞争能力呈正相关关系，与竞争系数呈负相关关系。

一般而言，择业者可对其视野内的几种目标职业进行职业价值评估和获取概率评价，然后再进行择业动机的比较。择业动机是对自身条件与职业价值与获取概率的全面评估，并对多种择业影响因素进行全面考虑和得失权衡，故择业者多以择业动机分值高的职业作为自己的最终目标。

2. 职业倾向理论 美国心理学教授约翰·霍兰德（John Holland）认为，职业倾向（包括价值观、动机和需要等）是决定一个人职业选择的重要因素。约翰·霍兰德基于自己对职业倾向的测试研究，共发现了六种基本的人格类型或职业倾向，如图 9-1 所示。

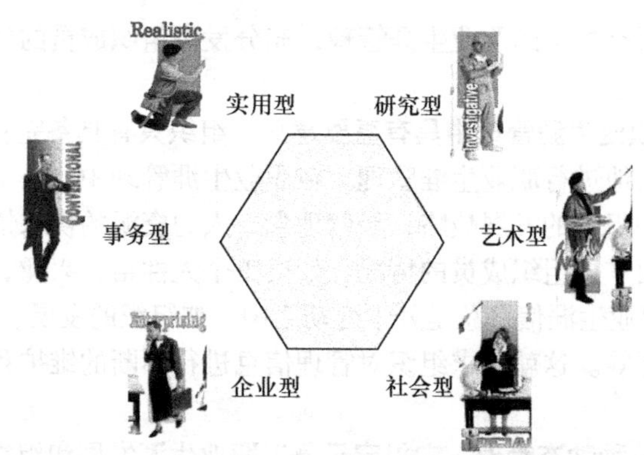

图 9-1 Holland 职业倾向六角模型图

（1）实用型：具有这种倾向的人会被吸引去从事那些包含体力活动并且需要一定技巧、力量和协调性才能承担的职业。这类职业的例子有：森林工人、耕作工人及农场主等。

（2）研究型：具有这种倾向的人会被吸引去从事那些包含较多认知活动（思考、组织、理解等）的职业，而不是那些以感知活动（感觉、反应或人际沟通及情感等）为主要内容的职业。这类职业的例子有：生物学家、化学家及大学教授。

（3）社会型：具有这种倾向的人会被吸引去从事那些包含大量人际交往内容的职业而不是那些包含大量智力活动或体力活动的职业。这类职业的例子有：诊所的心理医生、外交工作及社会工作者等。

（4）事务型：具有这种倾向的人会被吸引去从事那些包含大量结构性的且规则较为固定的职业，在这些职业中，员工个人的需要往往要服从组织的需要。这类职业的例子有：会计、银行职员等。

（5）企业型：具有这种倾向的人会被吸引去从事那些包含大量以影响他人为目的的语言活动的职业。这类职业的例子有：管理人员、律师及公共关系管理者等。

（6）艺术型：具有这种倾向的人会被吸引去从事那些包含大量自我表现、艺术创造、情感表达及个性化活动的职业。这类职业的例子有：艺术家、广告制作者及音乐家等。

然而，大多数人实际上都并非只有一种职业倾向（例如，一个人的形象中很可能同时包含着社会型、实用型和研究型）。霍兰德认为，这些倾向越相似，相容性越强，则一个人在选择职业时所面临的内在冲突或犹豫就会越少。为了帮助描述这种情况，霍兰德建议将这六种倾向分别放在一个如图 9-1 所示的正六角形的每一个角上，每个角代表一个职业倾向。根据霍兰德的研究，图中的两种倾向越接近，则他们的相容性就越高。霍兰德相信，如果某人的两种倾向是紧挨着的话，那么他将会很容易选定一种职业。然而，如果此人的倾向是相互对立的（如同时具有实用型和社会型）的话，那么他在进行职业选择时将会面临较多犹豫不决的情况，因为他的多种兴趣将驱使他在多种十分不同的职业之间进行选择。

3. 职业——人匹配论 该理论最早由美国波士顿大学帕森斯教授提出，是用于职业选择、职业指导的经典性理论。1909 年，帕森斯在他的《选择一个职业》著述中明确阐明了职业选择的三大要素或条件：①应该清楚地了解自己的态度、能力、兴趣、智谋、局限和其他特征；②应该清楚地了解职业选择成功的条件、所需知识、在不同职业工作岗位上所占有的优势、不利和补偿、机会和前途；③上述两个条件的平衡。帕森斯的理论内涵是在清楚地认识个人主观条件和社会职业岗位需求条件的基础上，将主客观条件与社会职业岗位（对自己有一定可能性的）相对照、相匹配，最后选择一种职业需求与个人特长匹配相当的职业。职业——人匹配分为两种类型：一种为因素匹配（又称条件匹配），如所需专门技术和专业知识的职业与掌握该种特殊技能和专业知识的择业者相匹配，或具有脏、累、苦等较差劳动条件的职业与吃苦耐劳、体格健壮的劳动者相匹配；另一种为特性匹配（又称特长匹配），如具有敏感、易动感情、不守常规、个性强、理想主义等人格特性的人宜于从事审美性、自我情感表达的艺术创作类型的职业。

作为职业选择的经典理论，帕森斯提供了职业设计的基本原则，并形成了职业选择和职业指导过程的三个步骤：①进行人员分析，评价个体的生理与心理特征；②分析职业对人的要求，并向求职者提供有关信息；③职业——人，个人在了解自身特点和职业要求的基础上，借助职业指导者的帮助，选择一项既适合自己特点又具有获得可能性的职业。它对职业生涯管理学、职业心理学的发展具有重要的指导意义。

4. 心理动力理论 是20世纪60年代后期提出的以强调个人内在动力和需要等动机因素在个人职业选择过程中发挥重要性的职业选择与职业指导理论，其代表人物有西格蒙德·弗洛伊德（Sigmund Freud）和美国心理学家爱德华·鲍丁（Edward Bordin）。心理动力理论论者认为，社会上很多职业都能归入代表心理分析需要的、分属以下范围的职业群：养育的、操作的、感觉的、探究的、流动的、抑制的、显示的、有节奏的运动等，并认为这一理论可适用于除那些受文化水平和经济因素影响之外的其他所有人。心理动力理论注重从个人职业发展及个人内在因素来探索职业选择，并强调发展当事人的自我概念，通过个人人格的重建达到职业选择，重视当事人在职业选择中的自主作用。但是，它过于偏向个体内在因素的作用，忽视了当事人所处的社会环境，具有一定的局限性。

二、职业生涯阶段理论

每个人的职业生涯都要经历许多阶段，只有了解了不同阶段的特征、知识要求和职业偏好，才能更好地促进个人的职业生涯发展。

1. 职业生涯阶段理论 萨帕（Donald Super）是美国一位有代表性的职业管理学家，他把人的职业生涯发展划分为五个主要的阶段：成长阶段、探索阶段、确立阶段、维持阶段和衰退阶段，见图9-2。

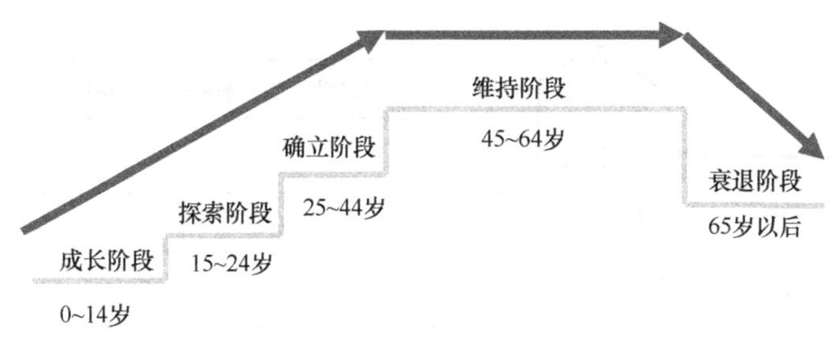

图9-2 萨帕的职业生涯阶段分类一览图

（1）成长阶段（0～14岁）：在该阶段，个人通过对家庭成员、朋友及老师的认同，逐步建立起自我概念，并经历从职业好奇、幻想，到感兴趣，再到有意识培养职业能力的逐步成长过程。

（2）探索阶段（15～24岁）：在该阶段，个人将认真地探索各种可能的职业选择，对自己的能力和天资进行现实性评价，并根据未来的职业选择作出相应的教育决策，完成择业及最初就业。在大多数情况下，处于探索阶段的员工如果没有他人的指导和帮助，往往难以完成工作任务和承担工作角色。从职业生涯管理的角度来说，必须帮助员工进行岗位培训和参加社会化的活动，促使他们尽可能快地适应新的工作和工作伙伴，从而实现公司的目标。这一阶段也是公司管理员工职业生涯阶段的真正开端。

（3）确立阶段（25～44岁）：该阶段是大多数人工作生命周期的“黄金时代”。个人在这一阶段会找到合适的职位，并为之全力以赴地奋斗。然而，这一阶段的人们仍然会不断地尝试与自己最初职位选择不同的各种能力和理想。对于这一阶段的员工来说，公司需要制定政策来协调其工作角色和非工作角色。

这一阶段又可划分为三个不同的时期：尝试期、发展期和职业中期危机阶段。尝试期的人们将会确定现在的工作是否适合自己，如果不适合，则会进行其他的尝试。发展期的人们往往已经定下了较为坚定的职业目标，并制定了较为明确的职业计划来确定自己晋升的潜力、工作调换的必要性以及实现这些目标所要开展的教育活动等。职业中期危机阶段的人们开始对自己半生的职业生涯发生怀疑，可能发现自己偏离职业目标或发现了新的目标，认为自己前半生的梦想并不是自己真正想要的，此时他们将会面临一个艰难的选择。

（4）维持阶段（45～64 岁）：该阶段的人们关注技能的更新，希望人们将其看成是一个对公司有贡献的人。他们拥有多年的工作经验和丰富的工作知识，对于组织及其目标、文化的理解较为透彻，往往能够充当新员工的培训导师。在这一阶段的后期，人们将大多数精力都花在保持这一工作方面。从组织职业生涯管理的角度来讲，对于这一阶段的员工主要是防止他们的技能老化，并为他们提供学习和更新知识的机会，帮助他们达到职业巅峰。

（5）衰退阶段（65 岁以上）：临近退休时，其健康状况和工作能力逐步衰退，即将退出工作，结束职业生涯。因此，这一阶段要学会接受权利和责任的减少，学习接受一种新的角色，适应退休后的生活，以减缓身心的衰退，维持生命力。

萨柏以年龄为依据，对职业生涯阶段进行了划分，但现实中职业生涯是个连续的过程，各阶段的时间并没有明确的界限，其经历时间的长短常因个体差异及外在环境的不同而有所变化，有长有短，有快有慢，有时还可能出现阶段性反复。

2. 金斯伯格的职业生涯阶段理论 美国著名的职业指导专家、职业生涯发展理论的先驱和典型代表人物金斯伯格对职业生涯的发展进行过长期的研究，其研究的重点是从童年到青少年阶段的职业心理发展过程。通过研究美国富裕家庭的人从童年期到成年早期并直至成熟这一过程中的有关职业选择的想法和行动，他将职业生涯分为幻想期、尝试期和现实期三个阶段，如图 9-3 所示。

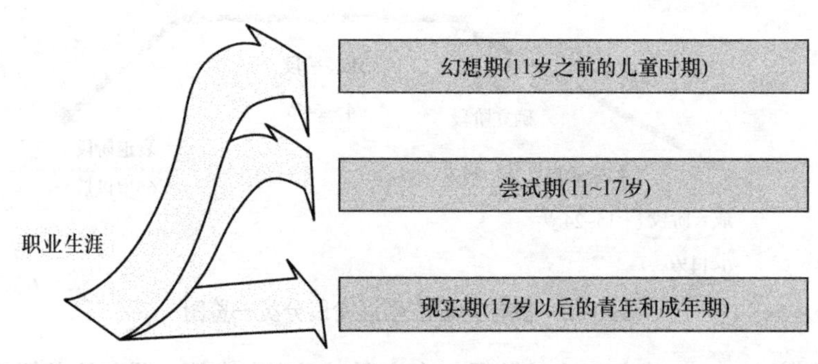

图 9-3 金斯伯格的职业生涯阶段示意图

（1）幻想期：11 岁之前的儿童时期。该时期的职业需求特点是：单纯由自己的兴趣爱好所决定，并不考虑也不可能考虑自身的条件、能力水平及社会的需要与机遇，完全处于幻想之中。

（2）尝试期：11～17 岁，接受初等和中等教育并由少年向青年过渡的时期。该时期职业需求呈现出的特点是：不仅注意自己的职业兴趣，而且还更多地和客观地审视自身各方面的条件、能力和价值观，开始注意职业角色的社会地位、社会意义及社会对该职业的需要。

（3）现实期：17 岁以后的青年和成年期。这一时期已经形成了具体的和现实的职业目标，表现出的最大特点是客观性与现实性。现实期又可分为三个阶段：①试探阶段，根据尝试期的结果进行各种试探活动，试探各种职业机会和可能的选择；②具体化阶段，根据试探阶段的情况做进一步的选择，并进入具体化阶段；③专业化阶段，根据自我选择的目标做具体的就业准备。

金斯伯格的职业生涯阶段实际上是指最初就业前人们的职业意识或职业追求的变化与发展过程，它曾对实践产生过广泛的影响。

3. 格林豪斯的职业生涯阶段理论 萨柏和金斯伯格都是从人生不同年龄段对职业的需求与态度来研究职业生涯发展过程并划分职业生涯阶段的，而格林豪斯则是从人生不同年龄段职业生涯发展所面临的主要任务这一角度来研究的，并以此为依据将职业生涯发展划分为五个阶段：准备阶段、组织阶段、职业生涯初期阶段、职业生涯中期阶段、职业生涯后期阶段，如图 9-4 所示。

准备阶段 (0～18岁)	组织阶段 (18～25岁)	职业生涯初期阶段 (25～40岁)	职业生涯中期阶段 (40-55岁)	职业生涯后期阶段 (55岁直至退休)
•发展职业想象力 •培养职业兴趣和能力 •接受必要的职业教育 •开始选择和评估职业	•完成必要的教育 •加入一个比较理想的组织,在获取足量信息的基础上,获得一份合适且满意的工作 ……	•学习职业技术,胜任现任工作 •提高工作能力,学习组织规范,学会协作与共处 •逐步适应职业与组织,不断塑造自我……	•学习新知识,更新技能 •对早期职业生涯重新评估 •强化或转变职业理想,重新选择职业和生活方式……	•安于现有工作,继续保持职业成就 •准备光荣引退,调整心态,作好退休后的打算

图 9–4 格林豪斯的职业生涯阶段及其主要任务一览图

4. 施恩的职业锚理论 美国著名职业指导专家埃德加 · 施恩（Edgar.H.Schein）首先提出了"职业锚"的概念。他认为，职业生涯发展实际上是一个持续不断的探索过程，在这一过程中，每个人都在根据自己的天资、能力、动机、需要、态度和价值观等慢慢地形成较为明晰的与职业有关的自我概念。随着一个人对自己了解的加深，就会越来越明显地形成一个占主要地位的职业锚。

职业锚是指当一个人面临职业选择的时候，他无论如何都不会放弃的职业中至关重要的东西或价值观。研究表明职业锚是内心深处对自己的看法，它是自己的才干、价值观、动机经过自省后形成的，职业锚可以指导、约束或稳定个人的职业生涯。职业锚理论产生于美国麻省理工大学斯隆管理学院施恩教授领导的专门研究小组，是对该学院毕业生的职业生涯研究中演绎成的。斯隆管理学院的 44 名 MBA 毕业生，自愿形成一个小组接受施恩教授长达 12 年的职业生涯研究，包括面谈、跟踪调查、公司调查、人才测评和问卷等多种方式，最终分析总结出了职业锚（又称职业定位）理论。职业锚在职业生涯过程中非常重要，这是因为它是以人们实际的生活工作经历和他人的反馈为基础形成的。即使面临非常困难的状况，职业锚在职业选择过程中也不会被放弃，所以它可以解释人们与公司之间是如何以及为什么相互影响、相互作用。这意味着人们不会放弃目前的工作，而转换到一份不能满足职业锚需要的其他工作。

1978 年，美国施恩教授提出的职业锚理论包括五种类型：自主型职业锚、创业型职业锚、管理能力型职业锚、技术职能型职业锚、安全型职业锚。在 20 世纪 90 年代，又发现了三种类型：安全稳定型职业锚、生活型职业锚、服务型职业锚。最后，施恩先生将职业锚综合为以下八种类型，这八种类型的职业锚具有不同的核心价值观。具体如表 9-1 所示。

表 9-1　8 种职业锚的核心价值观

职业锚类型	核心价值观
技术能力型	做职业选择和决策时看中自己正在干的实际技术内容和职业内容
管理型	追求稳定安全的前途，依赖组织对他们能力和需要的识别和安排
安全/稳定型	追求建立、创造完全属于自己的成就
创业型	主要目标是随心所欲地制定自己的时间表、生活方式和工作习惯
自主/独立型	最终目标是管理本身
服务/奉献型	核心目标是从事服务和帮助别人的服务性工作
挑战型	核心目标是富有挑战性的工作，克服困难和障碍，进行创造和挑战
生活型	核心目标是享受生活，工作只是为了更好地提高生活质量

在人力资源管理中，可以采用工作轮换等为员工提供各种各样的机会来经历不同工作岗位，帮助员工认定和开发职业锚；也可以根据不同员工的职业锚类型为其设计不同的职业发展路径，如华为公司为员工设计了管理阶梯和技术阶梯两条职业路径，中兴公司为员工设计了管理线、研发线和业务线三条职业路径，两种生涯规划措施都极大地激发了员工的工作热情，提高了组织绩效。职业锚与工作绩效有关，在人际压力环境下，管理锚个体的智力和绩效负呈相关，安全锚个体的智力和绩效呈正相关。在管理中配置人力资源必须考虑员工职业锚与工作岗位的匹配，管理型职业锚的人要安置在行政梯队，技术职能型职业锚的人要放在业务梯队，安全型、服务型职业锚的人比较适合做教师，而成功的企业家大多是创业型职业锚的人。另外，有效地激励需要兼顾员工的职业锚类型，对于管理型职业锚的人，激励的重点是授权，使他们获得更多的领导机会；对于技术职能型职业锚的人，激励的重点是技术和经费的支持及较多的培训学习机会；对于自主型职业锚的人来说，放权、弹性工作制更有吸引力。

职业锚是个人经过搜索所确定的长期职业贡献区或职业定位，这一搜索定位过程依循着个人的需要、动机和价值观进行，它在帮助员工了解自我的同时也使组织掌握了员工的职业需要。如果组织能够给予员工帮助和指导，帮助员工做自己想做的事情，为其提供明确的职业生涯发展阶梯，并且实现自己的理想，那么员工就会心怀感激，为组织尽自己最大的努力，用忠诚和业绩来回报组织。因此，最好的管理就是帮助员工实现梦想。需要注意的是，一个组织的发展，需要不同类型的职业锚支持。人力资源管理部门要注意结合组织目标，引导员工形成不同的能满足组织发展需要的各种职业锚，形成一个合理的职业锚体系。

组织管理者只有了解不同职业生涯阶段的特点和各职业阶段中员工的知识水平、职业偏好、职务期望及需要和激励，才能更好地管理和促进员工的职业生涯发展，从而实现对职业生涯的有效管理。

实践中的人力资源

范某做过 OTC 开发、维护工作，后来成为 OTC 产品专业销售人员，业务非常过硬，业绩在同事中出类拔萃，但他却不擅长表达和沟通，也不具备管理才能。范某所在公司是制药业界的著名上市公司，已经在京津沪等 12 个城市成功地收购多家药厂，公司现正准备大力发展 OTC 业务。小范在这个组织内可以得到什么方向的发展呢？

员工职业生涯管理建议：对于小范的上司或人力资源部门，可为小范提供一个水平式的发展方向，即对缺乏管理才能的专长人员可以充分发挥自己的优势，比如在专长领域发挥自己的特长，也可在不同时期有不同的工作重点，接受一些相关训练，渐次往上发展，接管责任更大、内容更复杂的工作。对小范来说，他做过 OTC 开发、维护等工作，则还可以考虑向做全国 OTC 经理助理的方向发展，若集团公司 OTC 业务发展顺利，还可以向市场开发培训专员方向发展，发挥特长。如果做好员工职业生涯管理，在岗员工将会为公司发展发挥更大效力。

第三节 影响职业生涯的因素

“生涯船”是由美国心理学家泰德曼（Tiedeman）夫妇提出，该理论人的职业生涯就像大海上航行的生涯船一样，受到船长、自身及各种环境因素的影响。具体比较如图 9-5 所示。

大海上航行的船

➢ 宏观力量——潮汐、风、洋流和气温是调整航向的力量

➢ 同时是影响生涯船行方向的宏观环境,将直接影响航行,使航行者做出改变/决策

➢ 航行者可以使用地图、指南针、有关洋流和风的知识来保持航向

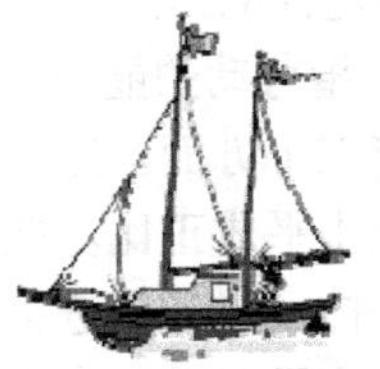

职业生涯如同大海上航行的船

- ✓ 宏观环境:
  - ✓ 组织环境
  - ✓ 企业文化管理制度
  - ✓ 领导者素质和价值观
  - ✓ 政治环境
  - ✓ 社会环境
  - ✓ 经济环境
- ✓ 劳动力市场的趋势
- ✓ 社会变化
- ✓ 工作方式

图 9–5 Tiedeman 夫妇的“生涯船”示意图

综合起来，影响职业生涯发展的因素分为内在因素和外在因素。

一、内 在 因 素

1. 职业倾向 按霍兰德的划分，一共有六种基本的职业倾向，不同的人可能有不同的职业倾向，从而吸引他们从事不同的工作。实际上大多数人同时具有多种职业倾向，有些倾向较相似或相容。霍兰德认为，这些性向越相似，相容性就越强，那么个人在选择职业时所面临的内在冲突和犹豫就会越少。反之，在选择职业时会面临较多的犹豫不决的情况。

2. 个性特征 不同气质、性格、能力的人适合不同类型的工作，个性特征最好能与工作的性质和要求相匹配，如外向的人往往更适合做营销方面的工作，而内向的人则适合做文秘等方面的工作。

心理学家罗伊（Anne Roe）博士是一名生涯理论学家。她研究提出著名的 Roe 公式阐释了生涯选择的不同影响因素，如表 9-2 所示。她认为一个人的职业选择主要受 12 个因素影响，而这 12 个因素分为四组，分别在公式中的四个括号内。第一组包含的是人们几乎无法控制的因素，后三组中则是那些基于遗传和后天经验的因素。Roe 公式告诉我们：职业生涯规划是一个错综复杂的任务，但是人们要有动机，并付出时间和后天努力，发展和完善自身技能，就能掌控自己的职业生涯。这也是职业生涯管理的基础。

表 9-2 Roe 公式

<table>
<tr><td colspan="4">职业选择=S[（eE+bB+cC）+（fF，mM）+（lL+aA）+（pP×gG×tT×iI）]</td></tr>
<tr><td>S=性别</td><td>总调节系数</td><td colspan="2"></td></tr>
<tr><td>E=一般经济状态</td><td rowspan="3">无法控制的因素</td><td>L=一般的学习和教育</td><td rowspan="2">可控因素</td></tr>
<tr><td>B=家庭背景，种族</td><td>A=后天习得的特殊技能</td></tr>
<tr><td>C=机遇</td><td>P=生理特征</td><td rowspan="4">遗传并后天可控因素</td></tr>
<tr><td>F=朋友，同伴群体</td><td rowspan="2">可控因素</td><td>G=认知或特殊天赋能力</td></tr>
<tr><td>M=婚姻状况</td><td>T=气质和个性</td></tr>
<tr><td></td><td></td><td>I=兴趣和价值观</td></tr>
</table>

Roe公式中，大写字母表示生涯选择的12个影响因素，而小写字母表示调节系数，表明这些因素在特定时间点及个人所处环境中，受到个人独特品质的影响大小。每个人的Roe公式都是独特的。极为有趣的是：性别因素（S）前没有调节系数，但是它却是影响其他所有11个因素的总调节系数。难道职业选择中真的是“重男轻女”或是男女不同吗？留待读者去完善答案。

3. 职业锚 职业锚与职业倾向有相似之处，但又不等同于职业倾向，它是人们选择和发展自己的职业时所围绕的中心，常常对职业生涯的发展发挥重要作用。当人们对自己的职业选择作出某种重大改变时，职业锚往往会产生决定性的作用。

4. 能力 对企业的员工而言能力是指劳动的能力，即运用各种资源从事生产、研究、经营活动的能力，包括体能、心理素质、智能三个方面。这三方面构成了一个人的全面综合能力，它是员工职业发展的基础，与员工个体发展水平成正比。能力越强者，对自我价值实现、声望和尊重的要求越高，发展的欲望越强烈，对个体发展的促进也越大。同时，其接受新事物、新知识的速度及自我完善和提高也越快。因此，能力既对员工个体发展提出了强烈要求，又为个体发展的实现提供了可能条件，它是员工职业发展的重要基础和影响因素。

5. 人生阶段 在不同的人生阶段，人们的年龄、生理特征、生理素质、智能水平、社会负担、责任、主要任务等有所不同，这就决定了不同阶段的职业发展的重点和内容是不同的。

萨帕（Donald Super）是生涯过程取向的心理学家，他提出生活/生涯彩虹理论，认为人们一生中有九种生活角色（图9-6）：①孩子（儿子或女儿）；②学生；③休闲者；④公民；⑤工作者；⑥退休者；⑦配偶或伴侣；⑧持家者；⑨父母或祖父母。而每个人在其一生中的不同时间里承担着一个或者多个角色？各种角色的强度或力度如何？每个人如何决定参与到各种角色的生活里？有哪些内、外部力量影响这些角色中的选择？

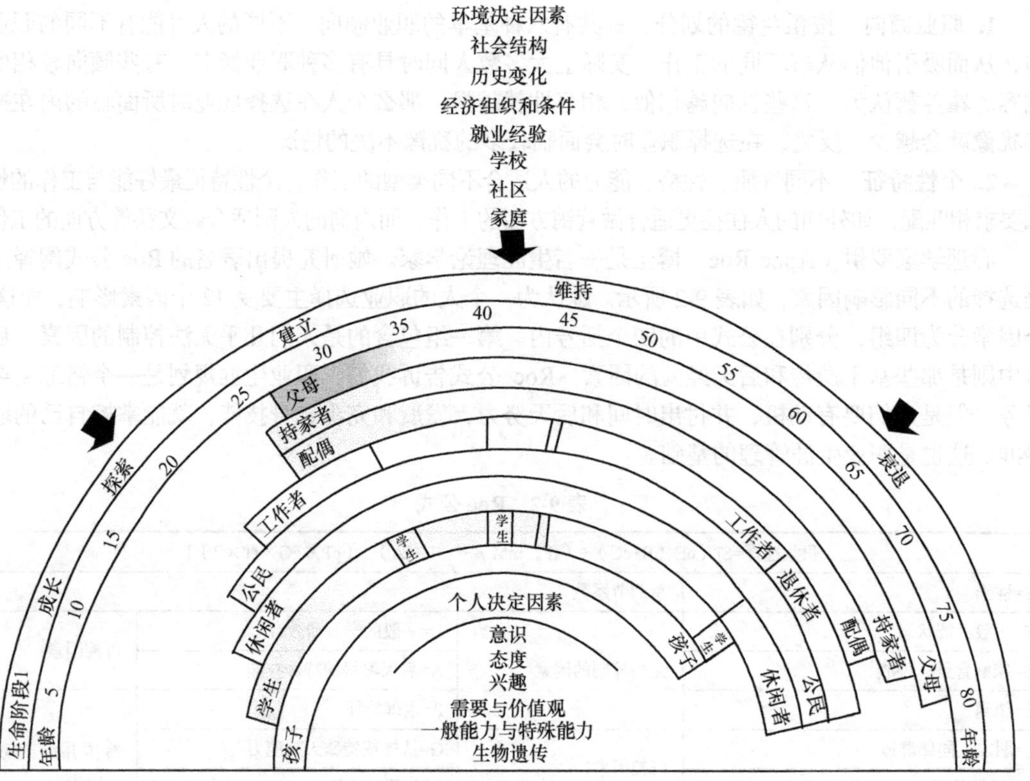

图9-6 萨帕的职业生涯彩虹图

萨帕提出从人们的自我认知、年龄和生活角色看待生涯发展，让我们更全面和深入地理解职业生涯规划所包含的内容，不仅仅是选择一种职业或一份工作，而是对我们包含工作在内的生活模式及生活中的角色的彻底剖析。

二、外在因素

1. 社会环境因素

（1）经济发展水平：在经济发展水平高的地区，企业相对集中，优秀企业也比较多，个人职业选择的机会就比较多，因而就有利于个人职业发展；反之，在经济落后地区，个人职业发展会受到限制。

（2）社会文化环境：主要包括教育条件和水平、社会文化设施等。在良好的社会文化环境中，个人能够受到良好的教育和熏陶，从而为职业发展打下更好的基础。

（3）政治制度和氛围：政治和经济是相互影响的，它不仅影响着一国的经济体制，而且影响着企业的组织体制，从而间接影响到个人的职业发展；政治制度和气氛还会潜移默化的影响个人的追求，从而对职业生涯产生影响。

（4）社会价值观念：一个人生活在社会环境中，必然会受到社会价值观念的影响，大多数人的价值取向都会为社会主体价值取向所左右。一个人的思想发展、成熟的过程，其实就是认可、接受社会主体价值观念的过程。社会价值观念正是通过影响个人价值观而影响着个人的职业选择。

2. 生活圈因素

（1）家庭的影响：家庭对个人的职业选择和职业发展都有较大的影响，主要体现在以下三点：首先，家庭的教育方式影响个人认识世界的方法；其次，家人是孩子最早观察模仿的对象，孩子会受到家人职业技能的熏陶；再次，家人的价值观、态度、行为、人际关系等对个人的职业选择有着较大的直接和间接影响。

（2）朋友、同龄群体的影响：朋友、同龄群体的工作价值观、工作态度、行为特点等不可避免地会影响个人对职业的偏好和选择及职业变换的机会。

3. 企业环境因素

（1）企业文化：决定了一个企业如何看待自己的员工，所以，员工的职业生涯是受企业文化所左右的。一个主张员工参与合作的企业显然比一个独裁的企业能为员工提供更多的发展机会，因为渴望发展、追求挑战的员工很难在论资排辈的企业中受到重用。

（2）管理制度：员工的职业发展，归根到底要靠管理制度来保障，包括合理的培训制度、晋升制度、考核制度、奖惩制度等。企业价值观、企业经营哲学也只有渗透到制度中，才能得到切实的贯彻执行。没有制度或者不合理、不规范的制度都会影响员工的职业发展。

（3）领导者素质和价值观：领导者的素质和价值观在很大程度上直接影响着企业的文化和管理风格，企业经营的哲学往往也就是企业家的经营哲学。如果企业领导不重视员工的职业发展，那么员工的能力和潜能就得不到发挥，这也必将成为企业未来发展的一个瓶颈。

实践中的人力资源

小王是H医科大学预防医学专业的2009年毕业的硕士研究生，即将走向工作岗位的他对自己未来的职业生涯进行了认真的分析，并从内部和外部两个方面分析了影响自身职业生涯的相关因素。

1. 内在因素　根据霍兰德的职业倾向理论，小王以研究型和社会型为主；性格属于中性，对科研和调查等实际工作比较感兴趣；成绩优秀，具有较强的沟通能力和协调能力；结合自身的专业背景和业务技能，将自己的职业方向定位在大学老师、研究人员或疾病控制中心的工作人员。

2. 外在因素　考虑到经济发展水平较高的地区的配套设施较为完备，小王将自己的就业区域定在了东南沿海地区。考虑到高等院校和研究机构对预防医学的需求以博士为主的现状，小王将就业的方向逐渐定位到疾病预防控制中心，因为随着生活水平的提高和社会的发展，政府对疾病的预防意识逐渐加强，且在较大的传染病疫情面前，需要较多的预防部门工作人员到一线工作。对于小王的选择，他的朋友和家人们也都表示了极大的支持。

第四节　职业生涯规划与开发

一、个人职业生涯规划

个人职业生涯规划是指员工根据自身的主观因素和对客观环境的分析，确立自己的职业生涯发展目标，选择能够实现这一目标的职业，制定相应的工作、培训和教育计划，采取必要的行动实施职业生涯目标的过程。

（一）金字塔模型

在 20 世纪 90 年代初期，罗伯特·里尔登（Robert C. Reardon）、桑普森（James P. Sampson）及皮特森（Gary W. Peterson）提出从信息加工取向看待生涯问题解决的认知信息加工理论（CIP）。该理论把生涯发展与咨询的过程视为学习信息加工能力的过程。按照信息加工的特性构成了一个信息加工金字塔，如图 9-7 所示。位于塔底的领域是知识的领域，包括自我知识和职业知识。中间领域是决策领域，包括了沟通—分析—综合—评估—执行五个阶段。最上层的领域是执行领域，也称为元认知，元认知是一个人所具有的关于自己思维活动和学习活动的知识及其实施的控制，是任何调节思考过程的思考活动，包括自我言语、自我觉察、控制与监督。

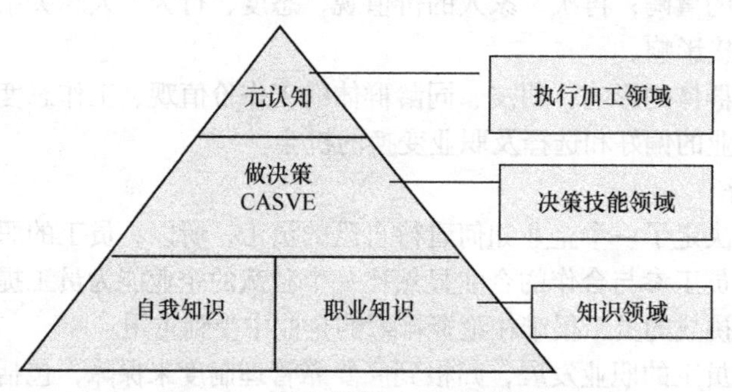

图 9–7　金字塔模型（CIP 理论）

在最底层的知识领域中，主要是指对于自我的认知，以及对于环境的认知。对于自我的认知无非是自己的性格、兴趣与价值观；而环境的认知包括职业信息、职场环境、教育与培训信息等。这两大类信息占据了金字塔的最底层，是其他两个领域进行信息处理与决策和反思的基础。

在中间层的决策领域主要指一个人进行决策的依据与方式，虽然每个人都有自己的一套决策方式，但是 CIP 理论提出了一个理性的决策方式，就是非常著名的 CASVE 模型，即沟通→分析→整合→评估→执行的流程，如图 9-8 所示。该理论强调决策过程的理性与结构性，希望通过一套结构化的决策方法来消化吸收底层知识领域所传递的知识，进而能够做出理性的决策。决策技能可以通过学习五阶段循环模型获得。这五个阶段是：

沟通（确认需求）：个人开始意识到问题的存在；

分析（将问题的各组成部分相互联系起来）：对所有的信息进行分析；
综合（形成选项）：个人形成可能的解决方法并寻求实际的解决方法；
评估（评估选项）：评估每种选项的优劣，评出先后顺序；
执行（策略的实施）：依照选择的方案做出行动。

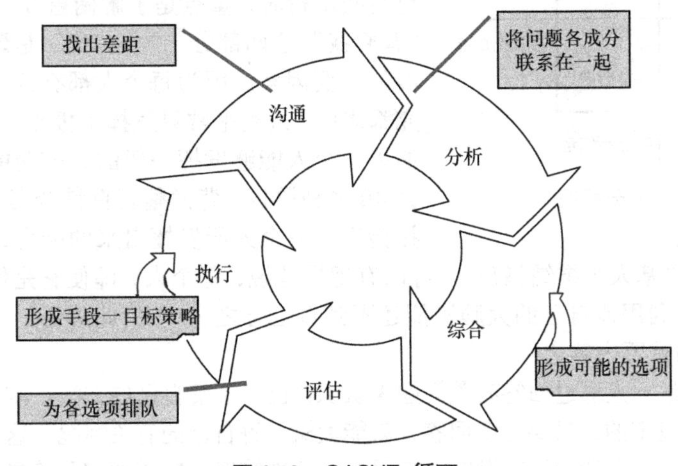

图 9-8　CASVE 循环

最高层的元认知领域是认知信息处理 CIP 理论模型的关键。所谓元认知，简单地讲，就是对于思考过程的审视，包括自我言语、自我觉察、控制与监督。在这一领域，个体所要面对的就是挑战自己的认知过程，挑战自己的负面思考，挑战自己的决策过程。

（二）个人职业生涯规划基本流程

个人职业生涯规划流程一般包括自我剖析与定位、生涯机会评估、生涯目标与路线的设定、生涯策略的制定与实施、反馈与修正这五个方面内容，如图 9-9 所示。

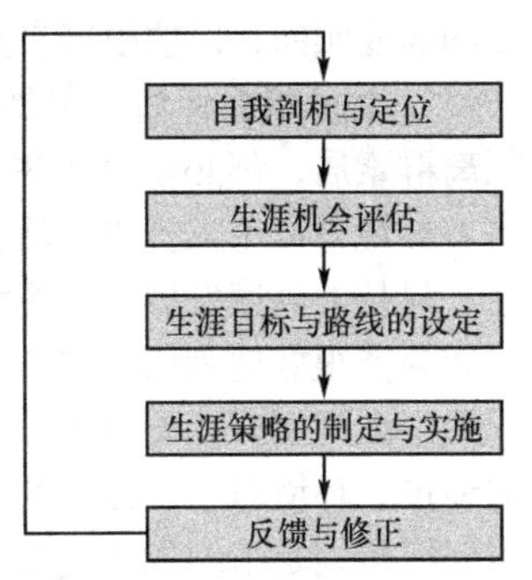

图 9-9　个人职业生涯规划流程

1. 自我剖析与定位　就是对自己进行全面的分析，通过自我剖析认识自己、了解自己，以便准确地为自己定位。自我剖析的内容包括自己的兴趣、爱好、特长、性格、学识、技能、智商、情商及协调、组织、管理、活动能力等。

职业生涯规划的过程是从个人对自己的能力、兴趣及其目标的评估开始的。自我剖析的过程，实际上是自我暴露和解剖的过程，其重点是分析自己的条件尤其是性格、兴趣、特长与需求。性格是职业选择的前提，如内向的人从事外向性的工作往往难以成功；兴趣是工作的动力，如果一个人的工作与自己的兴趣相符，那么工作就是一种享受和乐趣；特长主要是分析自己的能力与潜力；需求主要是分析自己的职业价值观，弄清自己究竟要从职业中获得什么。因此，个人剖析是职业生涯规划的基础，直接关系到个人职业的成功与否。

自我剖析的方法有多种，常用的有以下三种：

（1）橱窗分析法：是自我剖析的重要方法之一。心理学家把对自己的了解比成一个橱窗。为了便于理解，可以把橱窗放在一个直角坐标系中加以分析，如图 9-10 所示，坐标系的横轴正向表示别人知道，负向表示别人不知道；纵轴正向表示自己知道，负向表示自己不知道。

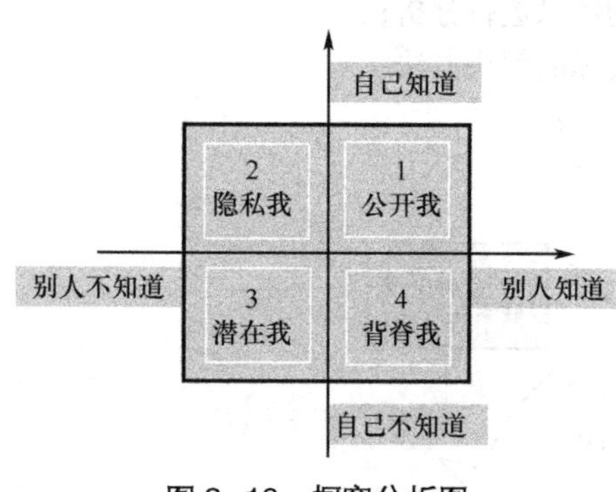

图 9-10 橱窗分析图

橱窗 3 为“潜在我”，这是自己不知道、别人也不知道的部分，是有待进一步开发的部分。橱窗 4 为“背脊我”，这是自己不知道、别人知道的部分，就像自己的背部一样，自己看不到，别人却看得很清楚。在进行自我剖析时，重点是了解橱窗 3“潜在我”和橱窗 4“背脊我”这两部分。“潜在我”是影响一个人未来发展的重要因素。因为每个人都有巨大的潜能，许多研究都表明，人类平常只发挥了极小一部分的大脑功能。如果一个人能够发挥一般的大脑功能，将能轻易地学会 40 多种语言，背诵整套百科全书。著名心理学家奥托指出，一个人所发挥出来的能力，只占他全部能力的 4%。控制论的奠基人小维纳指出：“可以有把握地说，每个人，即使它是做出了辉煌成就的人，在他的一生中利用他自己的大脑潜能还不到百亿分之一。”由此可见，认识与了解“潜在我”是自我剖析的重要内容之一。

（2）自我测试法：是通过回答有关问题来认识自己、了解自己的方法。测试题目是由心理学家们经过精心研究设定的，只要如实回答，就能大概了解自己的有关情况，这是一种比较简单经济的自我剖析方法。在自测回答问题时，切忌寻找标准答案，应该如实回答自己的想法和对事物的认识，这样测试才有实际意义。自我测试的内容和量表有很多，包括性格测试、气质测试、情绪测试、智力测试、技能测试、记忆力测试、创造力测试、观察力测试、应变能力测试、想象力测试、管理能力测试、人际关系测试和行动能力测试等。

（3）计算机测试法：是一种了解自己、认识自己的有效的现代测试手段和方法，这种方法的科学性、准确性相对较高。目前，用于测试的软件多种多样，许多网站也开设了网上测试。比较常用的测试方法有：人格测试、智力测试、能力测试和职业倾向测试等。

通过自我剖析可了解自己的职业兴趣，认识自己的职业性格，判断自己的职业能力，确定自己的职业倾向，以便根据自身的特点设计自己的职业发展方向和目标。

2. 生涯机会评估 主要是分析内外环境因素对自己职业生涯发展的影响。任何一个人都不可能离群索居，都必须生活在一定的环境之中，特别是要生活在一个待定的社会环境和组织环境之中。环境为每个人提供了活动的空间、发展的条件、成功的机遇。尤其是近年来，社会的快速变迁、科技的高速发展、市场竞争的加剧等，对个人的发展产生了很大的影响。在这种情况下，个人如果能很好地利用外部环境，就会有助于事业的成功，否则就会处处碰壁，寸步难行。在制定职业生涯规划时，要分析环境的特点、环境的发展变化情况、个人与环境的关系、个人在环境中的地位、环境对个人提出的要求及环境中对自己有利与不利的因素等。环境分析主要是通过对组织环境特别是组织发展战略、人力资源需求、晋升发展机会的分析，以及社会环境、经济环境等有关问题的分析与探讨，弄清环境对职业发展的作用及影响，以便更好地进行职业目标的规划与职业路线的选择。

3. 生涯目标与路线的设定 职业发展必须有明确的方向与目标，目标的选择是职业发展的关键。目标的选择是以自己的最佳才能、最优性格、最大兴趣、最有力的环境等条件为依据的。

在确定目标的过程中要注意如下几个方面的问题：①目标要符合社会与组织的需要，有需要才有市场和发展机遇；②目标要适合自身的特点，并使其建立在自身的优势之上；③目标要高远但绝不能好高骛远，一个人追求的目标越高，其才能就发展得越快，对社会越有益；④目标幅度不宜过宽，最好选择窄一点的领域，并把全部身心投进去，这样更容易获得成功；⑤要注意长期目标与短期目标相结合，长期目标指明了发展的方向，短期目标是实现长期目标的保证，长短结合更有利于生涯目标的实现；⑥目标要明确具体，同一时期的目标不要太多，目标越简明、越具体，就越容易实现，越能促进个人的发展；⑦要注意职业目标与家庭目标及个人生活与健康目标的协调与结合，家庭的和谐与个人健康是事业成功的基础和保障。

4. 职业生涯路线 指一个人选定职业后从什么方向实现自己的职业目标，是向专业技术方向发展，还是向行政管理方向发展，发展方向不同，要求就不同。因此，在职业生涯规划时必须对此做出选择，以便安排今后的学习和工作，使其沿着生涯路线和预定的方向发展。

在进行生涯路线选择时可以从以下三个方面考虑：①个人希望向哪条路线发展，主要应考虑自己的价值、理想、成就、动机等，确定自己的目标取向；②个人适合向哪条路线发展，主要考虑自己的性格、特长、经历、学历等主观条件，确定自己的能力取向；③个人能够向哪条路线发展，主要考虑自身所处的社会环境、政治与经济环境、组织环境等，确定自己的机会取向。职业生涯路线选择的重点是对生涯选择要素进行系统分析，在对上述三方面的要素综合分析的基础上确定自己的生涯路线。职业生涯路线选定后，还要画出职业生涯路线图。典型的职业生涯路线图是一个“V”字形的图形。假定一个人 22 岁大学毕业参加工作，即 V 形图的起点是 22 岁。从起点向上发展，V 形图的左侧是行政管理路线，右侧是专业技术路线。按照年龄或时间将路线划分为若干部分，并将专业技术等级或行政职务等级分别标在路线图上，作为自己职业生涯的目标。当然，职业生涯路线也可能出现交叉与转换，这可以根据自身的情况与处境来决定。

5. 职业生涯策略 确定职业生涯目标后，要实现职业生涯目标还必须有相应的职业生涯策略作保证。职业生涯策略指为争取职业生涯目标的实现所采取的各种行动和措施。如为了达到工作目标，你计划采取哪些措施提高效率？在业务素质方面，你计划采取哪些措施提高业务能力？在潜能开发方面，你计划采取哪些措施？等等。参加公司的教育、培训与轮岗，构建人际关系网，参加业余时间的课程学习，掌握额外的技能与知识等，这些都是职业目标实现的具体策略，也包括为平衡职业目标与其他目标而做出的种种努力。通过这些努力，实现个人在工作中的良好表现与业绩。职业生涯策略要具体、明确，并应定期检查并落实情况。

6. 职业生涯规划的反馈与修正 事物都是处在运动变化发展中的，随着时间的推移、自身与外部环境条件的变化，职业生涯规划也要做相应的变化。在制定职业生涯规划时，由于起初对自身及外界环境条件的认识都存在一定的局限性，最初确定的职业生涯目标往往是比较模糊或抽象的，有时甚至是错误的。经过一段时间的工作以后，有意识地回顾自己的言行得失，可以检验自己的职业定位与职业方向是否合适。在实施职业生涯规划的过程中应自觉地总结经验和教训，评估职业生涯规划的合理性，不断修正对自我的认同，通过反复的反馈与修正，逐步调整并确定最终职业目标保证。职业生涯规划行之有效。同时，通过评估与修正还可以极大地增强员工实现职业目标的信心。修订内容主要包括：职业的重新选择；生涯路线的改变；生涯目标的修正；实施策略计划的变更等。

（三）个人职业生涯规划“五部曲”

纵观所有职业生涯规划流程的资料，各位研究者们的表述方式各异，但是其基本原理都离不开金字塔模型，而其应用中较受欢迎的是个人职业生涯规划“五部曲”，如图 9-11 所示。通过全面深入分析五个问题，最后可以让自身职业生涯规划的方向和内容得到清晰的答案。本节的实践案例就是用“五部曲”思路介绍生涯规划实践，供读者参考。

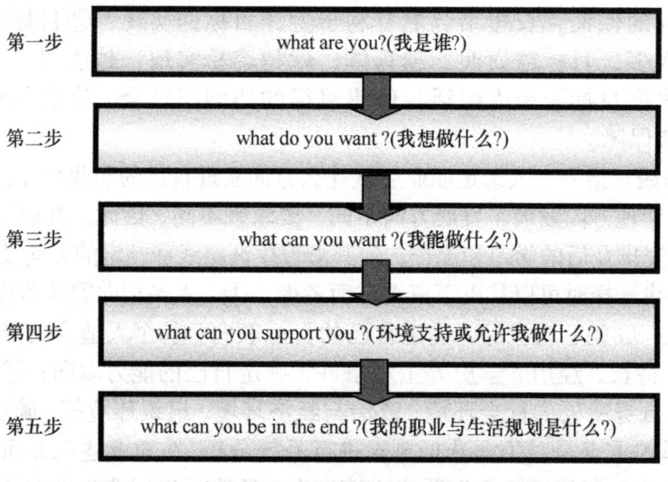
第一步
what are you?(我是谁?)
第二步
what do you want ?(我想做什么?)
第三步
what can you want ?(我能做什么?)
第四步
what can you support you ?(环境支持或允许我做什么?)
第五步
what can you be in the end ?(我的职业与生活规划是什么?)

图 9–11 个人职业生涯规划“五部曲”一览图

二、个人职业生涯开发

个人职业生涯开发，指为了获得或改进个人与工作有关的知识、技能、动机、态度、行为等因素，以利于提高其工作绩效，实现其职业生涯目标的各种有计划、有系统的努力。个人职业生涯开发的内容和形式多种多样，下面主要从个人要素开发和社会资本开发两个方面加以介绍。

1. 自我要素开发

（1）能力的开发：能力是一个人可否进入职业的先决条件，是能否胜任工作的主观条件。无论从事什么职业总要有一定的能力作保证。如果没有能力，就谈不到进入工作，对个人来讲也就无所谓职业生涯。职业工作能力包含两大方面：体能和智能，具体可分为五大要素：体力、智力、知识、技能、人际交往。

职业个人能力的开发策略如下：

1）增强实力：学习当然是根本措施，首先要尽可能提高自己的学历。进入组织之后，千万不要停止对学历的追求，尤其是文化水平较低者。学历标志着一个人的知识水平，提高学历是扩大知识面、增加新知识、掌握专业知识的过程，这是任何一项职业工作都需要的。进入组织的员工要根据个人情况，制订可行的学习计划，脚踏实地地向高学历发展。其次，采取多种形式，不断自觉加强专业知识和职业技能的学习。在现代科学技术信息时代，停止学习就意味着原有专业知识和职业技能的老化，所以必须积极、主动、自觉地参加各种形式的职业教育、职业技能培训。最后，丰富工作经验。不要拒绝一切发展自己、提高自己实力的机会，特别是不要拒绝一些复杂的工作任务或委托的重任。

2）获取新的能力：第一，在关键性的事业变动时，新的能力的获得特别重要。人的职业生涯中有以下几个主要的转折点：中学至大学（教育程度）；大学至工作（投入的领域）；工作至精通专业（专门化过程）；精通专业至权力（高位）；权力至最高限度（停止增长）；最高限度至退休（生活形态的选择及衰退）。每个转折点都代表个人发展的一次挑战，不可忽视或回避。只有抓住机遇，扩展自己新的能力，积极迎接挑战，前途才会光明。第二，变更职业工作，获得新能力。长期或较长期位于一个职业岗位往往会限定从业者的能力，故要在目前的职务以外获得新的能力并非易事。适当地变换工作岗位，会因此获取新的能力而令人惊喜。

3）适应职业需要不断发展个人能力，做一个杰出的人物：个人能力的开发，无论是深化原有能力，还是获得新能力，都不是盲目的，必须适应职业需要，有意识、有目的地进行能力开发。首先，必须清楚和找准现有职业中自己所必要的能力，并且力争表现自己非凡的能力，没有一种能力可以适用于各种职业，也并非所有的能力都同样有助于优异表现。其次，根据变更的职业所需的能力，有针对性、选择性地学习和发展自己的能力。每个人的职业生涯都会有转折点和变更，凡至此时，获取新的能力显得尤为必要。学习或获取新的能力应当根据自己所要求或变更的职业需要而定，在现实中，不同职业有不同的职业能力需要，即使是同一领域或系统的工作，职位不同，所需的能力也有差别。

特别是在关键性的事业变动时，新的能力的获得特别重要。人们有时候会发现，目前的职位和向往的职位之间有明显的不能跨越的鸿沟。如果存在这种情况，当事人就必须去寻找联结的桥梁，倘若没有跨越这条鸿沟的通路，当事人便注定要沿着边缘找逃走的道路。而能力就是桥梁，它们能使人跨越到他们想去的地方。

（2）态度的开发：良好的思维方式可以让你拥有正确的处事态度，而这种态度是个人职业生涯成功的关键。态度是你每天对生活所作的回应，作家罗本森指出，“态度是一个人的信仰、想象、期望和价值的总和，它决定事物在个人眼中的意义，也决定了人们处理事情的方式。”态度令人们成功，每个人都会经历各种艰难，然而他们乐观积极的态度让他们重新崛起。

态度决定着一切，良好的态度是一种责任的体现。下面介绍两种培养正确态度的方法：

1）选择自己的态度：你应该确定什么态度是你所希望拥有的。例如，你也许原本想给下属更多的爱护，但表现出的却是挑剔，这就违背了你的初衷。尽管态度决定着一个人发挥其潜能的程度，但只有将态度付诸行动以后才会实现。选择一种特定的态度，也就建立了你自己未来的位置。因此，你必须知道自己现在的位置，明确自己有哪些思想及情感上的问题。然后，选定合适的目标来改变自己的态度。确定目标是态度变化的必要因素，我们要首先确定目标，分析自己目前的状况及未来的发展方向，这样才能更好地促进态度的转变。

2）做记录：你可以每天将日记写在笔记本或电脑上，每天增加你如何表现新态度的具体例子。如果在转变过程中犯了一些错误，也同样记录下来。将这些错误列出来，然后把注意力集中在如何成功转变态度上。

（3）职业资本的开发：职业资本是一个人选择职业、发展自我、运作金钱和创造财富等能力的总和，它是在与生俱来的先天性基础上，通过后天的社会活动和教育改造而逐步形成的。因此，一个人只有自身拥有雄厚的职业资本，才能获得更大的择业自由，获得更多的就业机会，从而获得更多的职业生涯发展与成功机会。能力的开发、职业资本的保值增值永远是一项无法终结的人生课题。提高能力和职业资本的附加值，可以从以下几个方面做起：

1）努力吸取知识营养：这不仅指接收系统的学校教育，更是指在离开学校后的自我修炼。知识是知识经济社会最重要的生产要素，不掌握最新的职业知识，就无法为企业、社会和国家做出更多的贡献。靠经验和感觉去处理问题的时代已经一去不复返，持续的学习和知识更新已成为必然。活到老，学到老，进行终身学习制，已成为现代职业发展的必然要求。

2）树立效率观念，强调功效：没有效率就谈不上竞争，提高工作效率，才能降低成本。提高效率、合理规划与利用时间，是实现职业生涯成功的重要措施。

3）高瞻远瞩，树立国际化观念：站的高才能看得远，随着全球化与国际化步伐的加快，没有国际化的思路，没有广博的知识与先进的理念，就不能成为现代人，特别是外语、计算机和涉外法律等与外商打交道的工具和知识更是必不可少。因此，职业生涯的开发与发展，必须从全球化的角度进行思考，按照国际人才标准要求自己，并从全球的角度进行职业定位。

4）脚踏实地，积极参与：职业生涯能力的培养需要从小事着手，从大处着眼，现代社会不欢迎那些“一屋不扫”而想“扫天下”的空想家。在职业生涯发展过程中要积极地参与开发活动，这不仅可以锻炼能力，更可以扩大和传播思想，更新观念，从而更好地促进个人的发展。

2. 职业社会资本的开发 社会资本指处于一个共同体之内的个人或组织，通过与内部、外部对象的长期交往、合作、互利形成的一系列认同关系，以及由此而积淀下来的历史传统、价值理念、信仰和行为方式。随着社会的进步与发展，影响人类发展的因素将逐渐由物质资本向人力资本转化，资本的智能化是知识经济发展的必然结果。人力资本的无限性、稳定性与普遍性使其成为现代社会经济发展中的真正资本与首要财富。社会资本作为影响个人行动能力及生活质量的重要资源，在任何经济体制下都发挥着重要的作用。职业知名度和职业信用度等都是非常重要的社会资本。如果一个是某种行业或某个领域中特别有影响力的人，那么他无论走到哪个角落，都有机会得到重用；相反，如果一个人虽然满腹经纶却无人知晓，就像一块埋在沙里的金子，无人发现其闪光之处，那么他便无法为个人和社会创造财富。同样，职业信用度也是一笔宝贵的个人无形资产和社会资本，在同样遭受一种毁灭性的打击下，信用度良好的人可以很快获得别人的帮助而东山再起；相反，那些信用较差，甚至以骗为生的人则会遭到灭顶之灾。因此，在个人的职业生涯发展中，积极开发与利用社会资本，注重个人形象的传播和个人公关等社会资本，对促进个人职业生涯发展具有重要意义。

职业社会资本的开发主要可以从以下几个方面入手：

（1）服饰与仪表：服饰与仪表虽然是外在的东西，却会起到非常重要的作用，注重职业倾向的员工往往会赢得更多的职业资本。

（2）对权力关系的把握：一般情况下，领导者都喜欢通过一定的方式表达自己的权威和权力，聪明的员工和管理人员总是善于把握这一点，并以此规范自身的行为，显示出对领导权威的尊重，从而达到升迁的目的。例如，领导的座位总要高于来访者或下属；领导总是背光而坐，来访者或下属则必须面向领导，向光而坐；领导在接见来访者或下属之前总要让其等一段时间；领导总是将烟灰缸放于刚好够不着的地方，来访者必须稍微欠身将烟灰弹入烟灰缸内等，他们常常用这种细微的方式表达自己的权利。那么，如果明白了这些，并据此行动，对那些致力于升迁员工将有很大的帮助。

（3）争取领导者的注意：要想升迁，一个很重要的问题是怎样取得上司和领导的重视。在军队，不主动要求任务，一切听从指挥是一个基本原则。而在公司或企业则不同，管理人员必须主动地争取任务，这样才能获得与上司、领导的接触机会。晋升迅速的员工总是争取那些相对短期而且能够很快显示绩效的工作任务，这样他们才能够更多地被赏识和重视。

（4）人际关系的处理：要想获得职业生涯的成功，就要注意在实际工作中给人留下负责任、勤于做事、注意仪表的形象，并时刻以成功为念，避免想到失败。同时，还要注意经营人际关系，因为良好的人际关系是达到晋升目的的重要手段和途径。

（5）构建职业人际关系网的技巧：职业生涯成功在很大程度上取决于你拥有多大的权力和影响力，而与恰当的人建立稳固的人际关系对此至关重要。构建职业人际关系网应注意以下几个方面的技巧：

1）构建稳固的内部圈。良好、稳固、有利的人际关系的核心必须由 10 个左右你能靠得住的人组成。这首选的 10 个人可以包括你的朋友、家庭成员和那些在你职业生涯中彼此联系紧密的人，他们构成你的影响力内圈。你应该同至少 15 个左右的可以作为你内部关系圈后备力量的人保持联系。

2）为人要慷慨大方。

3）掌握人际关系的维护技巧。为你的关系网和组织提供信息，时刻关注对网络成员有用的信息，应定期将你收到的信息与他们分享。

实践中的人力资源

成功案例——李先生的抉择

背景：李先生，28 岁，有医药教育本科背景，近期其哥哥在美国为他办好了某名校的 MBA 入学通知书，他在走与不走的犹豫中，并对自己进行了职业生涯规划。规划过程与结果如下：

1. “我是谁？”（自我评价）

1）现是北京群英伟业医药培训咨询公司的客户服务部经理（已任职3年多，称职，上、下级关系不错，业绩和收入都令人满意）。做经理前先做了1年多客户开发主管（曾连续6个月第一）。

2）来这家公司前曾在一家外企制药公司做过2年多的医药代表和销售主管，赚了些钱，但觉得在这家公司升职空间有限，正好遇到这家群英伟业医药培训咨询公司招人就顺利加入了新公司。越来越感到干这一行的人如果工作尽责，有一定水平，会受到客户很高的尊重，比较合乎自己的性情与职业理想，也能赚到一些钱。

3）我很爱我的父亲和母亲（都是退休干部），很担心他们的健康，每年几乎都要回家去看望他们。

4）不要求很多的钱，但需要体面而丰富的生活，现在只存了30多万元，不知先买汽车还是先买住房。

5）哥哥大学毕业就出国留学了，我有点羡慕他。

6）我很爱我的女朋友，我们准备结婚，但尚未想好时机。

7）大学毕业六年；身心健康；外向，乐观；好奇心强，学习力强；喜欢唱歌；有时会幻想。

2.“我想做什么？”（目标取向）

1）做医药行业管理咨询公司合伙人；或职业经理人；或管理咨询顾问。

2）先去国外读MBA，再回国来干管理咨询，甚至开自己的咨询公司。

3）和妻子共同住在属于自己的舒适的住房里，每天开着自己的汽车去工作。

4）在父母有生之年能够多尽一点孝心，可能的话把他们接到家里来住。

5）有时也想与朋友合伙开咨询公司，自己负责业务开发，朋友负责咨询专案，但我现在的老板如果能吸收我做股东，并提供更大的事业空间似乎更好些。

6）爱好唱歌，大学期间获得过全校歌咏比赛独唱男子冠军，做过当歌星的梦。

3.“我能做什么？”（能力取向）

1）可以管理公司更多的业务，并能协调公司各部门的关系。

2）是推广公司培训咨询业务的能手和指导下属开发客户的老师。

3）会讲业务开发和药企内训课程及一些较容易的管理课程。

4）会开汽车。

5）唱卡拉OK很迷人。

6）相信还可以学会很多东西。

4.“环境支持或允许我做什么？”（机会取向）

现有公司可能提供升职；有可能获得一定的股份（公司计划明年就会扩大集团，投资多个专业管理咨询与医药销售管理软件公司）。

1）市内有多家同类公司挖我去做业务总监或副总，薪酬说得比现在高一二倍（现在我一年大约收入7万元），有的还说不用我投资就送我股份，但我不知他们能否办好公司，而我如果真的去了，他们能否兑现承诺还是个问题。

2）有的制药公司老板也拉我去做营销部门的负责人，许以高薪、股份等。

3）可以去大学继续深造。

4）也可以读在职EMBA，只要有好的课程与教师。

5）哥哥已经帮助我联系好了国外的大学读MBA，但以后可能还要回来从头开始。

6）去练唱歌，也可以去酒吧唱，但专业成就很渺茫。

5.“我的职业与生活规划是什么？”

1）继续在现在的公司好好干，不远的未来能有职位的晋升，并获得股份机会。

2）工作的同时选择在职的MBA进修。

3）买房、买汽车、结婚。

4）经常去看父母，以后接他们来住。

5）有时间就去唱歌玩玩。

最后综合职业生涯规划，李先生对自己提出了10年、5年目标，而3年的目标是：任所在公司的副总经理，攻读在职MBA，年收入15万元，成为公司的正式股东，拥有自己的住房与汽车，结婚并接来父母。通过不到3年的努力，除父母不久前来住了一段时间，却嫌大城市生活节奏太快、熟人太少、呆不习惯而又返回之外，其他愿望李先生基本都已经实现了。

三、组织职业生涯规划

对员工进行分析与定位 → 帮助员工确立职业生涯目标 → 帮助员工制定职业生涯策略 → 评估与修正

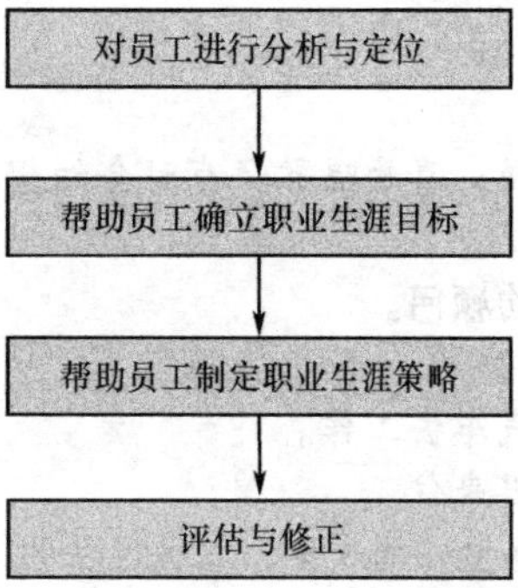

图9-12 组织职业生涯规划流程

组织职业生涯规划一般经过四个步骤来完成，如图9-12所示。

1. 对员工进行分析与定位 这一阶段组织应帮助员工进行比较准确的自我评价，同时还必须对员工所处的相关环境进行深层次的分析，并根据员工自身的特点设计相应的职业发展方向和目标。这一阶段的主要任务是开展员工个人评估、组织对员工进行评估和环境分析三项工作。

2. 帮助员工确立职业生涯目标 组织应开展必要的职业指导活动，通过对员工的分析与组织岗位的分析，为员工选择合适的职业岗位。生涯路线选择的重点是通过对生涯路线选择要素进行认真分析，帮助员工确定生涯路线并画出职业生涯路线图。值得注意的是，组织帮助员工设立的职业生涯目标可以是多层次、分阶段的，这样既可以使员工保持开放灵活的心境，又可以保持员工的相对稳定性，提高工作效率。

组织内部的职业信息系统是为员工制定职业生涯目标的重要参考。在员工确立实际的职业目标之前，需要知道有关职业选择和机会方面的情况，包括可能的职业方向、职业发展道路及具体的职位空缺。组织或企业应根据既定的经营方针和发展战略，预测并做出未来可能存在的职位及这些职位所需的技能类型的规划，并对每一职位进行彻底的工作分析，公布其结果，如某项工作的最低任职资格、具体职责、工作规范等，员工可以根据它们来确定自己的职业目标或职业规划。同时，组织还要鼓励员工去思考不同职位的成功者所经历的职业发展道路，为员工勾画职业发展道路与前景。组织可以通过多种方式向员工传递有关职业发展的信息，许多职业生涯发展规划比较规范的企业，通常使用企业内部的职位海报、工作手册、招聘材料等来向员工提供职业选择与职业发展机会信息。

3. 帮助员工制定职业生涯策略 职业生涯策略指为争取职业目标的实现而采取的各种行动和措施。例如，参加公司的各类人力资源开发与培训活动，构建人际关系网，利用业余时间参加相关课程的学习，掌握额外的技能与知识等，都是职业目标实现的具体策略，也包括为了平衡职业目标和其他目标而做出的种种努力。通过这些努力，取得个人在工作中的良好表现与业绩，从而使组织获得员工的“忠诚”。

4. 职业生涯规划的评估与修正 经过一段时间的工作以后，有意识地回顾员工的工作表现，并检验员工的职业定位与职业方向是否合适。在实施职业生涯规划的过程中评估现有的职业生涯规划，组织就可以修正对员工的认识与判断，通过反馈与修正，纠正最终职业目标与计划职业目标的偏差。同时，通过评估与修正还可以极大地增强员工实现职业目标的信心。

通过职业生涯规划的评估与修正，架设组织发展与员工职业目标之间的桥梁，是实现组织职业规划目标的重要手段。组织在了解员工的自我评价与职业目标等信息后，就可以结合组织的发展战略来全盘规划与调整人力资源。当组织未来的人力资源需求与某些员工的职业目标和个人条件大体一致时，组织就可以事先安排这些员工接触这些工作并使之熟悉起来，也可以根据职位的原本要求有的放矢地安排有关员工进行相关的培训，使其做好承担此项工作的任职准备。有些员工对本职工作并不喜欢，而对组织的另一些工作感兴趣，若这些工作的要求与这些员工的条件相匹配并且又有空缺的话，组织可安排他们转岗。当然，公平是组织开展这些工作时应该恪守的基本原则，它包括信息公开，即将组织内部的职位空缺、职业变动信息等及时、公开地告示广大员工，引导那些对空缺职位感兴趣、又符合一定条件的员工进行公平竞争和全面发展。公平竞争，即对职位候选人采用同一套标准加以考评；全面发展，即让所有的员工都能在自己的职业领域获得发展，以求组织获得最佳人选。

四、组织职业生涯开发

组织职业生涯开发是指组织为提高员工的职业知识、技能、态度和水平，以提高员工的工作绩效，促进职业生涯发展而开展的各类有计划、有步骤的教育训练活动。组织职业生涯开发是人力资源开发管理的主要方法之一，是组织发展战略的重要组成部分，对组织未来的发展，以及员工个人的发展前景都具有指导作用。

职业生涯开发的战略目标是人的全面发展，开发的对象是组织的全体员工，职业生涯开发要求在董事会和管理人员双重高度参与下，充分利用资金、时间、技术、人才及组织外部力量，实现组织员工的职业生涯发展目标。

1. 组织职业生涯开发的特点

（1）长期性：对员工个人而言，组织职业生涯开发战略指员工从进入组织第一天到在组织工作的最后一天的全部职业历程；而对组织而言，组织职业生涯开发战略指从组织创建之日至组织未来发展的全过程。可见，组织职业生涯开发战略的历时较长，对组织和员工个人的职业发展将会产生重大影响。

（2）全局性和战略性：对员工个人而言，组织职业生涯开发将影响到其一生的各个方面；而对组织而言，必将对组织的各项工作产生直接或间接的影响，同时也将对组织的未来发展产生战略性影响。

2. 组织职业生涯开发的方法 组织职业生涯开发的方法有多种，开发的方法随职业种类和岗位的不同而有所不同；而每种开发方法也有自己独特的优点。在某一职业生涯开发计划中采用何种方法，最好由职业生涯管理专家和心理学家来共同决定。一般而言，组织职业生涯开发方法主要有两类：一类是各种人员通用的一般开发方法；另一类是专门针对管理人员的特殊开发方法。

（1）一般开发方法：这类方法既可以用于中低层次的员工，也可以用于对较高级的员工进行开发，具有一定的普遍适应性。这类方法又可以分为两种类型：一种为现场培训；另一种为脱产培训。

（2）管理人员的开发方法：由于管理人员涉及工作范围广、工作复杂多变、需要良好的协调能力和组织管理能力等特殊性要求，故需要一些特殊方法对其进行开发与培训。通常用于管理人员的开发方法主要有以下几种：①研讨会法；②工作模拟法；③角色扮演；④敏感性训练。

五、职业生涯管理的意义

职业生涯管理对组织和员工都具有重要意义。对员工来说，搞好职业生涯规划是不断提高自身素质、努力实现自身价值的重要手段；对组织来说，搞好员工的职业生涯规划可以为企业储备充足的人力资源，增强企业的凝聚力和向心力，不断提高市场竞争力。

1. 职业生涯管理对员工个人的意义

（1）职业生涯管理可以增强员工对职业环境的把握能力和控制能力：职业生涯开发与管理不仅可以使员工个人了解自身的长处和短处，养成对环境和工作目标进行分析的习惯，还可以使员工合理安排时间和精力开展学习和培训，以完成工作任务，提高职业技能。这些活动的开展都有利于强化员工的环境把握能力和困难控制能力。

（2）职业生涯管理可帮助员工协调好职业生活与家庭生活的关系，更好地实现人生目标：良好的职业规划和管理工作可以帮助员工从更高的角度看待职业生活中的各种问题，将分离的时间结合在一起，共同服务于职业目标，使职业生活更加充实和富有成效。同时，职业生涯管理能帮助员工综合考虑职业生活同个人追求、家庭目标等其他生活目标的平衡，避免顾此失彼、左右为难的窘境。

（3）职业生涯管理可以使员工的自我价值得到不断提升和超越：员工寻求职业的最初目的仅仅是为了满足生理的需要和安全的需求，随着社会的进步和发展，员工会逐步追求社交的需求、尊重的需求和自我实现的需求，这与马斯洛的需求层次理论相吻合。职业规划和职业生涯开发与管理对职业目标的多次提炼可以不断使员工工作目的超越财富和地位，追求更高层次自我价值的实现。因此，职业生涯开发与管理可以发掘出促使人们努力工作最本质的动力，并凝聚、升华，走向成功。

2. 职业生涯管理对组织的意义

（1）职业生涯管理可以帮助组织了解内部员工的现状、需求、能力及目标，协调它们同企业的职业机会与挑战间的矛盾：职业生涯开发与管理的主要任务就是帮助组织和员工了解职业方面的需要和变化，帮助员工克服困难，提高技能，实现企业和员工共同发展的目标。

（2）职业生涯管理可以更加合理有效地利用人力资源：合理的组织结构、组织目标和激励机制有利于加强对人力资源的开发和利用，与薪水、奖金、待遇、地位、荣誉等的单纯激励相比，对员工进行深层次职业需要的职业生涯开发与管理具有更有效的激励作用，并能进一步开发员工的职业价值。此外，职业生涯开发与管理由于针对组织和员工的特点量身定做，与一般激励措施相比具有较强的独特性和排他性。

（3）职业生涯管理可以为员工提供平等的就业机会，对促进企业持续发展具有重要意义：职业生涯开发与管理考虑了员工不同的特点和需要，并据此设计了不同的职业发展路线，这有利于不同员工在职业生涯中根据自身的条件选择适合自己的发展机会。例如，根据年龄、学历、性别等因素，扬长避短，为员工设计不同的职业发展规划，不同的发展方向和途径，这就为员工提供了更为平等的就业和发展机会。因此，职业生涯开发与管理的深入实施，有利于组织人力资源水平的稳定和提高。通过开展职业生涯开发与管理工作可以使全体人员的技能水平、创造性、主动性和积极性不断提升，这对促进组织的持续发展具有至关重要的作用。

实践中的人力资源

诺华：帮助员工成长是最好的激励

所有关注雇主形象的企业都表现出一个共同的特质：良好的内部发展机制。但只有那些可见的、可执行的、可实现的“发展”机制，才能造就员工心目中真正的“最佳”。

在“CCTV 年度雇主调查”发布晚会上，每家获得年度最佳雇主的企业都要选择一首，以歌名为题进行主题演讲。诺华中国总裁李振福先生毫不犹豫地选择了《隐形的翅膀》这首歌。李振福给这首著名的励志歌曲一个新的诠释：对员工的培养，就是给他们插上的隐形翅膀。

作为一家规模并非最大的跨国制药企业，诺华在人才培养上有口皆碑。在诺华，人才的培养被提到战略的高度，再忙、再高的职位也要进行培训学习。每年，全球董事长、CEO 等高层都要在哈佛大学进行一周的培训。对于高端人才，诺华的培养战略就是跟很多世界名校合作，把最好的员工送到这些学校，让他们去学习、充电。诺华在哈佛、斯坦福等这些世界名校专门设计了课程，在中国和北大合作，设立了“迷你MBA”。

一、帮助员工成长，不只是一句口号

21世纪不可抗拒的历史潮流是经济全球化，经济全球化最基本的特征就是跨国公司发展成为全球公司，而全球公司最根本的特征是从资本到技术，到人力资源，以至于到市场都是在全球化范围内进行配置。因此，现代的企业，未来的企业，一定面临着全球化的全方位竞争。而在这种竞争中间，人力资源的素质是核心竞争力。而在人力资源的核心竞争力中，领导层、经营层、管理层的素质又是具有决定意义的。诺华在人力资源的配置，特别是在经营层和管理层的配置上面下了工夫。

诺华认为：人才，是竞争对手无法仿制的核心竞争因素。因而诺华非常重视员工的职业发展。在这方面，诺华有很多颇具创意的做法，如组织人才回顾、员工职业发展规划、领导力发展中心等。这些无疑成为帮助员工成长的“助推器”，让“成长”成为可见的、可实施的、可实现的。而非让它仅仅成为一句口号。

二、让“成长”切实可行

诺华的组织人才回顾，实际是对组织人才的盘点。每年诺华从年初的绩效目标设定时就同时开始设计组织人才回顾的流程，组织中的关键人才在直线经理和人力资源部的支持下，对自己的优势和弱势给予分析和评估，并与直线经理讨论自己的发展方向，确定自己的潜力评估，最终制定个人发展计划，并登录到人才管理在线系统中。而直线经理，则有责任在高管会议上进行人才讨论，并呈现接班人计划。人力资源部随后会针对人才发展配合关键人员和直线经理安排人才发展项目，包括离岗及在线培训，在职训练，内部导师，外部顾问辅导，能力测评与反馈，特别发展项目及岗位轮换等。

员工职业发展规划，实际是诺华为员工提供的一个在线的职业发展通路。员工在进入诺华后可以通过内部网络进入Career Path（职业发展通道），了解到组织结构的岗位描述，并可以根据自身的发展需求，确认自己在组织中的发展途径，明确未来相应岗位的岗位要求，并利用公司提供的发展工具，从而有效地制定自己的发展计划。

作为诺华中国人才发展的重要组成部分——诺华中国领导力发展中心，于2005年9月成立，并逐步形成了以北京大学国际MBA项目、全球领导力培训在华项目、诺华中国领导力培训项目，以及诺华中国网上学习中心四个重要组成部分。

几个项目从不同层次覆盖了员工的职业发展需求，既帮助员工设立自己的职业发展目标，又针对不同层面员工的需求培养他们向新的职业目标前进的能力。让员工能够清晰地体验到自己的职业成长。

在高级职业经理人的培养上，诺华没有像很多跨国公司设立自己内部的商学院，而是创立了自己和商学院紧密合作的方式。李振福认为：与商学院的互动是一种双赢的结果。诺华中国区人力资源总监洪朝阳女士说：诺华与商学院有长久的合作历史。诺华全球高层培训是与哈佛大学进行合作，而人力资源培训则与斯坦福大学合作。像诺华董事长兼首席执行官魏思乐博士（Dr. Daniel Vasella）和诺华中国区总裁李振福等基本上每年都要到哈佛大学培训一周。所接受的培训既有最新的领导力课程，也有为诺华公司开设的课程。

李振福认为：“社会的分工越来越细化，企业要做到大而全几乎不可能，必须集中精力于核心业务，与商学院的合作就体现了社会专业化分工。对于商业理论的研究，企业不可能超越商学院，毕竟商学院是专职于此。企业通过与商学院的合作，可以发挥双方所长，满足各自所需。另外，商学院为我们培训的一些课程，是根据诺华中国的实际情况而设置。”

三、用自己的案例培养自己的人才

洪朝阳总监把诺华中国在北大国际MBA的18个月培训看做一个精华版的MBA课程。这些课程所涉及的许多案例都来自诺华中国区。例如，管理者财务课程，就用诺华的年报来分析。培训课程除了由北大国际MBA的教授讲课外，诺华中国区的管理层也亲自授课。李振福本人曾多次上课，其他诺华中国的高层也都到过课堂。这些高管在讲课时除介绍公司的运营方式外，还介绍一些实例，如诺华中国新的组织结构为什么如此调整、如何支持公司的愿景等实例。与教授侧重于理论教学不同的是，诺华中国的高层侧重于案例。在培训过程中，学员们的案例分析和分组讨论结果，会反馈到诺华中国的高层。如果说这种分组讨论是一种非正式的量化分析，那么诸如领导力、企业文化的调查就是一种正式的量化分析。李振福感到：这些调查结果对于诺华中国区进一步了解企业实际情况（尤其是中高层员工的想法）以利于正确的决策，是很有帮助的。

在“CCTV 年度雇主调查”中，对培训机会的看重一直排在员工挑选雇主的最主要的选项中。相当多的企业也都非常注重员工的培养，但由于缺乏战略规划，培训项目之间缺乏协调，培训像撒胡椒面一样看不到效果，更糟糕的是，员工对于企业在这方面的努力缺乏系统的、真实的感受。像诺华这样把员工的职业生涯规划与员工在不同岗位不同阶段的培训需求制度化，让职业能力培养和升职、加薪一样成为可清晰判断的预期，培训的价值才真正体现出来，帮助员工成长也就自然成为最好的工作激励。

思　考　题

1. 什么是职业生涯？什么是职业生涯管理？其研究意义是什么？
2. 职业选择理论有哪些？
3. 什么是职业锚？它与职业倾向有什么区别？
4. 影响职业生涯的因素有哪些？
5. 个人和组织职业生涯规划有何异同？

案例解析

个人职业生涯规划案例解析

作为一个医药行业的人士，在行业里有哪几条职业路线可以发展呢？本次案例解析通过大量普通医药人的成长案例阐释个人职业生涯规划与管理的步骤和方法。那么如何管理自己的职位与前程呢？当员工一旦有些职业发展的计划和想法时，不经意间在周围说了出去，后来带来的是后悔或不利的结果呢（尤其在职场里）？另外你了解一个组织中职业生涯管理的运作情形吗？你知道在什么情况下该换工作了吗？你想了解几个典型的在医药行业里容易造成失败的职业生涯案例吗？

案例 1：小王的职场困惑。小王现在是药学本科毕业，做过两年的质量管理，一年的药厂的研发专员，后来因为到异地工作，在一家香料企业做药物分析员，主要是做理化实验和仪器分析实验，接触到的仪器是 GC、HPLC、UV、旋光仪、折光仪等，平时工作的内容接触到有关分析方法的开发不多。他不想一直在香料公司做，他后面的职业发展方向是去药品公司做质量研究员或质量标准研发员，他现在在这家香料公司待了有快两年了，准备再做个一年就差不多了。他想问：“我现在很迷茫，我以后想做质量标准研发员，我这样的情况能有公司招我吗？我要做这个工作还有多大差距或者哪方面我还没有接触需要去补缺的地方？……诸如此类的职场困惑，几乎每个人都遇到过。如果你是小王的朋友，该如何建议呢？

案例 2：张某从事药厂生产管理已经近 7 年，后来看到做代理商的朋友们发了，于是就和几个朋友合伙做起了地区代理，因不熟悉市场，产品选择不当，张某不仅在此项目中一无所获，两年中还赔了 10 多万，加上自己的机会成本共损失近 30 多万元，后来放弃此项目后又重新进入一家保健品公司做起了老本行。

案例 3：刘某三年前毕业于某著名医药大学，除医药专业知识外还写得一手漂亮的文章，她自认为很清楚自己的人生应该做些什么事，而且对自己想要拥有的优雅、浪漫和尊贵的生活方式也制订了具体的目标和计划。但刘某毕业五年后换了三家公司，做过医药代表、产品专员、策划，都不能实现自己的生活目标，因此感觉很气馁。

案例解析：

案例 1 中的小王，更换工作没有围绕自身规划发展的目标，而且没有在某方面形成集中优势，到哪里都是原始积累，从头开始，哪个领域都是“夹生饭”，在职场竞争中不能突显自己，很难胜出。

案例 2 中的张某对自己的职业发展方向有规划，但是缺乏详细的行动计划和现实分析，尤其创业需要周密细致分析和准备，盲目决策导致失败。

案例 3 中的刘某，有较扎实的专业基础，但工作初期进行职业生涯规划的时候由于经验不足，容易好高骛远，不切实际的更换工作的决定，尽管能在自己的强项上纵向发展，医药代表、产品专员、策划都是很好的经历，未来向产品经理、策划顾问等方向都可能有很好的发展，而刘某频繁更换工作也无法实现自己的理想从而容易产生挫折感。

启示：在人生理想的指引下，宜采取“积小成功为大成功”的做法，先采用结合现实的生涯规划模式，将个人理想与其所在的组织远景相配合并使双方受益，逐步实现自己既定的可行性目标，累积足够的自信和能力，再逐渐采取自我实现的生涯规划模式，在中、长期致力于实现自我职业生涯目标，最终达成理想。

以上几个案例的启示：

1. 职业生涯发展机遇的选择要服从你的既定目标？目标要准。

2. 职业生涯发展和规划的基础要牢实，如同金字塔模型一样，自我知识和职业知识一定要准备好。

3. 分析、决策和实施职业生涯规划时要重视自我觉察、自我监督和自我控制？我的知识与技能积累到了哪一步？我是否完全能做既定目标需要的任务？自我能力是否足够？

个人职业生涯规划与管理的注意事项：

如何管理自己的职位与前程：

第一，你要对自己的雄心、长处及短处有实际的了解，不要好高骛远。

第二，要尽早规划自己的前程发展计划，而不是随意发展，心中总得有一个大概框架。

第三，在职业发展过程中，有职场发展的计划和想法时可以找家人、或最亲近的朋友、或自己的上级说出想法，以征求他们的意见和支持，一定要谨言慎行。之所以说可以和自己的上级沟通，是因为他本身就有为下属做职业生涯规划和指导的职责，并且通过沟通也让他了解你的职业目标和你在公司的发展打算，如果真的有一天有这样的机会，你的上级首先可以想到你，你不沟通他怎么知道呢？再者，你和上级经常沟通，会增进双方之间的信任和依赖，比如有员工对上司提出：如果今后公司成立培训部门的时候希望能在这方面得到发展，所以后来他也有意识地加强这方面的训练，不断学习培训师应该具备的知识，终于有一天成为了第一个内训讲师，当然这里面也有上司的栽培。

第四，在业界要小心维护自己的名誉，打造良好的口碑，人家没有见过你就想和你认识，或希望给你机会，或被猎头公司关注，有这样的美誉度在医药行业发展前景无限。

第五，建立个人的信息圈，消息要灵通。你要经常关注你想发展的那个岗位的各种信息，在组织内部有自己的信息圈是必要的，这就需要有良好的人品，被众人接纳，做到这些，应该多做给予型而非索取型员工。

第六，与想要争取的职位的在职人士保持良好的关系。因为他被提升或另有它就的时候，往往他向公司推荐的人选中选率很高，因为大家都相信行家的话。例如，你现在是一名医药代表，你想向产品经理方向发展，你就该和现在的每位产品经理交朋友，让他们了解你，你也要学习他们的优点和专业技能，为今后在这个方面发展做准备。

第七，多参加医药行业里一些相关的专业社团或联谊组织，这样信息分享更有效率。

第八，塑造适当的专业形象。例如，正规的职业套装，规范的职场礼仪，雷厉风行的做事风格，伶牙俐齿的谈判能力等，希望成为怎样的职场岗位，你要先从这个岗位对形象方面要求对自己做形象上的打造。

第九，更换工作的时机要谨慎。更换工作很正常，但也要注意时机。首先不要盲目更换工作，更要理智决策。不理智的、没有计划地更换工作只能带来后悔，甚至偏离正确的自我职业生涯发展线路。有些人的跳槽说到底是一种盲目逃避。

案例讨论

PX生物制药有限公司研发人员的职业生涯管理问题

又是周一，PX生物制药有限公司刚开完例会，总经理吴焕并没有让所有人离去，他把研发部主管还有人力资源部主管叫到了办公室来讨论问题。沉闷了一阵子后，吴经理对研发部门主管说："你们研发部门能不能加快点进度呢，那么长时间了研发工作一点进展都没有。"研发部主管王化军沉默了很久，侧面回了一句："做事情要有动力的。"吴焕轻拍了下王化军的肩膀说了一番话："小王，我知道你话中的意思。你们干好了，自然会奖励你们的，总是和公司讲条件，首先问问你们自己的工作是否到位了。再说，我可以花更少的钱来聘用有干劲的年轻人，有那么多人在等着这份工作，如果从更经济的角度考虑我也许没必要和你在这里讲道理。不要仅从金钱的角度想问题，要有紧迫感，做长远打算。我相信对你们搞技术的人来说，需要的不仅仅是钱吧！"听后，王化军低下头不说话了，他熟悉老板的脾气，这个时候再讲道理，就有工作不保的危险了。

这个时候，人力资源部主管赵欣佳开始说话了，她指出这个问题是要慎重考虑的，激励不只是单纯的金钱问题，对于研发人员，职业规划的管理也是很重要的。赵欣佳的话引起了大家的注意，尤其是吴总和王部长，他们一起若有所思地望向了赵欣佳……

一、PX生物制药有限公司背景

PX生物制药有限公司于1995年成立，属科技部认定批准的国家重点高新技术企业，现有员工千余人，其中专业研发有两百余人。公司主要产品包括肿瘤科、骨科、妇科、肝脏科、神经科、消化科，产品以专利药或有特别保护的新药为主、以医院处方药为主，业务遍布全国各地。十多年来，公司秉承"专业技术服务于人类健康"的经营理念，专注于天然药物和药物新型制剂的研究、开发、生产和销售，公司的研发中心拥有一支具有开拓精神及高深学术背景的研究团队，积极开展产品技术的国际合作。在肿瘤科、骨科等领域拥有多项研发专利。

PX生物制药有限公司发展至今，期间经历过多次人员更替，其中行政管理部、业务部、人力资源部均有人员变动。但对于公司来说，关系到公司业绩的主要是研发部门，而研发部门的人员更替却是最严重的。公司研发部包括化学业务板块和生物业务板块，目前两大业务板块都面临人员不足的困境。

二、公司吴总经理的困惑

总经理吴焕，大学本科毕业以后，进入一家药厂进行车间管理工作，工作多年后考取研究生，后于知名院校读博士，毕业后被委任为现在的PX生物制药有限公司总经理。最初管理公司的时候，他从不用担心人员管理问题，因为所有员工都喜欢加班，每天都会主动工作到晚上10点以后，而且所有的人都听从自己的指导，所有的人都拧成一股绳！在大家的努力下，公司取得了很大进步，近年来公司规模发展很快，员工能力也获得了提升。但是随着公司规模扩大，人员增多，吴总越来越多地发现在管理方面凸显出很多问题，尤其是对公司人员的激励问题。

首先，研发部人员流失严重，这导致公司人力资源成本上升。不但在职员工因担心自己的职业发展而离职，而且被公司送去深造的人员也跳槽去了别的公司。尤其是研发部门的一些核心人员，单纯的加薪已起不到想要的激励效果，尽管公司已在人力薪酬上投入了很大的资本。公司新招聘进来的员工，一般在公司工作不到半年就会离职而去，一边重复招人，一边优秀人员不断流失，对公司带来了严重的人力资源成本问题。

其次，虽然公司激励成本已很高，但研发部员工仍表现出对公司的不满。不但研发部部长和自己要激励，讲条件，连研发部的技术人员也以降低工作热情来谈条件。加班的场景再也没有看到过了，每天到了 5 点下班的时间，研发人员都停止了工作等待刷卡下班。特别有一个不好的现象是最令人头疼的，有几个核心技术人员总是谈激励，要升职。不然他们就不好好地干活，工作总是打折扣，要给更多的钱才愿意做事情，甚至说没有发展空间就没有积极性了。现在整个公司的工作效率都因此而降低，士气的影响实在是太大了。举例来说，有研发人员抱怨，在接近下班时间时，如果不做实验，项目就要影响进度，虽然在估计完成的进度范围内，但是总归是快点完成的好啊；如果做实验，就要到 6 点才可以结束，但是第 2 天可以节约一个早晨时间，可是那么积极有什么用，还不是白费工夫。

对此，吴焕非常苦恼，怎么现在的员工都没有一点牺牲精神、敬业精神呢？怎么就不想到如果完成工作出色，就会得到老板赏识和提升的机会呢？太功利了啊！他紧皱眉头，在思考发自内心的疑惑：是不是激励措施有问题，公司现今研发人员到底需要什么？

三、研发部王部长的困惑

研发部部长王化军，有多年工厂生产经验，在公司成立的时候来到了这个药物研发公司，也是为了让自己的职业生涯有更大的突破。来到这个公司以后，王化军从基层开始做起，经历了公司成长的各个阶段。自从三年以前，公司的研发部的人事任命出了问题以后，公司的研发问题就随之落在了王化军的肩上。临危受命，王化军不负众望，终于完成了部门前两任主管都没能完成的任务，使公司的运作走入正轨，同时也让公司的知名度有了很大提高。但是近年来王化军却遇到了诸多问题。

首先，在员工激励上与吴总经理产生分歧。自从完成了公司的重大项目以后，受到了公司的重视得到了一定的提升。可是最近一年，他却没有了工作热情，当然工作上也没有取得以前那样的成绩。原因很简单，部门目前的工作和直接利润不挂钩，这样即使给其他部门提供再多的支持，也不会在绩效考核中获得好的结果，进而所有研发部的员工难以获到公司提供的本来就极少的机会来提升自己。为此，整个研发部门开始了消极的怠工情况。很多人说，既然干和不干，干多和干少，得到的机会不会变化，那为什么还要那么卖力地去做事情呢？而且总经理吴焕在年会上说，研发部以后的工作重点是配合其他部门开展工作。这些话都很大程度上打击了王化军的工作积极性。他觉得，不管是什么部门，总经理不应该说出这样的话语，而他作为研发部门领导，应该更多地关心他的下属的想法，关心他的下属的工作情绪，因此，他想要改变目前公司的状况。于是，王化军和总经理之间就有了多次争执，王化军坚持他的观点，不能让员工看到未来的希望，下面的人没办法干活。总经理坚持认为，员工应该有忧患意识，有生存压力，不能只重绩效考核及其背后的各种机会，应该有全局意识，从整个公司角度来想问题。双方各有说法，经过多次谈判还是没有进展。

其次，自己所管理的部门人员流失严重，造成研发工作难以开展。部门分化学和生物两大业务板块，由于公司激励不到位，两大板块核心人员大量流失。开始在化学业务板块的主管，药物化学研究员，助理实验员，质量分析人员所剩无几。由于公司没有任何激励制度尤其是对部门人员的个人发展做的不到位，化学业务板块主管不再有激情做事情，并离开公司；有两名助理研究员因担心自己的发展问题选择了离职，只能降低要求找人顶替空缺岗位。再看生物业务板块人员状况，人员流动同样很严重。先前在生物业务板块工作的博士主管出国离职，助理研究员考虑自身的发展选择离职，后来虽招聘一些人才来补充，但不久也因发展空间有限离职，只能仿效化学业务板块，降低要求找人顶替。

再者，公司对研发部门加班激励不合理。由于研发部门需要连续做实验，但是公司不认可员工不可避免的加班绩效。王化军曾经把员工的月加班记录表拿去找总经理签字，按照公司规定，每人加班一天 130 元，可是总经理认为一个月就加班 5 天这样成本也太高了。让王化军以后都取消加班费的报销，如果出现加班的情况，就调休来办理。王化军不能接受，研发实验这样的事情，有的时候必须要加班的啊，难道一个实验做一半就要停？调休，有的时候对进度抓的那么紧，怎么好调休呢？调休了一个，其他人的工作怎么配合？王化军回到实验室，没办法面对自己的下属，下属当初是满怀激情，辛苦地做了事情，为了赶进度不停地忙碌，现在告诉他没有加班费，他还能有什么激情去做呢？到了下午，王化军把下属叫来，给他们安排了一个星期的假期。于是从这开始，研发部出现了一个不成文的规矩，所有需要加班的实验，是不会去做的，如果要加班才能做，那么就等第二个工作日再继续做。

四、人力资源部赵部长的困惑

经过多次部门经理会议后，吴焕总经理承认需要制定合理的与绩效挂钩的员工个人职业生涯发展计划，以便弥补金钱激励的不足。在经过长时间的考虑后吴总经理决定先为公司研发人员制定职业发展计划，他找到了公司人力资源部的赵欣佳部长，简单地说明了公司面临的问题，并提出要为公司研发人员制定职业生涯发展计划。接下来的担子就落在了人力资源部，部长赵欣佳面临着挑战。

首先，从已有的工作分析和组织结构着手，发现管理层越往上能够提供的岗位越有限，甚至有的岗位已超员。这样，就使得靠以“晋升”为主的职业生涯规划来激励员工，变得不切实际。更头痛的是，公司并没有清晰的岗位说明书，各个岗位的职责没有清楚的界定，尤其是研发型的岗位，只是规定了员工平时上班的基本工作要求。从事研发的人员只是机械地接受公司受理的项目。

其次，制定员工职业生涯规划，需要了解各个研发人员的以往工作业绩，可是在分析以往的绩效考核管理时，更是问题百出。对研发人员的绩效考核办法，不能与这项工作的特点相吻合，也就难以反映员工的绩效水平，现有绩效考核的制度只能粗略地反映出某员工参与了哪几个项目的研发及平时工作表现，而不能反映最重要的所从事的项目级别和取得的效果等。

再者，制定员工职业生涯规划还只是员工职业生涯管理的第一步，公司将面临更多问题如针对不同员工的发展计划是否合适，有的研发人员可以走向管理岗位而有的研发人员更适合在技术性岗位上发展；一些必要的培训应该如何实施，员工能否适时地达到岗位对其的要求；员工职业生涯计划是否与公司的未来规划相一致；如果情况有变公司应如何采取措施积极应对等等。

虽然，面临着许多问题，但是迫于研发人员流失的压力，公司还是要尽快制定针对几个关键部门员工的职业生涯发展计划，如研发部门。人力资源部结合公司情况，为研发部门的员工制定了“H”型职业生涯发展路径。在公司内部为研发人员建立两条平行和平等的职业发展通道，一条是专业发展通道，走专业技术路线，通过研发人员在专业技术岗位上的经验和技能的提升，走专家道路；一条是管理发展通道，研发人员通过从事管理岗位，承担更多管理责任来实现职位晋升。晋升路径如图 9-13 所示：

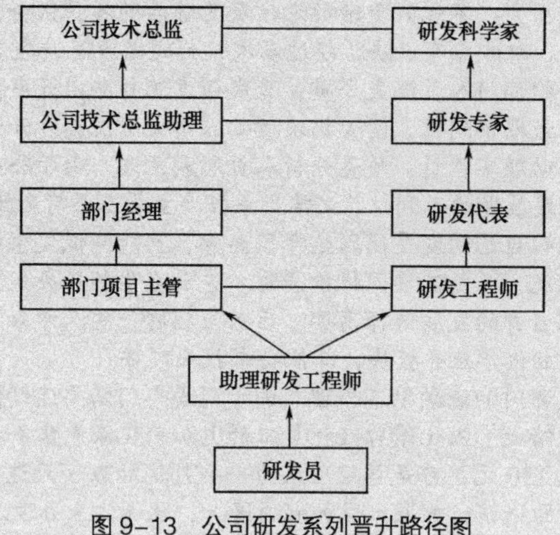

图 9–13 公司研发系列晋升路径图

具体条款规定：

（1）将专业技术通道分为六级。即研发员、助理研发工程师、研发工程师、研发代表、研发专家、研发科学家。

（2）可转向的管理发展通道分为四级。即部门项目主管、部门经理、公司技术总监助理、公司技术总监。

（3）研发人员在获得助理研发工程师的资格后可以有两条发展路径选择。专业发展道路中，各级聘期均为 3 年，竞争上岗。在相应聘用期内，各等级的研发人员工作绩效和能力优秀者晋升，达不到要求者降级。是否转向管理通道由研发人员决定，但要考虑公司人员配置情况。

（4）为了激励研发人员，突出对科技工作的重视，专业技术通道中的研发专家以上级别岗位的待遇将略高于相应管理通道中的岗位。

（5）允许在管理和专业技术通道的下层之间互换，但在通道中的研发代表和部门经理以上的等级，不能出现交叉，即一个人不应同时拥有两个通道上的职务。

以前公司领导为寻找原因而苦恼，而今，已明白研发人员之所以工作积极性不再是因为员工职业生涯规划管理的缺失。现在虽然出台了研发人员职业生涯发展计划，但是公司又面临新的问题，如与员工职业生涯规划管理相配套的岗位设置工作、绩效考核工作等。公司领导已经意识到问题的严重性，制定研发人员的职业生涯发展计划只是他们要开展工作的第一步……

结束语：

吴焕总经理通过和研发部部长王化军的多次沟通，终于认识到公司研发人员流失和工作积极性丧失的原因。公司人力资源管理存在着很多漏洞，如对研发人员的激励问题，尤其是对其职业生涯规划管理的缺失，使研发人员失去上进心或者被迫离职等。

吴总经理及人力资源部的赵欣佳部长应该联合各部门尤其是研发部部长，从基本做起完善公司人力资源管理。虽然已制定了研发部的员工职业生涯发展计划，但还要制定相应的工作说明书和绩效考核方案，并且为以后员工职业生涯发展计划的实施做好准备工作。

思考题：

1. 研发人员对激励的需求更看重的是什么？公司在激励研发人员时可以通过哪些渠道实现？

2. 公司在人力资源管理上的确存在很多问题，你认为公司管理工作的当务之急是什么？吴焕选择实施员工职业生涯规划管理能否解决问题？

3. 公司制订了研发人员的职业生涯发展计划，你认为接下来的工作应如何开展？是否足以解决公司的激励不足问题？

模拟实践

康美药业

康美药业股份有限公司由普宁市康美实业有限公司、普宁市国际信息咨询服务有限公司等股东于 1997 年 6 月 18 日共同发起设立，注册资本为 5280 万元。公司成立之初只有几十名员工，经营范围也只限于生产、销售化学药品制剂、医药保健品、抗生素类药品等。公司战略目标明确，发展迅速，取得了令人瞩目的成绩：1998 年 9 月康美药业通过中国药品认证委员会的 GMP 企业认证；2001 年 3 月在上海证券交易所挂牌上市（证券代码 600518）。目前，康美药业拥有国内规模最大、起点最高、实现中药饮片规模化生产的、国内首批试点通过国家中药饮片 GMP 认证的大型现代中药饮片产业化示范基地，年可生产各类中药饮片 1000 多种、12 000 多个品规、20 000 多吨。

近年来，康美药业加大扩张战略的实施步伐，在北京、上海、广东、四川、吉林、安徽等省市战略投资和收购了多家药品、保健品、食品生产和经营企业，现拥有三甲规模综合医院、中药材交易市场、物流配送中心、信息技术中心等中药全产业链核心基础，公司业务涵盖了中药材种植、中药生产、药材贸易、医药批发、物流配送、医院诊疗等中药全产业链各个环节，拥有“康美”、“新开河”、“美峰”等中国驰名商标和著名商标。

康美药业将继续立足医药，在进一步明确和增强中药饮片产业的核心竞争力，并确保将其做优、做强的同时，通过战略转型、战略投资及产业资源整合等形式，积极投资和发展药材供应、中药新药、药材成分提取和药食同源产品、医药现代物流、医药诊疗等中药上下游产业，使康美药业最终成为一个具有较强综合实力和竞争优势的医药资源型企业。

康美药业股份有限公司虽然是典型的家族企业，但自创立之初，就十分注重管理的规范化，目前已基本建成了职业生涯管理系统，其效果也日益体现出来，昔日的许多业务员，现在已成长为地区市场主管，或省级市场经理，既满足了员工的成长需求，也为公司发展储备和培养了人才。康美药业的职业生涯管理系统由以下几部分构成：

一、完善的职位系统

康美药业股份有限公司建立了比较完善的职位体系，并设立了多重职业发展通道，以满足员工的发展需求。具体包括技术路线、管理路线和市场营销路线共三条路径，不同发展路径的员工可以相互实现转换。

新进员工不定级，一个月培训合格之后正式聘用，定为 6 级，岗位包括业务员、技术员、质检员等一般工作人员；基层管理者如地区市场主管（一般辖两个地级市）定为 5 级，一般专职培训老师也属于 5 级；省级经理（一般辖两个省级市场）为 3～4 级；分公司经理为 1～2 级，总公司部门经理也属于 1～2 级；公司总经理副总经理为特级。员工基本工资由岗位工资和绩效工资两部分构成，岗位工资参照级别执行，根据工作地区的差异做出微调，如广东、深圳的工作人员级别工资比内地同级别员工高 20%；绩效工资完全由工作绩效决定，公司每个月对员工绩效进行考核，作为发放工资、工作安排和学习提高的依据，在工资构成中，绩效工资占员工收入的 1/2，如图 9-14 所示，康美药业的这种三重职业发展路径的设计，为各种不同职业发展方向的人提供了成长的路径。

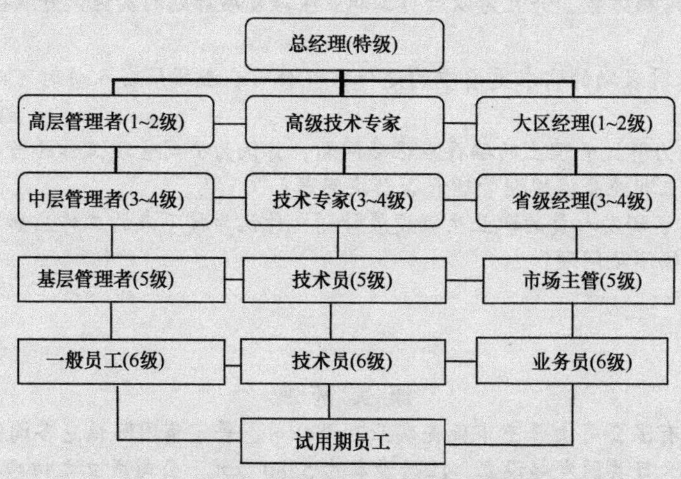

图 9-14　康美药业公司三重职业发展路径

康美药业对员工的晋升采用任命和竞聘相结合的办法。员工的晋升需由主管提名、总经理批准方可任命；竞聘则是公开竞聘职位，其竞聘流程是：发布竞聘信息、接受报名、资格审查、理论考试、竞聘演说、评委综合评分排名、总经理批准、报公司人力资源核准。无论是任命还是竞聘，晋升者都需逐级晋升，破格提拔者由公司总经理直接提名。新晋升人员，在新岗位上试用三个月。跳级提拔者，试用期为四个月。

二、招聘与测评系统

康美药业制定了《人员招聘情况表》，对招聘流程、面试、笔试用题及招聘细节作出具体规定，并建立面试试题库，使公司可以采用同一标准衡量不同地区聘用的人员。同时，也对招聘流程中的每一个环节可能出现的问题做出估计，并编写相应行动指南，保证招聘过程的规范性；建立了书面测试试题库，以及面试常用问题题库等，组织人力资源部专职培训师对各级主管进行招聘培训，使他们掌握招聘技术，熟悉招聘流程，尽量保证招聘过程中选择的正确性。这一过程既提高了员工的求职面试技能，也规范了企业招聘与测评流程。

三、健全的能力培训与开发系统

2004 年，康美药业开始建设自己的培训系统，至 2006 年上半年基本完成。这一方面是因为企业在快速发展，业务在不断增长，确实需要对员工进行培训以实现员工与企业的同步成长；另一方面，员工也需要不断更新现有知识，紧张的工作节奏使他们没有足够的时间和机会自己学习提高，需要企业提供最精练的理论和最前沿的思想。培训系统的建立还有外部原因，那就是面对众多的供货厂商，终端也开始变得挑剔起来，除了传统的返点、促销等方式之外，他们还向上游企业提出了免费培训的要求，培训师完全外聘成本太高。这些因素都促成了康美药业内部培训系统的诞生。康美药业的培训系统包括培训计划、培训师、培训方式、人才开发战略、与科研院所及高等院校合作等内容。

（一）培训计划

培训计划主要依据公司发展战略、经营目标、经营运作中存在的问题和员工的知识、能力与态度状况等来确定。每年 11 月份进行下一年度的培训需求调研，12 月 1 日前上报人力资源部。各经营单位与职能部门的年度培训需求调研报告包括经营单位与职能部门下一年度的工作目标与面临的主要问题、完成下一年度的工作目标对员工知识、能力与态度的要求，以及员工知识、能力与态度的现实状况。此外，员工也需根据其所在岗位的工作需要和个人职业发展规划，于每年 12 月 1 日前向其所在经营单位与职能部门或人力资源部直接申报其个人培训需求，申报方式为填报《员工个人培训需求申报表》。人力资源部在汇总各经营单位与职能部门、员工个人申报的培训需求基础上，对公司下一年度的培训需求实施进一步的调研与确认，形成公司年度培训需求调研总报告，并据此编制公司年度培训规划。

（二）培训师

在组建内部培训系统过程中，公司先从外部聘用专业培训师，对所有管理人员进行培训，并从管理团队中发现适合做兼职培训师的人，在每个省级办事处培养 2～3 名兼职培训师，一般要求是地区市场主管培训自己的商务代表和促销导购员，省级市场经理为辖区内地区市场及县城终端提供培训，省级市场营销经理负责为辖区内终端提供户外拓展训练，公司总部的培训师不定期为各级市场的重要客户提供培训。这一制度既锻炼了自己的员工，为员工提供了成长的机会；也为公司建立培训师体系，提高为合作伙伴和终端提供培训的能力。在每月召开的地区主管会议中，省级市场经理或公司总部培训师对地区主管进行一天培训。此外，公司每年 8 月举办为期一周的“猎豹训练营”，从外部聘请培训师及其他企业总经理对 5 级以上员工和 6 级中的优秀员工进行培训，使员工获得学习和快速成长的机会。

（三）员工培训方式

康美药业的员工培训有岗位培训、晋升培训、外训、特训等方式。

1. 岗位培训　员工调入新的岗位，必须接受岗位培训，经考试合格后，才能转正、转岗。岗位培训由省级办事处或市场部制定培训计划，报人力资源部备案，按《职务说明书》的职责规定，逐级实施。岗位培训未能合格者，必须重新接受培训，再次培训不能取得合格证者，予以退岗。

2. 晋升培训　员工晋升前，需接受相应的培训经考核合格后，才能晋升。员工晋升培训，5 级以下（含 5 级）由各省办事处负责，人力资源部参与考核，五级以上由人力资源部负责，事业部总经理参与考核。

3. 外训　指参加国内专业培训机构举办的培训学习。连续两年评为优秀员工或担任 4 级以上管理工作已有三年经历者，具备外训资格。外训全部费用由总公司承担，培训期三个月以内的发基础职务工资的 100%，三个月以上的只发基本生活费 600 元。外训考核不合格者，自付全部费用，不发任何薪金，作事假处理并降一级使用，被处罚或严重影响企业声誉的，作辞退处理。外训超过六个月，费用超过 6000 元者，需个人先行垫付，按送训协议，规定学成后服务企业年限，回企业后，企业逐月返还。

4. 特训　凡总公司事业部、办事处组织的特别训练，所通知人员无特殊情况（丧假）一律不得缺席。特训期间违反制度，双倍处罚。特训考核不及格者，记过一次。

（四）人才开发战略

为实施公司人才发展战略，进一步完善员工职业生涯发展规划，为公司骨干人员充分发挥潜力提供成长平台，康美公司还推出了以基层管理干部、基层专业技术干部、基层技术工人三大类人才管理为框架的人才开发战略计划：即利用 2～5 年时间，建立一支德才兼备、能够担当重任、经得起风浪的创新型、复合型、开拓型的基层管理干部；培养一支具有高学历、高智能、具有丰富专业知识和实践经验、能够解决生产、经营、管理等难题的专业技术干部；建立一支文化素质较高、适应先进工艺技术和掌握先进设备的稳定的工人队伍。为了实施这一战略，公司与华南理工大学工商管理学院合作，针对中层以上管理人员，公司全额出资开展 MBA 培训；针对销售人员，公司每季度邀请销售专家开展专业培训；此外，公司还为其他部门提供学习机会，如不定期派遣技术人员、质量管理人员参加专业培训等。通过自学获得本科毕业证书者，经事业部提名，总经理批准发放 300 元奖金。

（五）与高等院校和科研院所合作

2002 年，康美与暨南大学生物研究中心合作设立“暨南康美医药研究开发基地”；2005 年 4 月，中山大学岭南学院 H-EMBA 教学科研实习基地在康美公司挂牌；2005 年 8 月，华南理工大学与康美药业共建的学生创新实践与就业实习基地揭牌；2006 年 5 月，国家人事部批准设立广东康美药业股份有限公司博士后科研工作站，科研项目为中药饮片生产设备现代化研究、中药饮片炮制工艺和质量标准规范化研究、栀子炮制前后成分组合变化与药性改变相关性研究、半夏炮制前后有效成分和毒性机制研究四项，囊括了中药饮片行业中生产设备、炮制工艺和质量标准、有效成分和毒性机制等关键性的技术难题。此外，康美药业还与中国医学科学院药物研究所、江苏省药物研究所、山东省医药工业研究所、广东省人民医院、广东省中医院、暨南大学生物研究中心等大专院校及科研机构建立了长期业务联系。与高等院校及科研院所的合作，提高了企业的技术开发能力，增加了员工获得知识的渠道。

四、合理的绩效考评与薪酬系统

2004 年，公司建立了比较健全的绩效考评系统，并制定了相应文件，对公司的绩效考核进行规范，统一考核标准。考评过程中，首先进行自评，然后是主管领导评定，公司以主管领导的评定为依据发放薪酬、制定培训计划和决定人事任免。在康美，员工的级别工资只占总收入的 1/3，因此，考评显得尤为重要。考评结果每三个月在本部门中公布一次。月度考核较差者，主管有责任帮助员工制订改善计划，并监督改善计划的执行情况，连续三个月（季度）在本部门排名末位的将参考其直接主管的意见转岗或辞退。

员工日常奖励分两种：精神奖励与物质奖励（积分、奖金）。奖分可以与扣分相抵冲，在提成中体现；奖金即以现金形式体现。如为公司荣誉增添光彩，或无私奉献被总公司通报表扬的，或被地市级以上媒体报道的，或被事业部记特等功的，奖 500 元；在管理、市场运作有独到见解，其建议被事业部采纳并产生较大经济效益者，奖 300 元。年终评优先进个人由省级办事处、事业部各中心评定，名额比例是每个办事处或事业部 1～2 人。

五、功能强大的企业文化

康美药业以“用爱心感动世界，用心经营健康”为理念，以“提供高品质的、创新的健康产品，与社会各界人士合作，共同致力于提高生命质量，关爱人类健康这一崇高而伟大的事业”

为使命。以“团队、爱心、创新、协作、责任”为口号，秉承“永远致力于人类的健康事业，不懈追求创造美好人生”的宗旨，发扬“爱拼才会赢”的精神，提倡一种以感恩的心关爱周围的一切人与事的企业文化。为了凝聚营销团队，促进市场经验的内部交流，从 2001 年开始，公司在 OTC 职业部创办了《康美 OTC 报》，2006 年，将这一内部交流渠道推向全公司，停办《康美 OTC 报》，出版《康美人》杂志，并以杂志为平台，每期确定一个主题，号召员工撰写稿件，被采用稿件，每篇可获 15 元奖金。2010 年，公司又推出了《康美人生》季刊，每年分春、夏、秋、冬四期出刊。

康美药业还以其积极向上的文化，对与其合作的战略伙伴施加影响，这种影响是通过为对方免费提供高水平的业务培训和邀请对方参加自己的有关活动实现的，如 2005 年的“亮剑行动”、2006 年的“生动化陈列大赛”，以及一年一度的“康美之旅”等一系列业务推广活动即是如此。

六、康美药业股份有限公司职业生涯管理系统调研分析

康美药业的有意识地实施职业生涯始自 2004 年，并于当年完成了对考评和薪酬系统的改造；2005 年建立内部培训与能力开发系统，2006 年进一步完善培训系统并规范招聘流程，制订相关招聘培训制度。目前康美药业的职业生涯管理系统由职位系统、规范的招聘与测评系统、完善的培训与能力开发系统、合理的绩效考评与薪酬系统、功能强大的企业文化等子系统组成，设计了多重职业发展通道，具备了基本的职业生涯保障机制，能初步完成职业生涯管理系统的相应功能，在实施过程中，也能兼顾到员工职业生涯所处阶段、地区差异等问题。目前的运行状况，也还存在一些不如人意的地方，为了促进康美药业职业生涯管理系统的完善，在公司内部进行了一次相应的市场调查。

此次调查共发放调查问卷 200 份，回收 200 份。被调查者中男性 120 人，占 60%；女性 80 人，占 40%。学历分布上，大专及以下 110 人，占 55%；本科 65 人，占 40%；硕士 10 人，占 5%。职位分布上，职员 120 人，占 60%；主管 50 人，占 25%；部门经理 25 人，占 12.5%。以下为相关调查数据统计：

问题 1：员工是否了解职业生涯管理

调查对象中，绝大多数员工对职业生涯管理有过了解，调查统计中，对职业生涯规划有过了解的有 160 人，占 80%；不了解职业生涯管理的有 40 人，占 20%。

问题 2：员工是否了解自己的职业发展方向

非常清楚自己应该往哪些职业方向去发展的有 20 人，占 10%；不太确定的 55 人，占 27.5%；不是很清楚的有 45 人，占 22.5%；没有考虑的有 60 人，占 30%。

问题 3：员工是否觉得工作压力大

在调查的对象中，觉得工作压力很大的有 60 人，占 30%；压力一般的有 50 人，占 25%；压力不大，比较轻松的有 85 人，占 42.5%。

问题 4：员工出现职业困惑的时间

在调查的对象中，35 人在工作后半年内出现职业困惑，占 17.5%；50 人在半年到 1 年出现职业困惑，占 25%；70 人在 1～3 年出现职业困惑，占 35%；25 人在 4～8 年出现职业困惑，占 12.5%；在八年以上出现困惑的 15 人，占 7.5%。没有困惑的仅 5 人，占总数的 2.5%。

问题 5：员工产生职业困惑的原因

职员和主管的职业困惑比较类似，调查对象中，130 人认为产生困惑的原因是收入太低，占 67%；部门经理中最关注收入，认为收入过低的达到 80%（20 人）。有 20%的人认为职业困惑的原因是缺少发展空间（40 人）；个人兴趣与工作不符合的有 20 人，占 10%，人际关系不乐观的有 5 人，占 5%。

问题 6：员工跳槽的原因

员工如果要考虑跳槽，则主要原因是：选择提高薪资待遇的有 145 人，占 72.5%；选择取得更高职位的有 20 人，占 10%；选择改善工作环境的有 20 人，占 10%；选择不得已、被动跳槽的

有5人，占2.5%；选择其他的有5人，占2.5%。

问题7：努力工作是否有助于自己的成功

在公司的发展前景：185人相信努力工作有助于自己的成功，占员工总数的92.5%。

问题8：员工对自己的职业状况是否满意

调查对象中，5人对自己的职业状况很满意，占2.5%；10人对自己的职业状况比较满意，占10%；90人觉得自己的职业一般，占40%；50人对职业不满意，占25%；40人对自己的职业很不满意，占20%。

问题9：是否相信领导承诺

调查对象中，180人相信领导承诺，占调查人数的90%。

问题10：如果出现职位空缺是否能得到提升

调查对象中，175人相信“如果出现职位空缺，你可能得到提升”，占总人数的87.5%。

问题11：员工对所得报酬的评价

对所得的报酬，140人认为一般，占70%；50人认为相对其他公司来说较低，占25%；10人认为相对于其他公司来说很低，占5%。

七、调查数据分析

康美药业股份有限公司80%的员工或多或少了解职业生涯规划，说明公司对员工进行过职业生涯规划工作，但20%的员工不了解职业生涯规划的现象的存在，以及真正清楚自己该往什么方向发展的只有10%，不太确定和不是很清楚的占50%，还有30%的人没有考虑过自己的职业生涯规划，真正清楚自己该往什么方向发展的只有10%，这说明公司对员工的职业生涯规划不是一项经常性的工作，尤其是对新进员工，缺乏职业生涯发展的培训和引导，对老员工的职业生涯发展路径的引导和设计也有所欠缺。

康美药业股份有限公司的员工中，工作后半年内出现职业困惑的占17.5%，工作半年到一年出现职业困惑的占25%，也就是说，工作一年内出现职业困惑的有42.5%，加上1～3年出现职业困惑的35%，因而工作3年内出现职业困惑的高达77.5%。困惑的原因，67%的员工认为是收入太低，20%的员工认为是缺少发展空间的。康美药业股份有限公司是大型制药企业、上市公司，也是中药饮片国家标准的制订者，公司规模发展迅速，需要大批管理人员，因此应该不存在缺少发展空间的问题。新员工出现职业困惑，说明在新进员工的职业生涯规划方面，公司没有做出多少努力。在收入方面，也存在需要改进的方面。

工作满意方面，对自己的职业很不满意的占20%，对自己职业不满意的占25%，两者合计，对自己的职业不满意和很不满意的，高达45%。出现对职业不满意的情况的原因，可能是个人性格等与职业本身不匹配，企业用人错位；也可能是近几年企业发展太快，没有及时与员工沟通，引发员工不满等。

心理契约（psychological contract），指员工出于对组织政策、组织文化的理解和对各级管理者做出的各种承诺的感知而产生的、并不一定被组织各级管理者所意识到的与组织之间相互义务的一系列信念。调查显示，康美药业股份有限公司90%的员工相信领导承诺，87.5%的人相信“如果出现职位空缺，你可能得到提升”，这说明公司已与员工建立了良好的心理契约，这得益于公司迅速发展所树立的良好形象。

八、康美药业职业生涯管理系统存在的问题

通过调查及对调查数据的统计和分析，康美药业职业生涯管理系统存在以下几个方面的不足：

（一）缺乏独立的管理部门

职业生涯管理系统涉及面广，需要协调各部门之间的关系，可谓是牵一发而动全身，因此，如果只是由人力资源部门兼管，必然弱化其管理功能。康美药业虽然有意识地完善了职业生涯管理系统中的诸多子系统，但缺乏专业的职业生涯管理机构，使一些有益的政策不能得到有效地巩固，在执行过程中，人力资源部门往往由于其他工作，而弱化了对员工职业生涯的管理，从而使员工与企业的心理契约弱化，甚至出现部分骨干人员离职现象。

（二）没有建立科学的测评系统

虽然企业一般主张赛马不相马，但一个企业的工作岗位中，许多岗位的工作及其绩效并不是可以直接用数据衡量的。同时，等着赛马结果出来再决定是否要用，会使一些有潜质的员工得不到施展的机会，从而也无法参加赛马。如同一句老话讲的，所谓庸才，其实是放错地方的人力。在企业中也是如此，如果用人非其所长，必然使其展示不了自己的才能。目前康美药业尚没有建立测评系统，招聘新人时，采用的是内升制和外聘制相结合的方式，所谓内升，是由主管领导推荐。所谓外聘，也就是人才市场招聘和员工推荐，是否录用，凭的是主管的评价、工作的业绩，以及在面试过程中的表现和过去的工作经验。也就是说，主观因素起的作用比较大，缺乏科学的测评机制，有可能使优秀人才与企业失之交臂。因此，建立科学的测评系统，对招聘人员、提升人员进行测评，是正确用人的前提条件，康美药业的职业生涯管理系统，也需要建立和科学的测评系统，才能使其职业生涯管理系统更加完善。

（三）部门条块分割、职责不清

随着公司规模的扩张，企业的部门越来越多，和部门之间需要协调的工作也越来越多。部门之间的矛盾，也容易引发员工的挫折感，造成人员的流失。例如，财务部门的控制成本职责，和营销部门拓展市场需要增加费用之间，就构成了一对矛盾，虽然这种矛盾的剧烈程度在可控范围内的时候，是一种建设性冲突，但一旦超出控制范围，转化为个人矛盾，则必然导致部门矛盾的出现，从而不利于公司的整体利益。目前，康美药业正在全国范围内快速扩张，不断成立分公司，这些分公司的主管之间，出现责职重叠现象，按照管理学组织设计的统一指挥原则，这种职责重叠，将对工作的开展极为不利。

模拟练习：

1. 以康美药业为背景，对企业内各层次员工进行分析与定位，对相关环境进行深层次分析。
2. 针对各个层次员工的特点对其进行岗位分析，为其选择合适的职业岗位并画出他们的职业生涯路线图。
3. 为各个岗位的员工制定职业生涯发展的策略，促使其尽快实现职业发展目标。
4. 将各层次员工的职业生涯目标和策略进行汇总分析，判断是否与组织总的发展目标吻合，有不一致的地方及时修正，并以组织发展目标为主导。

（广东药科大学　吴海燕）

第十章　社会保障管理

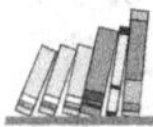

本章要点

1. 掌握社会保障的概念及特征。
2. 了解社会保障的意义。
3. 掌握社会保障制度的概念及四种基本模式。
4. 熟悉社会保障制度的功能。
5. 熟悉社会保障体系的基本构成。
6. 掌握社会保险的概念、特征。
7. 熟悉五大社会保险制度的基本内容及办理基本流程。

导入案例

企业是否应该补缴社会保险费?

李京生是珠江三角洲某民营制药企业的一名员工，2014 年 6 月，他感到身体不适向单位请假看病。单位以生产任务繁忙为由，未批准请假，但李京生还是坚持去医院看病，检查结果为高血压，需住院治疗。2014 年 10 月，该制药企业以李京生擅自脱岗为由，单方面解除了劳动合同，并以短信的方式通知了李京生。

对此，李京生十分气愤，向当地劳动人事争议仲裁委员会提出仲裁申请。要求该民营制药企业支付经济赔偿金，并交纳 2009 年至 2014 年 6 月的养老、医疗、工伤、失业保险金。仲裁机构经审理后，做出仲裁裁决书，裁决该民营制药企业支付李京生经济补偿金 27 650 元，为李京生缴纳 2009 年 11 月至 2014 年 6 月份期间的养老、医疗、工伤、失业保险费（不含个人缴纳部分）。

制药企业不服，在法定期间向当地法院提起诉讼，请求撤销劳动人事争议仲裁委员会做出的仲裁裁决书。在法庭上，企业委托代理人出示了 2009 年公司与李京生签订的劳动合同和企业对务工人员是否愿意参加社保的调查表，在是否参保栏中，李京生填写为“否”。对此，企业认为是李京生本人主动要求放弃缴纳社会保险费，应视为自愿行为，后果由其本人自负，企业不承担责任。李京生的解释是如果不填写“否”的话，企业将不与他们签订劳动合同。

你认为，制药企业征求务工人员是否愿意参加社会保险的行为本身是否符合人力资源管理原则？劳动者在患病医疗期间，用人单位可以单方面解除劳动合同合法吗？法院应该支持企业不补缴养老、医疗、工伤、失业保险费吗?

社会保障是国家和政府进行调节和控制宏观经济运行的重要手段，是国民经济可持续发展和社会稳定的重要保障。一个完善的社会保障体系不仅是衡量一个国家现代化水平高低的标准，亦是评估和考量一个企业（组织）人力资源管理水平高低、优劣的重要尺度。因此，社会保障是现代人力资源管理的重要内容之一。

第一节　社会保障概述

一、社会保障的概念

“社会保障”（social security）一词最早出现在 1935 年美国颁布的《社会保障法》中，其后，

“社会保障”一词被众多国家和组织所认可和接受，逐渐成为福利保障体系（制度）的统称。对社会保障概念的界定上，由于各国的国情、文化历史的差异，也存在一些差异。到目前为止，尚没有一个统一的定义和描述。

（一）国外（学者）对社会保障的认识

英国1601年伊丽莎白时期颁布了《济贫法》，是可以追溯到最早的社会保障萌芽。1942年12月英国牛津大学教授威廉·亨利·贝弗里奇在《社会保障及相关服务》报告提出：社会保障是指国民因出生、婚嫁、失业、疾病、伤残、年老退休、工资中断时提供生活费用保障的社会保险方案。英国《简明不列颠百科全书》中亦指出：社会保障是一种公共福利计划，其目的在于保护个人及家庭免于因失业、年老、疾病或死亡而导致的在收入上的损失，并通过公益服务（如免费医疗）和家庭生活补贴等方式，以提高福利水平。

德国是现代社会保障制度的创始国之一。路德维希·艾哈德是德国著名的经济学家，他认为：“社会保障是因为生病、残疾、年老等原因丧失劳动能力或遭受意外而不能参与市场竞争者及其家人提供的基本生活保障，其目的是通过保障使之重新获得参与竞争的机会[18]。”德国一些其他学者把社会保障理解为社会公平和社会安全，是一种互助性质的安全制度。

美国最早提出社会保障一词并认为：社会保障是对国民可能遭受的各种风险（如年老、长期残疾、死亡或失业等）提供的安全性保障，是一种“社会安全网”。

日本是亚洲建立社会保障体系较早的国家之一，也是相对保障体系较为完善和保障水平较高的国家。日本对社会保障概念的理解有广义和狭义两种，广义的是指政府关于解决社会问题的社会政策统称，是国家对国民收入的再分配，提供国家层面的社会安全网络；狭义的是指使国民免受年老、失业、疾病所带来的社会风险，提供最低限度的生活保障。

（二）国际组织对社会保障的理解

1919年，国际劳工组织作为国际联盟的附属机构成立，是一个以国际劳工标准处理劳工利益、协调劳工关系的联合国专门机构。1942年，国际劳工组织将社会保障定义为通过组织对社会成员提供安全保护，使组织成员在面临疾病、生育、工伤、失业、年老、死亡等风险时提供保险金、医疗补助和子女补贴，帮助其减少损失，重新找到工作。

1989年，国际劳工局社会保障司对社会保障定义为：“通过提供一系列的公共措施为社会成员提供保护，以便与由于疾病、生育、工伤、失业、伤残、年老和死亡等原因造成停薪或大幅度减少工资而引起的经济和社会贫困进行斗争，并提供医疗和对有子女的家庭实行补贴[19]。”

（三）港、澳、台地区对社会保障的界定

香港、澳门长期以来深受英国、葡萄牙影响，台湾一直远离大陆，孤悬海外，致使这些地区对社会保障的理解和实践各有特色，与国内有较大的差异。

香港对社会保障的定义是，以政府为责任主体对陷入“困境”的需要人士以直接发放款项的方式提供福利。香港的社会保障表现为：政府主导，提供非供款性的社会救助制度和供款性的社会保险制度、津贴制度。

早在1938年葡萄牙殖民者就在澳门设立了救济与慈善总会，主要任务就是给社会慈善组织提供财政援助，派发救济金、食品，监管收容孤儿、弃婴及贫困人士的社会机构。1986年澳门通过第52/86/M号法令，明确指出社会保障的职责是“采取并促进预防、减少和克服个人和家庭之社会和经济困乏的措施”。

台湾对社会保障的概念理解更倾向为“社会福利”概念，是指以社会救助、社会保险及其他

[18][德]路维维希·艾哈德.大众的福利. 丁安新译. 北京：中国人民大学出版社，1995.

[19]国际劳工局社会保障司.社会保障导论.管静，张鲁译.北京：劳动人事出版社，1989.

公共服务等形式为遭遇灾难、危险、生活困顿的国民提供维持基本生活需要的保障，进而促进国民健康、全面就业、民生富足。

（四）中国大陆对于社会保障的定义

1982 年我国重新颁布的宪法明确规定："中华人民共和国公民在年老、疾病或者丧失劳动能力的情况下，有从国家和社会获得物质帮助的权利。""社会保障"一词最早在我国出现是在 1986 年第六届人民代表大会第四次会议通过的国民经济社会发展第七个五年计划中，指出：社会保障是国家和社会对全体社会成员的社会生活提供基本保障的制度安排。

我国学者自 20 世纪 80 年代中期开始对社会保障进行了深入的研究，许多学者根据自己的研究对社会保障下了不同的定义。

郭崇德（1992）认为社会保障是社会成员因年老、疾病、伤残、失业、生育、死亡、灾害等原因而丧失劳动能力或生活遇到障碍时，有从国家、社会获得基本生活需求的保障[20]。

杨良除（2003）认为社会保障是以政府为主体，通过参与国民收入分配和再分配活动，依法建立的一笔消费基金，用于对社会成员因生、老、病、死、伤残、和自然灾害等原因造成的临时生活困顿给予帮助，从而保障成员的基本生活需要和维持劳动力再生产[21]。

郑功成（2008）认为社会保障是各种具有经济福利性的各项国民生活保障系统的统称。

综上所述，国外国际组织、中国大陆及港澳台地区政府、学者从自己的实践出发对社会保障下了种种定义，基本上涵盖了社会保障制度的所有必备要素。据此，我们将社会保障定义为：社会保障是由国家制定并通过立法强制实行，通过对国民收入再分配，对因疾病、生育、工伤、失业、伤残、年老和死亡等各种原因造成陷入困境的社会公民提供基本生活需求保障的制度。同时，随着社会的发展变化和实践的深入，社会保障概念的内涵也将不断丰富、完善。因此，我们认为，要完整的把握社会保障的概念，需把握以下几点：

1. 社会保障的主体是政府（国家）、企业、个人、社会 社会保障是由政府向国民提供的一种"公共产品"，是政府通过参与国民收入分配和再分配，以财政援助（补贴）的方式提供公共产品，是由国家统一制定和实施的。企业有缴费和提供补充福利的责任，个人有承担个人部分缴费义务，社会有承担慈善捐助和组织提供志愿服务的责任。

2. 社会保障的目的是维护社会稳定和促进民生 社会保障建立之初就是为陷入"困境"的人士提供基本的生活保障，通过建立各种社会救助、社会保险、社会福利，使社会成员在出现残疾、失业、疾病、年老、死亡等风险时能获得安全保障，帮助国民走出困境，重新获取工作，使社会关系处于一种和谐的状态，改善民生，避免社会动荡。当然，随着社会的进步，社会保障的出发点和归宿不仅仅是提供基本的生活保障，而应提出更高的目标，发掘人的潜能、促进社会进步是未来各国社会保障改革的趋势。

3. 社会保障的依据是国家立法 纵观国际社会保障的成功经验都是以立法为先导，通过法的形式，强制性地建立一整套完整的社会保障体系，企业（组织）、个人强制执行，用法的形式明确各责任主体的权利和义务。唯有此，才能保证社会保障体系的顺利运行。

4. 社会保障的对象是全体社会成员 社会保障体系的建立初衷就是为了维护陷入困境的国民的基本生活保障，因此，社会保障的对象应为全体社会成员，尤其是那些社会弱势群体。当然，各个国家经济发展水平不一样，文化传统不同，保障对象覆盖面也不尽相同，有的已实现全民覆盖，有的覆盖人群还比较狭窄。随着社会经济的发展，未来全体公民都有从国家和社会获取保障的权利。

---

[20] 郭崇德.社会保障概论.北京：北京大学出版社，1992.

[21] 杨良初.中国社会保障制度.北京：经济科学出版社，2003.

二、社会保障的特征

社会保障是通过对国民收入再分配，为社会成员提供基本生活权利保障。这种保障制度具有以下几个方面的特征。

1. 强制性 社会保障是由国家立法机关通过立法明确国家和公民之间的权利和义务关系，政府依法强制执行，因而具有强制性。社会保障制定的目的就是保证社会成员在遇到疾病、伤残、生育、失业、年老等风险时能够获得基本的生活保障，因而，每一位社会成员依法都有享受社会保障提供的权利，社会保障机构也不能拒绝社会成员依法享有的权利。同时，社会成员也必须依法履行义务，每一位社会成员依据法律规定属于保险计划覆盖范围内的，都必须依法参加，强制缴费，没有任何选择的余地，否则将受到法律的追究。强制性是社会保障得以实施和运行的组织保证，是社会保障体系的基础。

2. 保障性 社会保障是由国家立法规定并加以确认的，以国民经济发展水平和承受能力为依托，给予陷入困境的社会成员提供基本生活保障的社会经济制度。《中华人民共和国宪法》第 44 条、第 45 条规定："退休人员的生活受到国家和社会的保障"，"中华人民共和国公民在年老、疾病或者丧失劳动能力的情况下，有从国家和社会获得物质帮助的权利。国家发展为享受这些权利所需要的社会保障、社会救济和医疗卫生事业。"社会保障一般由国家、社会、企业、个人、市场等责任主体提供服务和保障，并共同参与管理。在社会生活中，社会成员受制于自然规律（生、老、病、死）和各种经济风险时，生活上会面临各种困境和风险，社会保障的实施可以保障公民在遭受意外事故发生时都能维持其生活方式和生活水准，满足基本生活需求，起到社会"安全网"的作用。

3. 公平性 公平性是现代社会保障的目标。社会保障的公平性主要体现在三个方面：①保障范围的公平性。社会保障实现的是全体公民社会保障权益方面的公平性，通常不会有对受保障对象的性别、职业、民族、地位等方面的身份限制，即使是选择性保障，对覆盖范围内的所有成员也是平等的。②保障待遇的公平性。任何社会成员在陷入困境寻求社会保障时，都能均等地获得社会保障的机会和权利，保障待遇水平是均等、无差别的。③保障过程的公平性。社会保障的目的是促进社会公平目标的实现。社会成员发生危机时，保障过程的公平性体现在两个方面，一是保障待遇的给付是通过公开的渠道公平给予的；二是保障资金的筹资是立法明确规定的，社会成员依法缴纳的，公开的、透明的。

4. 互济性 社会保障不同于个人储蓄性保险，是借助于国家和社会的力量通过对国民收入进行再分配，按照社会成员风险共担的原则组织进行的。在实际社会劳动生产中，社会成员在劳动能力、劳动条件、家庭负担、机会等方面存在差异，有的生活较为富裕，需要较少的社会保障；有的则较为困难，甚至陷入困境，需要获得较多的社会扶持和帮助。社会保障需求的差异，就要求社会保障在制度设计、管理、收支统筹等要体现社会互助共济的原则，将社会财富在不同社会群体间进行横向或纵向的转移支付，而不是将基金等额用于缴纳者。保障每个社会成员的基本生活需求，使他们渡过难关，维持正常的生活，社会保障的实施充分体现了人类互助共济的精神。

5. 福利性 社会保障是一项社会福利性事业，他不以营利为目的。社会保障的宗旨是国家通过立法来帮助遇到风险的人们渡过困难，保障其基本的生活需要。为达成这个宗旨，社会保障项目在实施过程中，无论是对被保障人给付资金，还是提供医疗护理、伤残康复、工伤康复、教育培训、职业介绍及各种社会服务，都不跟个人缴纳的费用多少相关。换句话说，即有需要者直接享受所得大于所费的福利待遇。社会保障的福利性是相对于社会成员个人而言的，正是因为个人在社会保障方面的付出要小于在社会保障方面的收入，所得大于所费即具有福利性。福利几乎是社会保障的代名词。

6. 社会性 社会化是社会保障的本质特征。社会保障是面向全体社会成员公开的而不是面向一个人或少数人的制度安排，即覆盖范围是全体社会成员。社会保障的社会化特征主要体现三个方面：一是社会保障对象的社会性。社会保障的对象是各行各业的全体社会成员，不论性别、不分民族、不分地域、不分职业、不分单位属性，当他们在遇到疾病、伤残、生育、失业、年老和死亡等风险时，都能平等地从社会保障中得到基本的生活保障。二是社会保障是保障社会成员普遍性的社会问题。社会成员的一生中受制于自然规律，都会面临生、老、病、死，都会面临各种不可预测的风险，而这些风险不是以单个个体的意愿为转移，也不是依靠个人力量能够解决的，需要全体社会成员来共同应对。因此，集国家、社会力量化解诸如此类的风险体现了社会保障的社会性。三是社会保障的筹资和服务的提供体现了社会性。社会保障资金的来源是国家通过立法的形式，社会化筹资，全社会调剂使用，也就是通过国家财政投入、企业或雇主缴费、个人缴费、社会募捐、各种基金和公益彩票发行等多渠道来筹集社会保障资金，体现了社会保障财政来源的社会性。另外，在社会保障服务提供上，也是在政府主导下，依靠各种社会组织（如各种类型的社会福利机构：颐养院、康复中心、救济所）来承担。所以，社会保障制度的实践过程实质上也是社会化服务的过程。

三、社会保障的意义

社会保障是人类文明发展的产物。在人类社会发展进程中，人类逐渐意识到单靠个人的力量是难以防御来自于大自然和社会的各种风险，必须要通过群体的力量来共同抵御风险，互助互济、相依为命。社会保障作为人类抵御风险的一种制度性或非制度性的安排，是历史发展的必然，具有重要的意义。

1. 社会保障为社会的稳定提供了安全保障 社会保障的构建为社会构建了安全保障网，解除了人们的后顾之忧，维持了社会的稳定，促进了民生的改善，避免了社会动荡。例如，医疗保险化解了人们看病的风险，养老保险化解了人们年老养老的风险，失业保险化解了人们失业的后顾之忧，等等。

2. 社会保障有助于改善社会公民的福祉 社会保障的实施一方面可以有效地缓和社会矛盾。人的能力有大有小，人的自然衰老是不可违抗的自然规律，社会保障的实施可以维护劳动者的权益而平衡社会贫富差距带来的社会冲突。另一方面，社会保障可以提高社会公民的福利水平。例如，医疗保障的实施可以消除因病致贫、因病返贫等现象；生育保险的实施可以提高整个社会公民的素质，使家庭可以获得良好的社会照顾。

3. 社会保障可以倡导人类"人道主义"情怀 自古以来，人类就有慈善、救济、扶贫的良好传统。利用现代管理理念建立的社会保障制度，除了传承历史"人道主义"情怀外，同时也利用了现代管理的方式和手段，从国家制度层面来建立各种社会救助、社会保险、社会福利等具有互助互济、分散风险性的社会保障措施，依法向全体社会成员提供基本生活物质保障，不仅可以解决人们后顾之忧，也直接体现了对弱者的重视与照顾的人文关怀，是以人为本的人道主义思想的体现。

4. 社会保障是一个庞大的体系，需要相关政策的配套和产业的支持，可以带动社会就业 社会保障体系庞大，涉及养老、医疗、扶贫、生活保障、服务提供等众多领域（图 10-1），一方面需要其他政策为之配套，另一方面，社会保障的实施需要众多专业人士参与，需要相关产业（如教育）的配合。因此，社会保障的实施需要大量的劳动者参与，可以直接或间接地创造大量的新增就业岗位，促进国家产业结构调整，促进经济的发展，意义十分重大。

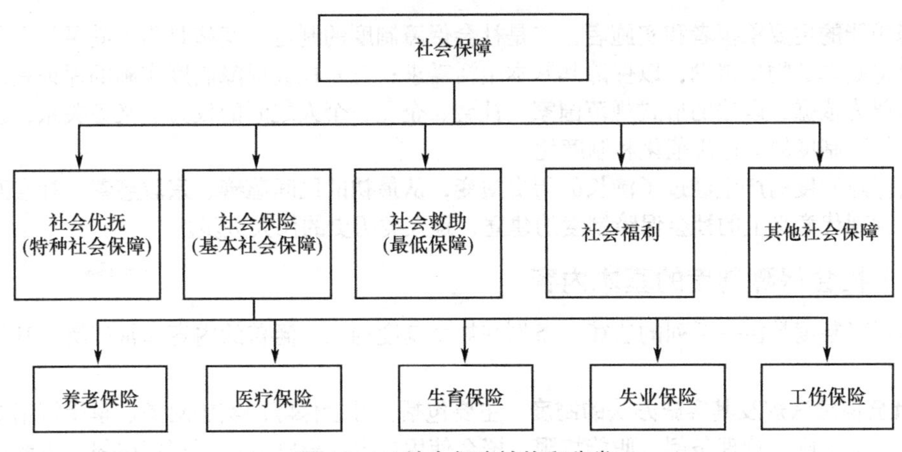

图 10-1　社会保障结构和分类

实践中的人力资源

企业应该如何面对“员工自愿不上社会保险”

北京丰台区某医用设备有限公司位于祖国首都郊区，专业从事高科技医疗设备的研制和生产。公司的主要产品为 B 超、生化检验设备、X 光机、CT 产品等。公司员工有 800 多人，包括从事科研开发的高科技人才和从事生产的工人。考虑到公司是一家高科技公司，为了维护公司在医疗行业的社会声誉和职工利益，公司决定为所有员工都办理社会保险。在办理社会保险过程中，从事研发及管理的员工都很顺利地同意并办理了社会保险，但是给生产工人办理保险时却遇到了一些障碍。原来有一部分工人觉得自己扣缴社会保险“不划算”，所以不想缴纳，经调查，这部分人都是从事低技术含量的来京外来务工人员。企业刚开始觉得能省钱也同意了，但是还是觉得有风险，于是它们找到北京社会保障机构特意咨询。经咨询了解，这种情况不仅该公司一家遇到，全国很多地方企业都遇到这样的问题。外地务工人员常常是退休前几年就回老家，他们不会在务工地退休、养老，所以不愿意在务工点缴纳社会保险，宁可把自己该缴纳的社保钱折算成工资，多赚点钱。对此，社会保险处负责人表示，根据国家社会保险规定，企业和职工建立了劳动关系就应该签合同上保险，缴纳社会保险是强制性规定，不存在自愿选择问题。同时，根据《社会保险法》规定，用人单位不办理社会保险登记的，由社会保险行政部门责令限期改正。如果企业不按时按标准缴纳社会保险，人力资源社会保障行政部门将会对其处于一定的处罚。

第二节　社会保障制度和社会保障体系

一、社会保障制度

社会保障是随着人类社会的发展而不断发展的，是一项涉及服务对象众多，项目繁杂，经费庞大的经济社会事业，需要通过立法，以法制化、制度化、规范化的形式来保障社会保障事业的发展和运行。

（一）社会保障制度的概念

孙光德，董克用（2004）给社会保障制度下的定义是：社会保障制度是以国家或政府为主体，依据法律规定，通过对国民收入进行再分配，对公民暂时或永久失去劳动能力以及由于各种原因生活发生困难时给予物质帮助，保障基本生活的制度[22]。

这一制度定义涵盖了三个特定方面：一是社会保障制度的主体是国家或政府，国家或政府是

[22]孙光德，董克用.社会保障概论.北京：中国人民大学出版社，2004.

社会保障职能的主要承担者和实施者；二是社会保障制度的制定、实施是为了满足社会公民面临危机时获得基本的物质帮助，以保障其基本生活需求；三是社会保障制度实施的保证是以健全、完备的法律为依据，以法的形式规范国家、社会、企业、个人之间的权力、义务关系，以法律规范使社会保障制度的运作规范化和制度化。

社会保障制度的产生经过了漫长的历史演变，从最初的民间慈善、宗教慈善、社会互助和政府济贫，到现代意义上的社会保障制度的建立，是人类历史的伟大进步。

（二）社会保障制度的基本内容

社会保障制度是由一系列的法律、条例和规章制度构成。涵盖的内容非常广泛，其基本内容包括：

1. 社会保障法规及其实施办法的制度 主要包括：社会保障的实施对象、享受资格要求、支付标准、实施细则、管理条例、职能权限、资金使用规定、筹资方法等职责权限。主要通过国家立法，以法规、条例和规章制度的形式来明确各方在社会保障制度实施过程中的权利与义务关系，一般由政府机关主导制定和实施。例如，制定并颁布新型农村合作医疗保险制度的实施办法、细则和补助标准等。

2. 社会保障对象的管理制度 主要包括：①与社会保障享受对象有关的管理制度，如登记管理制度、建立账册制度、建卡制度、享受标准调整制度、人员流动管理制度等；②扶贫制度，如再就业制度、培训制度、失业救济制度等；③监督管理制度，如公示制度、审计制度、监察制度等；④争议处理制度，如争议仲裁制度、争议调解制度等；⑤福利制度，如社会福利设施提供制度、社会福利设施提供标准等。这些社会管理制度由政府主导，充分吸收并动员社会力量共同参与管理。

3. 社会保障基金的管理制度 主要包括：①社会保障基金的筹集、使用制度；②各种养老基金、救助资金、补助资金、困难补助资金等发放管理制度；③社会保障储蓄基金的保值、增值理财管理等制度。社会保障基金是社会保障制度运作的物质保障，接收财政的监督。一般而言，社会保障资金的筹集、支付主要是由社保基金专门机构负责管理，并由这些专门管理机构颁布相应管理规范、制度，基层单位依据管理制度负责本单位员工社会保障基金的缴纳、支付。

（三）社会保障制度模式

经过几百年的发展，全球社会保障制度已形成了社会保险型、国家福利型、强制储蓄型、国家保险型四种具有代表性的模式（表 10-1）。

表 10-1 各种社会保障模式的比较

类型/比较	代表国家	政府支出	雇主支出	雇员支出	存在问题
社会保险型	德国	支付少，税收优惠，政府兜底	缴费一半	缴费一半	保障水平差异大，资金短缺
国家福利型	英国	以政府支出为主	很少或没有	很少或没有	高税收、高赤字、低经济增长
强制储蓄型	新加坡	不支出，提供管理	一半或一半以下缴费	一半或一半以下缴费	强制性，基金管理
国家保险型	前苏联	非常大	与国家财政实为“一本账”	基本没有	国家分担重，企业负担重，保障水平低

1. 社会保险型模式 起源于德国，随后被西欧、日本、美国等国家效仿。社会保险型模式是相对于商业保险而言的，商业保险具有经营性、营利性。因此，社会保险型社会保障制度的主要特点表现为：①在社会保险型模式下，保险保障对象主要是在职员工；②保险费用由政府、企业、

个人三方共同缴纳，政府通过对国民收入再分配，以财政补贴、税收等方式提供资金资助，企业、个人按照工资的一定比例缴纳，如，我国养老保险企业缴费的比例是职工工资总额的 20%，职工个人缴纳 8%；③保险待遇与保费缴纳相关联，即缴费越高相应享受的保险待遇越好；④实行“现收现付”制；⑤实施机构是以政府为主导，由政府、企业、个人依法来共同实施。

2.国家福利型模式 国家福利型社会保障制度起源于英国，随后在瑞典、丹麦、挪威、芬兰、冰岛等国家得到效仿。国家福利型社会保障模式提供从“摇篮到坟墓”的全方位的社会保障，相对于其他社会保障制度模式，提供的社会保障标准更高，不仅帮助社会成员免遭疾病、贫困、失业之苦，而且保证社会成员能够从社会获得支助，享受较高的生活质量。因此，国家型社会保障制度的特点表现为：①遵循“普惠制”原则，实施保险全覆盖。即全体公民不论老、弱、病、残，不论就业、失业，不论职业属性均纳入到社会保险中；②国内福利设施和服务体系健全，为公民享受较高的福利保障提供了物质基础保证；③福利缴费主要是由国家和企业承担，个人缴费的比率较低；④福利保险待遇与个人缴纳多少相关联度低。

3. 强制储蓄型模式 新加坡是强制储蓄型社会保障制度的创立者，后来被以智利为代表的一些拉丁美洲国家所效仿。强化储蓄型社会保障模式是在“效率优先、机会公平、激励工作”理念的引导下创建的，强调个人在社会保障中的责任，形成政府、企业、个人共同参与，覆盖大部分国民的社会保障体系。它的特征主要表现为：①保险覆盖在职员工；②企业、个人按工资比例缴纳保险费，即工资越高缴纳的费用越多；③保险待遇与缴纳的费用相关联度高，即缴费比例越高，享受的保险待遇越好；④建立个人账户，实行“完全累积”制；⑤ 保险内容涉及养老、医疗、住房等。

4. 国家保险型模式 是由前社会主义国家苏联在 20 世纪中期创建并被其他社会主义国家所仿效。这种模式创立初期，曾造福于亿万社会主义国家社会公民，但由于这种制度是建立在以公有制为基础，高度计划经济体制下，由政府包揽一切，随着保障规模日益庞大，完全超越了政府的承受能力，逐渐随着苏联的解体及东欧的剧变被摒弃。新中国成立初期，也是选择这种保障模式，但随着改革开放的深入，市场经济体制日益完善，从 20 世纪 80 年代我国开始改革这种体制，现阶段我国实行的是与市场经济体制相适应的混合型社会保障制度（既有全民福利因素，也有社会保险因素，同时还引进了个人账户制）。

国家保险型模式创建的宗旨是：最充分地满足无劳动能力者的需要，保护劳动者的健康并维持其工作能力。主要特点表现为：①国家以立法的形式，明确提出社会保障为国家制度。②保障的对象是全体社会公民。全体公民都有参与社会劳动的义务，同时也有享有社会保障的权利，国家以生产资料公有制为保障，面向所有社会成员（不管有无劳动能力）提供物质保障。③社会保障资金的筹集由政府和企业负担，个人不缴纳任何费用；④工会作为社会保障实施的重要组成部分，参与社会保障的实施和管理。

二、社会保障体系

（一）社会保障体系的概念

社会保障体系是指由国家依法建立的各个相互联系又相互独立的各种社会保障子系统所构成的系统总和。也就是说由国家依法建立的不同层次、不同内容、不同功能的各个社会保障子系统所构成的。从全球社会保障的实践来看，各国的社会保障体系根据国情的差异各有侧重，如美国的社会保障体系包括社会保险、社会救助、退伍军人补助、老人医疗服务、教育和住房等方面；英国包括社会保险、社会补助、社会救济、义务教育、家庭福利和职业培训，日本则包括社会保险、国家救助、社会福利和义务教育等。从总体来看，一般都包括了社会救助、社会保险、社会福利，只是它们的地位和作用在不同的国家各不相同罢了。同时，随着社会的进步和经济的发展，社会保障体系也在不断完善和发展，保障的覆盖面和待遇水平也日益提高。只有当社会保障体系与本国国情相适应并且所处发展阶段相适应时，社会保障体系才能发挥出自己应有的作用。

（二）我国社会保障体系的构成

社会保障体系是一个动态的、历史的范畴，受不同时期社会经济发展水平的影响，社会保障体系建立不尽相同。我国经历了计划经济、改革开放，社会保障体系从单一的国家保障模式逐渐转变为由社会保险、社会救济、社会福利、优抚安置和社会互助、个人储蓄积累保障等共同组成的多样化的社会保障体系。它们各司其职、相互补充、共同构筑起社会安全网的完整体系。《我国国民经济和社会发展十二五规划》提出：要“坚持广覆盖、保基本、多层次、可持续方针，加快推进覆盖城乡居民的社会保障体系建设，稳步提高保障水平”。当前，我国社会保障体系的构成内容如图 10-2 所示。

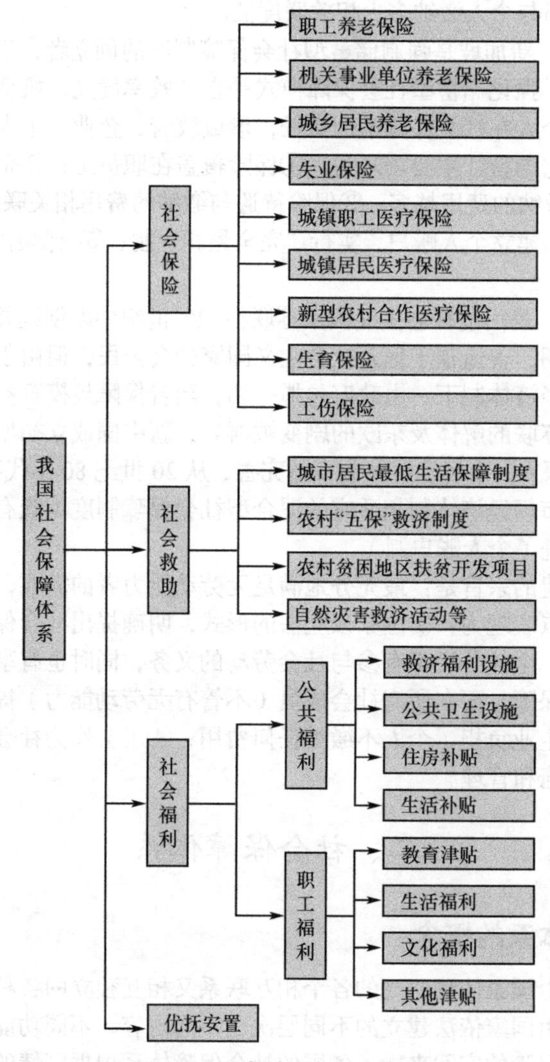

图 10-2 我国社会保障体系

1. 社会保险 是指国家通过立法而建立的，对社会成员在因疾病、伤残、失业、工伤、生育和年老而陷入困境的时候给予物质帮助，保障其基本生活需要的一种社会保障制度。社会保险是社会保障制度的核心，保险基金由国家、企业、个人三方共同筹集，具有强制性、共济性和普遍性的特点。在我国常见的社会保险主要包括：养老保险（职工、机关事业单位、城乡居民）、医疗保险（职工、城镇居民、新农合）、失业保险、生育保险、工伤保险等项目。

2. 社会救助　是指社会成员因自然灾害、社会因素和个人非主观因素所造成的贫困，无法维持基本生活情况下，从国家、社会获得物质帮助的权利。社会救助是社会保障体系的最后一道安全防护网，是对社会最困难群体的物质帮助。常见社会救助的对象包括三类：第一类是无依无靠、丧失劳动能力、无生活来源的人；第二类是有收入来源，但远低于基本生活需要；第三类是遭受意外（自然或社会），使生活一时无法维持的人。社会救助是最基础的、最低层次的社会保障，其经费来源主要是政府财政支出和社会捐赠。目前我国的社会救助主要包括：城市居民最低生活保障制度、农村“五保”救助制度、农村贫困地区扶贫计划、自然灾害紧急救援等活动。

3. 社会福利　是指政府和社会通过各种福利机构、公共企业向社会成员提供的各种社会性津贴、公共基础设施和社会性服务，目的在于在保障基本生活水平的基础上，提高全体公民的福利待遇水平。社会福利的实施对象包括老人、儿童、孕妇、残疾人等需要特别照顾的人群，提供包括文化教育、公共卫生、娱乐设施、家庭津贴、生活补助等援助项目，保持或提高这部分特殊人群的生活水平和自立能力。社会福利水平受制于社会经济发展水平的影响，当前我国社会福利仍较低，主要包括救济福利设施、公共卫生设施、生活补助、文化教育津贴等狭义的社会福利，人们能享受的社会福利项目还比较有限，保障水平也不高。相信随着我国经济的发展不断扩大，社会福利的具体内容也将随着经济的发展而扩大，保障水平也必然提高。

4. 优抚安置　是优抚和安置的合称，是指国家和社会对现役军人、退役军人、伤残军人及其家属的生活进行的优待、抚恤和妥善安置。社会优抚安置主要是对军人（现役、退役）、烈属、军属提供社会保障，是一种特殊的社会保障。当前，我国社会优抚安置保险主要包括：向退伍军人、烈属、军属、残疾军人提供抚恤金、优待金、补助金；安置复员退伍军人；对离休军队干部提供待遇等。

第三节　社会保障制度的功能

社会保障功能是指社会保障各个子系统及其具体项目在实施过程中对社会经济和人民生活发挥的具体功效和作用。从社会保障的产生和发展历史来看，社会保障制度在各国经济发展和社会稳定中，发挥着稳定、促进、互济、调节等多种功能。

（一）稳定功能

任何时代经济的发展都需要稳定的社会秩序和社会环境，然而各种不可预测的自然和社会危机又客观存在，不以人的主观意志为转移，如自然灾害、经济危机、突发性重大疾病等，往往给社会成员造成生存危机，生活没有保障，缺乏安全感，必然导致社会动荡、经济失调。因此，社会稳定是一个国家、地区经济和社会发展的前提。而社会稳定主要取决于社会成员的心态稳定，而只有生活有保障，社会成员才有安全感，人心才能稳定。社会保障制度通过保障社会成员的基本生存权从而维护社会的稳定，被称为社会的“稳定器”、“安全网”。

社会保障制度对社会的稳定功能主要表现在两个方面：

1. 社会稳定功能　要保证社会稳定，一个重要的前提是当社会成员在年老、残疾、失业、生育、工伤或遭遇各种意外灾害时，能够获得基本生活保障，无后顾之忧，没有生存危机。社会保障的直接目的就是保障国民的基本生活，社会保障通过各种措施为社会成员提供经济保障，化解社会矛盾，避免人民由于生存危机而引发社会冲突从而导致的社会动荡，如失业保险和社会救济制度就能有效帮助失业人员或有困难的社会成员摆脱生存困境。

社会稳定必然带来国家的长治久安，经济发展。政府通过社会保障制度的建立，可以实现对国民收入进行再分配，集社会之力，来保障陷入困境的社会成员基本的生活需求。免除社会成员的生存之忧，为社会成员提供一个稳定的、和谐的、不断提高的生存环境，从而使社会成员获得充分的安全感和良好的心理预期。

2. 经济稳定功能 市场经济中的分配原则是效率优先，这必然使社会成员的经济收入产生差距，形成不同阶层之间的矛盾，一些社会成员无法获取足够收入来维持其基本生活是常有之事。同时，市场经济条件下的市场调节经济具有自发性、盲目性和滞后性的特征，经济的震荡、波动难以避免，必然使部分社会成员面临失业、收入下降、无收入的危机，导致一部分社会成员失去有效的生活保障。如果国家不能妥善地解决这些问题，由于市场机制的先天不足将导致社会不稳定，因此，可能使社会秩序失去控制，进而破坏整个经济的发展。而社会保障制度的建立，可以有效地消除或减轻经济波动，促进经济的稳定发展，起到“经济稳定器”的作用。社会保障行政管理机构可以根据经济发展的情况来调整保障收费和支付标准，保证在经济不景气，总需求小于总供给时，通过提供较高的社会保障来促进消费，提升经济。相反，当总需求大于总供给时，社会保障当局可以提高征费标准，严格给付条件，控制给付标准，抑制总需求，调节过热的经济。因此，社会保障制度作为“经济稳定器”，可以作为政府调节国民收入再分配的有效手段。所以说，社会保障制度具有经济稳定的功能。

（二）促进功能

社会保障制度在参与对国民收入进行再分配过程中，必然会对经济运行及社会生产的发展产生影响。社会保障制度通过一定的社会保障方式和保障项目的实施，来调节社会总需求与社会总供给之间的平衡。社会保障制度这一促进功能主要表现在这几方面。

1. 社会保障制度的影响力日益扩大，具备了促进的实力 随着社会经济的快速发展，社会保障制度的范围日益扩大，保障水平日益提高，保障投入日益庞大，基金规模积累规模越来越大，使社会保障具备了促进社会经济发展的相应实力和影响力。

2. 现代社会保障制度的运行机制有利于促进发展 社会保障制度创立之初是为了应对社会贫困，是一种事后补救性保障措施。随着社会保障事业的发展，传统的社会保障制度已从事后被动、消极机制转变为事前主动、预防性保障机制，这种保障机制的转换，使社会保障制度具有了促进发展的功能和制度性基础。

3. 社会保障制度作为一项重要的财政政策，对社会供给具有自动调节功能 社会保障基金的筹资和使用是由专门的社保机构负责，国家通过对国民收入再分配来对社会保障基金总量进行调控。当总供给大于总需求时，国家通过提高社会保障水平，扩大保障覆盖面，增加低收入人群的消费能力来拉动、促进经济发展；相反，当总供给小于总需求时，国家降低社会保障缴费标准，缩小保障范围和水平，进而间接抑制消费，控制社会总需求水平。

4. 社会保障制度的实施可以促进社会文明，提高社会道德水平 社会保障制度的实施，为社会成员提供了安全保障，可以消除社会成员对遭遇意外事件的恐惧感，增强安全感，形成社会共济的慈善情怀。同时，社会保障制度本身所蕴含的人道主义人文精神，具有道德引导作用。社会救助、社保福利、慈善募捐等社会保障项目的实施，可以起到很多的示范作用，被帮助的人不但得到了基本生活的物质保障，同时也得到了道德的感召。在有条件的情况下，有可能积极参与到社会事业中，担负起社会责任。

（三）互济功能

社会保障制度不仅是一种社会稳定机制，还是一种社会互助机制。社会保障资金主要来源于国家对国民收入再分配（税收）、企业及个人缴费、社会募捐和基金投资收益（利息）等多渠道，通过补贴、财政拨付、项目提供等方式“支付”给社会成员。这种分配机制其实是一种风险分散或责任共担机制，是这一种互助互济机制。从社会供给的角度分析，无论国内还是国外，生产的社会化与生活方式的社会化，社会保障想要实现完全自助化或完全他助化都是不现实的，需要依靠社会的群体力量，发挥互惠互助、他助与自助相结合，才能有效实现社会保障的基本功能。例如，酝酿中的基础养老金全国统筹，就是利用了大多数规则，实行全国统筹以后，可以在全国的范围内调剂余缺、分散风险，形成全国互助互济关系。所以，互济功能不仅有助于正确理解社会保障制度，同时更有利于促进社会保障制度的持续、健康发展。

（四）调节功能

社会保障制度作为国家实施的一项重要经济制度和社会政策，是调节社会矛盾、缩小贫富差距的重要手段。社会保障制度的调节功能主要表现为以下几点。

1. 具有政治调节功能　从政治上看，社会保障制度是不同政治利益集团相互较量、政治博弈的结果，同时也是调节不同利益集团、社会阶层、群体利益的有效手段。在资本主义国家，社会保障是政党相互竞争的主要议题，是各党派用来博取社会公众认可的重要手段，具有巨大政治价值。在社会主义国家，社会保障制度除了具有一般政治调节作用外，还可以充分体现社会主义优越性，提高社会成员在国家事务中的主人翁意识。

2. 具有经济调节功能　一是社会保障制度的实施可以营造稳定、和谐的社会氛围，提高社会成员的安全感。稳定的社会环境有助于促进经济的发展；二是社会保障基金的实力和影响力越来越大，对社会供给具有自动调节作用，通过平衡需求，自动地抑制经济过度波动；三是社会保障制度的实施可以让陷入困境的人摆脱贫困，重新获得就业，可以有效地调节劳动力资源的配置，提高社会生产率，并通过提供文化教育、公共福利等项目提高劳动力素质；四是社会保障基金缴费标准的调整，通过税收、征费或“转移支付”等手段，进而实现对国民收入的分配与再分配进行调节。

3. 具有社会发展调节功能　社保保障功能的调节作用还表现在调节社会成员的协调发展。社会实践中，社会保障制度成为调节“社会成员中高收入阶层（富人）与低收入阶层（穷人）、劳动者与退休者、就业者与失业者、健康者与疾患者、幸运者与不幸者、有子女家庭与无家庭负担者之间利益关系的基本杠杆。”社会保障制度通过立法，以社会税收的形式，将高收入者的一部分收入转移支付给了低收入者；通过给穷人补助来实现收入分配平等化；各种形式的社会保险（医疗保险）、最低工资制、失业补助等社会保险项目的实施，向失去工作能力（患病）和失业人员发放补助金，可以改善其生活条件。不同社会阶层间的利益冲突因社会保障制度调节功能的发挥而得到了有效的缓和，社会因收入分配差距等导致的非公正性、非公平性得到了一定程度的调节。

实践中的人力资源

福利——该不该砍掉？

三通制药厂是A市的重点企业，小吴是该厂的人力资源部主管。十年前，他从学校分配到该厂。当时，企业效益不错，福利多，不用掏钱可以分到吃不完的粮油，上下班免费接送，有的职工甚至还可以外出旅游度假。能在这样的企业工作，他觉得荣耀和自豪，并产生一种内在的归属感。而近几年，他发现单位的一些技术骨干不断调走，流入一家工资高出三倍的合资制药企业。对员工满意度进行的调查发现，近七成的职工对单位的福利不再感兴趣，倾向拥有较高工资。小吴意识到，要单位拿出同样高工资留住人才是不现实的，而福利对员工的激励功能明显减弱，有福利无福利一个样，福利多福利少一个样。作为人力资源部门主管，该不该向领导提出建议，取消一部分没用的福利呢？小吴很是困惑。

在市场经济时代，高工资比福利更有吸引力，人们开始对福利不屑一顾，毕竟福利所折射的价值太小了。然而，说福利没用，又不正确。当企业确实取消福利时，员工会感到曾经拥有的东西不再拥有，失去了许多，对企业的离心力将加大，可能导致更多的员工流失。因此，小吴作为人力资源部门的主管，不应当考虑是不是砍掉某项具体的没用的福利，而应当首先审视自己单位的福利在管理上是不是有了问题。

福利失去激励作用，应当归责于我们的管理者，没有深刻地认识福利的功能，及时地去改善我们在福利管理上存在的不适应地方。企业应当采取恰当的传播渠道，将企业的福利政策告诉所有员工，比如把福利政策明明白白写进员工手册。一定要让员工周知企业有什么福利，自己能享受什么福利政策，不同的福利对自己的要求是什么？

第四节　社会保险及种类

社会保险（social insurance）是社会保障体系中最重要、最核心的内容，居于主体地位。社会保险最初起源于 19 世纪 80 年代的德国，1983～1889 年执政的卑斯麦政府首创了人类历史上第一个社会保险制度。作为工业社会化大生产产物的社会保险制度一经创立，就成为解决劳动者因遭受各种外来风险所带来的社会生活问题的有效的制度性保障措施。

一、社会保险的定义

国内外学者从各自不同的角度阐述了社会保险的概念和内涵，但至今尚没有一个统一的定论。

1942 年英国《贝弗里奇报告：社会保险和相关服务》对社会保险的性质概括为：社会保障计划的核心是社会保险方案。所有处于工作年龄段的公民都需要根据自己的保障需求缴纳相应的费用，已婚的妇女则由其丈夫代为缴纳。只要每周缴纳保险费，这些人的需求就可以得到有效的保障。主要的现金福利待遇——伤残、失业、退休等都由社会保险基金支付，只要需求存在，待遇就会一直支付下去，不需要经过任何经济状况调查。

1953 年世界工联维也纳会议给社会保险下的定义是：社会保险是以法律保证的一种基本社会权利，其职能主要是保障以劳动为生的人，在暂时或永久丧失劳动能力时，能够利用这种权利来维持劳动者及其家属的生活。

美国危险及保险学会社会保险术语委员会也曾给社会保险下过一个定义，它们认为：社会保险是由政府采用危险集中管理方式，对可能发生逾期损失的被保险人，提供现金给付或医疗服务。

我国对社会保险的研究是随着 20 世纪 80 年代后社会保险的逐步建立并发展而同步兴起的，起步较晚。国内学者也从不同的角度对社会保险的概念给出了自己的定义。

候文若（2005）认为：社会保险是指通过国家筹集资金，对遭遇残疾、工伤、生育、失业、年老等不可规避的风险，而暂时或永久丧失劳动能力，失去收入的劳动者，提供一定程度的收入补偿，以保障其基本生活权利，渡过风险，从而维护社会稳定的一种社会政策。

梁宪初、冉永萍（2000）认为：社会保险是由政府采用危险集中管理方式，对可能预期损失的被保险人，透过制度性的相互协助、解决危险事故的经济需求。

郑功成（2005）认为：社会保险的目的就是解除劳动者的后顾之忧，维护社会的稳定。

邓大松（2009）给社会保险的定义是：社会保险是由国家通过立法形式，为依靠劳动收入生活的工作人员及其家属保持基本生活条件、促进社会安定而举办的保险。

史柏年（2012）认为：社会保险是以政府为主体，以法律为基础，在权利与义务的一致性原则下，通过政府、企业、劳动者个人的共同筹资，为劳动者个人及其家庭提供经济收入补偿，使其能够在伤残、疾病、失业、生育、年老等风险造成的社会生活问题面前仍然能够维持基本生活，以保障社会安定与持续发展的社会互助制度。

这些定义都从不同的角度描述了社会保险的基本内涵，虽有差异，但都有一些共同的地方。总结上述社会保险的定义，有以下几点内涵是相同的：①社会保险是国家通过立法强制实施的社会保障制度，是以保险的形式对国民收入进行再分配的手段；②社会保险是一种收入保障手段，是在国民遭受不可预测的意外，或由于自然规律（如年老）导致生活困难时，提供基本的生活物质保障；③社会保险实施的目的是解除劳动者的后顾之忧，维护社会的稳定；④社会保险的对象是劳动者及其家属；⑤社会保险的责任主体包括政府、社会、个人三方；⑥社会保险与其他保险（如商业保险）一样，也是一种风险损失的分散机制。

社会保险是社会保障制度的重要组成部分。我们把社会保险定义为：社会保险是国家通过立法强制实施，对劳动者及其家属在遇到不可预测自然灾害或不可避免社会事件生活陷入困境时，提供一定程度的收入损失补偿，以保障他们维持基本生活，维护社会稳定的一种社会保障制度。

二、社会保险的特征

作为社会保障重要组成部分的社会保险与社会福利、社会救助、商业保险相比，具有如下特点。

1. 强制性 社会保险的强制性主要是指立法的强制性。社会保险的风险分担，要求参加社会保险的成员要达到一定的规模，才能发挥互助共济的功能。与其他社会保障项目相比，社会保险的内容和实施都是通过国家法律予以明文规定、颁布进行的。国家通过立法强制符合条件的劳动者个人及其所在企业必须按照立法规定的保险范围、对象、缴费标准、权利与义务等参加社会保险，缴纳保险费，参保的劳动者在遭遇风险时有权依法获得经济补偿。

2. 互济性 社会保险的互济性是指参保人员在遭遇风险获得经济补偿时与他之前的社会缴费有关，但不是绝对对等关系，而是通过制度的统筹安排，实行代际之间、地区之间、行业之间的调剂使用，体现互助互惠、互助共济的特性。

3. 资金来源的多样性 社会保险是集全社会之力。从财务安排来看的，社会保险资金来源于国家、企业、个人三方。国家通过立法明确缴费标准，参保劳动者个人及其企业依法强制缴纳，国家通过财政补贴予以补足，只是在不同的保险项目上，三方缴费所占比重不同而已。

4. 权利义务的对等性 相比其他社会保障项目，社会保险制度强调权利与义务的严格对等性。即享受社会经济补偿保障是以缴费为前提的，也就是说：享受保险保障是劳动者的权利，缴纳保险费是劳动者应尽的义务。如果参保者不缴纳保险费（税），那么在风险发生时他（她）也不能得到任何经济补偿。虽然说补偿与缴费没有绝对的对等性，但一般而言，缴费越多，享受的保险待遇相应会有所增加。

5. 福利性 社会保险的福利性是指社会保险事业从建立之初，所追求的就是在劳动者及其家属遭遇社会风险时，能获得社会的经济支柱，保障基本的生活需求，而不是追求盈利。同时，社会保险通过国家、企业、个人三方共同筹资，个人所占比例不高，负担不重，不会影响其享受其他社会福利。

6. 储备性 社会保险借助社会力量，通过预先缴费、事后补偿的方式，对劳动者可能遭遇的社会风险进行经济补偿。就社会而言，这是一种储备基金，可以通过投资收益获得保值、增值；就个人而言，相当于为自己提前储备了一笔资金，以供遭遇风险时使用。

三、社会保险的种类

社会保险是以政府或社会为主体，在权利与义务对等原则指导下，由政府、企业、个人三方共同筹资，为劳动者个人及其家属在遇到残疾、失业、疾病、生育、工伤和年老等特殊事件，失去基本生活保障时，提供一定程度的收入损失补偿，以保障劳动者及其家属基本生活需求的一种社会保障制度。它涵盖了养老保险、医疗保险、失业保险、生育保险和工伤保险五种。

（一）养老保险

老年风险是每一个人都必然要确定经历的风险，因年老而丧失劳动能力，失去收入来源是一个不可逆转的过程。过去养儿防老，养老主要是靠家庭承担。但现代社会日益发达，人口迁移日益频繁，家庭规模日益缩小，人均寿命越来越长，越来越庞大的群体老龄化，养老社会化是大势所趋。

1. 养老保险的概念 养老保险是指国家通过法律规定，要求符合条件的公民必须参加，由政府、企业、个人共同出资建立基金，对劳动者因年老而丧失劳动能力，或达到规定的解除劳动义务的劳动年龄界限后，提供一定补偿以维持其基本生活的一种社会保障制度。养老保险是社会保险的重要组成部分，是世界覆盖人群最为广泛的社会保险项目。

2. 我国养老保险制度的主要内容 我国的养老保险制度建立于新中国成立初期，经过几十年的发展，先后建立了城镇企业职工养老保险制度、机关事业单位职工养老保险制度、城乡居民基本养老保险制度。主要内容包括：

（1）城镇企业职工养老保险制度：2005 年 12 月国务院颁发了《关于完善企业职工基本养老保险制度的决定》，依据决定，构建了现行的城镇企业职工养老保险制度。其主要内容如下所述。

1）保险覆盖范围：保险覆盖人群不仅包括城镇中的国有企业、集体企业职工，还包括城镇中的外商投资企业、私营企业主及其职工、城镇个体工商户和灵活就业人员。

2）资金来源：基本养老保险的基金由社会统筹和个人账户组成。社会统筹部分由用人单位按照国家规定的本单位职工工资总额的 20%缴纳基本养老保险费；个人账户部分由职工个人按照国家规定的本人工资的 8%缴纳基本养老保险基金。职工个人工资超过当地职工平均工资 300%以上部分，不计入个人缴费工资基数，也不计入计发基本养老保险的基数；低于当地职工最低工资的，或低于当地职工平均工资 60%的，按当地职工最低工资的 60%记入。

城镇个体工商户和灵活就业人员参加基本养老保险的缴费基数为当地上半年度在岗职工平均工资，缴费比例为 20%，其中 8%计入个人账户，退休后按企业职工基本养老金计发办法计发基本养老金。

3）账户管理：按照社会统筹和个人账户相结合原则，个人缴费部分一律记入个人账户，并按不低于同期城乡居民储蓄存款利率及参考工资增长率来计算利息，免交利息税。个人账户储存额只能用于支付养老金，不得提前支取。异地调动，个人账户随同本人一起转移，退休职工死亡时，个人账户余额可以继承。

4）享受养老保险金的条件：退休年龄是最重要的条件，只有达到法定退休年龄才能有资格领取养老金。表 10-2 是部分国家获得养老金的资格条件。我国城镇企业职工养老保险规定：男职工年满 60 岁，从事管理和科技工作的女职工年满 55 岁，从事生产和工勤辅助工作的女职工满 50 岁，且缴费累计满 15 年，可以按月领取养老金；但是从事有毒、有害工种或特殊重体力劳动有害身体健康的，男性满 55 岁，女性满 45 岁，且缴费累计满 15 年，可以按月领取养老金。

表 10-2 1999 年部分国家获得退休金（养老金）资格条件

国家	资格条件
德国	63 岁，缴费 35 年；或 65 岁，缴费 5 年
俄罗斯	男 60，工龄 25 年；女 55 岁，工龄 20 年
英国	男 65 岁，女 60 岁；国家最低退休金，缴费年限达到最高法院退休年龄的 90%（男 49 岁，女 44 岁）
加拿大	65 岁，居龄 10 年
中国香港	65 岁，合法居民，缴费 5 年
日本	全民养老金，65 岁，缴费 25 年；退休金，60 岁，受保 25 年
新加坡	55 岁
智利	男 65 岁，女 60 岁，缴费 10 年
中国	老制度：男 60 岁，女 55/50，工龄 10 年 新制度：男 60 岁，女 55/50，工龄 15 年

资料来源：SSA.Social Security Programs Throughout the World-1999.Washington D.C：U.S.Social Security Administration，2000

5）养老金的计发：退休金由基础养老金和个人账户养老金组成。基础养老金月标准以当地上年度在岗职工月平均工资和本人指数化月平均缴费工资的平均值为基数，缴费每满 1 年发 1%；个人账户养老金月标准为个人账户储存额除以计发月数，计发月数根据职工退休时城镇人口平均预期寿命、本人退休年龄、利息等因素确定。

6）企业年金在制度：2005 年《关于完善企业职工基本养老保险制度的决定》指出：具备条件的企业可以为职工建立企业年金，基金实行完全积累，以市场化的方式进行管理和运营。

（2）机关事业单位职工养老保险制度：2015 年 1 月 14 日，国务院印发《关于机关事业单位工作人员养老保险制度改革的决定》，决定从 2014 年 10 月 1 日起对机关事业单位工作人员养老保险制度进行改革。主要内容如下所述。

1）实行社会统筹与个人账户相结合的基本养老保险制度：基本养老保险费由单位和个人共同负担，单位缴费比例不超过单位工资总额的 20%，因负担过重，确实需要提高比例的，须经劳动保障部和财政部审批。个人缴费比例为本人缴费工资的 8%，个人工资超过当地职工平均工资 300%以上部分，不计入个人缴费工资基数，低于当地职工平均工资 60%的，按当地在岗职工平均工资的 60%计算个人缴费工资基数。个人账户储存额只用于退休人员养老，不得提前支取，每年按照国家统一公布的记账利率计算利息，免征利息税。

2）养老金的计发：本决定实施后参加工作、个人缴费年限累计满 15 年，退休后按月发给基本养老金。基本养老金由基础养老金和个人账户养老金组成。基础养老金月标准以当地上年度在岗职工月平均工资和本人指数化月平均缴费工资的平均值为基数，缴费每满 1 年发 1%；个人账户养老金月标准为个人账户储存额除以计发月数，计发月数根据职工退休时城镇人口平均预期寿命、本人退休年龄、利息等因素确定。

本决定实施前参加工作、实施后退休且缴费年限累计满 15 年，退休后按月发给基本养老金。在发给基础养老金和个人账户养老金的基础上，再依据视同缴费年限长短发给过渡性养老金。具体办法由人力资源社会保障部会同有关部门制定并指导实施。

本决定实施后达到退休年龄但个人缴费年限累计不满 15 年的人员，其基本养老保险关系处理和基本养老金计发比照《实施〈中华人民共和国社会保险法〉若干规定》执行。

本决定实施前已经退休的人员，继续按照国家规定的原待遇标准发放基本养老金，同时执行基本养老金调整办法。机关事业单位离休人员仍按照国家统一规定发放离休费，并调整相关待遇。具体养老金发放标准见表 10-3。

表 10-3 国家机关公务员和事业单位工作人员养老金计发标准

国家机关公务员		事业单位工作人员	
工作年限	工资替代率（职务工资+级别工资）	工作年限	工资替代率（岗位工资+薪级工资）
10 年以下	50%	10 年以下	
10～20 年	70%	10～20 年	70%
21～30 年	80%	21～30 年	80%
31～35 年	85%	31～35 年	85%
35 年以上	90%	35 年以上	90%

3）养老保险关系转移：参保人员在同一统筹范围内的机关事业单位之间流动，只转移养老保险关系，不转移基金。参保人员跨统筹范围流动或在机关事业单位与企业之间流动，在转移养老保险关系的同时，基本养老保险个人账户储存额随同转移，并以本人改革后各年度实际缴费工资为基数，按 12%的总和转移基金，参保缴费不足 1 年的，按实际缴费月数计算转移基金。转移后基本养老保险缴费年限（含视同缴费年限）、个人账户储存额累计计算。

4）职业年金制度：机关事业单位应建立职业年金。单位按本单位工资总额的 8%缴费，个人按本人缴费工资的 4%缴费。工作人员退休后，按月领取职业年金待遇。

（3）城乡居民基本养老保险制度：2014 年 2 月，国务院办公厅颁布了《国务院关于建立统一的城乡居民基本养老保险制度的意见》，决定在全国范围内建立统一的城乡居民基本养老保险，其主要内容包括以下几点：

1）参保范围：年满 16 周岁（不含在校学生），非国家机关和事业单位工作人员及不属于职工基本养老保险制度覆盖范围的城乡居民，可以在户籍地参加城乡居民养老保险。

2）缴费：参加城乡居民养老保险的人员应当按规定缴纳养老保险费。缴费标准目前设为每年 100 元、200 元、300 元、400 元、500 元、600 元、700 元、800 元、900 元、1000 元、1500 元、2000 元 12 个档次，省（区、市）人民政府可以根据实际情况增设缴费档次，最高缴费档次标准原则上不超过当地灵活就业人员参加职工基本养老保险的年缴费额，并报人力资源社会保障部备案。参保人自主选择档次缴费，多缴多得。

中央财政对中西部地区按中央确定的基础养老金标准给予全额补助，对东部地区给予 50%的补助。地方人民政府应当对参保人缴费给予补贴，对选择最低档次标准缴费的，补贴标准不低于每人每年 30 元；对选择较高档次标准缴费的，适当增加补贴金额；对选择 500 元及以上档次标准缴费的，补贴标准不低于每人每年 60 元，具体标准和办法由省（区、市）人民政府确定。

3）建立个人账户：国家为每个参保人员建立终身记录的养老保险个人账户，个人缴费、地方人民政府对参保人的缴费补贴、集体补助及其他社会经济组织、公益慈善组织、个人对参保人的缴费资助，全部记入个人账户。个人账户储存额按国家规定计息。

4）养老金待遇：城乡居民养老保险待遇由基础养老金和个人账户养老金构成，支付终身。中央确定基础养老金最低标准。个人账户养老金的月计发标准，目前为个人账户全部储存额除以 139（与现行职工基本养老保险个人账户养老金计发系数相同）。

5）养老金的领取：参加城乡居民养老保险的个人，年满 60 周岁、累计缴费满 15 年，且未领取国家规定的基本养老保障待遇的，可以按月领取城乡居民养老保险待遇。

新型农村养老保险或城乡居民养老保险制度实施时已年满 60 周岁，在本意见印发之日前未领取国家规定的基本养老保障待遇的，不用缴费，自本意见实施之月起，可以按月领取城乡居民养老保险基础养老金；距规定领取年龄不足 15 年的，应逐年缴费，也允许补缴，累计缴费不超过 15 年；距规定领取年龄超过 15 年的，应按年缴费，累计缴费不少于 15 年。

（二）医疗保险

1. 医疗保险的概念 医疗保险是指国家通过立法建立医疗保险基金，为参保者提供必要的疾病医疗服务和经济补偿的一种社会保险制度。医疗保险是社会保险的重要组成部分，具有福利性、经济性和公益性等特点，对提高社会成员的生活质量具有极其重要的意义。

2. 我国医疗保险制度的主要内容 新中国成立以后，在很长一段时间内，我国在城市实行的是公费医疗和劳保医疗制度，在农村是合作医疗制度。随着改革开放和经济的发展，当前我国已逐步建立了以城镇职工基本医疗保险制度、城镇居民基本医疗保险制度、新型农村合作医疗制度为主体的社会医疗保险制度。以社会医疗保险机构为第三方，代表患者向医疗机构购买医疗服务是当前我国医疗保险制度的主要运行机制（图 10-3）。

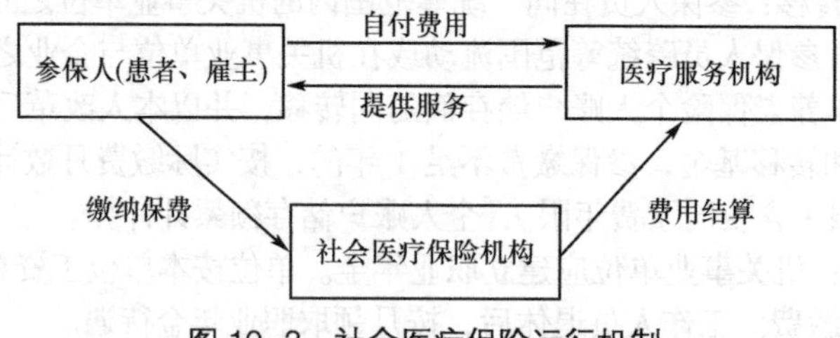

图 10-3 社会医疗保险运行机制

（1）城镇职工基本医疗保险制度：1998 年 12 月，国务院颁布了《关于建立城镇职工基本医疗保险制度的决定》，拉开了城镇职工基本医疗保险改革序幕。主要内容如下所述。

1）医疗保险覆盖范围：城镇所有用人单位，包括企业（国有企业、集体企业、外商投资企业、私营企业等）、机关、事业单位、社会团体、民办非企业单位及其职工，都要参加基本医疗保险。乡镇企业及其职工、城镇个体经济组织业主及其从业人员是否参加基本医疗保险，由各省、自治区、直辖市人民政府决定。

2）保险缴纳标准：用人单位缴费率应控制在职工工资总额的 6%左右，职工缴费率一般为本人工资收入的 2%。随着经济发展，用人单位和职工缴费率可做相应调整。

3）缴费者范围：基本医疗保险费由用人单位和职工共同缴纳。退休人员参加基本医疗保险，个人不缴纳基本医疗保险费用。国有企业下岗职工的基本养老保险费，由就业服务中心按当地上年度职工平均工资的 60%为基数按比例缴纳。

4）医疗保险的具体操作方法：建立基本医疗保险统筹基金和个人账户。职工个人缴纳的基本医疗保险费，全部计入个人账户。用人单位缴纳的基本医疗保险费分为两部分，一部分用于建立统筹基金，一部分划入个人账户。划入个人账户的比例一般为用人单位缴费的 30%左右，具体比例由统筹地区根据个人账户的支付范围和职工年龄等因素确定。

（2）城镇居民基本医疗保险：2007 年，国务院下发了《关于开展城镇居民基本医疗保险试点的指导意见》，决定从 2007 年开始开展城镇居民基本医疗保险试点。其主要内容如下所述。

1）参保范围：不属于城镇职工基本医疗保险制度覆盖范围的中小学阶段的学生（包括职业高中、中专、技校学生）、少年儿童和其他非从业城镇居民都可自愿参加城镇居民基本医疗保险。

2）缴费和补助：城市的参保居民，政府每年按不低于人均 40 元给予补助，其中，中央财政从 2007 年起每年通过专项转移支付，对中西部地区按人均 20 元给予补助。在此基础上，对属于低保对象的或重度残疾的学生和儿童参保所需的家庭缴费部分，政府原则上每年再按不低于人均 10 元给予补助，其中，中央财政对中西部地区按人均 5 元给予补助；对其他低保对象、丧失劳动能力的重度残疾人、低收入家庭 60 周岁以上的老年人等困难居民参保所需家庭缴费部分，政府每年再按不低于人均 60 元给予补助，其中，中央财政对中西部地区按人均 30 元给予补助。中央财政对东部地区参照新型农村合作医疗的补助办法给予适当补助。

（3）新型农村合作医疗保险制度：2003 年，国务院办公厅转发了卫生部、财政部、农业部联合下发的《关于建立新型农村合作医疗制度的意见》，本着多方筹资、农民自愿参加的原则，开始了新型农村合作医疗制度试点。新型农村合作医疗制度的实施在保障农民获得基本卫生服务、缓解农村因病致贫和因病返贫方面发挥了重要的作用。

1）实施范围：新型农村合作医疗制度实行自愿参加、多方筹资原则。农民以家庭为单位自愿参加，采取个人缴费、集体扶持和政府资助的方式筹集资金。

2）缴费标准：新型农村合作医疗保险个人缴费标准目前设为每年 100 元、200 元、300 元、400 元、500 元 5 个档次，地方可以根据实际情况增设缴费档次。参保人自主选择档次缴费，多缴多得。2015 年各级财政对新型农村合作医疗的人均补助标准在 2014 年的基础上提高 60 元，达到 380 元/人。

（三）失业保险

1. 失业保险的概念　失业保险是指国家依法建立的失业保险基金，在劳动者失业时给予失业金支付，以保障其基本生活，促进其再就业的社会保障制度。失业保险是针对失业风险的一种保障制度。

2. 我国失业保险制度的主要内容　1999 年，国务院颁布了《失业保险条件》，并在 2006 年由原国家劳动和社会保障部、财政部出台的《关于适当扩大失业保险基金支出范围试点有关问题的通知》中指出要扩大失业保险基金支出范围试点工作。当前，我国失业保险制度主要表现为：

（1）失业保险覆盖对象：失业保险的对象包括指国有企业、城镇集体企业、外商投资企业、城镇私营企业及其他城镇企业。

（2）失业保险基金的构成：城镇企业事业单位、城镇企业事业单位职工缴纳的失业保险费；失业保险基金的利息；财政补贴；依法纳入失业保险基金的其他资金。

（3）资金筹集：城镇企业事业单位按照本单位工资总额的2%缴纳失业保险费。城镇企业事业单位职工按照本人工资的1%缴纳失业保险费。城镇企业事业单位招用的农民合同制工人本人不缴纳失业保险费。

（4）失业保险基金支出：有失业保险金；领取失业保险金期间的医疗补助金；领取失业保险金期间死亡的失业人员的丧葬补助金和其供养的配偶、直系亲属的抚恤金；领取失业保险金期间接受职业培训、职业介绍的补贴，补贴的办法和标准由省、自治区、直辖市人民政府规定；国务院规定或者批准的与失业保险有关的其他费用。

（5）失业保险待遇及标准：失业人员失业前所在单位和本人按照规定累计缴费时间满1年不足5年的，领取失业保险金的期限最长为12个月；累计缴费时间满5年不足10年的，领取失业保险金的期限最长为18个月；累计缴费时间10年以上的，领取失业保险金的期限最长为24个月。重新就业后，再次失业的，缴费时间重新计算，领取失业保险金的期限可以与前次失业应领取而尚未领取的失业保险金的期限合并计算，但是最长不得超过24个月。

失业保险金的标准，按照低于当地最低工资标准、高于城市居民最低生活保障标准的水平，由省、自治区、直辖市人民政府确定。

失业人员在领取失业保险金期间患病就医的，可以按照规定向社会保险经办机构申请领取医疗补助金。

失业人员在领取失业保险金期间死亡的，参照当地对在职职工的规定，对其家属一次性发放丧葬补助金和抚恤金。

（四）工伤保险

1. 工伤保险的概念 工伤保险的概念最早是由德国在1884年首次提出。工伤保险是指劳动者因工伤或职业病丧失劳动能力，本人或其家属有权利从国家或企业获得一定物质补偿的社会保障制度。工伤保险制度已经成为社会保险中历史悠久和开展最普遍的社会保障制度，具有补偿不究过错、个人不缴费、待遇高、不受年龄限制、强制性等特点。

2. 我国工伤保险制度的主要内容 2010年12月，国务院颁布了《国务院关于修改〈工伤保险条例〉的决定》，标志着我国工伤保险制度已进入了规范化发展道路。主要内容如下所述。

（1）工伤保险覆盖范围：中华人民共和国境内的企业、事业单位、社会团体、民办非企业单位、基金会、律师事务所、会计师事务所等组织和有雇工的个体工商户应当依照本条例规定参加工伤保险，为本单位全部职工或者雇工缴纳工伤保险费。

（2）工伤保险费率确定：国家根据不同行业的工伤风险程度确定行业的差别费率，并根据工伤保险费使用、工伤发生率等情况在每个行业内确定若干费率档次（表10-4）。行业差别费率及行业内费率档次由国务院劳动保障行政部门会同国务院财政部门、卫生行政部门、安全生产监督管理部门制定，报国务院批准后公布施行。统筹地区经办机构根据用人单位工伤保险费使用、工伤发生率等情况，适用所属行业内相应的费率档次确定单位缴费费率。

表10-4 中国工伤保险行业风险评级及缴费率

类别	行业	基准费率（%）
一类	软件和信息技术服务业，货币金融服务，资本市场服务，保险业，其他金融业，科技推广和应用服务业，社会工作，广播、电视、电影和影视录音制作业，中国共产党机关，国家机构，人民政协、民主党派，社会保障，群众团体、社会团体和其他成员组织，基层群众自治组织，国际组织	0.2

续表

类别	行业	基准费率（%）
二类	批发业，零售业，仓储业，邮政业，住宿业，餐饮业，电信、广播电视和卫星传输服务，互联网和相关服务，房地产业，租赁业，商务服务业，研究和试验发展，专业技术服务业，居民服务业，其他服务业，教育，卫生，新闻和出版业，文化艺术业	0.4
三类	农副食品加工业，食品制造业，酒、饮料和精制茶制造业，烟草制品业，纺织业，木材加工和木、竹、藤、棕、草制品业，文教、工美、体育和娱乐用品制造业，计算机、通信和其他电子设备制造业，仪器仪表制造业，其他制造业，水的生产和供应业，机动车、电子产品和日用产品修理业，水利管理业，生态保护和环境治理业，公共设施管理业，娱乐业	0.7
四类	农业，畜牧业，农、林、牧、渔服务业，纺织服装、服饰业，皮革、毛皮、羽毛及其制品和制鞋业，印刷和记录媒介复制业，医药制造业，化学纤维制造业，橡胶和塑料制品业，金属制品业，通用设备制造业，专用设备制造业，汽车制造业，铁路、船舶、航空航天和其他运输设备制造业，电气机械和器材制造业，废弃资源综合利用业，金属制品、机械和设备修理业，电力、热力生产和供应业，燃气生产和供应业，铁路运输业，航空运输业，管道运输业，体育	0.9
五类	林业，开采辅助活动，家具制造业，造纸和纸制品业，建筑安装业，建筑装饰和其他建筑业，道路运输业，水上运输业，装卸搬运和运输代理业	1.1
六类	渔业，化学原料和化学制品制造业，非金属矿物制品业，黑色金属冶炼和压延加工业，有色金属冶炼和压延加工业，房屋建筑业，土木工程建筑业	1.3
七类	石油和天然气开采业，其他采矿业，石油加工、炼焦和核燃料加工业	1.6
八类	煤炭开采和洗选业，黑色金属矿采选业，有色金属矿采选业，非金属矿采选业	1.9

资料来源：人社部发[2015]71 号《关于调整工伤保险费率政策的通知》及附件“工伤保险行业风险分类表”

（3）工伤保险的使用范围：工伤保险基金存入社会保障基金财政专户，用于规定的工伤保险待遇、劳动能力鉴定及法律、法规规定的用于工伤保险的其他费用的支付。

（4）待遇水平：工伤待遇水平与两项因素有关。一是与工资水平有关。这里的工资既可能是本人工资，也可能是社会平均工资。即工资水平越高，能享受到的待遇水平也就越高。二是与工伤程度有关。伤残等级越高，能够享受的保障水平越高。

（五）生育保险

1. 生育保险的概念　生育保险是专门保护妇女的社会保险，是社会保险制度中的一项基本保险制度。生育保险是指国家通过社会保险立法为怀孕和分娩的职业妇女提供物质帮助和产假，以保障母子（女）的基本生活和休假的一种社会保险制度。

2. 我国生育保险制度的主要内容　生育保险在我国是一项基本独立的险种。我国生育保险主要分为两类：职工生育保险和城乡居民生育保险，以企业职工生育保险为主，城乡居民生育保险还在试点中。

（1）职工生育保险

1）保险覆盖范围：城镇企业及其职工，职工未就业配偶。

2）资金筹集：企业按工资总额的 1%缴纳，职工个人不缴纳。

3）支付范围：支付项目包括生育津贴、生育医疗费用（生育和计划生育医疗费用）。

4）待遇水平：女职工生育享受 98 天产假，其中产前可以休假 15 天；难产的，增加产假 15 天；生育多胞胎的，每多生育 1 个婴儿，增加产假 15 天。女职工怀孕未满 4 个月流产的，享受 15 天产假；怀孕满 4 个月流产的，享受 42 天产假。女职工产假期间的生育津贴，对已经参加生育保险的，按照用人单位上年度职工月平均工资的标准由生育保险基金支付；对未参加生育保险的，按照女职工产假前工资的标准由用人单位支付。表 10-5 是亚洲部分国家产假待遇。

表 10-5 亚洲部分国家产假待遇

国家	产假天数
印度	12 周（产前不超过 6 周），小产 6 周；如因医疗原因，必要时可延长 4 周
印度尼西亚	12 周（3 个月）
日本	14 周；产前 42 天（多胞胎 98 天）和产后 56 天
韩国	90 天（约 13 周）
马来西亚	至少 60 天（8 周以上）
巴基斯坦	12 周（产前至多 6 周）
菲律宾	顺产 60 天，剖宫产 78 天（8～11 周）
新加坡	8 周
泰国	至多 90 天（少于 13 周）

（2）城镇居民生育保险：2009 年 7 月，人力资源和社会保障部办公厅发布了《关于妥善解决城镇居民生育医疗费用的通知》，开始了城镇居民生育保险的试点。具体内容包括以下内容。

1）城镇居民基本医疗保险参保人员住院分娩发生的符合规定的医疗费用纳入城镇居民基本医疗保险基金支付范围。开展门诊统筹的地区，可将参保居民符合规定的产前检查费用纳入基金支付范围。

2）城镇居民生育医疗服务管理，原则上参照城镇居民基本医疗保险有关规定执行，合理确定医疗服务范围和标准。

3）统筹考虑城镇居民基本医疗保险和城镇职工生育保险制度的衔接，探索保障城镇居民生育相关费用的具体措施，妥善解决城镇居民生育医疗费用问题。

实践中的人力资源

补缴生育保险后无法报销

济南的一名女职工王女士，单位一直给缴纳着五险，可是，等她八月份生了孩子以后，却被告知没法报销，原因就是因为今年二月份单位划账没成功，直到五月份才补缴的生育保险。王女士来到济南市社保局柜台进行了咨询，工作人员解释说："生育保险的缴费比例是工资总额的 1%，也就是说，每个单位为参保职工每个月也就是缴纳几十块钱，而且个人不需要缴费。相比较而言，生育职工享受的待遇要达到 15000 左右，如果允许补缴以后享受待遇，那么，单位都在职工生育以后再来补缴生育保险，那么基金很可能就入不敷出，生育职工也无法享受到相关待遇。"

但是，王女士表示，单位五月份去补缴二月份的社保，也不是故意的，是因为二月份划款没成功。那么，划款没成功的原因又是什么呢?万一是因为银行或者社保系统的问题导致的划款不成功，难道也应该由王女士自认倒霉吗?最后经社保系统查询核实，发现该公司二月份申报员工社保的记录是二月二十号提交的，这个时间已经超过了正常的申报时间，所以才导致了银行没有进行划款。同时，社保工作人员说，即便是错过了申报时间，单位也可以到柜台申报缴费，哪怕是最后一天缴上费，也不影响生育保险待遇的享受。

社保基金，最根本的来说，就是要给参保人提供可持续的基本保障，而为了享受到这个保障，相关企业及工作人员一定要按时按标准缴纳费用，否则直接受到损害的是企业职工。

第五节 办理各类社会保险的基本流程

社会保险是社会保障制度重要的组成部分，是确保社会公民生活安全和社会稳定发展的制度安排，是社会经济发展和社会文明进步的重要成果。熟悉养老保险、医疗保险、失业保险、生育保险和工伤保险等五大社会保险办理的基本流程是人力资源管理者需要掌握的基本知识。

一、基本养老保险办理的流程

（一）城镇企业职工基本养老保险办理基本流程

1. 用人单位职工基本养老保险参保流程

（1）用人单位申请办理社会保险：用人单位（包括个体工商户）依法申报参加社会保险时，填报《社会保险登记表》和《参加基本养老保险人员情况表》，并提供以下证件和资料：营业执照、批准成立证件或其他核准执业证件；组织机构统一代码证书；成建制转入的，还需提供转出地社保机构开具的基本养老保险关系转移介绍信和单位及职工的参保信息；省、自治区、直辖市社保机构规定的其他证件和资料。

以个人身份参保的人员，要求其填报《参加基本养老保险人员情况表》，并提供以下证件和资料：身份证件；户口簿；登记前曾在其他统筹地区参保的，还应提供原参保所在地社保机构开具的《基本养老保险关系转移表》；与单位解除劳动关系的，还应提供相关证明；省、自治区、直辖市社保机构规定的其他证件和资料。

（2）保险经办机构审核：由养老保险经办机构调查审核，审核合格后，为其确定社会保险登记证编码，建立社会保险登记档案和参保人员基本信息。向用人单位核发社会保险登记证，向个体参保人员核发参保证明。

（3）费用征缴：用人单位必须按月向社会保险经办机构申报应缴纳的社会保险费数额，经社会保险经办机构核定后，在规定的期限内缴纳社会保险费。个人缴纳部分应当由所在单位从其本人工资中代扣代缴。

2. 参保退休人员待遇申报核定流程

（1）需提供的证件和资料：参保人员符合退休条件的，由参保单位向社保经办机构申报办理退休人员待遇核定，填写《基本养老保险待遇审核表》，并提供：身份证件、户口簿、参保人员档案、省/自治区/直辖市社保构规定的其他证件和资料（申请提前退休人员还需提供其他材料）。

（2）社保经办机构审核：审核通过后，计算申报人的基本养老金数额，在《基本养老保险待遇审核表》上填写审核意见和核定金额，并及时记录离退休（职）人员信息。

（3）支付

1）离退休（职）人员待遇支付：每月根据上月待遇支付记录及待遇审核传来的新增离退休（职）人员待遇、待遇调整、一次性待遇、待遇重核等相关信息，建立当月离退休（职）人员养老金支付台账，生成发放数据和《基本养老保险待遇支出核定汇总表》。

每月将养老金发放数据和《基本养老保险待遇支出核定汇总表》送财务审核，同时将发放数据送社会化发放机构。为离退休（职）人员办理基本养老金活期储蓄账户和专用存折，并通知离退休（职）人员领取。

2）一次性待遇支付和供养直系亲属待遇支付：审核《基本养老保险个人账户一次性支付核定表》和《供养直系亲属待遇核定表》，生成一次性待遇支付信息和供养直系亲属待遇支付信息，送财务审核。审核通过后，建立一次性待遇和供养直系亲属待遇支付台账。供养直系亲属生活补助按月支付的，委托银行实行社会化发放。

（二）机关事业单位职工养老保险办理基本流程

1. 用人单位申请办理参保登记流程

（1）需提供的证件和资料：填报《社会保险登记表》，提供有关职能部门批准单位成立的文件；《组织机构代码证》（副本）；事业单位还需提供《事业单位法人登记证书》（副本）；参照《公务员法》管理的单位还需提供参照《公务员法》管理相关文件；单位法定代表人（负责人）的任职文件和身份证；省级社保经办机构规定的其他证件、资料。

（2）社保经办机构审核：社保经办机构审核用人单位报送的参保登记资料，对符合条件的，在15日内为用人单位办理参保登记手续，确定社会保险登记编号，建立社会保险登记档案资料，登记用人单位基本信息，向用人单位核发《社会保险登记证》。

2. 参保单位申报办理人员参保登记手续流程

（1）需提供的证件和资料：填报《机关事业单位工作人员基本信息表》，提供工作人员有效身份证件（复印件）；县级及以上党委组织部门、人力资源和社会保障行政部门正式录用通知书、调令、任职文件或事业单位聘用合同等；省级社保经办机构规定的其他证件、资料。

（2）社保经办机构审核：社保经办机构审核参保单位报送的人员参保登记资料，对符合条件的，录入人员参保登记信息，建立全国统一的个人社会保障号码（即公民身份号码），进行人员参保登记处理并为其建立个人账户，对资料不全或不符合规定的，应一次性告知参保单位需要补充和更正的资料或不予受理的理由。

3. 费用征缴 参保单位应每年统计上年度本单位及参保人员的工资总额，向社保经办机构申报《机关事业单位基本养老保险工资总额申报表》。社保经办机构审核合格后，建立参保单位及参保人员缴费申报档案资料及数据信息，生成参保单位及参保人员缴费基数核定数据。

社保经办机构根据参保单位申报的人员增减变化情况，及时办理基本养老保险关系建立、中断、恢复、转移、终止、缴费基数调整等业务，按月生成《机关事业单位基本养老保险费征缴通知单》，交参保单位。同时生成基本养老保险费征缴明细。采取银行代扣方式进行征收；参保单位也可按照政策规定的其他方式缴纳。参保人员个人应缴纳的基本养老保险费，由所在单位代扣代缴。每年的1月1日至12月31日为一个业务核算年度，按年核定缴费基数，按月缴费。

4. 参保退休人员待遇申报核定流程

（1）需提供的证件和资料：参保人员符合退休条件的，由参保单位向社保经办机构申报办理退休人员待遇核定，填报《机关事业单位基本养老保险参保人员养老保险待遇申领表》，并提供：参保人员有效身份证件或社会保障卡；按现行人事管理权限审批的退休相关材料；省级社保经办机构规定的其他证件、资料。

（2）社保经办机构审核：符合条件的，根据退休审批认定的参保人员出生时间、参加工作时间、视缴费年限、退休类别及实际缴费情况等计算退休人员的基本养老金，及时记录退休人员信息，打印《机关事业单位基本养老保险参保人员基本养老金计发表》，交参保单位。

（3）支付：社保经办机构每月根据上月待遇支付记录、当月退休人员增减变化及待遇数据维护等信息，进行支付月结算。基本养老金、病残津贴等按月支付的待遇由社保经办机构委托银行实行社会化发放；个人账户一次性支付和丧葬补助金、抚恤金等一次性支付待遇可委托参保单位发放，或委托银行实行社会化发放。

（三）城乡居民基本养老保险办理基本流程

1. 城乡居民申请办理参保登记流程

（1）需提供的证件和资料：符合城乡居民养老保险参保条件的城乡居民，需携带户口簿和居民身份证原件及复印件（重度残疾人等困难群体应同时提供相关证明材料原件和复印件）到户籍所在地村（居）委会提出参保申请，选择缴费档次，填写《城乡居民基本养老保险参保登记表》（以下简称《参保表》）。居民本人也可携带相关材料直接到乡镇（街道）事务所或县社保机构办理参保登记手续。

（2）社保经办机构审核：村（居）协办员负责检查登记人员的相关材料是否齐全，在符合条件的《参保表》上签字、加盖村（居）委会公章，并将《参保表》、户口簿和居民身份证复印件及其他相关材料，按规定时限一并上报乡镇（街道）事务所。

县社保机构应对登记人员的相关信息进行复核，可与公安、民政、计生、城镇职工养老保险等信息库进行信息比对，复核无误后，通过信息系统对登记信息进行确认，在《参保表》上签字、加盖公章，并及时将有关材料归档备案。

（3）费用缴纳：参保人员应自主选择缴费档次，确定缴费金额，于当地规定的缴费期内，将当年的养老保险费足额存入社会保障卡的银行账户或银行存折（卡）。

3. 城乡参保退休人员待遇支付流程

（1）办理领取养老金手续：乡镇（街道）事务所通过信息系统按月查询、生成下月达到领取待遇年龄参保人员的《城乡居民基本养老保险待遇领取通知表》（以下简称《通知表》），交村（居）协办员通知参保人员办理领取养老金手续或补缴手续。

参保人员应携带户口簿、居民身份证原件和复印件等材料，到户口所在地村（居）委会办理待遇领取手续，在《通知表》上签字、签章或留指纹确认。村（居）协办员负责检查参保人员提供的材料是否齐全，并于每月规定时限内将相关材料一并上报乡镇（街道）事务所。参保人员也可直接到乡镇（街道）事务所或县社保机构办理待遇领取手续。

（2）社保经办机构审核：乡镇（街道）事务所应审核参保人员的年龄、缴费等情况，并将符合待遇领取条件人员的相关材料上报县社保机构。县社保机构应对有关材料进行复核，按有关规定进行疑似重复领取待遇数据比对，确认未领取职工基本养老保险待遇及政府规定的离退休费、退职生活费等养老保障待遇后，为参保人员核定城乡居民养老保险待遇，计算养老金领取金额，生成《城乡居民基本养老保险待遇核定表》。

（3）支付：县社保机构应根据领取城乡居民养老保险待遇、个人账户资金支付等情况，通过信息系统按月生成《城乡居民基本养老保险基金支付审批表》，送县财政部门申请资金。待县财政部门将城乡居民养老保险基金划转到支出户后，县社保机构应在养老金发放前 3 个工作日内将发放资金从支出户划拨至金融机构，并将待遇支付明细清单提供给金融机构（实行社会化发放），金融机构应及时将支付金额划入待遇领取人员银行账户。

（4）注销登记：凡是不符合继续领取城乡养老保险，属于应终止城乡居民养老保险关系的，应填写《城乡居民基本养老保险注销登记表》，办理注销手续。

二、医疗保险办理的基本流程

（一）城镇职工基本医疗保险办理基本流程

1. 用人单位基本医疗保险参保流程

（1）用人单位申请办理社会保险：用人单位应当自成立之日起 30 日内，持营业执照或者登记证书等有关证件，到当地社会保险经办机构申请办理社会保险登记。

（2）保险经办机构审核：登记事项包括单位名称、住所、经营地点、单位类型、法定代表人或者负责人、开户银行账号及国务院劳动保障行政部门规定的其他事项。社会保险经办机构审核后，发给社会保险登记证件。

（3）费用征缴：用人单位必须按月向社会保险经办机构申报应缴纳的社会保险费数额，经社会保险经办机构核定后，在规定的期限内缴纳社会保险费。个人缴纳部分应当由所在单位从其本人工资中代扣代缴。

2. 基本医疗保险待遇享受 职工可选择若干定点医疗机构就医、购药，也可持处方在若干定点药店购药。统筹基金和个人账户要划定各自的支付范围，分别核算，不得互相挤占。统筹基金的起付标准和最高支付限额，起付标准原则上控制在当地职工年平均工资的 10%左右，最高支付限额原则上控制在当地职工年平均工资的 4 倍左右。起付标准以下的医疗费用，从个人账户中支付或由个人自付。起付标准以上、最高支付限额以下的医疗费用，主要从统筹基金中支付，个人也要负担一定比例。超过最高支付限额的医疗费用，可以通过商业医疗保险等途径解决。

（二）城镇居民基本医疗保险办理基本流程

1. 居民参保 城镇居民基本医疗保险以家庭缴费为主，政府给予适当补助。城镇居民基本医疗保险基金纳入社会保障基金财政专户统一管理，单独列账。

2. 费用支付 城镇居民基本医疗保险基金重点用于参保居民的住院和门诊大病医疗支出，有条件的地区可以逐步试行门诊医疗费用统筹。

（三）新型农村合作医疗保险办理基本流程

1. 农民参保 参保人员需按时足额缴纳合作医疗经费；乡（镇）、村集体要给予资金扶持；中央和地方各级财政每年要安排一定专项资金予以支持。

农村合作医疗基金由农村合作医疗管理委员会及其经办机构进行管理。农村合作医疗经办机构应在管理委员会认定的国有商业银行设立农村合作医疗基金专用账户，专款专用。

2. 费用支付 农村合作医疗基金主要补助参加新型农村合作医疗农民的大额医疗费用或住院医疗费用。有条件的地方，可实行大额医疗费用补助与小额医疗费用补助结合的办法，既提高抗风险能力又兼顾农民受益面。对参加新型农村合作医疗的农民，年内没有动用农村合作医疗基金的，要安排进行一次常规性体检。

三、工伤保险办理的基本流程

1. 用人单位工伤保险参保

（1）用人单位申请办理社会保险：工伤保险费的征缴按照《社会保险费征缴暂行条例》关于基本养老保险费、基本医疗保险费、失业保险费的征缴规定执行。用人单位应当自成立之日起30日内，持营业执照或者登记证书等有关证件，到当地社会保险经办机构申请办理社会保险登记。

（2）保险经办机构审核：登记事项包括单位名称、住所、经营地点、单位类型、法定代表人或者负责人、开户银行账号及国务院劳动保障行政部门规定的其他事项。社会保险经办机构审核后，发给社会保险登记证件。

（3）费用征缴：用人单位应当按时缴纳工伤保险费，职工个人不缴纳工伤保险费。用人单位缴纳工伤保险费的数额为本单位职工工资总额乘以单位缴费费率之积。

2. 工伤保险金申领流程

（1）提交工伤认定资料：提交工伤认定申请表；与用人单位存在劳动关系（包括事实劳动关系）的证明材料；医疗诊断证明或者职业病诊断证明书（或者职业病诊断鉴定书）。

（2）保险经办机构审核：劳动保障行政部门应当自受理工伤认定申请之日起60日内作出工伤认定的决定，并书面通知申请工伤认定的职工或者其直系亲属和该职工所在单位。

（3）工伤保险待遇享受：经审核认定工伤，待遇按《工伤保险条例》第五章“工伤保险待遇”执行。

四、失业保险办理的基本流程

1. 用人单位失业保险参保流程

（1）用人单位申请办理社会保险：城镇企业事业单位、城镇企业事业单位职工依照《失业保险条例》的规定，缴纳失业保险。用人单位应当自成立之日起30日内，持营业执照或者登记证书等有关证件，到当地社会保险经办机构申请办理社会保险登记。

（2）保险经办机构审核：登记事项包括单位名称、住所、经营地点、单位类型、法定代表人或者负责人、开户银行账号及国务院劳动保障行政部门规定的其他事项。审核合格后，由社会保险经办机构发给社会保险登记证件。

2. 失业保险金申领流程

（1）失业人员失业前所在单位，应将失业人员的名单自终止或者解除劳动合同之日起 7 日内报受理失业保险业务的经办机构备案，并按要求提供终止或解除劳动合同证明、参加失业保险及缴费情况证明等有关材料。

（2）需提供的资料：失业人员应终止或解除劳动合同之日 60 日内到受理其单位失业保险业务的经办机构申领失业保险金。填写《失业保险金领取申请表》，并提供：本人身份证、所在单位出具的终止或者解除劳动合同的证明、失业登记及求职证明、省级劳动保障行政部门规定的其他材料。

（3）保险经办机构审核：经办机构自受理失业人员领取失业保险金申请之日起 10 日内，对申领者的资格进行审核认定，并将结果及有关事项告之本人。经审核合格者，从其办理失业登记之日起计发失业保险金。

（4）失业保险领取：失业保险金应按月发放，由经办机构开具单证，失业人员凭单证到指定的银行领取。

3. 失业保险关系迁移 失业人员失业保险关系跨省、自治区、直辖市转迁的，失业保险费用应随失业保险关系相应划转。需划转的失业保险费用包括失业保险金、医疗补助金和职业培训、职业介绍补贴。其中，医疗补助金和职业培训、职业介绍补贴按失业人员应享受的失业保险金总额的一半计算。

失业人员失业保险关系在省、自治区范围内跨统筹地区转迁，失业保险费用的处理由省级劳动保障行政部门规定。

五、生育保险办理的基本流程

生育保险在我国是一项基本独立的险种，办理流程如下所述。

1. 建立生育保险基金 企业必须按期缴纳生育保险费。对逾期不缴纳的，按日加收 2‰的滞纳金，滞纳金转入生育保险基金。职工个人不缴纳生育保险费。

生育保险基金由劳动部门所属的社会保险经办机构负责收缴、支付和管理。应存入社会保险经办机构在银行开设的生育保险基金专户。

2. 生育保险待遇申请流程 女职工生育或流产后，由本人或所在企业持当地计划生育部门签发的计划生育证明，婴儿出生、死亡或流产证明，到当地社会保险经办机构办理手续，领取生育津贴和报销生育医疗费。

实践中的人力资源

事业单位也要参加失业保险吗?

2002 年 4 月的一天，贵州省某高校劳资处收到了劳动保障部门的失业保险催缴通知单。通知单中核定了该高校 1999 年以来的失业保险金和滞纳金总额。劳资处任处长感到不理解，马上打电话到劳动保障部门称其学校是事业单位，不存在失业人员，怎么还要缴失业保险。劳动保障部门的工作人员认真解释，学校虽然是事业单位，但按国务院《失业保险条例》的规定仍然要参加失业保险。那么，劳动保障部门工作人员的解释到底对不对呢?

失业保险是国家通过立法强制实行的，对因失业而暂时中断生活来源的劳动者提供物质帮助的一种社会保障制度。它是社会保障体系的重要组成部分，是社会保险的主要项目之一。失业保险具有普遍性，其覆盖范围包括劳动力队伍中的大部分成员。参保单位应不分部门和行业，不分所有制性质。《失业保险条例》中规定城镇企业事业单位、城镇企业事业单位职工依照本条例的规定，缴纳失业保险费。将事业单位纳入失业保险范围，是事业单位进行人事制度的改革的必然趋势。这个案例告诉我们，城镇企业事业单位不管是否存在失业人员都应该参加失业保险，这是国家规定的不可逃避的责任。

思 考 题

1. 什么是社会保障？什么是社会保障制度？社会保障的主要特征是什么？
2. 社会保障制度的主要功能及基本模式是什么？
3. 我国社会保障体系的基本构成是什么？
4. 社会保险的概念及主要种类有哪些？
5. 我国养老保险、医疗保险、失业保险、工伤保险、生育保险办理的基本流程是什么？

案例解析

新进员工在试用期间，是否有参加医疗保险的权利

案例：孙某于2014年6月3日进入一家医疗器械有限公司市场拓展部负责某地区市场拓展工作。公司口头约定三个月的试用期，试用期满后经考试合格正式签订劳动合同，并享受各种福利待遇，试用期间只发给月基本工资1200元，其他概不负责。孙某出于求职心切，在没有和公司签订任何书面协议也没有约定具体考核办法的情况下开始正式上班。同年9月3日，按当初的口头约定，孙某试用期结束了。可公司通知孙某：经考核，认定孙某不能胜任公司市场拓展部的工作。解除了和孙某的劳动关系，并结算工资3600元，医疗保险也没有缴纳。孙某不服，来到劳动保障部门咨询。

问题：新进员工在试用期间，是否有参加医疗保险的权利？

解析：孙某的问题也是大多数劳动者在求职过程中经常会遇到的问题，一些用人单位往往对试用期的理解有偏差。实际上，试用期也属于合同期的一部分，《关于适用（劳动法）若干问题的解释》（劳部发（19953309号）第二部分第18条明确规定："劳动者被用人单位录用后，双方可以在劳动合同中约定试用期，试用期包括在劳动合同期限内。"也就是说，试用期间，劳动者和用人单位之间也是存在劳动关系的，劳动者的合法权益也应该受到《劳动法》的保护。那么劳动者就应该享受《劳动法》第70条规定的"国家发展社会保险事业，建立社会保险制度，设立社会保险基金，使劳动者在年老、失业、工伤、患病、生育等情况下能获得帮助和补偿"的权利。因此，试用期内用人单位也必须为劳动者缴纳医疗保险费。

本案中，孙某和该医疗器械公司虽然没有签订劳动合同，但已经存在事实劳动关系，该公司也必须为孙某补缴2014年6月3日到9月3日间的医疗保险，当然也包括其他社会保险。

案例讨论

遭打击致残能否算工伤事故

2015年5月27日下午临下班时，某医药商贸公司财务室会计娄静突然接到公司调动通知，让其第二天上午到公司下属医疗器械贸易分公司报到上班。娄静当晚在办公室整理账务和个人物品，于21时离开单位骑车回家，当行至一偏僻地段，被突如其来的一辆轿车撞倒在地，肇事车辆扬长而去，恰巧被路过的行人发现将她送进医院抢救，并报告当地公安派出所。经医生检查诊断，娄女士头部受伤，双腿下肢粉碎性骨折。事后，经公安机关全力侦查，肇事司机被抓。经询问，肇事司机供出事实真相，原来作为财务人员的娄静曾向纪检部门反映公司李德安经理挪用公款，有严重经济违纪问题，致使李被纪检部门查处，撤销职务，因此李怀恨在心，雇佣司机指使其所为。至此案件水落石出，李德安被司法部门收审。破案后，娄静向公司提出工伤申请，娄静认为自己是在上下班途中发生交通事故应认定工伤，享受工伤保险。但是，公司以娄静当晚在办公室整理私人用品，与工作无关为由，认定娄女士21时离开单位回家，已超出规定的下班时间。另外，公安机关已破案，娄静是被他人蓄意伤害，公司认为她应该向肇事司机及指使人李德安索赔，拒绝其工伤申请。

思考题：你觉得公司的处理办法是否妥当？为什么？

模拟实践

企业应该如何对待社会保险费征缴

2014年9月，某市劳动和社会保障局公布，在过去5年对8947户次缴费单位进行的专项审查显示，65.7%的被审计单位存在漏逃社会保险费问题。该市劳动和社会保障局的相关人员介绍，缴费单位漏缴、少缴社会保险费的方法主要是在缴费人数和缴费基数上做手脚，有的单位只给部分职工办理社会保险缴纳手续，而以各种理由不给季节工、外地城镇职工、农民工缴纳保险费，逃避缴费义务；有的单位不按职工实际发生的工资收入申报缴费基数，奖金、津贴等补助没有列入缴费工资额，致使社会保险缴费大量流失。其中，不按职工人数缴费的单位占31%，不按职工工资总额缴费的单位占82%。针对这一状况，该市劳动和社会保障局发出了补缴费通知书，限期整改补缴。

模拟练习：

1. 请根据上述案例描述的情况，如果你是该市劳动和社会保障部门管理者，为了防止上述情况出现，需要采取哪些监管措施？
2. 如果你是单位人力资源管理者，讨论你是如何看待社会保险？你会按什么原则给员工办理社会保险？
3. 请根据不同社会保险的功能，从企业运营成本的角度讨论如何看待社会保险费的缴纳？缴纳的项目、标准应该怎么设定？
4. 如果你是企业员工，讨论如何保障你的参保权利？有哪些监督途径？

（江西中医药大学　万晓文）

第十一章 员工关怀

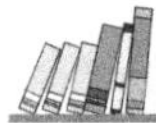

本章要点

1. 了解员工关怀的含义。
2. 掌握员工关怀需求分析方法。
3. 掌握员工关怀的内容。
4. 熟悉员工关怀的实施流程。
5. 掌握员工关怀的方法。
6. 掌握员工帮助计划的概念和内容。

导入案例

罗门哈斯公司——倡导员工关怀，永葆企业动力

美国罗门哈斯（Rohm and Haas）公司成立于1909年，总部位于美国费城，是世界上最大的特殊材料制造商之一。坐落于上海的罗门哈斯中国研发中心宣布其公司的战略计划中五大支柱之一——知人善任，人尽其才，并注重开展员工关怀项目。

该公司的员工福利关怀项目：

1. 员工退休储蓄金计划　除了为员工提供同行业有竞争力的薪资福利以外，罗门哈斯还为员工额外设立了一项补充的退休储蓄金计划：退休储蓄金由公司和员工按照不同比例进行支付，保持公司支付的比例永远高于员工的比例，支付比例与员工为公司服务的年限成正比，最高的支付数是员工支付数的两倍。

2. 健身计划　公司为每位员工提供每年不超过 1200 元的健身费，目的在于唤醒员工的健康意识。此外，公司还配备了健身设施，并组织员工参与社区篮球、足球比赛，鼓励员工在休息时间多做运动。

3. 联络卡　公司特别为每位出差的员工都设置了一张可以使用全球各类语言的联络卡，以保证其出差在外身体不适时能与专业医生直接取得联系。

4. 人体工程学　罗门哈斯将“人体工程学”作为重要课程向员工灌输办公室健康意识。每台电脑都安装了专业的软件，用于测定使用键盘和鼠标的频率，一旦使用电脑时间过长，软件会提醒员工休息一会儿，调整姿势，以避免鼠标手、键盘腕等职业病的出现。

5. 安全日　罗门哈斯为实现零事故、零伤害和对环境的零危害而持续努力，并且在 EHS（环境、健康、安全）绩效上对员工提出更高要求和提供相关保障培训，如定期举办“安全日”活动，提高员工的安全理念和自我保护意识等。

6. 家庭日　罗门哈斯非常重视员工的生活品质，提倡家庭观念和归属感。定期邀请员工和他们的家属参观罗门哈斯公司。组织家属参加关于公司历史和相关信息的猜谜活动。针对孩子准备有趣的游戏、亲子活动等，在员工食堂，组织孩子们学习如何亲手制作点心等活动。

你认为该公司的员工关怀活动工作组织安排的如何？给你什么启迪？

近年来，市场竞争日趋激烈，员工在工作、心理等方面的压力随之加大。如何给组织员工减压，增强员工对组织的归属感已成为组织人力资源管理工作的核心问题。员工关怀计划和福利计划的制订和实施，能让员工拥有阳光心态，营造一个和谐、融洽的团队氛围，提高员工对组织的满意度和归属感。

第一节 员工关怀的概念及意义

一、员工关怀的概念

员工关怀即员工人文关怀。所谓的“人文”是指追求健康与进步、坚守道义和责任、向往真善美的文化，尊重人权与个性，维护自由和平等，重视人、尊重人、关心人、爱护人以及爱护和关心人类的文化。人文关怀就是怀着人文情感去关怀生命、关怀人、去待人处事。在人力资源管理中，人文关怀强调在管理员工的时候，“肯定人性和人的价值，要求个性解放和自由平等，尊重人的理性思考，关怀人的精神生活”。员工关怀是组织“以人为本”核心理念的集中体现，是员工健康成长、组织持续发展的基本保障。在社会发展进步的不同历史阶段，人文关怀有着不同的内涵，无不浸透着当时社会的文化蕴涵，有着鲜明的时代印记。中华民族有着五千年的文明发展史，积淀了丰厚的历史文化底蕴，在社会文明高度发展的今天，社会主义人文关怀内涵得到了极大的丰富，是社会主义物质文明、精神文明、政治文明在社会文化生活的全面体现。社会主义人文关怀，就是以科学发展观为指导，树立以人为本的观念，政府和社会在物质、精神及政治等方面给予人的全面的关怀，突显中国特色社会主义的特点。

二、开展员工关怀的意义

实施人文关怀是组织管理的重要组成部分，也是推动组织和谐进步的根本措施。把人文关怀融入组织的发展，融入和谐单位建设，也是构建和谐社会极其重要的内容。

（一）谋求组织发展必须加强员工关怀

越是困难的组织矛盾越大，越是困难的组织问题也就越多，越是困难的组织工作就越难开展，组织中的不和谐因素也就越多，究其原因，就是职工缺乏对组织的希望感。在这种情况下，强化作为“柔性管理”的人文关怀显得尤为重要，但是只是运用政治关怀、感情关怀和一点点经济帮扶也只是暂时缓解一些矛盾，解决不了根本问题。组织是员工赖以生存的家园，组织的兴衰关乎着每个职工的生活。一个组织不能够给员工一个工作的岗位，不能给员工一个维系生活的薪酬，何谈人文关怀？因此，在组织比较困难的情况下，点燃职工心中的希望，谋求组织发展才是对他们最根本的人文关怀。也只有发展组织才能走出目前的困境，也只有发展才能最大程度地化解前进中的各种矛盾，也只有发展才能使人文关怀真正落实下去，组织才能实现真正的和谐。

（二）员工关怀是组织管理的基础

人文关怀不只是党团、工会组织的工作专利，它是组织管理的重要内容。组织管理的核心是处理好人际关系，最大限度地调动职工的积极性和创造性。而人文关怀正是处理好人际关系、调动职工积极性最为有效的手段。因此人文关怀在组织管理中扮演着非常重要的角色，它渗透于组织管理和生产经营的全过程，是组织实现经营目标、完成各项管理工作、推动生产、提高效益的保证，它是实现思想政治工作和组织管理工作有机结合的有效形式，也是目前组织管理工作的一个非常实际的导向和要求。因此，组织管理者在组织战略规划到具体项目的实施，规章制度的建立到具体工作的安排，处处都要注入人文关怀的思想。要把职工所思、所想作为组织领导决策的第一考虑，把组织的目标物化为职工主动承担的责任，努力使组织成为职工身之所靠、情之所依的重要场所。

（三）员工关怀是提高组织经济效益的保障

组织最根本的任务是发展生产，最大限度地获得经济效益。在组织内部管理上，员工关怀作为组织管理工作的重要组成部分，具有强大的凝聚功能和激励功能，能够从根本上调动广大职工的积极性和创造性，能够把广大职工团结成一个整体。所以，在组织内部管理中注重对职工的人文关怀，激发广大职工的积极性，生产就能发展，效益就能提高，组织才能最大限度地创造财富。其次，实施员工关怀不仅仅是局限在组织内部，在与客户及外界的交往中，应该把员工关怀融入到彼此的工作当中去，想客户之所想、急客户之所急，把客户的事当作自家的事来对待，用浓浓的员工关怀化解对立，破除误解。这样就能够充分地缩小矛盾双方的距离，也才能为组织创造一个和谐美好的外部市场环境，组织才能更好地了解市场、站稳市场，进而为组织创造更多的经济效益。

（四）员工关怀克服了“劳心者治人，劳力者治于人”的封建思想

员工关怀的实质就是关心人、爱护人、尊重人，说得通俗一点儿就是把员工当人看。我们要戒除头脑中“劳心者治人，劳力者治于人”的一些封建思想，真正把职工当作自己的兄弟、自己的家人看待，牢固树立起官兵一致的思想，要充分认识到只有工作分工不同，没有高低贵贱之分，要从思想深处把员工关怀提高到关乎组织和谐稳定的高度来认识，做人文关怀自觉维护者和坚定的实践者。

（五）强化员工人文关怀是整个时代环境的趋势

在欧洲文艺复兴时期，人文主义是核心思想，其主要内容是指：社会价值取向倾向于对人的个性关怀，注重强调维护人性尊严，提倡宽容，反对暴力，主张自由平等和自我价值体现，这是当时整个时代的内容。而在当今社会形势之下，人文关怀也是当代的主要特征。大到整个国际社会倡导和谐有序的发展方向，小至一个组织，一个家庭，都对人文关怀有着强烈的需求。它也是整个时代的发展趋势。

（六）员工人文关怀是和谐社会的发展需要

中共十六大报告第一次将“社会更加和谐”作为重要目标提出。中共十六届四中全会，进一步提出构建和谐社会的任务，于此可知，和谐是当今时代的主题。和谐社会，是人的和谐，只有人和谐了，整个社会才可以在和谐的环境中发展，因为社会就是由人组成的，要想人的和谐，就必须对人这个社会的个体和主体予以关怀，使其和谐发展。因此，人文关怀是和谐社会的发展需要。

实践中的人力资源

实施员工关怀计划促进企业发展

江苏省某公司是省重点企业集团，拥有9家子公司，其中一家为上市公司，85家三级企业，并在美国纽约、洛杉矶有两个分公司。

该公司把员工关怀列入促进企业发展的战略规划中，全面实施员工关怀计划。首先，该公司成立了员工关怀机构——员工关怀委员会。该委员会是工会的下设机构，负责员工需求信息的收集、员工关怀计划的制订以及实施该计划。其次，认真做好“送温暖”工作，关心职工的生活。定期对困难职工、伤病残职工进行走访慰问，专责有关部门保证困难职工的基本生活，及时了解他们生活中的困难等。通过一系列的员工关怀计划的实施保持了职工队伍的稳定性。该企业安置了所在地的1/6劳动力就业，对地区的稳定、繁荣与和谐起了很大促进作用。

第二节　员工关怀的对象与内容

一、员工关怀的对象

员工关怀的对象通常涵盖组织内所有的员工，按照员工成长历程和工作性质等要求，可以将

员工分为五个类型，即新员工（新加入组织、工龄不足 1 年的员工，包括新入职的应届大学生、新入职的已工作人员和来自并购组织的新员工）、长期出差及外派员工（主要包括长期出差在外的业务人员、长期外派的管理人员等）、核心人才（是指对组织发展具有明显影响作用并在某方面“不可代替”的员工）、普通员工（普通员工是指入职满 1 年，分散在各部门各个专业岗位上的员工）、管理人员（指人事管理岗位工作的各级行政领导）。组织可以配合战略绩效实现的要求，分阶段、分层次地对员工实施具有针对性和差异性的人文关怀。

二、员工关怀的内容

（一）正气向上的工作氛围关怀

研究显示，员工 70%能力的释放都依赖于他所处的环境。塑造环境与塑造员工同等重要。而组织或部门工作环境的塑造，与一个组织的经营模式与规则息息相关。

首先，组织领导人之间关系和谐是进行员工关怀的基础。一个帮派林立、内讧争斗频繁、潜规则盛行的组织，永远不可能让员工获得真正的关怀与归属感。其次，阳光经营是对员工长远和最大的关怀。目前中国组织的行业游戏规则并不完备，部分组织领导人或为组织整体利益，或为个人目标，经营中往往进行违规违法操作。而这些不阳光行为一般要借助员工来完成，必然给员工带来潜在风险，甚至是牢狱之灾。中国加入 WTO 以后，行政监管、法律监管、行业监管等越来越规范，企业只有创建一个正气向上、阳光经营的工作氛围，员工才能享受坦荡生活。

（二）员工家属关怀

在中国经营组织必须遵循一个规律：中国员工一般对家庭的忠诚，远高于对组织的忠诚，如果组织利益和家庭利益发生冲突，员工必然舍弃组织利益。原因在于中国人的价值观念中非常重视父母与子女之间终身的责任与义务，家庭关系在员工心中占据了很重的分量，中国员工在某种意义上是为了家庭，而非为了自己而工作。因此，组织如果能给予员工，尤其是单亲员工、夫妻分居两地员工、外派员工的家属加以关照，从而提高了员工的责任心和忠诚度必然给组织带来超额的回报。而为了避免父母远在外地对员工工作的影响，浙江经发集团在招聘员工时就防患于未然，优先考虑户口在杭州的独生子女及户口不在杭州的非独生子女。对于已经两地分居的中高层员工的家属，其劳动关系可以直接转到经发集团，但对方可以选择不上班，组织每月按既定标准为其缴纳“五险一金”，并发放生活补贴，直到抚养小孩、赡养老人等家庭义务完结为止。组织担负此项成本的直接结果是该集团成立近 20 年来没有一个中高层管理人员主动离职。而奥康皮鞋集团更是出台了“员工家属”（即使不在本组织工作）可以免费参加组织内部培训的政策。上述组织的良苦用心可见一斑。

（三）社会荣誉关怀

对于组织的中高层或收入比较高的员工而言，单纯物质关怀的激励效应十分有限，而持续的职业生涯发展关怀又往往使组织陷入“官多民少”的管理困境。一个值得借鉴的思路就是对该群体采取更高层次的价值认可与关怀方式，即社会荣誉关怀。以浙江某集团为例，该组织按照法定程序，将省、市、区政府的社会荣誉，如“五一劳动奖章”、“三八红旗手”、政协委员、人大代表等的评选机会，全部分配给组织总经理以下的中高层员工。并通过积极参加当地政府组织的希望工程、救灾捐款等多项公益活动，将获得“爱心大使”、电视台采访与媒体报道等机会让给组织的优秀员工。当员工意识到其是代表整个组织去履行相应使命和责任时，员工的归属感和责任感无形中得到了升华。

（四）员工生活关怀

第一，可设立“员工互助基金”，为组织中有特别困难的职工提供部分资金支持。资金来源于组织福利经费拨付、工会经费拨付、工会会员的自愿捐款及互助基金存入银行的利息等。由组织工会互助基金委员会负责基金的管理和使用，财务部门负责资金的监控。第二，组织员工退休后退休金水平较低的，组织可在法定养老保险的基础上实施组织年金计划，为员工提供额外的退休收入保障。组织年金计划目前是高工资的理想替代方案，我国的金融、电力等行业大约 20000 家组织已建立组织年金计划。国家的政策对提高工资有约束，且提高工资的做法透明度高，相比之下，领取高额养老金津贴的自由度更大。第三，实施员工大事关怀。组织应拨付专项经费，对员工结婚生子、子女教育、父母去世、购买房屋等影响员工生活质量的重大事件进行资助或慰问。第四，设立“员工之家”，为员工提供必要的文体活动关怀。尤其是那些以脑力劳动为主的组织，应通过竞技性、趣味性、益智性文体项目的开展，倡导健康的锻炼和休息方式，以达到员工身心健康的目的。同时，也可借此建立“羽毛球协会”、“象棋协会”等员工“趣缘”网络，以提高跨部门之间员工感情交流的质量，营造友好的工作、生活氛围。

（五）员工健康关怀

首先，组织可确定定点医院，逐批安排时间，对全体员工进行健康体检，女员工可另加每年一次的妇科检查。在此基础上，建立员工健康档案，根据体检结果，向员工反馈健康信息，并不定期组织健康咨询和保健知识讲座。其次，可建立组织补充医疗保险计划。国家法定的医疗保险提供的保障能力有限，组织可按医疗统筹工资基数的一定比例，设立补充医疗基金，专项用于当年医疗费用负担过重的有病职工。例如，武汉马应龙药业集团设立了“董事长基金”，专门用于对长期患病或患绝症员工的一次性专项特殊补助，补助标准为 2 万～5 万元不等。

（六）员工心理关怀

一个人的心理需求是其动力的最大来源，人们更注重来自心理的满足和得到被尊重、被信任和被重视的心里感觉。这种心理需求很容易产生，也很容易满足，但如果在第一时间发现，并采取措施来满足它，就会产生很强的动力。否则，一旦这种心理需求变成一种心理压力，那再满足也就达不到预期的效果，反而容易适得其反。

尊重个性，差别对待。现代人都渴望获得尊重，而要真正做到尊重别人，就要首先了解他人的个性。作为管理者，就应该用心了解员工的个性，并尊重员工的个性，才能真正和员工达到互动和交流，达到更好管理的目的。员工希望在工作场所里能有人欣赏他们，能有“参与其事”的感觉。这就得尊重并信任每个人在组织中的重要性。这份尊重和信任，是从人与人来往间产生的。布雷希特的《用心管理》一书中提到，员工要的东西要有三个：有意义的工作；有机会在影响到他们的决定上施一份力；良好的人际关系。只有尊重员工的个性，才能达到真正信任的目的。布雷希特指出：信任模型是一座教堂，建立在四根大柱子上，这四根大柱就是公开、诚实、信赖及尊重，并以贯彻执行作基础。公开指的是和别人分享你的想法和感觉，同时也要倾听别人的想法和感觉。也就是以真心取代戒心。一旦大家都能彼此坦诚相待，信赖的关系就会更上一层楼。诚实是指给予别人真实、完整的回馈，不管是好是坏。一般人都想知道自己在别人眼中是怎样的。信赖是指做承诺和履行承诺。尊重指的是要做到人与人相处时不必说出的五点要求：纯粹倾听，不带批评；接纳差异，不做指责；肯定别人独特的品格；多往好的方向去看；以关怀之心告诉别人你的真正想法。一个管理者若能够做到这五点要求，便会觉得受到了尊重，也尊重了员工，使员工觉得得到了关怀。而如果能发挥这四大支柱——公开、诚实、信赖、尊重，那管理者和员工的关系便会走向高度的信任。所以，管理者应该多问问自己：“我是个尊重员工，能激励人心的领导人吗？我在工作场所中，是否不问别人的职务和阶级，都给予同等的尊重呢？”一般员工在工作场所感觉得到较大的尊重和重视，做起事来不只是真心，还会用脑。企业一般建有员工资料库，收录了有关工作的资料——教育、训练、经历等。但其实更应该建一个资料库，收录员工个人个性的其他趣味资讯。例如，员工的特殊嗜好，特殊兴趣，外语能力如何？是否会弹奏乐器或演唱？会不会书画或漫画？喜欢的书籍、电影或音乐类型等。员工个性资料库是内部交谊的极佳参考资料。根据这些资料，可以在内部成立一些非正式的组织，就共同的嗜好、兴趣互相切磋、学习，如旅游团、合唱团、乐团等。这样，大家在工作或在家庭上有问题时，便找得到人协助，企业也能借此发掘出以前所不知道的资源。

实践中的人力资源

中国移动公司员工关怀“e 服务”体系

中国移动广东公司，为了更好地营造和谐氛围，提升员工关爱，促进公司可持续发展，开展了“e-SERVICE”员工关怀体系的构建和实施工作。其基本内容如下所述。

1. 体系化服务（system） 公司为在职员工建立了一个“衣食住行医”生活关怀体系，为离退休员工建立了“五个一”关怀体系。

2. 高效服务（efficiency） 在高效服务方面，通过创新服务理念、改进服务方式、利用信息化手段、提升服务效能。在规范服务方面，通过优化服务流程，完善服务标准，推行标准化“工作模板”，编制了《员工餐饮管理手册》《车辆服务管理手册》《医疗保健管理手册》《计划生育管理手册》《离退休员工服务手册》《公务通信管理手册》六大职能手册，构建服务管理体系，建章立制，夯实行政服务管理基础。

3. 价值服务（valuable） 在价值服务方面，坚持员工需求导向，通过精细化的需求管理，不断提升服务品质，提高员工满意度、员工忠诚度，为公司有效整合价值服务、通过提高服务质量创造更多价值、提升公司核心竞争力。在创新服务方面，创新员工关怀运作模式，设立食堂绿色通道及准妈妈留位，提供食堂包点外卖服务、食堂代购物品服务、食堂代购购物卡服务等，为员工提供生活便利。

4. 创新服务（innovate） 在创新服务方面，了解职工变化的需求和时代的发展，不断拓展新的服务内容和服务模式，更好地适应社会的变化，更好地满足职工的需求。

5. 周到服务（considerate） 在周到服务方面，优化员工关怀的相关流程，精细化管理，注重从员工的实际需求出发，采取更多更细微的关怀，为员工提供方便、快捷的工装洗涤服务，整合商家资源，提供员工优惠水票代购服务、员工购买水果便利及优惠信息服务、为员工办理中石化优惠卡及华润万家贵宾卡等服务，车辆温馨提示、餐饮温馨提示、饮水标签温馨提示等贴心的服务，让员工处处感受到关怀。

6. 效益服务（economy） 在效益服务方面，发挥有限资源的最大化，注重员工关爱的实效度，让员工得到更大更贴心的实惠；从“行政”向“服务”转变，从“被动”到“主动”；从“物”出发到从“人”出发；从“面对面”到“肩并肩”，“大综合”智慧服务，有效传播，提升员工对企业的归属感和忠诚度。

第三节 员工关怀的需求分析

一、员工的基本需求

马斯洛需求层次理论认为，人的内心包括五个需求层次，分别是生理需求、安全需求、社会需求、尊重需求和自我实现需求，如图 11-1 所示。

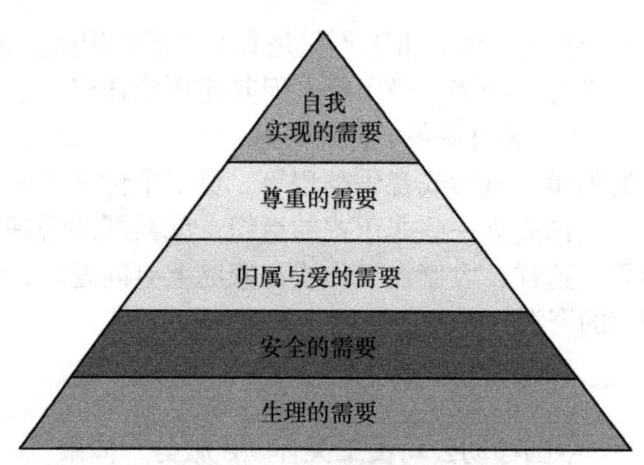

图 11-1 马斯洛需求层次理论

（一）生理需求

对食物、水、空气和住房等需求都是生理需求，这类需求的级别最低，人们在转向较高层次的需求之前，总是尽力满足这类需求。一个人在饥饿时不会对其他任何事物感兴趣，他的主要动力是获取食物。即使在今天，还有许多人不能满足这些基本的生理需求。管理人员应该明白，如果员工还在为生理需求而忙碌时，他们所真正关心的问题就与他们所做的工作无关。当努力通过满足这类需求来激励下属时，我们是基于这种假设，即人们为报酬而工作，主要关于收入、舒适等，所以激励时试图利用增加工资、改善劳动条件、给予更多的业余时间和工间休息、提高福利待遇等来激励员工。

（二）安全需求

安全需求包括对人身安全、生活稳定及免遭痛苦、威胁或疾病等的需求。和生理需求一样，在安全需求没有得到满足之前，人们唯一关心的就是这种需求。对许多员工而言，安全需求表现为安全而稳定及有医疗保险、失业保险和退休福利等。主要受安全需求激励的人，在评估职业时，主要把它看作不致失去基本需求满足的保障。如果管理人员认为对员工来说安全需求最重要，他们就在管理中着重利用这种需求，强调规章制度、职业保障、福利待遇，并保护员工不致失业。如果员工对安全需求非常强烈时，管理者在处理问题时就不应标新立异，并应该避免或反对冒险，而员工们将循规蹈矩地完成工作。

（三）社交需求

社交需求包括对友谊、爱情及隶属关系的需求。当生理需求和安全需求得到满足后，社交需求就会突出出来，进而产生激励作用。在马斯洛需求层次中，这一层次是与前两层次截然不同的另一层次。这些需要如果得不到满足，就会影响员工的精神，导致高缺勤率、低生产率、对工作不满及情绪低落。管理者必须意识到，当社交需求成为主要的激励源时，工作被人们视为寻找和建立温馨和谐人际关系的机会，能够提供同事间社交往来机会的职业会受到重视。管理者感到下属努力追求满足这类需求时，通常会采取支持与赞许的态度，十分强调能为共事的人所接受，开展有组织的体育比赛和集体聚会等业务活动，并且遵从集体行为规范。

（四）尊重需求

尊重需求既包括对成就或自我价值的个人感觉，也包括他人对自己的认可与尊重。有尊重需求的人希望别人按照他们的实际形象来接受他们，并认为他们有能力，能胜任工作。他们关心的是成就、名声、地位和晋升机会。当他们得到这些时，不仅赢得了人们的尊重，同时就其内心因对自己价值的满足而充满自信。不能满足这类需求，就会使他们感到沮丧。如果别人给予的荣誉不是根据其真才实学，而是徒有虚名，也会对他们的心理构成威胁。在激励员工时应特别注意有尊重需求的管理人员，应采取公开奖励和表扬的方式。布置工作要特别强调工作的艰巨性及成功所需要的高超技巧等。颁发荣誉奖章、在公司的刊物上发表表扬文章、公布优秀员工光荣榜等手段都可以提高人们对自己工作的自豪感。

（五）自我实现需求

自我实现的需要是最高层次的需要，是指实现个人理想、抱负，发挥个人的能力到最大程度，达到自我实现境界的人，接受自己也接受他人，解决问题能力增强，自觉性提高，善于独立处事，要求不受打扰地独处，完成与自己的能力相称的一切事情的需要。也就是说，人必须干称职的工作，这样才会使他们感到最大的快乐。马斯洛提出，为满足自我实现需要所采取的途径是因人而异的。自我实现的需要是在努力实现自己的潜力，使自己越来越成为自己所期望的人物。

二、员工关怀需求分析

所谓员工关怀需求分析，是指对员工想要解决的问题和欲获得的物质和精神上的满足进行详细的调查分析，从而了解整个团队士气、氛围和效率，分析员工心态与工作状态，掌握员工关怀的需求状况，确定整体改善的思路与关键点，制定针对性关怀方法，这是做好员工关怀的基础和前提。

了解员工的需求 按照马斯洛的塔式需求结构理论，人除了生理需求外，更重要的是心理需求。因为，生理需求比较容易发现和满足，而心理需求更容易被人们所忽视。作为一个管理者，在满足员工最基本的薪酬待遇的需求后，更应该用心了解员工的心理需求。因为，心理需求更容易影响一个员工的工作效率。

管理者要充分了解和把握员工的需求，就要在思想上引起高度重视。

（一）换位思考

站在员工的角度来体验员工，考虑他们的需求，了解他们所处的环境和他们的真正感受。

（二）运用内部营销的方法和技术

运用内部营销的方法和技术即把员工当作企业的内部顾客，运用营销调研技术，如一对一访谈、问卷调查、圆桌会议、实地观察等技术去了解员工的动机、情绪、信仰、价值观、潜在的恐惧和反抗等，以此准确了解和把握员工的情感、需求和欲望。

（三）加强交流与沟通

建立内部正式的和非正式的互动式的沟通和反馈渠道，通过情感沟通，了解不同员工的不同需求，也了解不同时期的需求重点。

（四）外部了解

通过对员工的家庭与亲戚朋友、企业顾客、供应商、离职员工的调查和访谈，来间接了解员工的真实情况。

实践中的人力资源

某公司员工关怀需求调查问卷

您对薪酬福利和工作环境满意吗？
关于下午茶的品种您有什么特殊喜好？
你希望增加的班车线路和站点有哪些？

关于夜宵的品种您有什么建议？
您喜欢什么样的主题活动？
公司举办哪类活动你会参加？
您认为多久搞一次活动较好？
您最希望公司提供哪些关怀？
您对福利发放形式更喜欢哪一种？
除了法定的福利（五险一金），您希望公司改善哪一类福利？
您对公司办公环境有哪些期待？
当前你在企业里有心理压力吗？压力主要来自哪些方面？
你认为在本企业中职工都有哪些心理问题？
遇到有心理问题时，您希望得到公司什么形式上的帮助？
除了上述内容，您对公司员工活动有何期待和建议？

第四节　员工关怀的实施原则与措施

关怀实施应选择合适的方式方法，在恰当的时机，对团队及特殊员工进行关注与关怀；并观察状态，自我反思，及时调整。

一、员工关怀的实施原则

（一）员工关怀要按计划进行，克服随意性

员工关怀是一项组织重要的管理工作，它同其他工作一样，应当按计划和工作制度进行，要克服随意性。在制定工作计划时，要确定工作目标和工作方案，以此作为某时期的员工关怀工作的依据。工作目标要具体并且尽可能量化，要具备挑战性和可实现性。可采用的指标包括过程标准和最终标准。例如，对患病职工的访视率、职工的满意度等。

（二）分阶段、有重点地实施

在员工关怀工作实施过程中，对于总体目标的实现需要分阶段进行，要有长期、中期和短期目标，长期目标的实现需要把目标分解成中短期目标，中短期目标是为长期目标服务的。在进行员工关怀时还要有重点，虽然说对员工的关怀要保持平等，但对重点部门和重点人员要多加关注。

（三）分层次、有步骤地实施

要根据不同职工的不同特点采取相应的关怀措施，因为不同层次的员工需求不尽相同，他们有自己的喜好，面临和急待解决的问题也不同，这就需因地制宜地采取相应的关怀手段和方法。另外，随着时代的发展，人们的需求在不断变化，因此，员工关怀工作也需要与时俱进，有步骤地进行。

（四）量力而行，节约费用

各个组织的情况不同，特别是经济情况有很大差别。员工关怀工作在经费的使用上要根据组织的财力，本着节俭办事的原则。要把钱花在刀刃上，要起到应有的效果。

二、对不同员工的关怀措施

(一)对新员工的关怀

1. 对新员工关怀要点 新员工是指新加入公司、工龄不足一年的员工，包括新入职的应届大学生、新入职的已工作人员和来自并购企业的新员工。对于新员工来说，最常见的问题莫过于“水土不服”，不能够顺利地适应新的环境和融入新的团队，造成情绪低落，状态不佳，效率不高。组织管理者对新员工进行人文关怀应当注重以下两个要点。

(1)角色转变：新入职的应届大学生的首要任务是从学生到员工的角色转变问题，也是一个心态的转变，企业要派工作经验丰富、工作业绩突出、与大学生有共同语言的员工来帮助他们完成转变，最好是工龄不长的优秀大学生代表。

(2)文化融合：新入职的已工作人员的首要任务是文化融合，企业要派工龄较长、深刻了解企业文化、贡献较大的员工来帮助他们完成文化融合。来自并购企业的新员工要重点进行整体的文化融合，让他们尽快认同企业的核心价值观和文化理念。

2. 对新员工关怀的方法

(1)入职培训：企业要组织专门的新员工培训，但对于不同类型的新员工，培训的侧重点有所不同。

(2)员工座谈：领导要定期与新员工进行面对面的沟通交流，前三个月内最好每两周沟通一次，三个月至一年内最好每月沟通一次，可以采取集体座谈、分类座谈或个别座谈的形式。

(3)结对子帮助：给每个新员工指定安排一名工作职责相近、认真负责的老员工作为结对子的伙伴，随时可给予新员工必要的协助和指点。

(4)生活上关心：在生活上，也要给予新员工足够的关怀，如食宿、交通、购物等方面，协助新员工逐渐适应新的生活，让新员工感到亲切和温暖。

在对新员工进行企业概况培训和岗前技能培训的基础上，企业可通过“最佳新人奖”的评选，进一步强化部门对新员工的关怀。

例如，对那些到企业工作一年以上、两年以下的员工，可由本人申请，部门推荐，参与企业“最佳新人奖”评审。获得“最佳新人奖”的员工可享受与企业领导交流和共进晚餐的机会，并获得公司颁发的荣誉证书。培养最佳新人的直接上级可获得“最佳教练奖”，获得“最佳教练奖”的员工在业绩考核中可加分，其所在集体在优秀团队的评选中也可加分。

显然，部门主管是工作关怀的主要提供者和外在报酬水平的影响者。值得注意的是，实践中员工对工资的抱怨并非一定是因工资而起，员工有时会以要求提高外在报酬的方式，来弥补他们对企业工作关怀不够的不满。这也从一个侧面印证了企业中员工关怀的价值与意义所在。

(二)对长期出差及外派员工关怀

1. 对长期出差及外派员工关怀要点 长期出差及外派员工主要包括长期出差在外的业务人员、长期外派的管理人员等。对于长期出差及外派员工来说，最大的问题在于由于工作性质约束，不能经常回家，家庭负担比较多，这在很大程度上会影响员工的工作积极性，加重家庭负担，最终造成人才的流失。对长期出差及外派员工实施关怀时，要注意以下两个重点。

(1)家庭关怀：长期出差及外派员工不能经常回家，家里的老人、孩子等家庭关系可能会成为员工牵挂的重点。

(2)工作关怀：因为孤身在外的缘故，工作上的困惑、生活上的困难很少会有机会倾诉。因此，其直接领导、工会、人力资源部都应给予适当的关怀，让其感受到组织的关怀。

2. 对长期出差及外派员工关怀的方法

（1）工作关怀：要求其直接领导每月主动与其沟通一次，了解工作情况、生活困难，让员工感到亲切和温暖，提高员工对组织的忠诚度。

（2）家庭关怀：根据信息调查与统计，有选择地对员工家里的老人、孩子、配偶等，在其生日、特殊节日的时候，公司给予相应的关怀和关注；同时对其家庭存在的困难，如孩子上学、老人健康等方面，企业应尽量给予解决。

（3）持续关注：必访工作、节日关怀等关怀方式要持续开展，让员工始终能感受到企业对自己的关注，从而保持对企业的感情和忠诚度。

（三）对核心人才的关怀

核心人才是指对企业发展具有明显影响作用并在某方面“不可代替”的员工。企业要注意培养核心员工的成就感和忠诚度，让他们的价值能够充分体现，作用能够充分发挥，价值共建，价值共享，这是核心员工与企业互利双赢的关键。

1. 核心人才关怀的重点 核心人才主要涉及人员的专业知识和专业技能等，可以作为鉴别其工作绩效和发展潜力的素质特征。根据核心人才的特点，通过建立联系制度、培训制度、实绩考核制度、动态管理制度和责任管理制度等五个方面来加强对核心人才的培养和管理。

（1）将核心人才的培养纳入企业教育培训计划，重点培训，优先培养。向核心人才提供培训机会可以培育其忠诚度。

（2）使核心人才个人的职业生涯规划符合企业可能的发展状态。这样核心人才才可以看到自己在企业的发展空间。

（3）针对核心人才自身特点，制定工作激励制度是提高其工作满意度的重要途径。

2. 对核心人才关怀的方法

（1）工作关怀：要求其直接领导每月主动与其沟通一次，了解工作情况、生活困难，让员工感到亲切和温暖，提高员工的忠诚度。

（2）健康关怀：处于此层面的员工一般工作压力较大，在自身身体健康上投入的精力不是很多。因此企业的主管领导、人力资源部等都可将其作为关注点，组织员工体检、开展体育活动等家庭关怀。

（3）家庭关怀：主要针对子女、老人的关怀，可由企业组织与子女相关的活动、为老人安排体检，以及将员工在企业的优秀表现等信息反馈给其家人，增强其家人的荣誉感。

（四）对普通员工的关怀

普通员工是指入职满一年，分散在各部门各个专业岗位上的员工。此层面的员工普遍为专业性工作岗位，稳定性较好。对员工关怀的聚焦点在于通过关怀的活动增强其团队凝聚力、企业归属感和感恩的心理，以此激发其在普通岗位上不断提升绩效，提高专业水平的目标。

1. 对普通员工关怀的重点

（1）让员工发表个人感受，交流工作经验，为企业发展提出合理化建议。让员工有说心里话的渠道，也让企业能够多方面地获取有效、合理的建议，为企业不断发展提供有力的保障。

（2）加强后勤保障，主动关心及帮助员工解决困难。对于企业员工在工作及生活上出现的困难，企业将不遗余力地给予帮助，让员工们有家的感觉。

（3）通过一系列有益的活动和比赛来加强员工之间的交流和沟通，提升企业员工之间的团队协作力和凝聚力。

2. 对普通员工关怀的方法

（1）培训辅导：对于知识和技能不足的员工，企业可以通过培训来弥补，并通过组织劳动竞赛来激发他们的工作积极性。

（2）工作激励：通过其工作绩效，要求直接主管及时对其绩效结果进行反馈，予以表扬或工作辅导，使其感受到组织对其成长的关注，从而提升工作积极性、团队凝聚力。

（3）日常关怀：平日要做到“三必访”，即员工生病住院必访、员工家有丧事必访、员工家有突发事必访。

（五）对女员工的关怀

1. 对女员工关怀的重点

（1）关注职业女性的心理健康是女员工健康发展的重要保证。

（2）对女员工生理健康的日常帮扶。

（3）为女员工进行“两癌”（乳腺癌、宫颈癌）检查。

（4）以单亲困难女员工为重点，集中开展帮扶。

2. 对女员工关怀的方法

（1）组织要将女员工权益保护的相关法律法规落到实处，积极维护女员工的权益。

（2）组织要对女员工坚持做到除了上述“三必访”外，还应当做到生育必访、野外工作必访。

（3）组织可以加强对女员工经期、孕期、生育和哺乳的“四期”保护。积极宣传艾滋病预防知识、两癌（乳腺癌、宫颈癌）防治知识、妇女生理保健、孕妇孕期及产后保健等方面的知识。

（4）组织可以定期组织女员工进行常规体检，开展专项妇科体检，也可以邀请医学专家到组织授课，面对面为女员工问诊。

（5）组织还可以举办体能测试、跳绳、广播操等健身活动，开展乒乓球、羽毛球、网球比赛，增强女员工身体素质，为女员工强身健体营造浓厚氛围。

（6）女员工不仅要辛勤工作，而且承担着照顾家庭的重任，心理压力会很大。组织可以举办心理健康讲座，邀请心理专家前来授课。有条件的组织可以成立心理咨询室、女员工减压室，为女员工释放内心压力，更好地投入工作创造良好条件。

（六）对管理层的关怀

1. 对组织高层管理人员的关怀

（1）入职欢迎。

（2）重要节日的现场问候。

（3）现场视察及关注员工的工作和生活。

（4）连续高强度加班期间给员工发短信致谢或通过广播为员工点歌送祝福等。

2. 对主管层面管理人员的关怀

（1）一视同仁的管理风格。

（2）及时的赞赏。

（3）正确的批评。

（4）合理的工作量安排。

（5）合理的工作压力。

（6）人力资源主管问候生活困难及成长帮助。

（7）生产主管问候工作安排、工作压力、技能成长、生活等。

（8）在生产线巡视的任一时刻对员工情绪给予关注并疏导。

（七）企业环境的关怀方法

企业环境的关怀方法，见表 11-1。

表 11-1 企业环境的关怀方法

序号	环境	具体内容
1	加班控制	新员工入职 1 周内不得连续 3 天加班，且一次不超过 2 小时，其他人员控制在 3 小时以内
2	安排工作休息时段	白天 15 分钟，晚间 10 分钟
3	公平、公正安排工作	员工能力与岗位要求匹配；每个人的工作量都一样饱和；允许员工对工作量的安排提出质疑或申诉
4	营造无压迫感工作场所	生产场所内只能存在赞扬和肯定的声音，不得出现责骂现象；早会时班组长不得拉长脸说话，生产线保持畅通，产品与物资摆放须有序

三、员工关怀的策略

（一）在人力资源的前期培训中奠定人文关怀的理论准备

刚进组织的员工，按照正常的组织规定，需要进行一定的岗前培训，在岗前培训阶段，通过岗前培训课，教会员工在工作中应具备的各种心理品质。中华民族的优良传统，应继续延续。组织是一个人进入社会后，个人价值和社会价值体现的重要场所。组织环境不同于校园环境，员工的由来有很大的不统一，面对不同教育背景，不同成长环境的员工，应采取一些培训方式，设置一些不同的培训内容。例如，在前期的培训中，应让员工明白最基本的道德约束及各种为人处世的方式。这些人文思想的灌输，为人文关怀教育奠定了理论基础。

（二）在工作中，实施对员工的人文关怀实践策略

在具体的工作中，应该予以员工具体的关怀策略。富士康事件的发生是员工在工作中，因为工作问题的处理不当而导致的自杀。对于此种现象，值得反思的是，在具体的工作环节中，人力资源管理者应关注员工工作的状态及协助员工处理工作中的事件。在具体的工作中，从人文关怀的立足点出发。

人文关怀在具体工作中的实施，是组织人力资源管理应充分做到的，因为员工在工作中如果能感受到一个组织的强烈的和谐文化，对员工保持一个积极上进、健康的心态是非常有益的，进而产生的直接效果就是在工作中不断提高自己的工作能力，为组织创造更多的利益。

（三）生活中，实施对员工的人文关怀实践策略

除了在工作中，一个组织的人力资源管理者也应该关心员工生活。对于一些工厂类的组织，很多员工在学历和生活经验上，都是刚进入社会的。例如，富士康的一大批员工都是一些职业技术学校的学生，一毕业，由于学校和公司的签约，直接被送往公司从事工作，其实对于每一个员工，他们内心尤其希望自己能够引人注目，通过自己的努力脱颖而出。因此，作为管理者，我们应尽可能地帮助他们，经常与他们进行内心深层次的交流，激发他们的潜能，在生活中的关怀，往往更加能打动一个员工对生活和工作的热爱。

实践中的人力资源

员工节日礼品策划

宋丽君是一家民营企业负责员工关怀工作的经理，国庆节马上就要到了，如何给员工发放节日礼品，让其感受到企业对员工的关怀呢?

经过一番调研，她发现本企业发放员工福利的宗旨是：

（1）公司非常注重对员工的关怀，在中国的传统节日及西方流行节日，都要组织活动或者派发礼品；

（2）公司要对礼品成本进行控制，但也视情况而定；

（3）公司不希望对员工的关怀成为鸡肋，因此不会采纳大众化的礼品与活动建议。活动不能只是吃饭、K歌；礼品不能是传统的油、大米、粽子或月饼之类的传统礼品。

她想起在别的公司刚入职的时候，遇到了端午节，她当时收到的礼品是一支刻有自己名字、星座和单位 LOGO（徽标）的保温杯。收到这个特殊的礼物时，她很高兴，因为这是她工作以来收到的第一份给自己的专属礼品。这份礼物是那个公司行政专员做了 7 份方案，选了 19 份礼物后，唯一被公司认同后的一件礼品。当拿到这份礼物的时候，她感到了公司对其的关怀和重视，更加好好努力地工作。在这个公司到目前为止尚未发放过这样的礼品，此创意上报领导后得到了批准，也受到了职工的欢迎。

第五节　员工帮助计划

一、员工帮助计划的含义及发展

（一）员工帮助计划的含义

员工帮助计划简称 EAP，即英文 employee assistance program 的缩写。EAP 是由组织利用自身资源或者外部专业机构力量为员工设置的一项系统的、长期的援助和福利计划。通过专业人员对组织的诊断、建议和对员工及其直接家属的专业指导、培训和咨询，旨在帮助解决员工及其家庭成员的心理和行为问题，以提高员工在组织中的工作绩效，改善组织管理。简而言之，EAP 是组织用于管理和解决员工个人问题，从而提高员工与组织绩效的有效机制。它对组织生存发展的强效作用为目前世界各知名企业所广泛认同，是现代组织人力资源管理的重要手段。

（二）员工帮助计划在国外的发展

EAP 最早起源于 20 世纪 20 年代的美国职业戒酒计划。一些企业注意到员工的酗酒和其他一些药物滥用问题影响了组织绩效，于是就实施了一项酒精依赖干预项目（occupational alcoholism program，OAP），聘请专家来帮助员工解决酗酒问题。如今的 EAP 内容已变得极其丰富，除了酗酒问题之外，涵盖了非常广泛的个人问题，以员工的压力和心理健康为核心，包括工作压力、职业心理健康、裁员心理危机、灾难性事件、职业生涯困扰、健康生活方式、法律纠纷、理财问题、减肥和饮食紊乱等各个方面，全面帮助员工解决个人问题。因此，从一个更广泛的意义上理解，当代 EAP 是企业用于管理和解决员工个人问题从而提高员工和企业绩效的途径或机制。通用公司 1979 年采用了 EAP，获得了突出成果，促使更多组织对 EAP 产生了浓厚的兴趣，一些国家政府对 EAP 的态度也越来越积极，因为 EAP 不仅让企业增加了收益，也给社会带来了好处。现在，EAP 在英国、加拿大、澳大利亚、日本等发达国家都得到了长足发展和广泛应用。EAP 已成为世界知名企业人力资源管理的重要手段。

（三）员工帮助计划在国内的发展

20 世纪 90 年初我国引进 EAP，主要流行于大型外资企业。随着我国改革开放的深入发展，吸引了越来越多的外资企业在我国投资，同时带来了包括 EAP 在内的各种现代管理理念和方法，国外的 EAP 服务机构也因此开始进入中国市场。2001 年 3 月，在北京师范大学博士张西超的主持下，国内诞生的第一个完整的 EAP 项目是联想客户服务部的员工援助计划。此项目建立了良好的反馈机制，对员工进行定期的培训，并将咨询中所发现的组织管理相关问题反馈给企业，进而改进了企业管理，提高了组织绩效。2003 年 10 月，我国首届 EAP 年会在上海召开，这标志着 EAP

项目在国内正受到越来越多的企业和员工的关注。中国科学院心理研究所研究员时勘指出："企业组织也应像人体一样健康，具备健康正常的组织文化。其中，员工是否有良好的心理状态至关重要，因此人力资源部门有必要实施 EAP。"所以，尽管 EAP 目前在我国大陆尚处于认知、教育和普及阶段，但在当下这个竞争激烈变革不断而导致人们压力等一系列问题的时代，它作为一项重要的管理手段，必将在促进企业健康发展中发挥重要作用。

二、员工帮助计划的作用

（一）能够体现"以人为本"，实现员工的价值

以人为本长期以来就是西方企业管理中遵循的原则。近年来，"以人为本"的观念在我国逐渐深入人心。在组织管理中贯穿"以人为本"，就是要促进员工自我价值的实现，就是要对员工进行全方位的关注，尤其是关注员工的心理发展，而员工帮助计划的出发点就是基于这样的理念。因此，在我国推进员工帮助计划是"以人为本"的必然要求。

（二）能够改善员工的身心状况

在过去的十年中，社会经济环境发生了翻天覆地的变化。同样，企业组织也在日益增加的竞争环境下，面临着空前的压力。更加沉重的工作量、更长的工作时间，这导致了员工精神委靡、工作积极性不高。这些都不是物质激励所能解决，需要的是内在的心灵激励。而员工帮助计划的出发点和归宿就是通过解决员工心理问题达到提高身心健康的目的。目前的多项面向中国企业经营者身心健康状况调查报告都显示，相当数量的企业经营者对自己身心健康状况表示担忧，处于亚健康状态的企业经营者占了大多数。主要表现为：工作过于繁忙、心理压力过重、心力疲惫不堪、时常烦躁易怒等；一些与心理健康状况有关的慢性病如高血压、高脂血症、慢性胃炎等的患病比重呈上升趋势，不少企业经营者感觉孤独无助。心理压力已经成为职场中最常见的问题。抑郁、焦虑、婚姻问题、"问题"儿女，这些都越来越强地影响着企业管理者及员工的工作，影响着企业的效益。在面临裁员时，所有的员工都疑虑重重，员工们不知道该不该继续工作，许多人成天都没有精神，有的甚至在考虑另找其他工作。而企业主管总是等到员工不能正常工作了才意识到需要为员工减压。国家安全生产监督管理局的金磊夫先生曾在一次 EAP 的交流会议中公布了这样的数据：中国每天会产生 5000 个职业病患者，而中国的企业界每天都为他们支付 2000 万人民币的损失。另外对 IT 行业 2000 多名员工所做的调查表明，有 20%的企业员工压力过高，至少有 5%的员工心理问题较严重。有 75%的员工认为他们需要心理帮助。目前，我国已经成为高自杀率的国家，原卫生部曾经发表的研究报告指出，中国自杀率大约为 23/10 万，远超过世界平均的 13/10 万。

（三）能够提高员工的工作效率

美国健康和人文服务部（Department of Health and Human Services）研究发现：EAP 的投资回报主要体现在以下几个方面。在美国，对 EAP 每投资一美元，将有 5～7 美元的回报。1994 年 Marsh & McLennon 公司对 50 家企业做过调查，在引进 EAP 之后，员工的缺勤率降低了 21%，工作的事故率降低了 17%，而生产率提高了 14%；根据 1990 年 McDonnell Douglas 对经济增长的研究报告所示，实施 EAP 项目四年来共节约成本 510 万美元；在美国，拥有 7 万员工的信托银行引进 EAP 之后，仅仅一年，它们在病假的花费上就节约了 739 870 美元的成本；据报道 Motorola 日本公司在引进 EAP 之后，平均降低了 40%的病假率。由此可见，EAP 通过帮助员工缓解工作压力、改善工作情绪、提高工作积极性、增强自信心、有效处理同事与客户关系、迅速适应新的环境、克服不良嗜好等，使员工人力资源得以更充分的利用，从而使企业节省招聘费用和培训开支，减

少了错误解聘，降低了赔偿费用、缺勤（病假）率和管理人员的负担，提高组织的公众形象，改善组织气氛，提高员工士气，增加留职率，改进生产管理等间接地提高生产效率，提升了企业的业绩。

三、员工帮助计划实施过程

（一）心理状况的调查

EAP 在初期的调研中是不可以使用心理量表评估员工和工作人员的心理状况的，更不可以建立心理档案，但是可以通过专业的访谈和问卷分析探讨问题产生的原因。企业心理状况的调查研究是 EAP 有效开展的前提，旨在发现和诊断职业心理健康问题及其导致的因素，并提出相关建议，减少或消除不良的组织管理因素。

（二）EAP 宣传

EAP 宣传也称 EAP 促进。它是应用卡片、海报、网站、讲座等媒介宣传心理健康知识，提高员工心理健康和自我保健意识，树立员工对 EAP 的了解和正确认识，提高对 EAP 项目本身的关注，鼓励员工遇到心理困惑时积极寻求帮助。

（三）EAP 培训

这是针对企业管理者进行的一种咨询式培训，通过培训让管理者学会心理咨询的理论和技巧，在工作中预防和解决员工心理问题的发生；对员工开展压力应对、积极情绪、工作与生活协调、自我成长等专题的培训或小组咨询。

（四）EAP 服务

EAP 服务就是开展心理咨询与治疗，包含针对组织的 EAP 服务和针对个人的 EAP 服务。可以通过工作场所健康知识和技能的培训，以及对心理问题困扰的员工，提供个人咨询、电话热线咨询、电子邮件咨询、团体辅导等形式多样的服务，充分解决困扰员工的心理问题。开展心理咨询与治疗建立沟通咨询机制非常重要，如开通热线电话、建立网上沟通渠道、开辟咨询室等，使得员工能够顺利、及时地获得心理咨询及治疗的帮助和服务。

（五）效果评估

在活动进行和结束时，分别提供阶段性评估和总体评估报告，帮助管理者及时了解员工帮助计划的实施效果，同时也为改善和提高服务质量提供依据。

四、员工帮助计划的实施方案

（一）实施内容

EAP 包括职业压力和心理健康问题评估、职业心理健康宣传教育、工作环境再设计与改善、员工和管理者培训及其心理咨询等内容。

具体可以划分为三个部分：一是针对造成心理问题的压力源进行处理，以减小或消除不适当的管理和环境因素；二是处理压力过大所致的反应，以缓解和疏导情绪、行为及生理等症状；三是改变个体自身的弱点，即改变不合理的信念、行为模式和生活方式等。通过提供压力管理、职业心理健康、裁员心理危机、灾难事件创伤、职业生涯设计、健康生活方式、法律纠纷、不良行为习惯矫正等方面的帮助，减轻员工的身心压力、维护其心理健康。

如今，EAP 已经发展成一种综合性的服务，其内容包括压力管理、职业心理健康、裁员心理危机、灾难性事件、职业生涯发展、健康生活方式、法律纠纷、理财问题、饮食习惯、减肥等各个方面，全面帮助员工解决个人问题。解决这些问题的核心目的在于使员工在纷繁复杂的个人问题中得到解脱，管理和减轻员工的压力，维护其心理健康。

（二）实施类型

根据实施时间长短，分为长期 EAP 和短期 EAP。EAP 作为一个系统项目，应该是长期实施的，但有时企业只在某种特定状况下才实施员工帮助，如并购过程中由于业务再造、角色变换、企业文化冲突等导致压力和情绪问题；裁员期间的沟通压力、心理恐慌和被裁员工的应激状态；又如空难等灾难性事件，部分员工的不幸会导致企业内悲伤和恐惧情绪的蔓延。这种时间相对较短的员工帮助措施能协助企业顺利渡过一些特殊阶段。

根据服务提供者的不同，分为内部 EAP 和外部 EAP。内部 EAP 是在企业内部，配置专门机构或人员，为员工提供服务。比较大型和成熟的企业会建立内部 EAP，而且由企业内部机构和人员实施，能更贴近和了解企业及员工的情况，能更及时有效地发现和解决问题。外部 EAP 由外部专业 EAP 服务机构操作。企业需要与服务机构签订合同，并安排人力资源管理人员与专业 EAP 服务机构联络和配合。一般而言，内部 EAP 比外部 EAP 更节省成本，但员工由于心理敏感和保密需求，对 EAP 的信任程度上可能不如外部 EAP。专业 EAP 服务机构往往有广泛的服务网络，能够在全国甚至全世界提供服务，这是内部 EAP 所难以企及的。所以在实践中，内部和外部的 EAP 往往结合使用。

五、员工帮助计划的实施方法

（一）心理辅导 EAP 运作模式

2001 年在一家台资企业担任人力资源主管时，生产车间连续发生了几起严重怠工事件和大批员工离职事件；公司总经理责成我组织“怠工离职事件调查小组”，调查其真正的原因。为了确保调查的真实性，保护员工不受到伤害，在与员工沟通时，全体干部被隔离进行培训，在规定时间内不得离开培训室。经过一个月的深入和保护性的调查，发现除了少数员工因为自身的弱点和认识偏差外，大部分原因都是来自上司强大而不合理的压力。该公司实施了“员工帮助计划”，人力资源部下设了员工心理辅导室，对员工开展了心理辅导工作。企业在没有专职心理咨询师和专业咨询机构的情况下，人力资源部可建立员工心态分析体系，展开多种形式的心理辅导活动，达到稳定职工队伍、提升员工士气、挖掘员工潜能、更好地为公司服务的目的。心理辅导师以新进、离职、在职员工访谈三种形式运作为主，书信、电邮、电话和联谊为辅。

1. 企业内部心理辅导师培养模式 心理辅导室向公司各部门发布心理辅导师选拔通知并下发申请表，人力资源部对各部门心理辅导师候选人进行面试和选拔；成立心理辅导师培训班，聘请资深心理专业顾问和专家教授对录用后的心理辅导师储备人员进行培训；由心理学培训导师命题，对心理辅导师进行考核；对于考核合格的人员，由公司总经理和培训机构共同签核“企业内部心理辅导师证书”。

2. 企业内部心理辅导师工作模式 一是新进员工访谈：每月月底心理辅导师提前三天通知新进人员进行访谈，解除新进人员的疑惑、澄清员工模糊认识、解决新进员工的实际困难，每季度撰写新进人员心态分析报告。二是离职员工访谈：人力资源部发放离职申请书后，通知企业内部心理辅导师查阅离职人员相关资料，侧面向各部门了解离职人员相关情况。心理辅导师签核离职人员申请书时，应邀请对象座谈及了解对方离职的真正原因、发现和弥补公司管理制度的漏洞，提高干部的管理水平，并做好离职访谈记录。如果离职人员因受不公正待遇或被他人胁迫而离职，人力资源部有权力和义务向相关领导汇报并作妥善处理。每季度撰写离职人员心态分析报告。三是在职员工访谈：通过广告、E-mail或其他形式征集广大在职员工预约访谈，提前向预约被访者提供访谈话题并向他们做出保密承诺；创造一种轻松、和谐的环境，与被访者促膝交谈，以期释放员工心理压力、设计员工职业生涯规划、组织员工访谈会，并做好在职员工访谈记录；可根据需要，对被访者做出长期跟踪式的心理辅导，每季度撰写在职员工心态分析报告。

（二）台集电 EAP 方法

台湾集成电路制造股份有限公司（以下简称台集电）制订的 EAP 目标是追求物质和心灵并重，努力营造工作与生活融合的舒适环境。例如，公司设置了一个 24 小时的开放窄间，员工可以在这里舒解工作压力。

1. 台集电 EAP 工具和主要方案 员工服务、健康中心、福委会；全天候供应美食街、门诊服务、各类员工社团活动；驻厂洗衣服务、健康促进网站；员工季刊；员工宿合与保健服务、健康检查、急难救助；员工交通车与厂区专车、健康促进活动、电影院与文艺节目；员工休闲活动中心、健康讲座、家庭日；阳光艺廊、办公室健康操、运动园游会；网上商城、体能活力营、员工子女夏令营；员工休息室、妇女保健教室、托儿所；咖啡吧、哺乳室、特约厂商驻厂服务；书店、心理咨询、百货公司特惠礼券；便利商店、咨询服务（法律、婚姻、家庭）。

2. 台集电 EAP 主要方案说明 时间是员工最宝贵的资源之一，公司为了节省员工去医院排队看病的时间，引进了健康门诊，员工可以在这里经由网络预约挂号后，按约定的时间看病而无需排队；公司举办的年终晚会曾请来最受欢迎的明星，如张惠妹、周华健等现场表演，员工只需凭员工证就可入场欣赏演出，不须像外面的演唱会花上三天三夜排队买票；台集电公司女性比例占了 52%，为了照顾女性的需要公司特意设置了哺乳室，这里还成了妈妈们交流照顾孩子心得的新的生活空间；台集电在新竹台北和台南地区找了专业律师事务所，向员工提供法律咨询服务。首先由公司法律部门确认他们的专业水平，然后再介绍给员工，员工就省去了验证这些律师事务所是否具备专业资质的麻烦。公司员工可以通过电话进行免费咨询，但如果需要进一步的法律服务则须按员工优惠价格付费。

（三）联想电脑 EAP 方法

2000 年 12 月至 2001 年 7 月，北京师范大学心理系接受联想电脑公司客服部委托，为联想客服部门员工提供员工帮助计划服务。内容涉及员工心理状况问卷调查、客服各级员工工作访谈、管理层心理培训、员工心理健康培训、心理咨询等多个层面。实施方案包括：

1. 初级预防——宣传 目的是减少或消除任何导致职业心理健康问题的因素，并且更重要的是设法建立一个积极的、支持性的和健康的工作环境。为此，项目小组专门印制了精美的 EAP 宣传小册子发放，同时也定期向全国客服员工发送特定的电子邮件；除了宣传本次活动，也对一些基本的心理学知识和技巧进行介绍。

2. 二级预防——培训 2001 年 2 月对联想各大区督导以及中层管理员工进行了“心理健康和交互作用”和“心理健康与人才发展”的专题培训；2001 年 3 月份对联想客户服务部本部中层管理人员进行了“心理健康与人才发展”的专题培训；2001 年 3 月两次对联想客户服务部本部员工进行了“作为咨询式的管理者——亲情的专业化”培训。

3. 三级预防——咨询 2001 年 4 月通过团体咨询，参与者在充分沟通的基础上，解决了工作中的压力、冲突和自我效能感的丧失；2001 年 4 月到 6 月，项目组为联想客服部所有员工开通了电话咨询热线，聘请国内心理专家担任热线咨询师；2001 年 6 月到 7 月，项目组为联想客服部北京地区的 10 名员工提供了 20 多人次的个别咨询服务。

实践中的人力资源

一汽锡柴 EAP 的实施步骤

一、理论宣传，营造氛围，提升员工对 EAP 的认知

第一，广泛发动，增强认识。在项目启动之初，组织召开厂级 EAP 启动大会，全体领导干部参加会议并听取了“EAP 与现代企业发展”的专题讲座，对 EAP 有了大致的了解和认识，进一步统一了思想认识。第二，建强载体，浓氛围。为使员工更加全面地了解 EAP，利用车间原有的宣传阵地，制作了展板，从 EAP 的起源、发展、作用、服务内容和服务方式等进行了介绍，对积极组织建设、员工队伍管理、沟通交流技巧等内容进行论述。同时，在车间设立心理咨询室，安排心理咨询师定期为员工答疑解惑；在《一汽锡柴》开辟专栏，刊登员工的体验感悟，让员工逐步走近 EAP、了解 EAP、感受 EAP。

二、全员测评，科学分析，找准工作目标和方向

为充分掌握员工的心理状态、性格特点，找寻先进员工成长成才的内在规律，借助 EAP 先进的工具和方法，进行了全员摸底测评。第一，开展盖洛普 Q12 测评。该方法主要针对员工敬业度和工作环境进行测量，是从员工感受方面测评一个 工作场所的优势最简单、最精确的方法，也是测量一个企业管理优势的 12 个维度。通过对 Q12 的测评、分析，形成《一汽锡柴 Q12 测评报告》。第二，开展 MBTI 职业性格测试。通过测试，了解了员工个性特点、岗位匹配程度等信息，并有针对性的对员工做出职业发展建议。同时，组织开展《MBTI 与团队协作》辅导，让员工更好地了解自己的职业性格特点，协助制定职业生涯规划，引导他们在工作当中扬长避短，主动融入班组建设工作。第三，开展一对一访谈。随机选取 80 名员工进行面谈，从压力指数、压力源、团队评价、自我认知、成长需求等五个维度，进行一对一访谈，并形成《员工访谈分析报告》。通过访谈，将员工普遍存在的，如压力与情绪管理、特殊培训需求等问题，纳入 EAP 的工作内容。第四，开展先进员工测评研究。为发掘先进员工成功背后的原因，找到这一群体的特质和规律，以便有针对地复制和培养。车间选取 16 名先进员工为样本，着重分析 MBTI、Q12、PCQ 等测评要素，探寻先进员工与普通员工的不同点，挖掘共有的心理特征，深入研究出对工作绩效有显著影响的因素，形成了《先进员工心理测评报告》，为今后的人才选择和培养提供了科学依据。第五，开展员工心理现状普查。以半开放式调查问卷的方式，从工作成就感、个人能力发挥、积极性激发、员工士气、管理艺术等五个方面，对车间员工进行心理状况摸底，为项目效果评价积累了原始数据。

三、突出重点，兼顾全面，提升员工心理资本

首先，针对班组管理人员，一是组织开展《情景领导力》培训，指导班组长采用焦点解决模式处理问题，运用欣赏式管理模式带领队伍，培养乐观、自信、坚韧的工作态度。同时，指导他们抛开经验习惯，不带主观情绪，用提问式的表达管理员工。为强化培训效果，结合车间的具体实例，组织开展分析讨论，使理论方法真正用到具体的工作实践中。二是组织开展《有效沟通》培训，让班组长掌握沟通的技巧和方法，改进方法，提升效果，提升团队凝聚力。三是开展《咨询技术在管理中的运用》培训。指导班组长针对不同的员工，如何运用激励，倾听，表扬等方法，化解矛盾，消除疑虑，打造团队合力，提升管理效率。其次，针对后进员工，一是开展《人际关系训练营》培训，提升员工人际交往能力。二是开展《卓越员工训练营》培训，帮助他们发掘自身的潜在价值和闪光点，循环提升内在自我认同度和正向驱动力。再次，针对大多数员工，一是开展“EAP 在我身边”系列活动。针对前期调研中发现了员工普遍关注的问题，先后策划开展了“让孩子完整的成长”、“我的幸福我做主”、“EAP 天使户外探寻活动”等活动，从家庭教育、幸福力提升、异性关系处理等方面，让大家在活动中提升心理资本，改进问题处理能力，有效拉进 EAP 与员工的距离。二是固化驻点咨询服务。将每周二上午设为心理咨询固定时间。员工可以就工作、生活中的各项问题向心理咨询师进行倾诉，寻求心理调节的途径和方法，有效预防了心理危机事件的发生。

思考题

1. 如何理解把人文关怀融入组织的发展，融入和谐单位建设，也是构建和谐社会极其重要的内容？
2. 员工关怀主要有哪些内容？
3. 员工关怀需求分析方法有哪些？
4. 什么是员工帮助计划（EAP）？

案例解析

富士康跳楼事件

富士康科技集团创立于1974年，是专业从事电脑、通讯、消费电子、数位内容、汽车零组件、通路等6C产业的高新科技企业。然而这个著名的企业，在2010年，有一个事件是我们不得不关注的，那便是如同“多米诺骨牌”般触目惊心的富士康“十四连跳”事件。自2010年1月23日富士康员工第一跳起至2010年11月5日，富士康已发生14起跳楼事件，引起社会各界乃至全球的关注。并且，于2011年7月18日凌晨3时，又有一名员工跳楼，年仅21岁；2012年1月1日上午，富士康科技集团（烟台）工业园发生一名男性员工坠楼事故。那么，发生上述事件的主要原因是什么呢？

案例评析：

1. 没有给予员工应有的关爱和尊重　一线管理者，在富士康被称作线长。他们与员工直接接触，本应关注员工的组织行为，及时反映员工中存在的问题，对员工多些关怀与帮助。但是在富士康却正相反，线长就是工厂的监视器，只负责督促员工完成工作，甚至还呵斥员工，没有让员工感受到任何以人为本的企业管理理念与文化，这不得不说是企业管理的一大失误。

富士康的安保系统也值得一提，共分四道防线管控，从企业发展所需的高度保密性来说有其合理性。作为这些安保措施具体执行者的保安，他们具有询问、搜查员工等权力。所以在富士康保安拥有的权力相当大，保安频频与员工发生肢体冲撞，实际上都已构成违法行为。

2. 过分注重效率造成对人性的漠视　富士康在文化里提出了“爱心、信心、决心”，但很多曾在富士康任职的员工则表示，自己对于“信心、决心”体会很深，但对“爱心”却感觉不够。相比于同类制造企业，富士康的确能确保员工三餐、员工的雇主责任险等，但由于决策层都为台湾人，他们对于中国大陆的文化缺乏深层理解，存在信仰层面的高度缺失，使公司行为一切以事为标准、以结果为导向，造就了高效率、高绩效，员工们将自己的时间和精力几乎全用在了流水线上，也同样因为缺少信仰与精神层面的建设而造成人文沙漠。

案例讨论

小王目前在一家民营企业任HR主管。其公司的企业文化比较开放，注重对员工的尊重和关怀。

近些年小王在原有的福利体系基础上做了一个“五心”福利体系。作为员工关怀的主要形式，体现为带薪旅游假期加旅游补贴、生日购物卡、传统节日礼品、免费健康体检、婚姻/情感/工作/养生/心理等主题讲座、每月不间断地有奖励员工活动等。三四年下来，福利形式一直也没有什么变化和创新，领导对小王的工作从特别满意下降到一般满意，经常在部门开会的时候提出要在员工关怀方面多思考，做一些有亮点的工作，要从员工特别是一线生产人员的生理、心理、家庭、情感、收入、发展等各个方面全方位去关注。

小王对一线生产人员的现状的理解是：绝大部分是低学历人群，已婚已育的就想着多加班多挣工资养家；小年轻就巴不得活儿轻松工资高，有多少钱花多少钱，今朝有酒今朝醉；不到1/10的人有学习上进的想法，但工作的强度也没有给他们留太多的时间和精力去学习、去思考。

基于这个认识，小王对领导的提出要求无从下手。

思考题：针对小王领导的要求，小王应该怎么做？

模拟实践

某公司的员工帮助计划。

（一）公司基本资料

公司为全球知名的IT公司，纳斯达克上市企业。

（二）项目背景

由于公司的发展历史较短，因而不仅公司员工多以80、90后新生代员工为主，公司的中层干部、基层干部也以新生代员工为主。

自进入2009年以来，企业招工日益困难，同时，客户服务中心因需要直接与客户沟通，导致客户专员承受了较大的心理压力，一系列的原因造成员工的流失率居高不下。因此即使身为知名企业，且公司的福利待遇等都略高于同行业水平，但是员工的归属感与忠诚度仍普遍不高。该公司希望借助EAP项目（员工辅助发展计划），给予员工更多的关怀，塑造一个身心健康的团队，并帮助增强员工的忠诚度和归属感，解决和完善中层干部管理薄弱的问题。从而提高整个团队的工作绩效。

（三）调查与诊断阶段

基于某某公司对EAP项目的要求和期望，因此，为客服部门所提供的服务定位本着解决问题和促进发展并重的原则设计和实施。

鉴于工作负荷重，承受压力较大，人员流动较高等问题对员工产生了潜在的重集合影响，而多数员工又缺乏自我调节和解决工作、生活冲突的能力，项目工作组通过展开组织心理状况调查工作，对员工的心理状况有了一个全面、直接的了解。在充分掌握了第一手资料的基础上，此次EAP活动的目的更重要的在于：如何既能满足客户服务部门发展的需求，又能为客服员工提供一次解决个人问题的机会——培养他们的心理健康意识，促进心理素质的提高与完善，自我调整的训练及沟通等心理技能。为此，项目工作组采用了心理学研究方法中的调查法，并对收集到的数据进行分析处理，为EAP服务的开展奠定了良好的基础。

以向被调查者提问的方式收集资料，根据提问方式的不同，调查法又分为口头调查（访谈法）和书面调查（问卷法）。其中问卷调查可以分为两个部分：纸笔调查和网络调查。

（四）问题与需求

1. 组织层面的问题　①管理层对员工心理健康关注不够；②员工关系部门活动传统而单一；③组织对于员工远景的关注关心不够；④不同部门之间心理健康水平差异较大；⑤上下级关系存在不和谐。

由于基层管理者大都从一线员工直接晋升，缺少丰富的管理经验，造成管理简单粗暴。某些团队上下级关系紧张。

2. 员工层面的问题　①部分员工压力偏大；②员工抗压能力、抗挫能力较差；③部分员工心理健康水平极低。

（五）实施计划

服务对象：某某公司客服部门的员工及其直系家属。

实施方案：

1. 普及教育——宣传（启动大会、使用手册、电子杂志、宣传海报、短信宣传）

2. 针对性培训——培训（管理层、一线员工）

（1）客服班组长心理培训：对某某各大区督导及中层管理员工共40多人进行了“心理健康和交互作用”和“心理健康与人才发展”的专题培训。培训内容丰富，形象生动，紧密联系工作与生活，受训员工普遍表现出对训练内容的欢迎和兴趣。这些内容的培训对促进中高层员工如何在管理工作中贯彻这些技能，并促进管理工作的全面提高，融洽组织气氛，提高员工工作绩效起到了积极的推动作用。

（2）客服管理层健康培训：对某某电脑公司客户服务部本部30多名中层管理员工进行了“心理健康与人才发展”的专题培训。培训课程不仅介绍了心理健康的定义和内涵，确立了心理健康的标准，而且还引导受训员工学习了自我暗示，自我控制，情绪管理，人际沟通，耐挫能力等自我调整、提高心理健康水平、摆脱困扰的实际技能和技巧。

（3）客服管理层咨询技巧培训：2009 年 3 月先后两次对某某电脑公司客户服务本部 30 多名员工进行题目为“作为咨询式的管理者——亲情的专业化”的专题培训。该培训为某某客服管理层提出了新的课题，为某某公司带来更多以人为本的企业文化，促进企业的长期稳定发展。培训过程中介绍了心理咨询的基本概念、内容、理念、模式和技巧，也确立了成功的咨询者标准。同时也生动形象地结合工作中可能会出现的问题进行了资讯技巧和方法的训练、评估和指导。最后更是为管理者总结了如何在实际的管理工作中推广亲情模式，贯彻人本精神，并提供了实际的指导建议。

（4）一线员工心理培训：2009 年 7 月对某某电脑公司客服部北京中心站员工进行题目为“工作与生活的协调”的专题培训。

3. 咨询服务（电话热线服务、个别咨询、团体咨询）

（1）团体咨询：2009 年 4 月项目组邀请了某某电脑公司客服部门的 8 名管理层员工进行了一次团体咨询。通过团体咨询，参与者在充分沟通的基础上，解决了工作中的压力、冲突、自我效能感的丧失的问题，使得参与者对工作、生活更加充满了信心。宽容，接纳，充分体现了亲情文化，是在小团体中得到了生活的体现。

（2）电话咨询：项目组为某某电脑公司客服部所有员工开通了电话咨询热线，聘请国内的心理咨询界知名的专业心理咨询师担任热线咨询师。在此期间，项目组先后接到 54 人次的电话咨询，咨询员工总数达到了 48 人，其中包括 11%的员工家属。在咨询中，最受关注的就是人际沟通、自身发展和工作压力三个方面的问题。

（3）个别咨询：项目组为某某公司客服部员工提供了面对面的个别咨询服务。咨询结果显示，员工对咨询效果非常满意，甚至有数名员工表示愿意与咨询师建立长期的咨询关系。在咨询的过程中，项目组不断接收到其他员工要求参加咨询的信息。

（六）某某公司员工帮助计划的效果

经过一年的服务，该项目取得了以下的效果：经过测评，员工的心理健康水平明显提高。中层干部、基层干部的管理手段得到明显提升。一年间，公司未发生恶性事件；公司组织氛围明显改善；沟通成本明显降低；员工的流失率同比下降 5%。

（七）客户评价

经过一年多的与上海亚太 EAP 中心的合作，员工从最开始的抵触到接受，再到逐渐在员工中流行，我很欣喜地看到了 EAP 在我公司的发展。EAP 对于提高我公司的管理水平，关爱员工，起到了很重要的作用。亚太 EAP 中心的服务很细腻，也充分考虑到公司的现状与未来，感谢亚太 EAP 中心。

（大连医科大学　程繁银）

第十二章　人力资源管理前沿

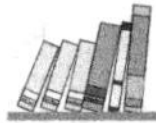

本章要点

1. 了解人力资源管理创新的基本内容。
2. 了解人力资源管理的发展趋势。
3. 了解人力资源管理与企业文化建设的关系。
4. 了解电子化人力资源（e-HR）管理。
5. 了解胜任力的概念及基于胜任力的新型人力资源管理体系的构建基础知识。

导入案例

“玛丽发错药之后”

玛丽是一位护士，在纽约一家医院已经工作了 3 年。最近一段时间，该院患者激增，玛丽忙得脚不沾地。一天给患者发药时，她张冠李戴发错了药，幸好被及时发现，没有酿成大事故。但此事仍被上报，医院管理部门对此事展开了严厉“问责”。

首先问责护理部，他们从电脑中调出最近一段时间病历记录，发现玛丽负责区域的患者增加了 30%，而护士人手却没有增加。管理部门首先认为：护理部没有适时增加人手，造成玛丽工作量加大，劳累过度。人员调配失误，要马上纠正。其次又问责该院人力资源部，问玛丽家里最近是否有异常，得知她的孩子刚两岁，近日上幼儿园不适应，整夜哭闹，影响到玛丽休息。管理部门认为：医院人力资源部没有对玛丽进行生活方面的帮助，是人力资源部失职，须立即弥补。最后问责制药厂，没有人想发错药，“发错药”可能有药物本身的原因。管理部门把玛丽发错的药放在一起对比，发现这几种药的外观和颜色极相似，很容易混淆。他们马上向药厂发函，要求改变这些药的外包装或形状，尽可能减少护士对药物的误识。

最后，类似“玛丽发错药”的事被汇总上报，更高的医疗管理者做出相关的调查，得出 2006 年全美护士缺编人数及超负荷工作的结论。提出护士不仅要用，还要“养”，要求各级医院减少护士不必要的文案，让她们做最直接和专业的护理工作等。还强调，医院对“准医疗事故”或事故不要避而不谈，提倡不怕揭短，直面意外，严格追责的目的是“向前看”，不犯同样的错误，而不是借此惩处某人或补偿某人。

玛丽那几天就特别紧张，不知医院将如何处罚她。先是医院心理专家找她促膝谈心，告诉她不用担心患者赔偿事宜，已由保险公司解决了。她还与玛丽夫妻探讨如何照顾孩子，并向社区申请给予她 10 小时义工帮助。玛丽下夜班后，由义工照顾孩子，保证她能有充分的休息。同时，医院批了几天假给她，让她帮助女儿适应幼儿园生活。此后，玛丽工作更加认真细致，该院的护士也没人再出现类似的错误。药厂也感谢医院反馈的信息，答应尽快做出改进。

案例评析：“玛丽发错药之后”告诉我们，现代管理者并非简单运用传统的“奖优罚劣”等方法，出现事故苗头或发生问题后，要多想想当事人的“身心状态”、自己管理上的漏洞及以后如何不再重犯，而不是简单地“一罚了事”。

体贴入微的“科学化和人性化”是现代管理发展趋势。现代知识经济下的人力资源管理的发展趋势尤为如此。学习本章内容之后，你会知道：跟所有其他学科一样，人力资源管理的前沿也在不断创新发展之中。

第一节　人力资源管理创新

在全球化和信息技术的推动下，“员工是公司成功的关键”的观念被转化为各种相应的人力资源管理活动。与时俱进，人力资源管理创新也应运而生。综合起来，人力资源管理创新体现在如下十大方面。

一、人力资源管理组织的创新：权变式组织的构建

组织是企业一切活动的平台，组织活动的效率直接取决于平台搭建的好坏。新形势下，企业都在寻找一种能够适应不断变化环境的适应性组织。但是不管哪种组织形式，每种组织都应该适应市场变化，使自身成为一个有利于员工不断学习的学习型组织。因此组织的创新首先是权变式组织的构建。

二、人力资源管理思维创新：以变应变，速度制胜

信息技术的发展和应用，使信息传播、交流的速度大大提高。哪个企业人力资源战略规划的制定、执行或者新技巧的使用、吸引人才、留住人才的新措施的出台等能领先于其他企业，这个企业的竞争力就会得到提高。因此，人力资源管理者必须重视敏捷思维的培养和反应速度的提高，加快信息传播速度、行动速度，这样才能根据时刻变化的环境做出迅速而准确的反应。

三、人力资源管理的手段创新：柔性化管理，以人为本

现代企业劳资双方关系已发生革命性变化，“契约关系”变得越来越像“盟约关系”，以往的强制、命令方式收效甚微，管理权威的维系难以继续依赖权力，刚性管理开始逐步演变为“刚柔并济”的管理模式。因此现代人力资源管理既要强调知识管理的柔性化，体现“以人为本”的理念，又要将提高运作效率的终极目标与柔性管理相结合。

四、人力资源管理的方法创新：实施个性化管理

现代企业对创新成果的应用，往往需要团队精神来实现。运用团队管理模式，在一定程度上能激励部分员工，但另一部分知识型员工的积极性会受挫。而实施个性化管理、建立共同愿景、对不同特点的员工按照其不同绩效进行管理，能更好地满足不同员工的不同层次的需要，起到有效激励的作用。

五、人力资源管理的技术创新：实现 e-HR 系统管理

无论是人力资源计划、工作分析、招聘录用资料的处理，还是面谈、笔试及评估，计算机网络技术渗透到人力资源管理的各个功能实现过程中，员工利用 e-HR 系统能在任何时间、任何地点进行工作及团队合作。

六、人力资源管理模式创新：重视沟通、信任员工、和谐的员工关系

信息与网络技术使管理者和员工、员工与员工之间互动沟通更加高效快捷，e-HR 系统的实施使人力资源管理办公网络化、异地化成为现实，越来越多的企业日益重视员工沟通、信任员工、

采用员工自助管理的方式。

七、人力资源管理核心转变：人力资源价值链管理

21 世纪进入知识经济以来，人力资源管理的核心转变为：如何通过价值链的管理，来实现人力资本价值及人力资源在企业的增值。

人力资源价值链，是指人力资源在企业中的价值创造、价值评价和价值分配这三个相互承接的一体化环节，其本身就是对人才激励和创新的过程，如图 12-1 所示。

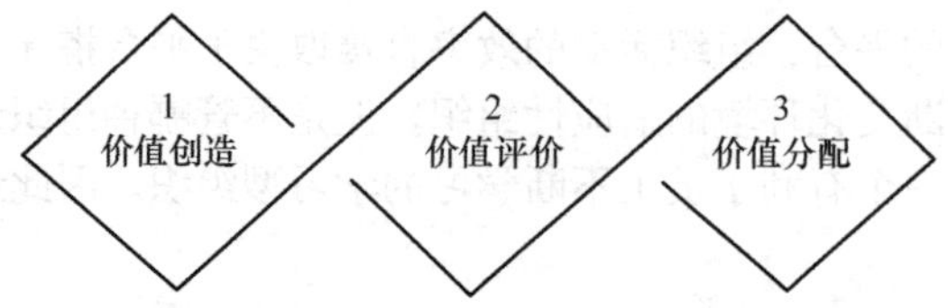

图 12-1 人力资源价值链示意图

（一）价值创造

价值创造在理论上肯定知识创新者和企业家在企业价值创造中的主导作用。企业中人力资源管理的重心要遵循“二八”规律，即关注那些能够为企业创造巨大价值的人，这些人的数量在企业中仅占 20%，但创造了 80%的价值，同时也能带动企业其他 80%的人高效工作。注重形成企业的核心层、中坚层、骨干层员工队伍，同时实现企业人力资源的分层分类管理模式。

（二）价值评价

价值评价是人力资源管理的核心问题，其内容是指要通过价值评价体系及评价机制的确定，使人才的贡献得到承认，使真正优秀的人才脱颖而出，使企业形成凭能力和业绩吃饭，而不是凭“政治”技巧吃饭的人力资源管理机制。

（三）价值分配

价值分配就是通过包括职权、机会、工资、奖金、福利、股权的分配等在内的多元化价值分配形式的构建，满足员工的需要，有效地激励员工。这就需要企业注重对员工的潜能评价，向员工提供面向未来的人力资源开发内容与手段，提高其终身就业能力。

八、员工关系管理模式的创新——劳动契约与心理契约为双重纽带的战略合作伙伴关系

21 世纪，员工与企业之间的关系需要靠新规则来管理，这种新规则就是劳动契约和心理契约的双重纽带模式，如图 12-2 所示。

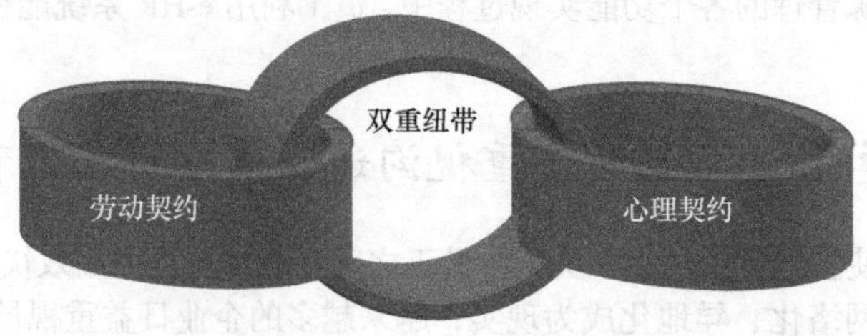

图 12-2 员工关系管理创新——双重纽带模式结构示意图

（1）用劳动契约和心理契约作为调节员工与企业之间关系的双重纽带，一方面要依据市场规则确定员工与企业双方的权力、义务及利益关系；另一方面又要求企业与员工一起建立共同愿景，在此基础上就核心价值达成共识、培养员工的职业道德、实现员工的自我发展与管理。

（2）企业要关注员工对组织的心理期望与组织对员工的心理期望之间是否达成默契，在企业和员工之间建立信任与承诺关系，让员工实现自主管理。

（3）形成企业与员工双赢的战略合作伙伴关系，个人与组织共同成长和发展。

九、人力资源管理者的角色创新——“工程师+销售+客户经理”等角色多重化、职业化

21世纪，企业要以创新的思维来对待员工，要以营销的视角来开发组织中的人力资源。员工是客户，企业人力资源管理的新职能就是向员工持续提供客户化的人力资源产品与服务。从某种角度来看，人力资源管理也是“市场营销”的一种：站在员工需求的角度，通过提供令顾客（企业员工）满意的人力资源产品与服务来吸纳、留住、开发企业所需要的人才。因此人力资源管理者要扮演“工程师+销售人员+客户经理”的角色，如图12-3所示。

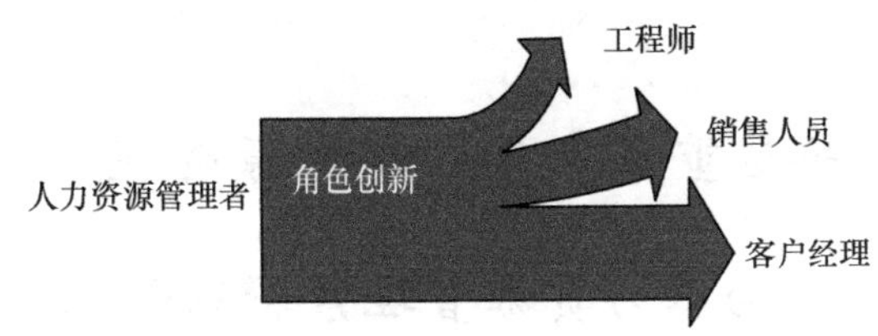

图12-3 人力资源管理角色创新示意图

（一）工程师

人力资源管理者要具有专业的知识与技能。

（二）销售人员

人力资源管理者还需要具有向管理者及员工“推销”人力资源产品与服务方案的技能。

（三）客户经理

人力资源管理者需要为企业各层级员工提供一系列人力资源系统解决方案。例如，著名的Motorola公司人力资源管理者提出的人力资源客户经理Total Solution，主要内容包括如下几项。

1. 共同愿景 通过共同愿景将企业目标与员工期望结合在一起，满足员工的事业发展期望。

2. 价值分享 通过提供富有竞争力的薪酬体系及价值分享系统来满足员工的多元化需求，包括企业内部信息、知识、经验的分享。

3. 人力资本增值服务 通过提供持续的人力资源开发、培训，提升员工的人力资本价值。

4. 授权赋能 让员工参与管理，授权员工自主工作，并承担更多的责任。

5. 支持与援助 通过建立支持与求助工作系统，为员工完成个人与组织发展目标提供条件。

实践中的人力资源管理

三门峡市中心医院的人力资源管理软件

三门峡市中心医院成功上线了由某软件公司提供的人力资源管理软件。三门峡市中心医院希望该人力资源管理软件能够给其人事信息化带来可观的效果。

三门峡市中心医院位于三门峡市，是一所集医疗、教学、科研和院前急救为一体的综合医院。

三门峡市中心医院引入先进的人力资源管理理念，选用了人力资源管理的基础模块、人事异动、合同管理、薪资管理、报表管理、表格工具、保险管理、档案管理等模块，进行人力资源信息化统一管理。该软件的使用将最大程度激发中心医院员工潜能，提高员工的素质，加强团队建设，实现管理目标。同时该人力资源软件管理系统将帮助中心医院整合、优化人事管理业务流程，降低成本，提高效率及改善服务水平，有效缩短管理周期，使工作流程自动化；同时还将提供对员工的调配、晋升、考核等业务处理流程，提供方便灵活的业务流程定义功能，降低医院管理难度。该人力资源软件的使用在不断提高中心医院人事管理质量的同时，还将加大中心医院的人才培养力度，加速助力中心医院管理信息化进程。

通过人力资源管理软件的深入应用大力推动了三门峡市中心医院人事部管理信息化建设，规范三门峡市中心医院人事部流程与医院工作人员的操作，提高医院人事管理的整体水平。

案例说明：人力资源管理的创新目标始终与企业的发展战略息息相关，创新手段和方法的采用都是为企业保持竞争优势、打造核心竞争力服务的。

第二节 人力资源管理的发展趋势

进入 21 世纪知识经济时代，人力资源管理在应对各种环境变化、挑战和冲击中呈现以下六大发展趋势。

一、组织越来越重视战略人力资源管理——企业战略与人力资源管理紧密结合

人力资源真正成为企业的战略性资源，人力资源管理要为企业战略目标的实现承担责任，为企业创造价值，打造企业的核心竞争力。越来越多的企业认识到，如果想要获得或保持竞争优势的话，战略规划和人力资源对其发展和前途都是最重要的因素，而这两者必须紧密结合起来，才能达到最佳效益。因为战略规划的各个要素都包含人力资源因素，必须获得人力资源的支持才能实现。因此很多企业聘请人力资源专家实质性地参与到战略研究和制定全过程，从而实现战略与人力资源规划在战略规划和战略管理过程的早期就结合为一体。这种变化趋势对于人力资源管理者来说同样具有重要意义。因为人力资源规划是衡量和评价人力资源对企业效益的贡献的基础，如果企业的战略目标不明确，不将人力资源发展与企业战略目标紧密联系起来，人力资源规划就会变得毫无意义。因此，人力资源管理与企业战略规划的一体化从根本上提供了人力资源及人力资源管理对企业做出贡献的机会。

二、人力资源管理渐渐从“事后管理”向“超前管理”转变

人力资源管理在知识经济时代已逐新从“事后”移到“事前”，对客户、业务和市场有必要深入接触和了解，并且在此基础上把握整个公司的走向和对整个行业的发展趋势进行前瞻性预测，以实现人力资源的超前式管理。

20 世纪 90 年代以来，越来越多的企业实施各种组织变革的计划，大多数人力资源经理成为这些变革计划的组织者和领导人。在工作中，原来他们遇到的挑战性的问题是管理变革和再造工程。近年来，他们的问题又变成了促进员工参与、改进客户服务、支持全面质量管理等方面的内容。目前越来越多的企业的人力资源部门将工作重点放在提高生产力上，将事务性工作标准化、自动化，而对设计、实施各种有利于提高员工生产力和企业的整体绩效的方案投入更多的人力和物力，这就对人力资源管理部门的工作职责、人员素质提出更高的要求。这种趋势的持续发展，

将使人力资源管理职能“直指”企业的使命。

三、人力资源管理全球化和跨文化管理

组织的全球化，必然要求人力资源管理策略的全球化、人才流动的全球化。尤其是加入 WTO 以后，组织更多面对的是人才流动的国际化及无国界。经济全球化必然带来管理上的文化差异和文化管理问题。跨文化的人力资源管理已经成为人力资源管理领域的热点和难点问题。

四、网络化组织渐渐取代传统组织架构

随着计算机技术的普及和应用，传统的中层经理协调和监督的功能已逐渐被取代，组织的高层管理者和基层管理者可以通过计算机网络进行沟通和联络，组织结构因此日益变得扁平化、开放化，组织层级在逐步减少、层次少的“纵向管理”已经成为发展趋势。另外，更为灵活、更具流动性的“项目本位制”的组织结构盛行，员工被安排到不同的项目中，受多个团队管理者领导，组织被要求通过工作流程分析对工作形成一种更为广泛的认识，在工作描述和工作规范的编写时保持更大的灵活性。网络化组织对员工个人影响很大，员工有很大的活动空间。许多业务活动由以前的部门活动转变为团队或个人活动，个人在家办公或移动办公已成为平常行为，这些都得益于网络技术的发展，充分授权、民主管理、自我管理等网络组织的特征已经出现，网络化组织日益普及。

五、人力资源活动的经济责任及对企业绩效的贡献将得到普遍承认

现代人力资源管理的职能已从过去的行政事务性管理上升到考虑如何开发企业人员的潜在能力，不断提高效率上来。它更多地以经营者的眼光，注重企业在吸引人才、培养人才、激励人才等方面的投入，因为人力资本投资具有较高的、甚至无可比拟的回报率，是企业发展的最有前途的投资。人力资源部门不再仅仅是个纯消费部门，而是能为企业带来经济效益的部门。

近年来，研究者们试图找到人力资源活动效益与企业绩效之间的关系。美国一家研究机构进行了人力资源活动与生产力、人员流动率及财会绩效标准之间的关系等方面的深入研究。这项研究通过考察资本回报总效率、股东收益率及价格成本差额，证明适当的人力资源活动与提高企业绩效之间有强大的交互作用，适当的人力资源活动能降低人员流动率，提高根据员工人均销售额计算的生产力。这项研究指出，人力资源活动是最后一个没有达到合理化的重大经营领域。未来生产绩效收益将不会在新的财务、会计领域中找到，也不会在市场营销领域中找到，而只能在过去被忽略了的人力资源领域去找。

六、企业人力资源管理者未来角色的界定

未来企业人力资源管理者角色将主要定位在以下三个方面，如图 12-4 所示。

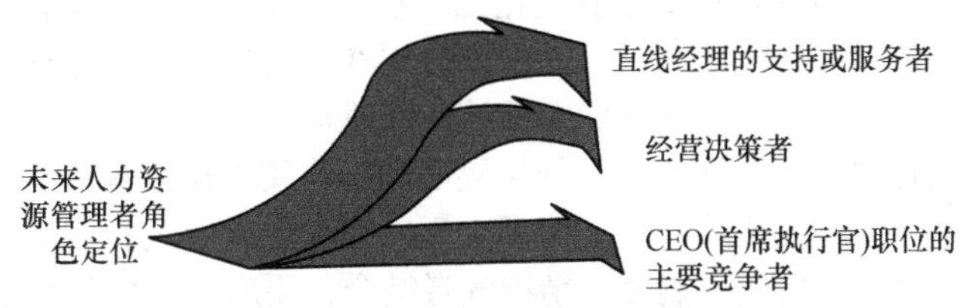

图 12-4　未来企业人力资源管理者角色定位示意图

（一）直线经理的支持或服务者

人力资源管理将被确认为各级管理人员的共同职责，而不再只是人力资源管理部门的任务。对于其他部门的经理，人力资源部应当培训、推广企业的人力资源管理理念、方法，使各层次主管成功地掌握非人力资源经理的人力资源管理技巧，成功地管理自己的团队。同时，人力资源部门要把人力资源管理作为经理业绩考核的重要内容之一，特别是其评估下属员工业绩的能力。部门经理应该主动与人力资源部门沟通，共同实现管理的目标，而不仅仅在需要招人或辞退员工时，才“求助”于人力资源部。人力资源管理人员要与各级管理人员建立伙伴关系，成为他们的支持者或服务者。

（二）经营决策者

传统观点认为：人力资源部门是一个无足轻重的行政管理部门，只需要负责企业人员的“进、管、出”，与企业经营决策没有什么关系。随着市场竞争的日趋激烈，人力资源在企业经济效益中的重要性越来越明显，其管理的核心地位越来越突出，人力资源管理不再仅仅局限在人事工作方面，而是更多地参与到企业经营活动中来，成为经营决策的重要方面。他们要关注企业经营的长期需要，也要帮助直线经理和员工设立标准、制定计划，并进行日常管理活动。

（三）CEO（首席执行官）职位的主要竞争者

对人力资源管理问题的日益重视和人力资源在现实生活的重要作用使得人力资源管理者的地位不断上升。CEO 职位的候选人从最初的营销人员、财务人员到现在的人力资源管理人员。特别是进入 20 世纪 90 年代以后，人力资源管理者的地位有了更为彻底的改观。越来越多的高层人力资源主管问鼎 CEO 职位，越来越多的高层人力资源主管进入企业董事会。未来的发展可能是：不曾当过人力资源主管或者经过相关培训，就没有资格当 CEO 或进入企业董事会。

第三节 人力资源管理与企业文化建设

我国著名人力资源管理学者彭剑峰曾说过，人力资源管理的最高境界是文化管理。人力资源管理的获取、控制和激励、培训与开发、整合等各项功能的实现都受到企业文化直接或潜在的影响，同时，这些功能的实现又反作用于企业文化的形成、维持及发展。

企业文化理论源于美国管理学界在 20 世纪 80 年代初对东、西方成功企业的主要特征研究，企业管理因此而跃迁到“以人为本”的文化层面，学者们通过实证研究得出结论：杰出而成功的企业都有强有力的企业文化。

一、企业文化的内涵

企业文化主要是指企业的精神文化，它是在长期经营活动中形成的共同拥有的企业理想、信念、价值观和道德规范的综合。企业文化是企业的“灵魂”。国内外学者曾经对企业文化有不同的阐释，但综合起来，企业文化的内涵包括以下几个方面：①企业文化本质在于它是一种企业经营理念、价值观和企业人的行为准则；②企业文化无时不在、无处不在，充满企业运行的一切时间和空间，体现在企业人的一切行为之中；③企业领导层在企业文化形成过程中起着主导作用，企业文化通常体现着企业创办人及其后继者所提倡的经营理念和文化思想。

一般而言，企业文化包括三个同心圆：外层同心圆为物质文化，指企业内部的机器设备和生产经营的产品等；中间层为制度文化，包括人际关系、企业领导制度；内层是精神文化，是企业内的行为规范、价值观念等。物质、制度、精神气者结合，便形成了企业文化，如图 12-5 所示。

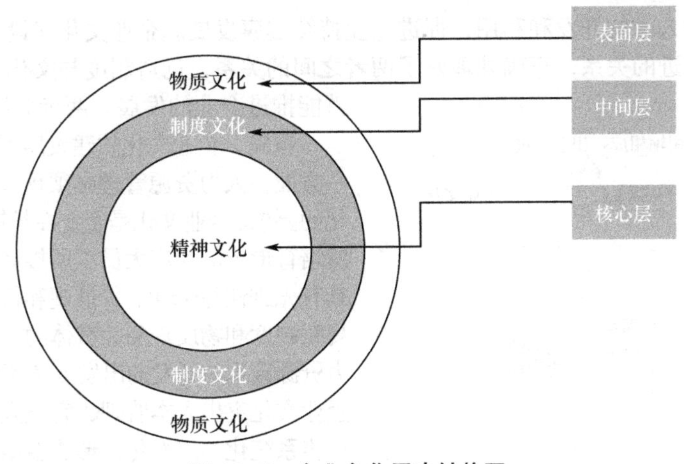

图 12-5　企业文化层次结构图

二、企业文化建设的重要性

企业文化是全体员工衷心认同和共有的企业核心价值理念，它规定了人们的基本思维模式和行为模式，而且这些思维模式和行为模式，还应该在新老员工的交替过程中具有延续性和保持性。一个优秀的企业，就是要创造一种能够使企业全体员工衷心认同的核心价值观念和使命感，创造一种能够促进员工奋发向上的心理环境，创造一种能够确保企业经营业绩的不断提高、一种能够积极地推动组织变革和发展的企业文化。优秀的企业文化的巨大作用体现如下几个方面。

（一）优秀的企业文化将“以人为本，人才强企”的理念渗透到员工的思想和行动中

形成良好的组织氛围，创造和谐、融洽的人际关系，这无疑对保持和增强员工的工作、学习积极性都有巨大的促进作用。因此，管理者与员工建立良好的沟通渠道，建立和谐、平等的关系，让员工了解企业的大事，让管理者了解员工的需要。同时管理层应严于律己，以身作则，团结上进，为员工树立良好的榜样，使员工对管理层的佩服尊敬上升到对企业的忠诚，从而增加组织的凝聚力与向心力，让员工感到在本组织中工作是愉快的。

（二）优秀的企业文化应培养员工的适应力和创新精神

为人力资源改革创造良好氛围，使人力资源管理达到“事半功倍”的效果。企业文化应该倡导创新，不断促进企业技术和管理的进步，营造企业良好的改革内部环境，培养员工主动参与和支持改革，这样就有利于充分发挥人力资源管理的作用，建立公平合理的内部进取的氛围，形成让“能者上、平者让、庸者下”的人员动态管理机制。

（三）优秀的企业文化可以规范员工的日常行为

树立员工的主人翁意识。优秀的企业文化容易被员工所认同和接受，由于高度的认同感，员工就会自觉地用企业的价值观和行为准则来规范和要求自己，用企业文化来规范自身行为，自觉遵守企业制度，提高企业执行力，促进制度管理。

三、人力资源管理与企业文化建设的关系

人力资源管理是一种有形的“硬管理”，企业文化建设则是无形的“软管理”。两者之间通过“人”相互联系、相互促进。当企业文化融入人力资源管理的全过程，就会影响员工自有的价值观

念，有助于加强对人才的开发和利用，促进企业持续健康发展。企业文化建设和人力资源管理是相辅相成、相互促进的关系，正确处理好了两者之间的关系，创造制度与文化并重的管理环境，就能推进企业的发展。两者关系如图 12-6 所示。

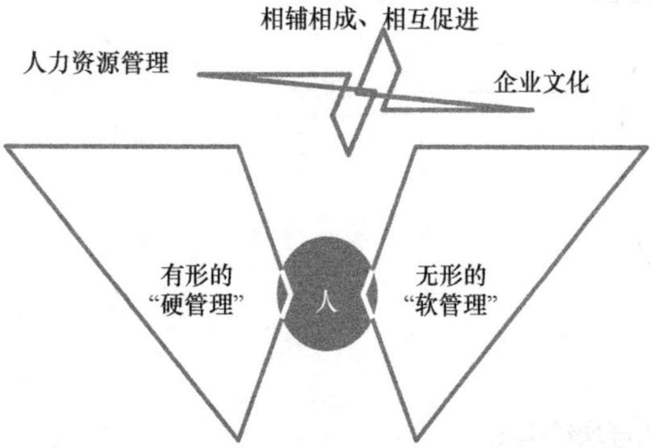

相辅相成、相互促进
人力资源管理
企业文化
有形的
“硬管理”
人
无形的
“软管理”

图 12–6 人力资源管理与企业文化关系一览图

首先，企业文化的建设离不开人力资源管理。一方面，人力资源管理必须顺应企业战略、企业文化的要求。企业文化是企业在长期生产经营活动中，所培育形成的为广大员工所接受的并共同遵循的、具有先进性与个性的价值观和行为规范，是以企业规章制度和物质现象为载体的一种文化，是企业人力资源管理与开发的出发点和落脚点。而另一方面，企业文化突出人本管理，它把人力资源管理开发进一步系统化、层次化，形成新型的管理机制，全面改善人力资本投资战略方向，提升人力资源运行效率，建立起以制度文化为基础的人力资源管理系统平台，积极创建学习型组织和优秀的员工团队，努力把人力资源提升为人才资源，形成有利于促进人才成长、有利于促进人才创新、有利于促进人才工作同企业发展相协调的工作格局。

其次，人力资源管理是企业文化的载体和支撑，是企业文化建设和执行的可靠保障，任何形式的企业文化都离不开制度的承载，如果没有制度的支撑，企业先进的理念将会难以贯彻实施。人力资源管理体系为企业文化的建设执行提供载体和可靠保障。

人力资源管理采取内部统一立场，认为组织成员应该为了共同利益一起工作，排除冲突的影响，以实现共同目标。从这一立场出发，人力资源管理与企业文化一致：管理驱动、不存在冲突，共同利益占上风。

人力资源管理面临的挑战是将内部统一目标与更多的个人及小团体的自主性目标相协调。而这两种目标的协调不是轻而易举的事情。企业文化可以在一定程度上帮助人力资源管理在组织和员工利益之间找到合理的平衡点，同时又能使追求组织目标与员工自身目标不发生冲突。因此，人力资源管理真正的关注点就是企业文化，以及对文化的变革和管理。组织文化与组织战略、组织结构、人力资源管理中的各项政策策略、员工招聘、选拔、评估、培训与奖励等都有直接的影响。具体如图 12-7 所示。

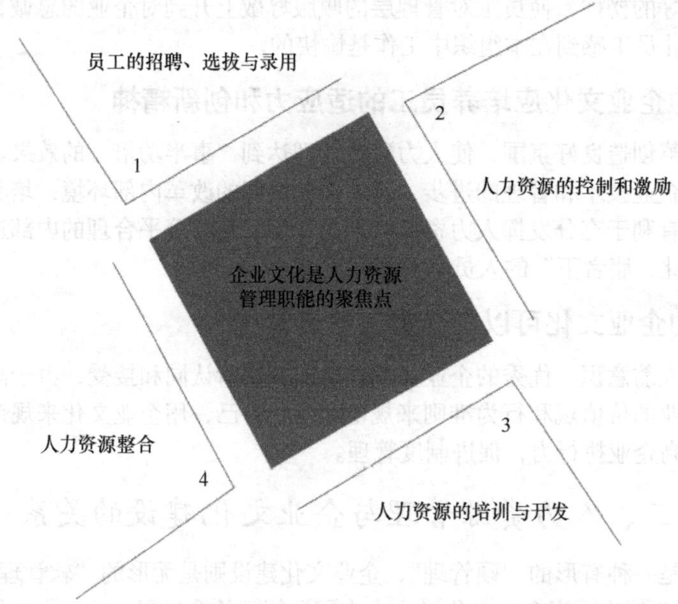

图 12–7 企业文化是人力资源管理主要职能的聚焦点

（一）员工的招聘、选拔与录用

传统的人才招聘往往只重视学历与品德而忽略文化价值因素，完全不考虑他们的兴趣爱好、工作态度、激励方式、价值取向、个人成功标准等因素，把这些所谓的标准件吸纳进企业后，再通过各种途径向这些人灌输公司的企业文化。国外成功企业的经验表明，企业在招聘人才时往往对应聘人进行三方面的测试：知识和技能（看有无能力）、动机和态度（看有无意愿）、工作偏好（看价值观是否匹配）。凡是通过这一系列测试的求职者聘用后往往都会有较高的成功率。

（二）人力资源的控制和激励

当今时代是一个人力资源决定企业成败的时代。人才竞争加剧，如何吸引和留住企业的核心人才，培养他们的忠诚度，激励他们不断创新奋斗，与企业共同成长，已成为大多数企业面临的一大挑战。企业必须通过制定合理的绩效管理制度并将其与薪酬管理及人员的升迁、选拔相结合，来增加员工满意感，使其安心和积极工作。它一方面是企业文化的体现，同时又对企业文化的形成起到一定的强化作用。

（三）人力资源的培训与开发

该职能指的是对职工实施培训，并给他们提供发展的机会，指导他们明确自己的长短处与今后的发展方向。组织理论学家路易斯提出，相对于民族的和种族的文化来说，个人参与一定组织文化只是暂时的，而且是自愿选择的。他认为，一个人在进入一个新的组织之后，只有迅速地掌握了该组织文化中的核心思想和价值观念，并喜欢多数人赞同的信条时，才能在组织中发挥作用。

（四）人力资源整合

企业文化的实质是以人为本，人力资源管理中一定要建立畅通的沟通渠道，不仅保证信息从上往下流动，而且从下往上的渠道也必须畅通无阻。这样才能了解员工的真实想法，才能管理好员工，激发员工的工作热情。无处不在、畅通无阻、安全有效的对话通道是员工贴近企业的最佳通道，给员工一种心理上的安全感和随和感，进而形成健康活泼的企业文化。

人力资源的这一文化整合功能贯穿于企业发展的全过程，尤其在发生兼并和重组阶段更为明显。为了加强员工对不同文化传统的反应与适应能力，促进不同文化背景的员工之间的沟通和理解，必须进行跨文化培训，根据环境与企业的战略发展要求，建立起企业强有力的独特文化及共同的经营观，而不是简单地套用企业原有的文化模式。

四、人力资源管理对企业文化变革的作用

在企业文化变革过程中，对人力资源系统进行相应的调整可以促进新的企业文化的形成。企业的人力资源政策直接影响着员工的行为，当人力资源政策发生变化时，员工的行为也会发生变化。企业新的文化内涵重新定义之后，根据新的文化内涵对企业的人力资源系统进行相应调整，可以确保公司的人力资源政策、系统、关键指标等能有效地支持和强化新的企业核心价值观和公司原则，即新的企业文化。具体的影响如图 12-8 所示。

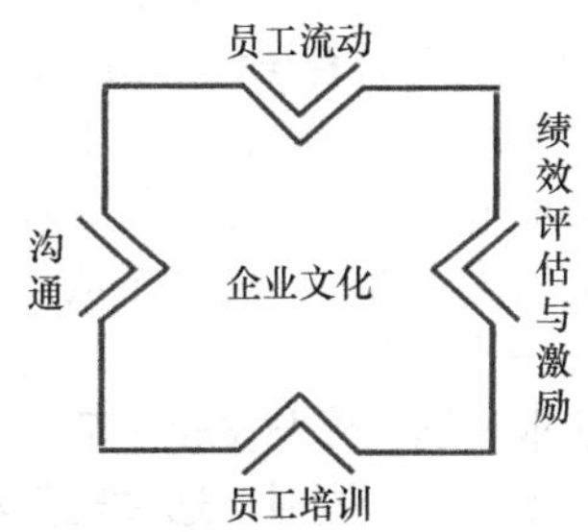

图 12–8　人力资源管理对企业文化影响示意图

（一）员工流动

通过人力资源管理过程中的人员外部招聘和内部流动，将新的思想观念和新的行为带到组织中来，影响组织文化。

（二）人员培训

当组织需要建立并巩固一种新的文化时，可以通过人力资源管理过程中的员工培训让员工了解企业的新文化，学习如何在企业的新文化基础上改变自己的行为。

（三）绩效评估和激励

为了建立和推行组织的新文化，组织可以修改绩效评估的标准和奖励的标准，以此形成对员工行为的新规范。

（四）沟通

组织可以通过人力资源管理中的沟通过程来向员工阐明组织文化改变的重要性及其对员工本身的影响，这种沟通过程可以是正式的，如会议、报告、演讲等，也可以是非正式的员工谈话、小范围交流等。

总之，人力资源管理和企业文化两者有着互相依赖、互相依存、密不可分的关系。企业的发展离不开人才，再好的人才也需要在特定的企业环境和文化氛围中施展才能。企业文化所提供的企业价值标准、道德规范和行为准则，不仅成为企业人力资源管理运作中的精神和行为依据，同时又为企业培育高素质的员工队伍创造一个良好的环境和氛围。

五、人力资源管理中的企业文化的塑造

随着市场经济的发展和市场竞争的日益激烈，人力资源管理的重要地位愈加凸显。人力资源管理的中心是人，因而核心问题就是激励。激励机制的核心在于对员工内在需求的把握与满足。充分挖掘和发挥每个员工最大潜能，实现人尽其才，使员工的行为指向企业的目标，这就需要利用企业精神、企业价值观、企业理念、企业使命与宗旨对每个员工加以有意识的引导，使企业文化与人力资源管理紧密相连。

作为企业灵魂，企业文化是一种资源，是促进企业发展的“源动力”。随着知识经济的兴起，企业将面临日益激烈的市场竞争，企业形象、企业品牌、企业精神、企业文化所产生的作用将更加突出，很多企业都把建设特色企业文化作为企业管理创新的一项重要内容。良好的企业文化，铸就企业长久的生命力。不断推进企业文化的发展，建立一套科学的衔接企业文化的人力资源管理开发体系，能够把传统的刚性管理转向“刚柔并济”。具体表现在以下几个方面。

1. 建立健全人力资源激励约束机制，科学管理和配置人力资源，塑造“唯才是举、唯贤是用”的文化 现代企业的竞争归根结底是人才的竞争，彻底打破身份界限，实行竞聘上岗、动态管理，真正形成“能者上，平者让，相形见绌者下”的运行机制，为优秀人才的脱颖而出提供支持。在选人上，要建立“赛马机制”，树立“能力、表现与实绩重于一切”的观念，讲经验，但不唯经验；讲文凭，但不唯文凭；真正把那些有真才实学、德才兼备的优秀人才放在合适的岗位上，实现人力资源的优化整合配置，为不同类型的专业人才提供人尽其才的发展空间。

2. 加强员工教育培训，强化企业文化灌输，增加员工对企业文化的认同感 现代企业非常注重对员工的培训，既要提高员工的业务水平，又要提高思想素质，尤其要加强工作责任心、政治思想和职业道德意识，要不断探索好的培训方式，不断推进“培训、考核、使用、待遇的一体化”进程，完善激励机制，使员工从强制培训转换到自觉培训的轨道，经常开展既能丰富员工文化生活又能促进员工提高技能、技术的各类活动，如知识竞赛、技能比武、拓展训练、参观考察等，努力使企业培训工作与文化生活融为一体，使企业培训更贴近工作与生活，更加生动活泼，丰富多彩，扎实有效。同时，通过这类活动为员工提供交流沟通、提高自身素质的平台，让员工在扩展知识面的同时，了解到企业文化的精髓，增加员工对企业文化的认同感、对企业的归属感和忠诚度。

3. 加强人力资源管理制度建设，为企业文化的执行提供依据　企业制度文化是企业文化的重要组成部分，也是企业行为文化得以贯彻的保证。随着企业规模的扩大，必须建立健全各项人力资源管理制度，让员工懂得该做什么、不该做什么，做到各尽其能，各司其职，层层把关，规范管理。取决于企业人才观和价值观的人力资源管理制度体系是企业进行人力资源管理的依据，企业应该强化薪酬考核和激励体系建设，按照员工的绩效来核定其薪酬水平，激发员工的工作热情，使员工的行为与企业的文化导向保持一致，提高员工的工作效率，促进企业效益的提高。

4. 进一步强化各级管理者在企业文化建设中的示范作用　各级管理者是企业人力资源的一个重要组成部分，上至厂级领导，下至班组长，在企业文化建设中担当着培育者、倡导者、组织者、指导者和示范者的角色。各级管理者要靠自己的人格魅力、知识专长、经营能力、优良作风和领导艺术及对企业文化建设的身体力行，去持久地影响和带动员工，使员工对企业产生强烈的认同感和归属感。

总之，实现最高境界的人力资源管理是对企业文化管理。企业文化能极大地增强企业内部的牵引力、控制力、推动力、黏合力、凝聚力，正是这种力量，促进了“以人为本，人才强企”的人力资源管理理念，使企业的目标成为员工的自觉行为。要培育和发展具有自身特色的企业文化，把企业文化、道德建设与制度管理有机结合起来，把人力资源管理与企业文化建设有机地结合起来，通过不断打造企业硬件和软件设施，促进人力资源的管理，促进企业的改革和创新，使企业在激烈的市场竞争中立于不败之地。

实践中的人力资源管理

企业文化建设——挽救了信心药业集团发展的“信心”

河南信心药业集团有限公司其前身为郑州市中药制药厂，是河南省规模较大的中成药制药国营一类企业，具有45年中成药生产历史。其主要产品有165个，能生产口服液、片剂、注射剂、丸剂、气雾剂、散剂等十多个剂型，下设三个附属厂。1993年下半年，由于领导班子不力，内部矛盾激化，经营管理不善，最后资不抵债，在1996年宣告破产，由河南花园集团整体收购郑州中药制药厂。但振兴药厂面临各种困难，有专业上的问题，更有管理上的问题。最后为了尽快使企业走上正轨，新的管理层聘请专家，经过专业周密的项目调查和项目策划，全面实施“信心文化工程”。具体成果如下：

一、信心药业理念系统的构建

主题理念口号：“心正药精”。

企业事业领域：“以药为基点，以健康为半径，圆幸福生活一个梦”。

企业使命：“制中州药，泽天下人，承医圣志，扬民族魂”。

企业精神：“平康万民，信心情系千秋业；强国济世，上下同欲石变金。”

企业哲学：“皮之不存，毛将安附；事业不存，幸福何来？”

企业铭：“金石草木为我所用，炮制提炼必求其精。”

司训：“制中州药，泽天下人，承医圣志，扬民族魂，平康万民，信心情系千秋业，强国济世，上下同欲石变金。”

二、企业文化建设工程方案

1. 信心文化传播工程　总经理精神灌输，通过报告会的形式，向管理人员和一线员工阐述企业哲学和企业精神的内在涵义，讲述一个合格信心人应具备的品格和敬业观、服务观，每年举办两次。

编定信心理念讲义，制定公司特有的精神、道德、行为准则，工作作风等方面的培训教材，简称《信心铭》。在新工上岗之前进行训导，对在岗员工每年进行一次培训，同时，组织专人赴南阳学习编印《医圣张仲景的故事》发给员工阅读，写读后感，并通过内部广播、报纸、讨论、演讲等形式交流。 举办信心文化讲座，主要内容包括：企业理念与企业文化；角色与敬业；人、企业与社会；企业公关与企业形象；现代企业管理等。每月举办一次，到目前为止，已累计举办22场次。

成立信心文化研究会，不断赋予信心文化更深的内涵，从1997年初开始，半年举行一次。

创办《信心人》报和《信心之声》广播室，《信心人》报每月两期，分设新闻、知识长廊、副刊、新视野等，《信心之声》广播室，早、午各播一次，除播送新闻外，《信心之歌》为首播节目。

建立上下沟通制度：通过各种形式，每月向员工报告一次生产、经营情况和公司重大事件。

建立厂史展览室，教育员工和新聘人员不断增强在花园旗帜下办好信心公司的信心。

重塑医圣张仲景像，将张仲景像建立在办公楼大厅内，以形象为载体，使员工更深刻地理解公司的理念，以医圣的生平业绩教育激励员工。

2. 信心文化育人工程　成立信心学校。在原中药厂技校的基础上，由人事部主抓，负责员工的岗位培训，专业技术培训和在职员工培训，培训内容还包括企业理念系统，每年举办各种培训班十多个。

制定信心育人计划。1997年同郑州大学联办大专班，抽调50名骨干进行为期一年的学习，毕业后，全部充实到营销等重要岗位，发挥了积极作用。

开展“做合格信心人”和“假如我是厂长”大讨论，启发员工为搞好信心公司出谋献策，此项活动自1997年开始后，先后有十多篇稿件发表在花园集团公司主办的《花园人》报上。

开展“质量大比武”活动，在车间及员工中间进行，每年举办一次，评出竞赛标兵，促使员工勤奋学习技术，苦练操作本领，增强质量意识。

开展质量找差距活动，对出现质量问题的典型事例进行分析、讨论，1997年5月，对原中药厂库存及退货等不合格，近300万元的过期产品进行了当众销毁，不断增强员工追求高品质的质量意识。

3. 信心文化激励工程　实行“年功工资制”和“持股计划”，对高层、中层管理人员实行“年功工资制”，对全体员工按不同级别实行了“持股计划”，人均量化股份5000元以上。

建立员工福利和慰问金制度，1997年投资200万元，对员工住房、生活区道路、车棚、配电房等进行了修建，稳定了员工思想，对员工结婚、生日、伤病按规定进行祝贺或慰问。

设立总经理奖励基金制度。对为公司作出重大贡献和提出合理化建议等的员工进行奖励，如1998年对公司销售状元奖励1万元，对获得国家级荣誉的QC小组成员奖励1万元。

制定培育文化楷模计划。对历年来的先进模范人物典型如岳朝贤等进行宣传，通过《花园人》报或板报、广播宣传他们敬业爱厂的事迹，掀起“学先进、树新风”的热潮。

建立家属慰问制度。每年春节给员工家属发慰问信，邀请参加公司的联欢会等，以此取得员工家属对公司的支持。同时，对有特殊贡献的退休老职工组织看望活动。

4. 信心文化活动与文化礼仪工程　制定体育活动计划。每年节假日由工会组织进行体育活动，如拔河比赛、羽毛球比赛等活动。

制定文娱活动计划。重大节日活动如公司成立庆典、节假日等组织员工进行卡拉OK赛、征文、书画、智力竞赛，打牌、歌咏比赛、读书等活动，丰富员工的精神文化生活，陶冶员工的情操。

建立工作惯例和纪念性礼仪。

坚持“早训”制度。每天上班前，组织员工背公司司训两遍；唱司歌《信心之歌》和《团结就是力量》。

重大节日或活动组织升旗活动（国旗和公司旗帜）。

建立生活惯例礼仪，对离退休老干部每年举行两次座谈会，对员工退休组织欢送会。

5. 信心文化宣传推广工程　编制《信心理念手册》向员工传播，人手一册。

制订社会公益活动计划。近两年来，公司内组织三次分别对三名特困员工进行捐款活动，总额达3万元。

利用各种形式开展公司的宣传活动。例如，同《漫画月刊》社联办“信心药业杯”全国漫画大奖赛，联办《城市早报》赞助公益事业和《小小说》共同举办“信心”杯全国小小说征文活动。

在销售本公司产品时向用户推出“服务承诺”。

为使上述五项工程顺利推展，公司成立了以企业党、政、工领导为主要成员的“信心文化建设领导小组”，有计划、有步骤、有分工地进行统一领导，协调文化建设的推广工作。

三、企业文化建设工程项目评估

通过文化整改工作，信心药业从1996年11月4日重新开工，第一期580名员工回到工作岗位。恢复了清肝利胆口服液、婴儿素、健儿药丸、清热解毒、抗病毒等主要产品的生产，2年完成销售额340 000万元，上缴利税270万元。产值比两年前翻番，销售回款超过了历史最辉煌的时期，实际利润今年预计比去年增加400万元以上，出现了近几年来的首次盈利，员工们又看到了希望，增强了信心。

内部公关工作使信心理念深入人心，信心文化初现规模，日益发挥着重要的作用，成为企业参与竞争，重夺市场，为社会作贡献的巨大精神力量。

通过近两年来的企业文化传播工程的开展，极大地激发了员工的自我约束潜力，增强了员工的自豪感、责任感和使命感，使员工迅速从刚开始破产时的无所适从、困惑、企盼、观望的痛楚中迅速走了出来，充分认识到破产—收购—重振，绝不仅仅是一个更名过程或改制过程，而是一场思想变革，一场脱胎换骨的革命，从而形成了一股强大的凝聚力，劳动生产率比破产前提高50%以上。员工们严格按照生产工艺规程操作，两年来没有出现任何产品质量事故。1997年投资近百万元进行了厂区环境改造，草坪绿化面积占厂区的1/4，安全、文明生产已成为员工的一种自觉行动，于1998年被命名为文明单位。

员工生活福利得到改善。工资收比两年前提高了一倍，并集资筹建一栋家属楼。社会统筹金公司按时交纳，各项福利均比过去有所提高，在职员工能够心情愉快地投入到工作中去，毫无后顾之忧，仍然把信心药业作为自己的家。

社会影响。尽管进行企业文化建设是内部之事，但企业改制后整体素质的提高，为破产企业找到了一条新路，省、市新闻部门从不同的角度进行了报道，省、市医药、人大政协等有关部门领导亲临视察，给予了高度评价，一些国营企业也到公司取经，经走访全国各地用户，对信心药业的形象及产品质量都给予了高度评价。

案例评析：信心药业集团重组后的企业文化建设项目挽救了集团发展的“信心”，使原本危机四伏的信心集团真正充满“信心”、重振雄威，在市场上重新站立起来。

第四节　电子化人力资源（e-HR）管理

信息技术的迅猛发展为人类生产力的提高提供了强劲的动力，已越来越影响到社会生活的各个层面。应用信息技术对人力资源管理进行整合，利用计算机网络技术构建电子化的人力资源管理系统（e-HR），正成为人力资源管理领域的新热点。

一、e-HR概述

电子化人力资源管理系统（e-HR）是完全基于Internet/Intranet的。与传统人力资源管理系统相比，e-HR强调员工的自助信息服务，如员工可以通过一定的用户端软件的口令和程序自己更新变化个人信息，也可以在网上自助申请培训、假期、报销等日常事务。这样不仅减轻了人力资源管理人员用于数据采集、确认和更新的工作量，也保证了数据的质量和数据更新的速度。而且由于Internet不受时间和地理位置的限制，企业的任何员工可以在任何时间和任何地点利用网络进行操作。同时，公司的各种政策、制度、通知和培训资料也可以通过e-HR系统进行发布，有效改善内部沟通途径，扩展沟通渠道。e-HR正成为HR发展的新趋势，这是在新技术的影响下，根据面临削减成本、提高效率和改进服务模式的愿望而做出的选择。通过授权，员工可以自主进行自助服务、申请、外协和共享，人力资源部门可以从琐碎的行政事务中解脱出来，将更多的精力投入到企业的战略人力资源管理中。

二、e-HR 系统的特点

e-HR 不仅使企业的人力资源管理自动化，实现了与财务流、物流、供应链、客户关系管理等 ERP 系统的关联和一体化，而且整合了企业内外人力资源信息和资源与企业的人力资本经营相匹配，使 HR 从业者真正成为企业的战略性经营伙伴。

e-HR 的特点主要体现在以下三个方面：

1. 基于互联网的人力资源管理流程化与自动化 “e”把有关人力资源的分散信息集中化并进行分析，优化人力资源管理的流程，实现人力资源管理全面自动化，与企业内部的其他系统进行匹配。

2. 实现人力资源管理的 B2B 企业的人力管理者能够有效利用外界的资源，并与之进行交易，如获得人才网站、高级人才调查公司、薪酬咨询公司、福利设计公司、劳动事务代理公司、人才评价公司、培训公司等 HR 服务提供商的电子商务服务。

3. 实现人力资源管理的 B2C 让员工和部门经理参与企业的人力资源管理，体现 HR 部门视员工为内部顾客的思想，建立员工自助服务平台，开辟全新的沟通渠道，充分达到互动和人文管理。

三、e-HR 的功能分析

1. 数据库 将岗位的工作分析或者胜任力数据库经过数据处理，实现数据库存储，并能在各个功能模块中调用。

2. 系统管理 实现人力资源管理所有环节的功能，如员工的招聘与录用、培训管理、绩效管理、薪酬管理、职业生涯管理及日常人事管理。

3. 数据的兼容性 系统应充分分析用户的各种需求，采用开放式设计。符合通用数据库接口设计标准，可以与企业原有的多种企业管理数据库软件进行通信和连接，并提供 Excel 等数据文件的导入功能。

4. 采用现代人力资源管理理论 兼顾传统人力资源管理政策，借鉴成功组织的人力资源管理经验进行设计，以满足企业的实际需求。e-HR 系统提供完善的组织结构设计及薪资福利设计等功能，可以完整设计出符合企业各种制度的系统功能模块，并且随企业制度变化可随时自由修改或更新相应模块的内容。

四、e-HR 系统典型设计方案简介

典型企业 e-HR 系统设计方案可设计如图 12-9 所示。

典型 e-HR 系统包括九大功能模块，可涵盖人力资源管理的各个环节。各功能模块的具体方案设计如下所述。

（一）工作分析子系统

工作分析子系统完成工作分析信息的收集，包括工作分析问卷调查、工作分析描述和工作说明书、工作规范等的分类与储存，可以方便查询与修改工作分析信息。子系统可完成对工作分析的输入、修改、删除、查询、分类统计及报表打印等功能。

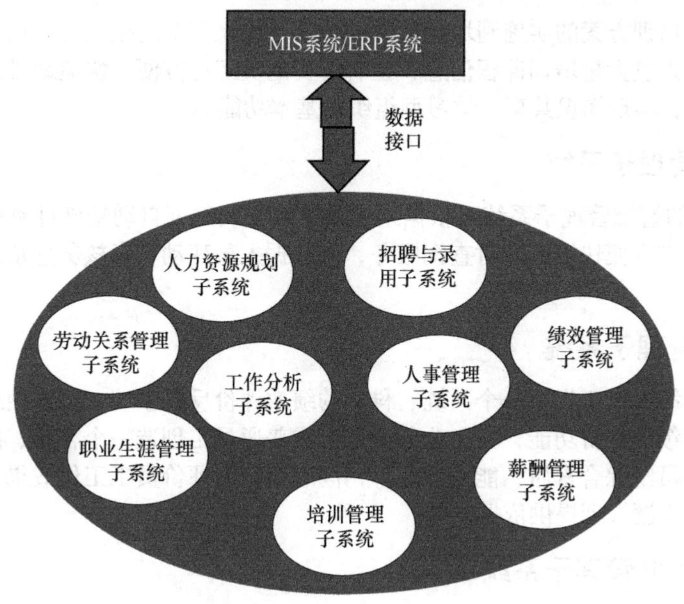

图 12-9　典型企业 e-HR 系统示意图

（二）人事管理子系统

e-HR 系统充分考虑数据的集中性和共享性，使用一个集中的数据库将相关的人事信息全面、有机地组织起来，有效地减少信息更新和查询的重复劳动，保证信息的相容性和共享性，从而大大提高工作效率，还能迅速得到详细的数据分析综合报告。员工的劳动合同、档案，还有各种奖励、处罚信息都可以集中保存在该数据库中，可方便简捷地随时间变化实时更新，对劳动合同到期等时效性工作可设置自动提醒功能等。总之，e-HR 系统不仅使人力资源管理部门减少大量繁杂的事务性工作，极大地提高工作效率，而且可使人力资源管理部门有更多时间思考人力资源战略层次的问题，使人力资源管理者真正有机会成为战略决策层的一员。

（三）人力资源规划子系统

e-HR 系统可对储存在数据库中心的企业的人事、薪资、业绩考核、培训、组织结构等大量的基础数据进行分析，用多种方法对各方面的数据信息进行综合评估和分析。在公司经营目标确定的情况下，通过对不同岗位的信息进行综合分析，形成任何可统计时段的企业人员、薪资、培训等参考数据，并在此基础上，按照人力资源管理人员的指令，对人员的学历、资历、专业、工作行业背景、出生区域、毕业院校等基本条件及素质进行规划，最终自动生成详细的易于操作的人力资源规划表，快捷、方便地获得各种统计分析或效果图，为企业战略目标的实现提供人力资源要素的决策支持。

（四）招聘与录用子系统

e-HR 系统可以将企业的人力资源管理系统与招聘网站建立一种数据接口联系，使应聘者在招聘网站上输入应聘信息和发出应聘申请时可以直接、实时地将信息直接转换入公司的 e-HR 系统中。e-HR 系统使企业的招聘录用工作，方便快捷地与招聘网络有效连接起来，高效地完成从招聘计划、招聘广告的发布、人才的初步筛选、面试安排到录用通知的全过程实时控制。

（五）培训管理子系统

e-HR 系统可有效地将企业的培训资源整合，在网络上实现从培训需求分析、培训课程设计、培训方法的选择、培训方案的实施到培训效果的评估等控制环节的全过程。更可在培训系统中录入大量培训资料，提供大量培训课程信息，让有需要的员工可方便、快捷地进行网络自助学习，实现远程电子培训，实现知识共享、学习型组织的基本功能。

（六）薪酬管理子系统

e-HR 系统中的薪酬管理子系统可根据组织薪酬和福利制度自动精确计算所有员工的月工资及相应的福利，提供方便快捷的实时查询服务，并根据人员变动和考核奖惩情况实现动态自动化的薪资福利管理。

（七）绩效管理子系统

绩效管理子系统为员工提供一个系统、科学的绩效评价反馈系统。可方便地为员工提供全方位的素质、能力、绩效评价功能，为企业各级主管或普通员工创造一个客观、准确的评价环境。让企业获得对所有员工综合素质、能力的评价，同时给企业评价员工工作效果、规划员工职业发展方向和员工职业生涯管理提供依据。

（八）职业生涯管理子系统

职业生涯管理子系统在不同职业阶段为员工提供不同的生涯管理服务。例如，对新员工提供员工的招聘与融合服务；在早期职业阶段，帮助员工建立和发展职业锚；在中期职业阶段，为员工提供和理顺事业发展的职业发展通道；对员工进行职业发展规划指导，为员工开辟合理的职业发展通道，使企业与员工在职业生涯管理过程中达到潜能利用的最大化，得到双赢的最佳效果。

（九）劳动关系管理子系统

劳动关系管理子系统为员工提供从劳动合同条款的协商、劳动合同的订立、履行、变更及更新、解除或终止等一系列过程服务。HER 系统真正使劳动关系管理实现人力资源管理的 B2C。让员工和部门经理参与企业的人力资源管理，体现 HR 部门视员工为内部顾客的思想，建立员工自助服务平台，开辟全新的沟通渠道，充分达到互动和人文管理。

五、e-HR 的发展趋势

e-HR 发展作为企业信息化发展的一部分，与企业信息化的发展密切关联。e-HR 的发展融于企业信息化发展的大趋势之中，作为企业管理的变革的一部分，其发展将带动各个企业进行新的人力资源管理时代。综合起来，e-HR 的发展呈现以下三大趋势。

（一）业务整合与 IT 手段和资源结合已成为 e-HR 发展趋势

微电子技术和计算机技术的结合，提高了人类记忆、存储、比较、计算、推理、表达等信息处理能力。两方面的结合最终促成了信息技术的出现和发展。这些技术极大地增强了人类处理和利用信息的能力，因此使得人力资源管理全方位突破企业活动的地域、资源及管理界限。

（二）管理部门对人力资源管理信息化依赖程度逐渐增强

随着信息化时代的来临，信息技术正在不断渗透到企业管理的每一个环节，企业的各个管理部门越来越依赖信息化手段实现企业各环节的管理，人力资源管理也不例外。管理信息化以来正在成为一种趋势。

（三）企业核心任务与人力资源管理的整合

因为人力资源管理部门的价值是通过提升员工的效率和组织的效率来实现的。人力资源管理已经越来越显示其在企业价值链中的重要作用，这种作用随着人力资源管理者角色多重化趋势的增强而日益明显。例如，人力资源管理者作为客户经理，能为顾客，既包括企业外部顾客，又包括企业内部员工在内的顾客提供一揽子服务，逐渐从“权力中心”的地位走向更为重要的“服务中心”。

实践中的人力资源管理

三九医药集团的e-HR系统解决方案

三九医药集团在科技是第一生产力的思想指导下，不断进行制度创新、技术创新、管理创新，实行高科技、高质量、高效益的方针，以生命健康产业为核心，以实业报国为己任，向着建设世界一流植物药企业的目标不断迈进。公司重视科技、尊重知识，为了将公司建设成“知识型企业”，努力强化规范企业内的各项管理流程，三九医药集团聘请翰威特咨询公司进行了公司岗位体系的规划、薪资体系和绩效管理流程的规划，并采用人力资源管理系统来强化咨询的结果，同时也希望系统能帮助公司规范企业的内部管理，强化“以人为本”的管理理念，为企业的信息化建设提供强大的技术支持与信息支撑，为公司的战略目标的实现提供人力资源管理上的保障。

三九医药集团希望通过导入人力资源管理系统来实现以下几个方面的工作：规划企业的组织结构与岗位体系、实现人员配置、具有完善的招聘与选拔功能、规划企业的薪酬体系与薪酬管理工具、高效的绩效和培训管理流程、强大的门户功能、完备的权限和系统控制体系。

三九医药集团规划人力资源管理系统以人力资源部的日常管理与操作为主体，让员工与企业的各个阶层的管理人员参与到工作中来为原则，将人力资源管理的各个方面转化为可以收集的信息，同时对于这些信息进行分析与抽取，为企业的决策服务，为企业的发展提供强有力的信息支持。

三九医药集团在综合比较国内几个主要e-HR软件厂商产品的技术性能和蕴涵的管理理念的基础上，结合前期所做的咨询，最终确定选择东软和翰威特联合开发的慧鼎作为企业人力资源信息化解决方案。

三九医药集团人力资源职能信息化的解决方案以运用顾问咨询成果为最大的目标，形成了有针对性、高效且适用的三九医药集团人力资源解决方案，主要体现在以下四个方面。

1. 员工角色区分的薪资管理解决方案　三九医药集团在员工的薪资管理方面严格根据员工的编制状态区分为两个管理集群。针对这一特点，系统采用如下的处理方式：不同的群组采用不同的员工进行管理，相互间信息没有交叉，保证了薪资数据的严密与不外泄；不同的群组间采用不同的薪资管理体系，采用不同的薪资项目定义与发放策略定义，保证可以灵活地定制两个群组自身的特定薪资管理内容；对于不同的群组提供了不同的报表分析结果，用信息的划分来得到不同的数据，企业管理者可以有针对性地得到两个群组的薪资成本统计，以助其决策。

（1）全新的绩效管理流程：针对咨询结果，三九医药集团定制了有自己特色且对于企业发展有利的绩效管理理论与流程。在这样的流程中更强调员工的参与、主管人员与员工间的交流与互动，让绩效管理不只停留在案头与书面，而是在企业运作的各个时刻，所有人员都在执行与努力完成企业的绩效目标。

（2）全方位的评估，多角度的评测：企业的绩效评估过程的参与者不再是一个人，而是有越来越多的人参与到其中，他们从不同的角度对于被评估者进行评测。因此，设计了适应此情况的多方位多角度评估体系。不同的人员可以参与到对于同样一个对象的评估过程中，他们有不同的权重，他们会评估不同的绩效目标与绩效领域。员工最终的考核结果将是对于上述信息总体的评价结果，充分体现了科学、高效、合理与公正。

具有极强操作性的绩效计划制订过程。

对于每个要完成的绩效目标加入了对于该目标的行动方案进行规划的功能，可以让员工或是部门负责人在制订自己的绩效目标时，也能对于实现该目标所要进行的步骤与方法明确。从而达到了不仅目标有计划性，目标的完成也是有步骤与有计划的。

2. 在目标完成有计划的基础上，加入了“反馈与指导”的操作环节　部门负责人与员工可以定期地通过交流来得到员工目前的工作情况、绩效目标的完成情况及目前存在的问题。同时，针对员工存在的问题，可以进一步修订员工的绩效目标与目标的行动计划，以达到及时灵活地调整员工或是部门计划与步骤的目的，为更好地完成企业的绩效目标服务。

3. 强有力的“绩效跟踪”　管理者可以不定期地对员工的绩效目标进行跟踪，以达到及时对目标完成情况的了解与评估。针对三九医药集团的情况，系统在原有绩效目标评估的基础上加入了岗位能力评估方式。

管理者可以针对不同的岗位特性对于员工的岗位能力进行评估与评测，得到一定的岗位能力评估数据，从而为员工的职位升迁与薪资调整服务。与薪资管理有机地结合，让绩效考核的结果转化为与员工密切相关的奖金与薪酬。绩效评估结果将直接作用于绩效奖金的发放，能力评估的结果将直接作用于员工的薪级调整与岗位升迁。

4. 体现员工参与的培训管理解决方案　三九医药集团的培训管理具有灵活性高、员工参与性高的特点，一次培训也许完全是由员工自发参加的，而在此过程中人力资源管理者只是对于培训过程进行侧面的规划与管理。因此，针对这一特点，设计了更加合理与高效的培训管理流程，主要体现在以下几个方面。

员工自主申请将要参加何种培训及何时参加等信息，而不需要完全依赖于人力资源管理者规划的培训方案体系。

人力资源管理者得到员工的培训需求信息，及时对于信息进行整理，规划员工的培训过程，在企业培训目标的指导下，体现“以人为本”，注重员工个人能力的发展与提升。

分级的审批流程使培训活动的决定不再是直接主管一人的决定，用户可以灵活根据企业现有的组织管理体系来制订审批流程，更加体现了管理方式上一定程度的集中与一定程度的民主。

及时的交流强化培训的效果。企业的培训不再只是培训者自身的参与过程，系统通过培训前交流与培训后交流两种手段，达到了管理者与参与培训的员工对于培训目的的一致，并以此来检验员工的培训成果。使企业的培训不流于形式，而更加强调了其产生的效果。

三九医药集团人力资源系统中为企业提供了以下几种用户角色：人力资源管理者、普通员工、直线经理、公司领导与 CEO。用户可以根据管理权责的划分来灵活设置使用此系统的员工的身份。同时对于每一种身份，系统均充分考虑到了使用用户的特点，做了有针对性的调整与改进，主要体现在以下方面：

普通员工操作简便，指导性强，更强调其与人力资源管理部门及主管人员的沟通与反馈。直线经理加入了管理范围的概念，及时地得到下属员工信息的动态变化。公司领导可以有针对性对于企业的数据分析结果进行查看并及时发现问题并采取措施进行改善。CEO 角色充分考虑到了该类人员的工作特点，界面简单，易于操作。同时也提供了人力资源部门直接为 CEO 服务的接口，将公司的相关管理报告等实现系统内直接递交，简化了相应的工作环节。

案例评析：通过对三九医药集团的 E-HR 系统解决方案的全面了解和分析，我们不难预测：随着 E-HR 系统的全面实施，三九医药集团的管理规范化发展将“如虎添翼”，更上一层楼。

第五节　人力资源外包

在知识经济形势下，随着人才流动的日趋频繁和新型用人机制的出现，人员的招聘和辞退、劳动合同的签订和解除几乎成为日常工作，企事业单位在人事管理方面牵涉大量的精力和财力。同时，人事、劳动事务具有政策专业性强、复杂程度高的特点，劳动争议和纠纷成为潜在的危机。

现在越来越多的单位和个人开始接受并加入人力资源管理外包的行列。

根据 GARTER 数据：2005 年，有 85%的美国企业至少会将一个 HR 业务外包出去，美国的 HR 外包市场将从 2000 年的 217 亿美元增长至 2005 年的 585 亿美元，HR 业务外包将占所有 BPO 销售收入的 39%。而在欧洲，HR 外包也保持着强劲的增长势头。据 IDC 的分析：在日本，2008 年，包括 HR 外包在内的业务流程外包市场达到 10 122 亿日元，2003 年至 2008 年的平均年增长率为 8.8%。

一、人力资源外包的来源与含义

1990 年，Gary Hamel 和 C. K. Prahaoad 在《哈佛商业评论》上发表题为《企业的核心竞争力》，首次提出了“外包（outsourcing）”这个词。“外包”的核心意义在于，企业内部资源有限的情况下，为取得更大的竞争优势，仅保留其最具竞争优势的业务，而将其他业务委托给比自己更具成本优势和专业优势的企业。外包首先是在实践领域兴起的，其作为一种管理模式，早在 20 世纪 60 年代的美国就出现了，但真正发展却在 20 世纪 80 年代以后，包括研发外包、生产外包、营销外包及管理外包等。人力资源外包作为管理外包的一种，就是企业将人力资源管理中非核心部分的工作全部或部分委托人才服务专业机构办理。

“人力资源外包”在国外已经非常普遍，人力资源外包业务正在全球范围内快速的发展和蔓延，并成为业务流程外包 BPO（business process outsourcing）的一个重要组成部分。企业强调聚焦于自身核心业务，而从外部获取专业、高效、低成本的服务，通过非重要业务流程的外包，从而实现企业精简，更好适应迅速变化的市场环境。

人力资源外包（outsourcing strategy of human resources），即企业将人力资源管理中非核心部分的工作全部或部分委托人才服务专业机构办理，但托管人员仍隶属于委托企业，这是一种全方位、高层次的人事代理服务。

人力资源外包（以下简称 HR 外包）总体上分两大类：人事代理和人才外包（有的又称为人才租赁、劳务派遣等）。人事代理即员工仍与用人企业签订劳务合同，但相关的档案、薪酬、培训等事务，由专业服务公司代理。人才外包即员工与用人企业没有任何人事关系，劳务合同及相关档案、薪酬体系，只与专业服务公司有关。

正式的人力资源外包应当包含以下要素：

（1）外包提出方有外包项目需求说明。

（2）外包承接方有外包项目计划书。

（3）外包双方经协商达成正式协议或合同。

（4）外包承接方根据协议或合同规定的绩效标准和工作方式完成所承接的活动，提出方按照协议或合同规定的收费标准和方式付费。

（5）外包双方中的任何一方违反协议或合同规定，外包关系即停止；外包提出方如果对外包承接方的服务不满意并有相应事实证明，可以提出中止外包关系。

（6）外包承接方即外包服务商，是按照外包双方签定的协议和项目计划书为外包提出方提供相应服务的机构或组织，主要包括大型会计师事务所、管理咨询顾问公司、人力资源服务机构、高级管理人才寻访机构等。目前，它们通常提供单项人力资源职能服务，也有少数服务商提供全套人力资源职能服务。

二、人力资源外包的作用

随着全球经济的竞争激烈，知识的快速更新换代，原材料价格和人力成本不断上升，使企业的生存与发展面临激烈的竞争和淘汰的压力。若要企业将产品生产销售的每一个环节都面面俱到，存在一定的困难，因为企业的资源有限，精力有限。企业分身乏术，必将影响对自己核心部门的投入。而企业的核心部门才能为企业带来大部分的收益。在金融风暴横扫全球的今天，企业的生存发展面临严重的危机和挑战，人力资源外包工作将为企业节约更多的资源，把大部分的精力集中在自己的核心部门以应付危机。

（一）人力资源外包可降低人力资源管理成本，减少劳动纠纷

据调查数据显示，国外的HR人员与员工的比例通常是1∶100，而在国内这个比例是1∶30。相比之下，国内的企业需要更多的HR，势必将一部分的精力和时间用于人力资源繁琐的事务性工作上，为此企业要支付更多的工资，增加场地办公用地和购买相关的工作设备，如电脑、办公桌椅等。有研究表明，人力资源管理实务活动中的事务性活动或传统活动，通常占了全部人力资源管理活动的65%～76%，而直接影响企业的长远发展的战略性人力资源管理活动仅占30%左右。如果通过人力资源外包，一般认为至少可以通过交易减轻50%～60%的人力资源工作负荷，转而集中精力专注于战略人力资源职能的建设。若企业将这部分繁琐的人力资源工作外包给专业的公司可以节约成本，增强企业适应市场变化的速度和灵活性，专注核心工作，以便于扩大生产规模，开辟新市场。当前热门的求职网站，智联招聘、前程无忧等都为企业的招聘节约了大量的时间和金钱，并为企业方便快捷地寻找合适的人才提供了方便。全球500强企业通过人力资源外包降低了成本的25%～39%，最高可节省70%。

（二）人力资源外包可引入新的培训理念，提高专业管理水平

企业在发展的过程中会愈加发现培训对公司成长的重要性。无论是新员工进入企业，还是老员工的技能提高都需要培训，但是培训需要资金和人才，而一些企业的规模、资源有限，缺乏场地或者培训师，不能满足这方面的需求。企业将员工的培训外包给专业的公司，不仅可以获得专业的岗前培训、在职培训、离职培训，使员工吸收先进的知识和理念，技能得以提升，也可以节约培训租用场地、聘请老师、购买培训器材设备等开支。培训外包有利于促进企业管理的规范化，完善各项规章制度。在激烈的市场竞争和变化中，企业需要员工不断地学习，终身学习。人力资源外包中的培训外包减轻了企业成本的投入，通过企业员工素质的提高，运用先进的管理理念使企业的利润得以增加。

（三）人力资源外包可降低用人风险

由于环境的复杂性和变动性，企业对员工资料的掌握存在一定的局限性。在招聘较高层管理人员的时候，可以通过借助猎头公司、咨询公司对员工进行筛选和推荐。即使这个人不合适，所造成的损失也不会由公司独立承担。在全球的经济形势不明朗，特别是在最近金融危机的影响下，企业的经营面临更严峻的困难。一些企业包括著名的微软、索尼公司都不得不进行大幅度裁员以自保。节约人力资源成本有利于企业顺利渡过危机。无论在怎样的经济环境下，企业的永续发展免不了裁员这一关，但是企业将人力资源外包可以降低企业的用人成本和风险，避免与法律相违背的行为和纠纷。相对一些制造企业，用工有淡季旺季之分。工作繁忙的时候，许多岗位都需要招聘大量的临时岗位，这时候企业与人力资源外包机构合作，购买一批“员工”，缓解用工不足。企业因此避免大量招聘员工在淡季的时候造成的工资成本负担和人员冗繁的局面。

（四）人力资源外包可整合资源，优势互补

现代的人力资源管理逐渐从传统的人事部门转换，注重将人力资源与企业的发展相结合，具有战略性和整体性。人力资源管理的发展方向是围绕企业核心价值的战略性部门，与其他部门相匹配，将更具适应性和弹性。在市场竞争中，企业不可能对企业的方方面面照顾周到，往往有所侧重，将重点放在为企业创造价值和利润的业务上，因此应当有所取舍。人力资源外包工作可以

节约企业人力资源部门的精力，将工作重点放在与企业相结合的战略人力资源管理上。企业管理的根本目的在于优化资源配置，追求利益最大化。因此企业将不擅长的、繁琐的事务性业务外包，专注于创造营业额的核心业务，以此培养自身的核心竞争力。

三、人力资源外包方式的选择

根据国内外企业的管理实践，人力资源外包主要包括以下四种方式，如图 12-10 所示。

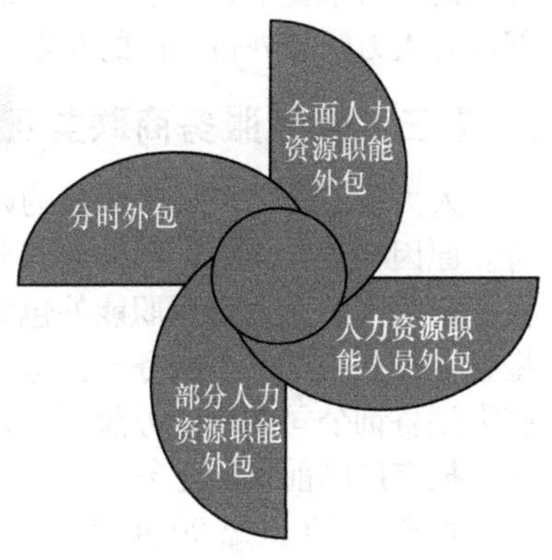

图 12–10 人力资源外包分类

（一）全面人力资源职能外包

全面外包是指将企业的绝大部分人力资源职能包给服务商去完成的外包方式。这种方式对于中型或大型企业来说，可能会有问题。因为它们的人力资源活动小但规模大，而且复杂程度高，在全面外包的情况下，要求服务商有很全面的系统管理能力，同时企业内部与员工的沟通、协调工作量会很大。虽然全面人力资源外包可能是一个发展方向，但鉴于服务商的能力和企业对外包活动的控制力还在发育中，因此，中型和大型企业实行全面人力资源外包还有待时日。面对小型企业来说，全面外包人力资源职能比较容易，因为它们的人力资源职能相对简单。事实上，目前实行全面人力资源外包的主要是小型企业。

（二）部分人力资源职能外包

这是目前最普遍采用的方式。企业根据自己的实际需要，将特定人力资源活动（如人员配置、薪资发放、福利管理等）外包出去，同时在企业内部保留一些人力资源职能。如果选择得当，能获得更好的成本效益。

（三）人力资源职能人员外包

人力资源职能人员外包是指企业保留所有人力资源职能，但由一个外部服务商来提供维持企业内部人力资源职能运作的人员，这基本上是一种员工租赁方法。采用这类方法的企业常常要求外部服务商雇用他们现有的人力资源工作员工。

（四）分时外包

有些企业分时间段利用外部服务商。在这种情形下，由企业计划系统利用外包服务的使用时间，由服务商提供技术人员，集中处理企业人力资源事务。这种做法看来比较经济，关键是要做好资源分配计划。

四、人力资源外包的发展趋势

人力资源外包呈现以下发展趋势：

（一）人力资源外包领域逐渐扩展

实行人力资源外包的企业，在一开始通常只外包一两项人力资源职能或某一职能中的一两个活动。但在与外部服务商合作的过程中，企业得到越来越好的成本效益；并且由于人员缩减、成本控制的压力，于是，愿意将更多的人力资源职能外包出去。同时，随着人力资源外包服务商的服务能力的提升，其所提供的服务项目和范围也在不断扩大。在两方面原因共同作用下，人力资源外包从最初的单项培训活动、福利管理活动外包，发展到今天的人员招聘、工资发放、薪酬方案设计、国际外派人员服务、人员重置、人才租赁、保险福利管理、员工培训与开发、继任计划、员工援助计划等更多方面的人力资源活动外包。

（二）企业利用外包顾问进行外包工作

人力资源外包的市场需求看好，越来越多的服务商也应运而生；而且，大多数服务商都能以合理的价格来提供相应的服务。面对广泛的选择，企业常常感到难以判断和抉择。很少的企业内部即有人力资源外包方面的专家，而这种专家对于有效处理外包项目又是必需的。

（三）外包服务商联盟正在流行

人力资源外包领域最明显的趋势之一就是大型福利咨询公司和大型会计事务咨询公司不断联合。原因在于：人力资源外包服务长期被分割，成千上万的顾问和比较小的咨询服务公司都在提供一定范围的人力资源职能外包服务。过去，想将多个或全部人力资源职能外包出去的中型或大型企业得利用好几个服务商。这往往会使整个人力资源职能外包过程变得复杂、低效。于是，某些大型咨询公司调整业务焦点，在人力资源服务技术上进行了巨大的投资，准备在人力资源外包这个拥有广阔前景的业务领域大力发展。

在整个 20 世纪 90 年代，企业人力资源外包的领域集中在福利保险管理职能；到 20 世纪 90 年代末，企业对福利保险管理外包的需求迅速增加，给福利咨询领域带来了一场重大的并购。例如，1994 年美国 ADP 雇主服务集团收购了应用软件集团，1995 年又收购了威廉姆斯-撒切尔与兰德-美国健康福利公司、威廉·M·默克公司的管理外包服务业务，以及欧洲最大的人力资源服务商 L15。这使 ADP 成为美国最大的外包服务公司。又例如，1998 年，库切斯-利布兰德公司与普华公司这两个大力涉足人力资源外包服务的大型会计事务公司合并为普华永道公司。这些并购对整个人力资源外包领域将具有重大影响。

（四）人力资源外包服务在向全球化方向发展

经过大规模并购重组后产生的大型人力资源服务商立志于开拓全球范围的全面人力资源职能外包市场。将其服务对象确定在国际型、全球型大企业，为此它们在全球范围内开设分支机构，密切关注国际型企业的战略规划与人力资源管理体制改革，积极开发全球人力资源解决方案。例如，重组后的普华永道公司已经正式指出了全球人力资源解决方案。专家认为，人力资源外包全球化是当前人力资源领域最大的发展趋势，它将对企业人力资源职能活动产生巨大影响。

实践中的人力资源管理

解析诺和诺德生物技术公司的 HRM

诺和诺德公司是世界上最大的生物制药公司之一，是世界上治疗糖尿病领域的主导企业，总部位于丹麦首都哥本哈根，员工总数有 1.6 万人，在多个国家设有子公司。诺和诺德 1994 年进入中国，建立了诺和诺德（天津）生物技术有限公司。这样一个跨国公司，在人力资源管理方面有何独特之处呢？

作为一家跨国公司的子公司，其人力资源管理反映了母公司的企业文化、社会价值观。诺和诺德公司的人力资源总监柯坦森最关注的一件事就是公司的价值观是否能够得到很好的贯彻、认同。诺和诺德有其独特的价值观，即“勇于承担职责、具有远大理想、富有责任心、与各有关方面携手合作、真诚坦率、准备变化”。从最初的新员工招聘开始，这种价值观便有所体现。新员工招聘由人力资源部和用人部门一同进行，非常仔细、严格。初选阶段不仅要考查应聘者的工作能力，还要看他的工作态度、观念是否与公司的价值观相符合。如果应聘者的价值观不符合公司的要求，即使有很强的工作能力，也不会被公司聘用。公司招聘员工的基本原则是宁缺毋滥。例如招聘时来了15名应聘者，公司经过考查，觉得这15人都不理想，那么决不“矬子里面拔将军”，宁肯将这15人全部放弃。这也是公司成立80余年至今仍能保持活力的原因之一。

1 .入职培训再度考查　员工被招聘进公司以后，公司对他们并非马上使用，让其立刻为提高公司效益而工作，而是先对其在各方面，尤其是在价值观上进行严格的培训。培训后还要考试及考查，如果不合格，公司仍然不会录用新员工。

新员工有11天的入职培训，内容包括公司的历史、文化、产品及业务能力，但最重要的是公司价值观的培训。洪朝阳说，曾经有一位参加入职培训的医药代表在培训后考试不理想，他说：“我是来工作的，并不是来参加考试的，作为医药代表，只要能卖出产品，挣回钱来就行了，公司过多干预我采用什么方式推销干什么”。而公司认为，产品不能如此销售，医患人员也不能接受这样的服务，作为医药代表，他可能有很强的工作能力，但他的这种“为达目的不择手段”的观念与公司的价值观格格不入，因此没有录用他。

柯坦森画了一个坐标，来解释公司的做法。在图上，横坐标表示价值观，纵坐标表示工作能力。柯坦森说，如果这个员工的价值观与公司的价值观能够一致，员工的工作能力当然越强越好，那么在坐标上所得出的数值是非常高的；而如果在能力方面有所不足，我们还可以通过对其进行帮助，让他有所提高；如果在价值观方面与公司要求相距甚远，那公司将付出巨大努力，而收效会甚微。此时，公司会牺牲业绩，但决不放弃价值观。

2. 非业务人员接触客户　提到与客户接触，会令人想到那是业务人员的事情，但在诺和诺德公司会想方设法让非业务人员也经常与客户或患者进行接触。诺和诺德在中国成立有诺和关怀俱乐部，经常组织糖尿病患者活动，对他们在糖尿病治疗中遇到的问题予以解答，公司会让非业务人员参加这样的活动。通过参加这种活动，体会糖尿患者的感受，使员工加深了对客户及患者的了解，知道自己在为谁工作，怎样才能做得最好。同时，这样做也会让员工明白公司为什么特别重视价值观，使“我们所从事的不只是一份工作，而是一项事业”不成为一句空话。慢慢地，公司的价值观渗透到了每一个员工身上。

3. 员工与企业共同发展　公司认为，人才的培养是一个长期的过程，公司以其独特的管理之道为员工创造最佳的发展环境和发展空间，鼓励和帮助员工不断改革和创新、奖励挑战并超越自我的表现，激发员工个人与公司事业的共同发展。

员工进入公司后，其直系领导会同他一起制定员工个人的发展计划。例如，公司会询问员工个人的发展目标，今后是否想出国，是否想到国外工作，对专业技能的提高有什么要求，想做到什么位置等，据此为员工设计、提供个人发展的空间。对于员工某些不切实际的幻想，公司也会为他指出，并帮其进行合理的规划。如果员工没有发现自身具有某种长处，公司还会对他进行多方面的帮助，并为其推荐具有挑战性的目标。

洪朝阳是诺和诺德公司一名员工，她在公司工作一段时间后，决定去加拿大留学，她向当时的总裁递交了辞职报告。总裁找她谈话时告诉她，待她留学回国后，会为她提供一个比原来更具挑战意义的职位，并将她的奖金及在公司所占的股份进行了公证。这种结果出乎她的意料，让她感到公司并不是把员工当成赚钱的工具，而是真正尊重一个员工。

案例评析：诺和诺德努力将公司营造成一个大家庭。公司不仅在各种重大节日及员工过生日时都有一些聚会，而且专门设立了“诺和家庭日”，组织员工带着家人共同参加活动，努力使大家享受家庭的温暖。在这种环境中，员工也自然会为这个温馨的“家”做出自己的贡献。可以看出，所有这些也成了诺和诺德吸引和留住人才的法宝。

第六节　基于胜任力的人力资源管理体系的构建

近年来，胜任力模型（competency model）在国内学术界和企业界成为热点。据统计，世界500强企业中已有过半数的公司在管理中应用胜任能力模型。

一、胜任力概述

胜任能力（competency）又被称为能力素质、资质。著名的心理学家、哈佛大学教授麦克里兰（McClelland）博士是国际上公认的胜任能力方法的创始人。他将胜任能力定义为：用行为方式描述出来的员工需要具备的知识、技巧和工作能力。这些行为应是可指导的、可观察的、可衡量的，而且是对个人和企业成功极其重要的。正是因为胜任能力具有上述特征，使它成为现代企业管理方法——胜任能力模型的基础理论来源。

“胜任力”（competency）这个概念最早由哈佛大学教授 David·McClelland 于 1973 年正式提出，是指在特定工作岗位、组织环境和文化氛围中绩效优秀者所具备的可以客观衡量的知识、技能、态度、价值观、人格特质及动机等个体特征，能将某一工作中有卓越成就者与普通者区分开来的个人的深层次特征。

有关胜任特征，国内外学者众说纷纭，比较具有代表性的有以下三种：

（一）Spencer

胜任特征是指“能将某一工作（或组织、文化）中表现优异者与表现平平者区分开来的个人的潜在的、深层次特征，它可以是动机、特质、自我形象、态度或价值观、某领域的知识、认知或行为技能——任何可以被可靠测量或计数的，并且能显著区分优秀绩效和普通绩效的个体特征。”

（二）Boyatzis

胜任力是一个人具有的并运用于某个生活角色中以产生成功表现的任何特质，这种个体的潜在特征，可能是动机、特质、技能、自我形象或社会角色，或者知识。

（三）Hay 集团

胜任力指能够把平均水平者与高绩效者区分开来的任何动机、态度、技能、知识，行为或个人特点。

并非所有的知识、技能、个人特征都被认为是胜任力。胜任力具有以下三个重要特征：①与工作绩效有密切的关系，甚至可以预测员工未来的工作业绩；②与工作情景相关联，具有动态性；③能够区分业绩优秀者与一般者。只有满足以上三个重要特征才能被认为是胜任力。

二、胜任力模型概述

20 个世纪 70 年代早期，McClelland 和 McBer 咨询公司的其他成员在为美国政府选拔驻外机构外交人员（FSIO）时，运用自己开发的行为事件访谈法（behavioral event inteview，BEI）建立了第一个胜任力模型。

成功的胜任力模型作为一个统一的框架，在多种多样的人力资源领域都可以应用并发挥作用，可用作选拔、评估、职业发展、绩效管理及其他的人力资源项目。另外，胜任力模型也是驱动组织变革的有力工具。目前，提出的胜任力理论模型主要有冰山模型及洋葱模型两种方式，如图 12-11 和图 12-12 所示。

图 12-11 中的胜任力的冰山模型主要有六种类型的胜任力：动机（motives）、特质（tarit）、自我概念特征（self-concept characteristics）、社会角色（social role）、知识（knowledge）和技能（skills）。冰山水上的部分——知识与技能，容易被评价，是显性能力，是胜任工作和产生工作绩效的基本保证；冰山水下的部分——潜在能力，是个人的态度、自我形象、社会动机、内在驱动力、品质、价值观、个性等，这些个人潜在能力深藏于心，不易被发现和比较。冰山从上到下深度不同，则表示被挖掘与评价的难易程度不同，向下越深越不容易被挖掘与评价。而社会角色、自我概念、

特质及动机则难以培养评价。图 12-12 中胜任力的洋葱模型是从另一个角度对冰山模型的解释。它在描述胜任特征时由外层及内层，由表层向里层，层层深入，最表层的是基本的技巧和知识，里层核心内容即个体潜在的特征。

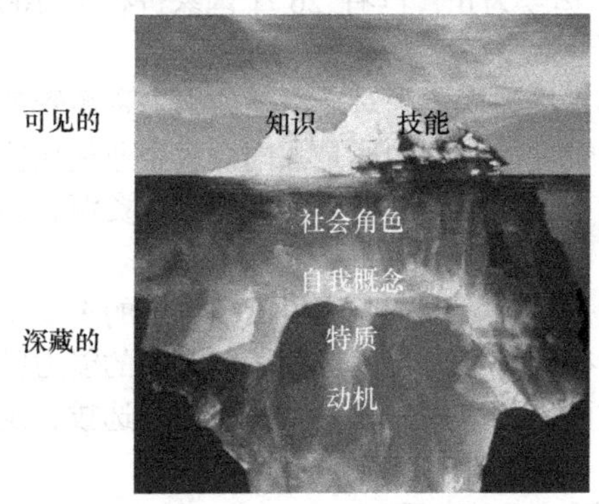

图 12-11　胜任力冰山模型图

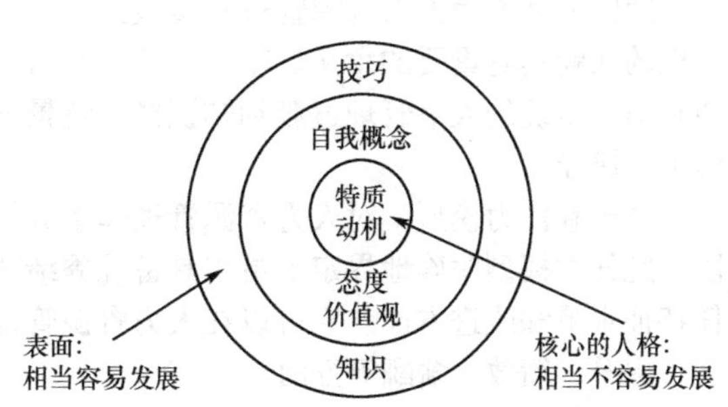

图 12-12　胜任力洋葱模型图

依据冰山模型和洋葱模型，国外学者构建了许多与职业相关的胜任力模型，国内研究人员采用事件访谈法，借鉴国外管理胜任力模型，也建构了一些管理胜任力模型。但是，目前我国国内大多数胜任力模型研究的焦点集中在管理胜任力等方面，而有关企业相关职位的胜任力研究还屈指可数。因此，如何创新性地将胜任力模型贯穿到企业管理体系是企业人力资源管理发展的重要趋势之一。

三、基于胜任力的现代人力资源管理体系与传统人力资源管理体系的关系

传统人力资源管理是一种以岗位（工作）为基础的人力资源管理；而基于胜任力的人力资源管理是一种以人员为导向、以员工胜任力为基础的人力资源管理。和传统人力资源管理方法相比，胜任力取向的人力资源管理体系具有如下优势，详见下表 12-1 所示。

表 12-1　传统人力资源管理与基于胜任力的人力资源管理对比一览表

项目	传统人力资源管理	基于胜任力的人力资源管理
匹配对象	与岗位的长期匹配	与组织经营目标和战略紧密联系，强调与组织战略的长期匹配
着眼点	员工达到工作资格要求	员工的优秀业绩标准
强调对象	员工完成工作任务	优秀员工的关键特征
表面效度	表面效度相对较低	具有较高的表面效度

从上表中可看出：①胜任力取向的人力资源管理体系与组织经营目标和战略紧密联系，强调与组织的长期匹配，而不是与岗位的长期匹配，从而能够有效服务于组织战略。②胜任力取向的人力资源管理体系更加着眼于优秀绩效，注重提升组织的整体绩效水平。传统人力资源管理着眼点是员工达到工作资格要求，而基于胜任力的人力资源管理着眼点是优秀业绩标准。③胜任力取向的人力资源管理体系强调优秀员工的关键特征，注重怎样完成任务，而非完成什么。④胜任力取向的人力资源管理体系除了寻求岗位之间在胜任、要求上的差异之外，更注重寻找岗位、职务系列之间在胜任要求上的相似点。⑤胜任力取向的人力资源管理体系具有较高的表面效度，更易被任职者接受，因为胜任力是从优秀员工的关键行为出发来确认岗位要求，把员工的行为、精神体现在胜任要求的描述上，这样使得员工能够在胜任要求描述中看到自己和其他员工的差距，进而进行针对性地培训，合理规划职业生涯。

四、以胜任力模型为核心的新型人力资源管理体系的构建

30 多年来，胜任特征方法在全球产生了广泛的影响，迄今为止，已有 26 个国家进行了 100 多项胜任特征研究，进行了多项跨学科跨文化的探讨。

胜任力理论为人力资源管理和实践提供了一个全新的方法和视角，对克服当前人力资源管理出现的问题具有重要的意义。基于胜任力的新型人力资源管理体系的构建是我国众多企业最快捷便利地从传统的人事管理过渡到知识经济背景下角逐国际市场所需要的科学合理的人力资源管理体系的捷径。

基于胜任力模型，对人力资源管理体系进行创新建设是目前我国企业赢得市场竞争的重要手段。胜任力模型明确地界定了员工具备优秀绩效所必需的行为特征，帮助企业了解员工的能力胜任特征水平和改进方面。它可以在人力资源管理的各个方面得到应用，尤其是在人员的选拔、发展、提升、绩效、薪酬等方面。

以胜任能力为核心的完整人力资源管理体系具体可用图 12-13 表示。

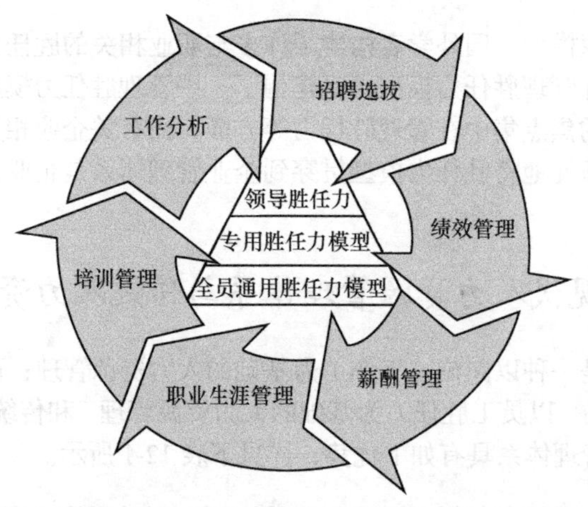

图 12-13　基于胜任力的新型人力资源管理体系框架图

（一）工作分析

基于胜任力的人力资源管理与传统的管理相比更加突出胜任力要素的作用，符合岗位要求的高绩效者区别于一般绩效的态度、价值观、个性特征、知识技能，而不是仅仅停留在知识、技能、责任的描述上；更加突出胜任力要求，强调不同岗位对胜任力不同的要求，如中药研发人员更加强调中医理论基础扎实、耐心、敢于创新的胜任力等。区别于传统的通用的岗位描述，其往往下几年甚至十几年不变，而基于胜任力的工作分析则要求岗位分析内容根据中药企业发展战略而进行相应修正与完善，如重视中药质量管理就要增加严格的 GMP 质量管理程序，关心客户等内容，使工作描述既体现具体岗位要求又体现对个人能力素质的要求，形成基于胜任力的工作分析。

（二）招聘选拔

以中药研发人员职位招聘为例，中药研发人员的甄选包括两个途径：①指通过对外招聘将中药企业需要的相当能力的人招聘进来并安置在合适的岗位上；②对中药研发人员按其具备的胜任力进行合理的岗位配置，而这两者都要对候选人测试与评价。与传统的评价方法相比，基于胜任力的甄选方法将对目前中药企业在人员招聘选拔方面产生深刻的影响，提供了测评的指标和依据。在招聘上，将从注重毕业学校、学习成绩排名、外语成绩而转为同时兼顾考虑个人潜力、态度、

性格、人生观等综合方面的因素；从一次面试凭第一印象到多方面测评技术运用。例如，评价中心技术、行为描述法、心理测验、智力测试、人格测验等现代测评技术的综合运用，使主观评价和客观评价相结合，从而更加注意客观方面的评分作为依据，克服了主观印象对潜在能力评价的不确定性。基于胜任力模型的人才测评方法的运用可以在人员招聘和选拔中起到客观辅助依据，使科学的方法能创新性地运用到中药企业人力资源管理中来。又例如，在优秀骨干研发队伍的建设与选拔过程中克服仅凭外显绩效而更加重视对其潜力的评价，使个人的内在驱动力、古文献钻研能力等得到合理的评定并纳入综合评分项目中，达到由表及里的测评效果，提高甄选的效率和质量。

（三）培训与开发

基于胜任力模型的培训与开发系统就是对企业进行特定职位所需关键胜任特征的培训，培训的目的是增强获得培训的员工取得更高绩效的能力，适应环境的能力和潜能。而基于胜任力模型可使员工更好地了解自己当前的能力，并且能判断为提高工作效率需要开发哪些行为能力，从而正确地选择培训项目，增强培训效果。基于胜任力的培训能够把重点放在相关行为和技能而不只是为了完成规定的培训时间而去报名参加对工作没有太大帮助的项目。基于胜任力的培训与开发系统能确保培训与开发的一致性，不仅包括与工作效率紧密相关的行为表现，而且包括支持组织战略方针所需行为模式，以及为达到目标而建立和保持的组织文化所需的行为模式。

（四）绩效评估与绩效管理

基于胜任力的绩效评估让中药企业的员工对绩效考核内容达成共识，以往的考核往往存在绩效标准缺乏一致性，在评估取得的成绩和取得成绩方法之间缺乏平衡。例如，对中药研发人员的工作考核只看到个人研发新药数量等量化指标，而未更多地考核工作中应时刻保持的对团队合作的态度等，树立科学合理的团队理念，只有在工作的细节中、在工作过程中重视这种理念才能达到优良的工作绩效。基于胜任力的绩效评估更加注重沟通交流，使考核者与员工共同了解什么行为表现与高绩效相关并且是非常重要的，考核指标相对明确，可以讨论交流改进，提高员工参与性，真正达到考核目的。基于胜任力的考核可以用少量关键指标来进行，相对清晰并且易操作，如需要强调团队合作，就可以把“团队工作”能力作为关键考核指标来寻找特定行为表现依据，使考核信息目标明确，结果可信。

（五）职业生涯规划与管理系统

对于企业人力资源管理来讲，胜任力冰山模型没有提供实际应用的方法，而在面向职业发展的企业人力管理中需要考虑个人和企业双方的利益，企业需要在当前和将来的时间内进行选择，冰山模型强调了“‘水面以下’不可直接感知的因素”（这是内因），而知识和技能只属于可见部分（这是外因）。而冰山水面下潜在的部分，即态度价值观、自我认知、个性品质、动机则往往是决定一个人成功的关键。在冰山模型中，在水面下越深的部分，越不易被观察与测量，但对于绩效的影响却越大。如果对冰山以下的部分多一些关注，也就是对中药企业员工的职业生涯方向进行有利的引导和管理，完全可以达到其他任何激励方式都无法达到的双赢的局面。

（六）薪酬管理

基于胜任能力模型的薪酬体系以职能为导向，是一种以员工目前从事的工作岗位的职能和员工在工作岗位上的工作绩效作为衡量工资水平的薪酬体系。这种薪酬体系与传统的薪酬体系相比具有以下一些优点：①在胜任力为基础的薪酬体系下，突出了员工的个人能力及员工在岗位上的工作表现，因此对员工而言更具有吸引力。②在这样的薪酬体系下，企业的组织结构更加的扁平化，使员工在职务无法提升时，薪酬福利仍然能够提高。这种薪酬体系的设计更加科学，能够体现出同岗但是不同绩效员工在收入方面的差异，实现了内部公平性。最重要的是，在薪酬管理过程中，企业的管理者可根据胜任能力模型找到提高员工工作绩效的激励办法和激励方向。

综合起来，胜任力模型在企业管理，尤其是人力资源管理中的创新性运用，不仅可以作为产业发展重要人才培养的方向，为众多高校对人才的培养提供重要参考作用，而且为众多企业家及企业管理者们对人才测评、招聘选拔、使用、培训、绩效管理等方面提供科学合理的工具，为我国众多企业发展必需的“合适”的人力资源管理体系建设提供坚实的基础工具和创新性的思路。为我国早日实现企业管理管理现代化、提高国际竞争力的战略任务奠定坚实的基础。

人力资源管理的核心是要解决职位与人之间的动态匹配关系。这也衍生出了基于职位的人力资源管理与基于胜任力模型的人力资源管理两条思路。前者是人力资源管理的传统路径，到目前为止已经形成了较为完整的方法与流程，包括信息收集方法、数据处理工具、职位说明书生成等，但由于传统方法过分关注工作本身，使工作分析、人员选拔、绩效考核、团队激励等难以有机整合。而随着人日益成为企业经营管理的核心，对人的内在素质，包括知识、能力、行为、个性趋向、内驱力等因素与工作绩效之间的联系的研究日益深入，基于胜任力模型的人力资源管理越来越受到理论界及实践界的关注。基于胜任力模型的人力资源管理从方法上对基于职位分析的传统人力资源管理构成一定的“威胁”，在很多方面都优于基于职位分析的人力资源管理。有学者甚至认为基于胜任力的人力资管理是未来的发展趋势。

实践中的人力资源管理

A 医药公司基于胜任力的人力资源管理体系的转变

A 公司是北京市一家集研、产、销为一体，在业内极具影响力的医药公司。A 公司目前正处在由基于职位的人力资源管理向基于胜任力的人力资源管理转变的过渡阶段，为了实现转变，A 公司已经基本建立了核心胜任力模型的框架和基础，面临的主要任务是建设完整的、与职系和岗位紧密联系的胜任力模型，使胜任力模型真正发挥支持性作用。在具体工作中，项目组主要采用了三分法的开发路线，即把胜任力模型分为核心胜任力、职系胜任力、岗位胜任力，从这三部分出发分别开发。其中核心胜任力模型已经建立，因此项目重点是开发职系和岗位胜任力模型。其中：职系胜任力的开发，主要关注素质、技能和知识；岗位胜任力的开发，主要是从职系胜任力的量化和基于岗位的个性胜任力两方面着手。

在对公司各职系优秀人员胜任力调查的基础上，结合行业标杆胜任力研究成果，开发和建设各职系胜任力模型，由核心胜任力、专业能力、管理能力、专业素质四部分组成；并对胜任力模型中的每一个能力或素质进行准确定义和详细四级分级，形成生产、研发、销售、市场、行政、人力资源、财务、信息管理、设备管理、质量管理等职系的胜任力模型和词典；根据职系中各岗位的特点，确定各职位任职者在胜任力各项能力和素质中的重要性和需达到的等级。通过核心胜任力模型的完善，职系胜任力模型、岗位胜任力模型的建设和开发，建立了系统完善和实践性强的胜任力体系，为员工招聘、培训、考核、薪酬、职业生涯管理等提供了强大的支持，为 A 公司建立基于能力的人力资源管理体系提供了坚实有力的基础。

案例评析：本案例说明，任何人力资源管理的创新都并非一蹴而就的，只有经过严格、科学合理的开发流程才能保证创新的成功。

思考题

1. 目前人力资源管理创新主要体现在哪些方面？
2. 人力资源管理的发展趋势有何特点？

3. 人力资源管理与企业文化建设有何关系？

4. 电子化人力资源管理系统的常规模块体现在哪些方面？

5. 人力资源外包的分类如何？分别在什么情况下选用？

6. 什么是胜任力？胜任力模型的作用体现在哪些方面？为何说基于胜任力的人力资源管理体系对传统的人力资源管理体系是一种“威胁”？

案例解析

“过度医疗”背后的人力资源管理困境——“疯狂的支架”

“今天大家都非常迷信支架，崇拜搭桥。它对急性心肌梗死非常有效，但根据现在的统计资料，一半的支架都不靠谱儿。因此，在稳定的情况下，我作为心脏科大夫不建议做支架。”这段石破天惊的话出自著名心血管专家胡大一之口。2012 年 10 月 13 日，在参加第 23 届长城国际心脏病学会议时，他或是无心的一席话，被媒体记者捕捉到，一经报道迅即引起舆论哗然。

北京某心血管专科医院主任医师宫常羽（化名）告诉《法治周末》记者，心脏支架手术治疗就是穿刺血管，将一根导管刺入血管中，把一截圆柱形的中空金属网管放到需要安放的部位，撑开被阻塞的血管，使血液重新流通。手术过程并不复杂，患者在局部麻醉下接受手术，一般几天后就能出院。不过，心脏支架手术并不能“一劳永逸”，支架的再狭窄概率在临床中较高，支架使血管通了，使原来缺血的心肌获得血液供应，但支架内还会继续长出动脉粥样硬化斑块，使血管再度狭窄。因此一些发达国家的医生在处理冠心病时的态度通常是，能够药物治疗的绝对不安装支架，应该安装一个（支架）绝对不会安装两个。

但是，我国却出现与此背道而驰的发展情况。资料显示，我国心脏介入手术市场增速惊人。据统计，2000 年我国心脏介入手术的数量是 2 万例，到 2011 年达到了 40.8 万例，增长了 20 多倍。对于冠心病患者，国际上放支架和做搭桥手术的比例是 7∶1 到 8∶1，而我国竟高达 12∶1。

各地医院频现“疯狂的支架”，源于其背后的“暴利”驱使。全国政协委员董协良就曾表示，一个国产心脏支架，出厂价不过 3000 元，到了医院便成了 2.7 万元；一个进口的心脏支架，到岸价不过 6000 元，到了医院便成了 3.8 万元，“9 倍的心脏支架暴利已经超过了贩毒”。上述数据也得到了某医疗器械代表陈华生（化名）的证实。他告诉《法治周末》记者，一般国产心脏支架由公司卖到医院的价格在 1 万元左右，进口心脏支架在 2 万元左右。之后医院会继续加价给患者使用，一般价格还会上涨 1～2 倍，这些所得归医院和医生所有。宫常羽介绍，其实相比做支架，外科搭桥手术应是治疗心脏病最有效的方法，而且早在几年前也出台了标准来规范哪些患者适宜做支架手术，“但现在医生大多不按标准来，不考虑实际病情，会以各种理由让患者做支架。目前国内的很多大医院中，每年进行多少支架手术都在攀比，因为放得越多，收益也越大，甚至有的医院每年会给相关科室下达放支架的指标，要求当年放支架的病例要达到多少”。很多医生也乐此不疲，并且会主动给患者推荐进口的、价格高昂的支架，因为每给患者上一个支架，主治医生就能得到非常“诱人”的回扣，一般一个支架是 10%～15%的提成，高一些的医院能给到 20%，放一个支架，医生至少能拿到 2000 元。在利益驱使下，医生也会想尽办法多放支架，宫常羽说，同款心脏支架不论长短，价格是一样的，因此有的患者明明放一个长支架就可以，医生会给他放两个短支架，多赚一个支架的钱。“还有的医生在手术前告诉患者家属只要上一个支架就可以了，而在手术过程中，医生出来告诉家属患者病情严重，还需要多上支架，这时患者就在手术台上，家属肯定会同意。”宫常羽坦言，不该上支架的被上了，能少上的被多上了。现在一些医生的确放弃了应有的医德，在向“钱”看。

医生自我辩解“很无奈”：不可否认，某些医院和医生追逐利益的行为是导致“过度医疗”产生的主要原因，但也有些医生指出，完全把过度医疗的责任归咎到他们头上，他们也很冤枉和无奈。

李文松说，医务人员的薪酬收入与医院经济效益严重挂钩，这仍然是目前大部分医院的生存状态。这种养医机制，无形中也成为了一种激励机制，变相鼓励了医生过度医疗，为医院创收。“每年国家给医院划拨的财政费用很有限，因此医院一直采取自收自支、自负盈亏的管理体制，医院要想购进新的设备、改善医疗条件就只能想办法创收。”李文松表示，医生同样是如此，如果一个医生不拿回扣，不在开药、做手术上“动点脑筋”，一个知名医院的副主任医师一个月除去奖金可能也就只有3000元的收入。在这种情况下，一些医生就成为了双重角色的人，既是救死扶伤的天使，又是卖药、卖检查的生意人。

现在不少医院仍在实行以科室为单位的财务核算机制，科室人员的奖金全部从科室收入账上支出，只有多创收，才能多发钱。因此医院不光会用处方提成等利益来“诱惑”医生多给患者开好药、多上贵设备，有时也会采取逆向的方法来迫使医生进行过度医疗。“我就知道有的医院有科室住院率的考核指标。如果住院率上不去，科室就要被取消部分床位，科室医生的奖金也会相应下降。因此一旦科室住院率没有达到要求，医生就会被负责人‘提醒’要多开住院了。”李文松坦言，有这样的考核制度，能不发生过度医疗吗？当前社会医患关系紧张，不少医生也企图用过度医疗来为自己避免麻烦。李文松解释称，当前的《医疗事故鉴定法》中规定医疗事故纠纷采取“举证责任倒置”的办法，作为被告人的医生需要自证清白，这也使一些医生滥用仪器设备检查，并留底存证，医生通常将此称之为“防御性医疗”。“比如神经外科手术中，本来手术前后只需做两次脑电波检测，但有些医生每隔几分钟就做一次，目的就是留证据，避免吃官司。”李文松说。而患者自身的认识误区，有时也是造成过度医疗的原因。“比如有的患者感冒来就诊，我给他开了一些药，让他回家调养，但他坚持要输液，说那样好得快，没办法我就给他开了输液。”李文松说，除了存在“输液好得快”的误区，有的患者也有“复杂的技术和设备会带来更好的疗效”的错误观念，他们会主动要求医生多上高级设备。此外，一些学术上的规定也被认为间接造成了医疗过度的现象发生。宫常羽介绍，依照我国规定，只有医生亲自进行一定数量的支架手术后才能发表一篇相关学术论文，而发表论文又是和医生评职称挂钩的，如必须在国家核心期刊发表3篇以上的论文才能评上高级职称，这也间接促使不少医生大量进行支架手术。对于医生的这番自我辩解，北京中医药大学教授、卫生法专家卓小勤并不认同。他在接受《法治周末》记者采访时指出，医生将输液等问题归咎于患者是不负责任的说法。“如今医疗消费是医生主导的消费，而不是患者的主动消费，医患关系中，患方是被动的，现在很多患者的认识误区也大多来自医生的误导，因此即使有患者坚持不必要的治疗，医务人员也应尽到职责，进行正确劝导，而不是借着患者的认识误区，堂而皇之地进行过度医疗。”

至于职称评定问题，卓小勤表示，虽然的确存在一些问题，但绝不能作为医生们为过度医疗开脱的理由。“评职称升官也是为了医生们自己的仕途，为了今后能赚更多的钱，难道为了自己的利益就可以不顾患者的利益？所以当前过度医疗产生的最主要原因还是医生和患者间利益的矛盾冲突。”卓小勤说。“刮骨疗伤”还得靠法律，过度医疗猛于虎。它不仅浪费医疗资源，也极大加重了患者的经济负担，甚至给患者的生命健康带来严重危害。残疾人托养之忧托养机构的建立，为符合托管条件的残疾人带来新的生活环境，也解除了一些家庭的后顾之忧，但同时也有打骂、虐待残疾人和弄虚作假、机构建设过度等“不阳光”的质疑。

思考：在疯狂的过度医疗背后，体现了医院人力资源管理存在着怎样的困境？

案例解析：

1. 此现象的背后是医生的职业道德与医院的评价指标体系之间的矛盾。

2. 医院的人力资源部门考核医生的重要标准之一是经济指标，即医生为医院创造经济效益的多少。在这种情况下，一些医生就成为了双重角色的人，既是救死扶伤的天使，又是卖药、卖检查的生意人。不少医院实行以科室为单位的财务核算机制，科室人员的奖金全部从科室收入账上支出，只有多创收，才能多发钱。因此医院不光会用处方提成等利益来“诱惑”医生多给患者开好药、多上贵设备，有时也会采取逆向的方法来迫使医生进行过度医疗。有的医院有科室住院率的考核指标。如果住院率上不去，科室就要被取消部分床位，科室医生的奖金也会相应下降。因此，这种情况下的医生的职业道德的发挥，受到了经济导向的考核体系的影响。

3. 只有改进医院评价指标体系，科学的指标体系导向可以避免医生的经济行为，从而避免过度医疗等问题的存在和发生。而这说到底，又依赖于国家的政策和制度体制。

案例讨论

誉铭医院的跳槽风波

作为公立二级综合医院、国家级爱婴医院，铭誉医院最近一个月之内遭遇4位医生辞职。此前，外科副主任医师刘军跳槽到同城一家民营医院，胸外科骨干郑之林干脆辞职远离医生行业。

张明晓（铭誉医院院长）：

每次见到人事处处长来到我的办公室，我都提心吊胆，说实话，我真地不希望他来找我。这个月，已经连续有4位医生向我提出辞职。真希望人事处处长能全部搞定这些问题。但是，所有的最终决定还是需要我自己来做。我2001年接管这家医院。铭誉医院始建于1970年，是集医疗、预防、保健、社区卫生服务、健康教育、计划生育、康复于一体的公立二级综合医院，国家级爱婴医院。医院开放床位320张，设施先进、环境优美宜人。现有职工510人，专业技术人员358人，其中中、高级专业技术人员146人。医院有13个临床一级科室，34个专业组，是8所医学院校定点教学基地，这在我们当地还是非常有影响力的。多年积累下来的声誉，为拥有稳定的患者做出了很大的贡献，可以说，我们医院在本地区的竞争优势地位是很难撼动的，不仅仅因为我们雄厚的硬性条件，更为重要的是拥有一批专家队伍。

但是，他们为什么要向我提出辞职？最近，我很难入睡，头发掉得厉害。前几个月，人事处处长李立和我谈过将开始营业的两所民营医院，其实我是非常了解的，其中一个医院的院长曾经是我们的业务副院长，他的出走、任命，已经让我警觉。于是，医院采取了一系列措施，来加强对人力资源的管理。

（1）改变年轻医生“干得多、拿得少”的现象，通过人事处设计好详细的考核指标，把工作量合理地纳入考核量表中，避免年轻大夫出于收入原因而选择跳槽。

（2）科学安排值班周期，避免影响医生身体、婚姻和家庭。

（3）合理安排医生职业规划，拓宽医生发展空间。避免年轻人总坐“冷板凳”。并定下硬性规定，年轻医生每个月必须在主治医生的指导下做4台手术。手术时，避免教授、主治医生们全上，没年轻医生的份。

（4）改变个别科室主任及院领导的家长作风，尊重人才，并提出领导为普通医生和工作人员服务的理念，身体力行。

（5）建立金字塔形人才梯队。通过以上系列措施，医院整体面貌确实有很大改观，但依然跳槽成风。我们发现，最近很多医生浮躁，对自己的收入很不满。医院确实难以完全满足他们的个人需求。

一方面，医院要市场化，负担水电煤气费用、购买医疗器械、支付职工工资奖金及投入医院发展建设等；另一方面，要继续执行长期以来的医疗技术服务的低价政策，如说住院床位费，住旅馆一天还要几十块钱上百块钱呢，住三甲医院一天才18块钱，最贵的也只有24块，更别提在我们这里的住院费用了。各项检查费用一降再降，别说给医护人员发奖金了，就是偿还贷款，都有很大问题，医疗技术服务收费远远不足以体现医务工作者劳动价值。

在这种情况下，医院要用优惠的条件吸引人才、留住人才，还要不断引进先进的医疗设备，要不断改善就医环境，这些都需要钱。医生要养家糊口，职工要改善生活，也需要钱。政府财政拨款一年才几十万，何况财政投入不到位，通常也不到账，所以开支必须自己想办法，我们医院如何生存？“又要马儿跑，又要马儿不吃草”。作为院长我该怎么办？只能把任务压给各个科室，让科室想办法，给科室更多的权力、更灵活的政策，我只能做到这些了。一年前，力邀李立加盟，他曾经在三甲医院做人力资源，非常有经验，我希望他能够改变困局。说实话，一年来，人力资源管理确实取得了一些成效，感觉到他在人力资源方面有一定的实力。但是这两个月，却让我感到很沮丧，得力干将接二连三辞职跳槽，比如说刘军，外科副主任医师，刚刚来医院的时候，我觉得他有发展前途，给他各种机会，让他进修学习，需要设备我支持，我从来没有想到他会离开我。还有胸外科的郑之林，经过八年的磨炼，已经成为我们这里胸外最有发展前途的业务骨干，竟然选择放弃医生生涯，我很心痛！

尽管多次找他们谈心、挽留，但他们还是选择离开，我很难过，并且让我很不理解，是不是我们管理层的哪些工作没有到位？还是李立在执行方案过程中太过急躁？为什么发生了这些事情？我也希望让人事处处长处理这样的事情，但是他能给我合理的答案吗？

李立（人事处处长）：

最近，我每天都能感觉到压力，也体会到张院长对我的期待，我也很痛苦。特别是最近，一个月之内，有 4 位医生提出辞职，并且这些医生都是骨干，这出乎我意料！每次去张院长办公室讨论这些问题，我都感到无名的压力，让我无颜面对张院长，这也让我感到很困惑和痛苦。一年前，我在张明晓院长的极力邀请下，来到这家医院，我当时感觉这家医院发展潜力比较大，并且给我提供了不错的待遇和很大的发展机会。此前，在原医院干副职，虽然医院规模较大，谁都知道干副职的苦！

几乎所有公立医院都面临着同样问题，如整体医院薪水福利待遇差，工作强度大，没有集体荣誉感，没有绩效管理和评价等。当时张院长希望医院能够更快地发展，重新订立医院发展的战略目标，希望我能够在他制定的战略基础上，制定可行的人力资源战略计划，与之相配合，包括职责管理、薪酬体系、绩效管理体系等，以便更好地招人、用人、留人，这一年来，我跑遍了医院的各个部门，与各科室主任、医生做了详细的沟通，细致地了解了医院现阶段各个岗位职责和内涵，有如下发现：

从医院内部来说：

（1）医生协作方面差。

（2）医院文化氛围差。

（3）收入分配极不平衡，越是资历老，收入越多，年轻人对此极为不满（也包括行政人员）。

（4）缺乏科学的绩效评估体系，考核指标单一。

（5）薪酬分配缺乏竞争性和激励性，付出和收入不成正比。

（6）分权差。有什么事情都要医院院长签字，有时候一个报告需要 5 个人签字，没有院长签字那是不可能办的。

（7）工作时间久，没有自己的私人空间。

（8）医院里面有很多推诿扯皮事件发生，遇到事故，护理部推主治，主治推麻醉，麻醉推药剂科等，行政部门与临床科室矛盾突出，最常见的话是，临床科室挣钱行政花，还要乱花。

（9）医生普遍积极性较差，责任心差，一年来 80%的医疗事故追根溯源可归咎于责任心问题等。鉴于上面的原因，我和张院长讨论了很多次，也向他表明，如果持续这样，医院想发展是非常困难的，虽然现在不愁病源，但是本地又有两家实力较强的民营医院要开张营业。

其中一所民营医院，打算新建成现代化花园式二级甲等非营利性民营综合医院，占地 80 亩、建筑面积 3 万余平方米，配备有美国 GE0.35 核磁共振仪、双排螺旋 CT、彩超、全自生化分析仪、C 型臂、超净手术室、电梯中央空调等先进的医疗设备与设施。另外一家，投资人更有来头，刚开始建设的时候，就放出豪言，要拿下本地区 20%的份额，拥有床位 520 位，投资 1.7 个亿，整体设备在北方地区都是领先的。面对这些马上进入的竞争者，我向张院长表达了我的担忧，张院长也完全认同我的观点，他明确表明，给我权力，让我放手干吧。

但是在公立医院体制下，张院长也无法给我更多的权力。但改进还是必须要做的，在大的体制下进行系列维新。其中一个重要切入点，就是减少行政部门和临床科室的矛盾，尽可能利用各种机会和临床科室人员进行沟通，增加彼此的理解，减少行政部门与临床科室之间的矛盾。

医疗卫生组织与其类型的组织有一定的相似性，但由于医学高度的专业化和职业化使他不可避免地形成双重权威体系：一个是行政上的，另一个是医学专业上的。所以在制度化建设上，尽可能满足医生的各项需求，提出符合医疗环境的各项措施。包括医生薪酬体系的制订，绩效管理的实施。在推行新政过程中，得到了张院长的大力支持，总体来说还是很顺利的。但是不愉快还是少不了。就说这个月吧，四位医生提出辞职申请，我反复和他们沟通，私下里，我详细问，是不是我平时的工作推动让他们产生了什么想法，还是在处理某些问题时，没有顾及他们的感受？但是我没有得到什么明确的回答。我就自己的工作还向他们道歉，希望他们能够理解，极力挽留他们，但是，没有得到任何积极的回答，只能硬着头皮去处理这些辞职事件。

我现在很害怕去张院长办公室，仅该月因医生辞职事件，我就已经去张院长的办公室 5 次了，虽然张院长没有说什么，但是从他严肃的表情上，我已经读懂了他对我的不满。在这一年里，我虽然在绩效考核管理执行时，没有留下什么情面，但给大家争取了很多培训机会，同时也在细节上做了很多努力，包括：

（1）过集体生日，也就是说每个月选择一天，为当月过生日的单位人员表示祝福，通过这些细节，体现团队的重要性，让所有员工感受家的温暖。

（2）每个月我都选择一天，让各个科室开集体讨论会，谈工作感想、困惑、教训，并从中吸取经验，这天我也会安排相关行政人员为其服务，并精心准备。

（3）为更多医生争取更多的培训、进修机会，并经常邀请专家学者，针对医生的职业生涯方面进行培训，为他们做好职业规划。

其实，这些都取得了很好的反响，但不知道为什么医生还要义无反顾地辞职？相对薪酬，我也对几家当地医院做了详细的调研，我们医院的薪水在当地来说，还是处于前列的。

刘军（外科副主任医师）：

我刚毕业就来到这家医院了，一干就是十几年。张院长确实对我很不错，给我机会，让我发展，我也非常感激他。但是，我所面临的压力和困境，相信张院长也能理解。与我的同学相比，我还是对医生这个职业比较执著的，我的很多同学早就弃医从商了。据北京医师协会统计，北京近两年共有 2300 多名医生调离医务岗位，而且主要是临床一线的骨干医生。他们中的大多数弃医从商，投身到医药代表的行列。我的离职，很多人不理解，包括很多的亲人和同事，现在他们都用异样的眼光看我，好像我做了什么对不起人的事情一样。我感觉自己受到了不公正待遇，走自己的路有什么错？记得很小的时候我就立志将来成为一名救死扶伤的医生，因为医生维护了人的生存权利，能够给人以重生，我确实实现了我儿时的梦想，但是又如何？看看我所面临的状况，也许就可以理解了。

状况 1：收入与付出不合理

我，外科副主任医师，年薪几万元。说实在的，我从小就痛恨取不义之财，所以直到现在，我从来没有拿过别人认为再正常不过的回扣和红包了。

自从在这家医院工作，我就开始倒班，一直到离职前。作为外科医生的辛苦更不用说，手术台上一站少则三四个小时，多则 10 多个小时，还得全神贯注，不能有丝毫疏忽，一周至少四台手术，下了手术台，唯一想做的一件事就是找个地方坐一下，抽根烟，但是不行，你必须立刻去病房看看患者的术后情况。一般的医院除了探亲假外，每个医生每年只有 4～7 天的假，没几个医生用这个时间出去旅游，大多数都在家休息。我的挂号费从 2 块涨到了现在的 5 块，我个人可以得到 1 块，可以说，这就是我的价值！多年的不间断的业务学习，只有这样。

状况 2：严峻的生存环境

另一个想法就是想改变一下生存环境。在医院里，最好的办公室是医院党政工团行政办公用的，各种车辆也是医院干部办公用的，各种分配同样是党政干部比医务人员优先，后勤干部比医疗第一线优先。在医院的管理上，医院还是沿袭了计划经济时代的管理模式，甚至是封建家长式的管理模式。很多主任发表文章、出书，其实大量的工作都是由底下的大夫完成的，可成果却被主任窃为己有，下面的大夫只能怒不敢言。对我而言，另外一家医院可以给我提供很有竞争力的薪水，也给我很好的职位，我担任科主任，这也是能够把我经营科室的思路实现的机会。并且医院还会安排送我出国进修，这一切都非常吸引我。虽然在原医院，业务上得到了大家的认可，但是自己从来没有感受到充分的尊重。

状况 3：无理的经济指标

虽然，医院自从来了人事处处长后，做了很多工作，也让人感到一丝温暖，但是他的绩效考核太注重经济指标，在我们的科主任"严格"执行下，"创收"指标分解到个人。有时候，我一个月"拉"来几十位患者，依然没有完成我的任务指标。别提奖金，工资都是按 80%。那些年轻点的医生，情况更糟。

状况 4：停药和跑账的祸患

很多人骂医生缺乏职业道德的理由就是患者没有钱就停药。先说说药品比例，原卫生部就下文，要求各个医院都要实行药品比例控制，也就是说，住院患者的总的住院费用中药品费用必须控制在一定的比例，具体比例根据各个科室情况而定。

但是医院为了落实文件，就把药品比例和医生的工资奖金挂钩，哪个医生这个月的药品比例超标，就按一定比例扣除他的工资和奖金。患者的病情不得不用一些比较贵的药，否则出了事就属于医疗事故，要吃官司的。怎么办？一个医生一般管 10 个患者，如果其中一个患者的病情比较重，药物比例肯定会超标时，医生在用该用的药时就会给他多开一些检查，以平衡药品比例，同时，还会适当减少他所负责的其他患者的用药，以此来平衡这个月总的药品比例。

近几年因为各种原因患者病情好转一些后不结账就跑了，这种情况越来越多，医院也承受不起。医院承受不起怎么办？又是和医生的工资奖金挂钩。一旦有患者跑账，跑了多少钱就按比例扣医生的工资奖金。医院把比例定为 50%，也就是说，如果患者跑了差 1000 元没给医院，就要扣具体负责医生 500 元。要知道，具体负责医生往往是住院医生，每个月工资还不到 1000 元。而一个重病号一天的费用至少也要 300 元，99%的重病是不可能在这两三天内好转的。其结果呢，没有医生愿意收重病号。如此种种，让我不得不另寻他途。从情感而言，我不想离开自己熟悉的环境和同事。但是，我又能怎么办呢？

郑之林（胸外科医生）：

我辞职，责不在医院，是我自己已厌倦了医生的职业生涯，这种生活实际上是对我的折磨，从住院医生到主治医生的这些年，并没有让我感到一丝快乐和幸福，让我感到的是巨大的压力和痛苦。作为医生，属于高危职业，如果你是生产车间的工人，你可能在生产制造过程中出现什么问题导致残次品出现，在一定比例内是非常正常的，可是作为医生是不可以的，我们提供服务，有任何细微的差错，你就可能会因此挨揍，丢掉自己辛苦多年获得的行医执照，也可能成为被告，也可能去把牢底坐穿。这就是我，一个医生每天必须要有思想准备，也是要必须面对的。从我上班第一天起到现在，从来没有休息过完整的一天，不管什么情况下，每天我都会出现在医院里面。就算有时候和家人还在外旅游，心里还惦记着我的患者，会不会出现什么问题，有些医嘱是否遗漏，药量是否应该加大或减少？

职称、升职需要考试，不断地抽出所能利用的时间学习和应付医院中的考试。这还不够，旁边的人读博了，留洋回来了，你说自己能不再考？只能从已经少得可怜的自己可以支配的时间里，再抽出时间看书、学习。考核监督着我，超量的工作负荷压着我。一旦有人投诉，不问青红皂白先打 50 大板，病房满意率下降到 95%，扣病房奖金，病历有疏忽，扣奖金。我的一天是这样度过的，早晨八点上班，七点半就要到病房，查看所有病床患者的实验室检查结果，迅速查一遍房，看术后患者改善情况，看术前患者准备情况；如果没有意外还要抓紧时间换几个药；八点早交班；八点十分分散开分别查房，十几分钟到几十分钟甚至几小时；到九点在多次催促声中进手术室，再晚去会挨手术室麻醉科训斥，手术至中午、下午、晚上不等；下手术后观察患者平稳后写手术记录，继续换药，处理其他患者，开单子，做检查。吃饭时间早过了，匆忙吃完盒饭，开始下一台手术，或者处理新入医院患者，入院的一套程序每个患者最少需要处理 40 分钟，如果同时进来两三个，那就有点晕厥的感觉，如果有的患者入院手续都办好了，突然又想起各种理由，不住了，办完入院还得办出院，这一套手续啊。患者在病房没待 5 分钟，我得忙活 2 小时！

白天也忍了。要是在值班的夜里呢？这种情况屡见不鲜。新入院的办好了就要处理在院的，分析检查结果，讨论、制定下一步治疗方案，开几十张检查单，写病程记录，陪着去做检查，出去会诊，继续换药，术前谈话，解答患者家属无休止的问题。抽空还要看会书，周末院里考试，月底全国统考。晚饭时间是一天中最轻松的，不过时间不长。吃完饭不值班的话一般要回病房埋头苦干一两个小时。遇到急诊手术还要上手术台帮忙。值班的话就苦了，全病房有 50 张床，只要有 2 个病重号就不用睡觉了，通常还比这糟得多。夜间各种情况层出不穷，再加上几个急诊住院的，基本比白天还热闹。很多时候因为出了情况参加不了早交班。好容易天亮了，又是一上午的忙碌。

到下午该休息的时候，基本快虚脱了。睡会儿。晚上到病房加班。然后又是一个 24 小时，说到收入，与最低保障水平比，我的工资并不低，但我们的投入产出不成比例，以到其他科室会诊一次为例，平均用时 1 小时，医疗操作半小时，患者花费 15 元。这 15 元经医院、科室再分配后到我会诊医生手里的钱是多少？9 毛。我本科 5 年、研究生 3 年苦读 8 年又累死累活干 1 个小时，我赚 9 毛钱！所以舆论的压力、患者的误解、工作的繁重及报酬的无序，再加上医院里面学术风气日下、没有理由的考核、毫无规划的大楼工程、白色制服上面的铜锈、医院管理者的拜金主义，我也想问问我的院长大人，不辞职我该怎么办？

思考题：

1. 在铭誉医院的人力资源管理中存在着那些阻力？
2. 如何克服这些阻力？

（大连医科大学　张媛媛）